인문사회치의학 개론

인간 사회 역사 그리고 치의학

인문사회치의학 개론

인간 사회 역사 그리고 치의학

초판 1쇄 발행 2020년 3월 20일

지은이 김현덕
펴낸이 오세정
편집 박희자
디자인 장혜원
인쇄 수이북스

펴낸곳 서울대학교출판문화원
주소 08826 서울 관악구 관악로 1
도서주문 02-889-4424, 02-880-7995
홈페이지 www.snupress.com
페이스북 @snupress1947
인스타그램 @snupress
출판등록 제15-3호

ISBN 978-89-521-2909-3 93510

인문사회치의학 개론

인간 사회 역사 그리고 치의학

김현덕 지음

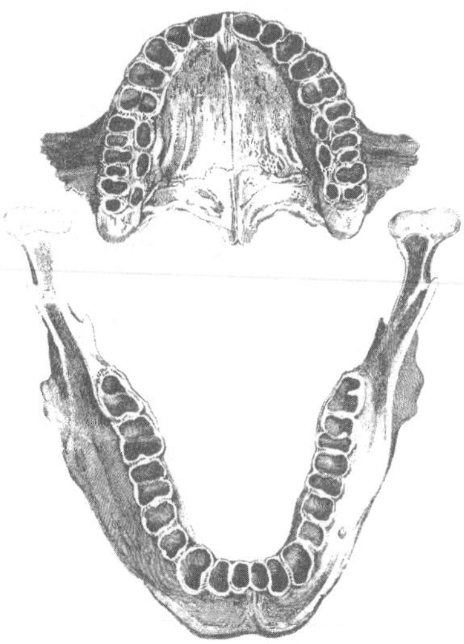

서울대학교출판문화원

들어가기

치의학은 인간의 구강건강을 증진시키기 위한 원리와 방법을 연구함으로써 치과의사 등 구강보건인력들이 이를 활용하여 국민의 구강건강을 증진하고 유지시키는 학문으로, 자연과학적 지식과 인문사회적 지식의 결합으로 이루어져 있다.

한국의 현대 치의학은 일제강점기 시절 일제에 의해 도입된 이후, 미군정과 한국전쟁을 거치는 동안 미국의 치의학을 자연과학적 의료기술 중심으로 수용하였다. 그 후 한국은 전 국민이 노력한 결과 경제성장과 사회민주화를 이루었으며, 그 과정에서 치의학도 양적으로나 질적으로 많이 성장하게 되었다. 특히 2000년 이후 치의학에서 인문사회적 접근의 중요성이 부각되어 치의학 교육에서 인문사회적 교육이 수행되었고, 몇 편의 오래된 외국 서적이 번역되었다.

그러나 현재까지 인류의 인문사회적 관점에서 총괄적으로 정리한 치의학 연구업적이 보고되지 않아, 인문사회치의학은 아직 단편적 수준에 머물러 있다고 볼 수 있다. 따라서 인류의 인문사회적 관점에서 치의학을 개론서 수준으로 정리하여 자연과학적 지식에 편향된 치의학이 인문사회적 치의학과 결합하여 바로 서는 계기를 제공하는 것이 이 책의 목적이다. 이를 위한 세부 목적은 다음과 같다.

첫째, 역사 속의 치과의료를 고찰한다. 치과의사의 전문직화, 의사와 치과의사의 관계, 르네상스와 의료의 발전, 세균설과 생의학 모형, 산업화 과정과 치과의료 및 건강과 구강건강의 관련성을 역사적 맥락에서 검토한다.

둘째, 철학 속의 치과의료를 고찰한다. 생명철학과 질병모형, 우식증 발생론, 질병발생 원인론 등을 과학철학적 관점에서 평가하고, 사회복지와 구강보건의료 등을 역사철학적 관점에서 평가한다.

셋째, 사회 속의 치과의료를 고찰한다. 전쟁과 구강건강, 우식증(충치) 예방제인 불소의 발견, 사회문화적 전통과 구강건강, 미국의 공중구강보건사업을 사회적 관점에서 평가한다

넷째, 인간 즉 대중 속의 치과의료를 고찰한다. 임상치과학의 정립, 치약과 잇솔, 타액 진단과 건강, 미래 구강보건의료의 전망, 한국 구강보건의료를 대중적 관점에서 검토한다.

이 책이 자연과학적 지식 중심으로 편향된 치의학에 인문사회적 지식을 제공함으로써 한국의 치의학에 대한 새로운 연구의 길을 제시하고, 치과의료가 인문사회적 요인과 밀접하게 관련되어 있다는 문제의식을 구강보건인력과 국민이 주목하게 하는 데 이바지하며, 한국 치의학 교육에 있어 인문사회치의학의 새로운 텍스트로 활용되었으면 한다. 한국 인문사회치의학 연구의 토대를 제공하여 이에 대한 연구를 촉발하는 중요한 계기가 된다면 저자로서 더할 나위 없이 기쁜 일이라 생각된다.

마지막으로 이 책이 학술진흥재단의 인문사회 저술비 지원으로 진행되었음을 밝히고 싶다.

2020. 3.

김현덕

차례

I 역사 속의 치과의료

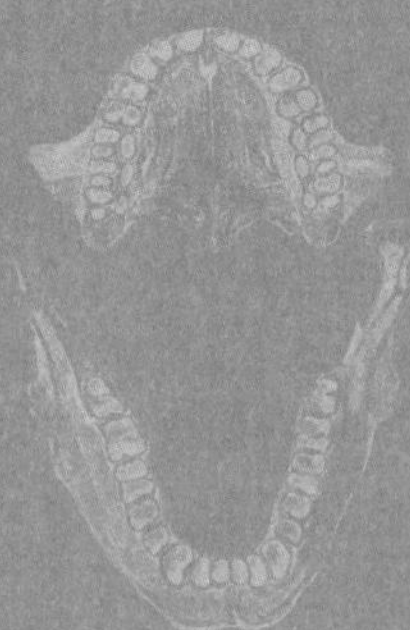

- 치과의사의 전문직화 과정을 역사적 맥락에서 살펴본다. 서구에서 이발-외과의사(barber-surgeon)와 발치기술자(tooth drawer)가 중세에 교황에 의한 수사의 외과시술금지령으로 인해 탄생한 역사적 배경과 변천사를 파악하고, 도제식 치과의사 양성과 면허제도 확립의 의미를 평가하며, 이에 따른 치과대학 설립 과정과 이후 나타난 치과대학 교육혁명을 주창한 기스 보고서(Gies report)의 의미를 해석하고, 한국에서 치과대학의 설립 및 확산을 평가한다.

- 의사와 치과의사의 보완적이며 대립적 관계를 역사적 맥락에서 살펴본다. 이를 위하여 치과의사(Dentist-Doctor of Dental Surgery, DDS)와 구강의사(Stomatologist-Doctor of Dental Medicine, DMD)의 논쟁과 현재적 의미를 살펴보고, 의사/치과의사 이중면허 소지자(MD/DDS: Double Degree) 규정의 역사적 의미를 해석하며, 나아가 한의학과 서양의학의 대립 및 우리나라에 끼친 영향을 검토하고, 미군정 시절 제기되었던 의치 일원화 주장의 역사적 의미를 평가한다.

- 서구에서 파브리카(Fabrica)의 영향력과 이것을 일본에서 번역한 《가이타이신쇼(解體新書)》가 일본사회에 일으킨 파급력을 살펴본다. 파브리카와 같은 해에 발표된 코페르니쿠스의 천체중심설을 통하여 르네상스 시대의 새로운 사고를 평가하고, 베이컨과 데카르트 등의 실험적 입증이라는 인식론 방법 변화의 역사적 의미, 파브리카를 통하여 천 년 이상 사용되어 왔던 기존의 건강-질병 개념인 갈레노스(Galenos)의 4체액설이 대체되는 과정과 현미경의 발명, 세포의 발견, 그리고 하비(Harvey)의 혈액순환설로 완성되는 근대의학을 살펴보고, 일본에서 이를 수용하여 발표한 《가이타이신쇼》와 란가쿠(蘭學)의 역사적 의의를 평가한다.

- 파스퇴르에 의한 세균설의 정립과 코흐(Koch)에 의한 생의학 질병모형의 대두를 평가한다. 프랑스의 파스퇴르와 독일의 코흐 간의 경쟁과 학문의 발전을 살펴보고, 사회의학과 세포병리학의 창시자이자 당시 최고의 석학인 피르호(Virchow)의 사회의학적 관점을 평가하며, 코흐의 제자인 기타사토(北里)의 연구업적과 일본 의학에서의 역할 및 그의 제자인 시가(志賀)와 그가 수행한 식민지 한국의학을 평가한다. 또한 미국 치과의사인 밀러(Miller)의 코흐 연구실에서 수행한 구강세균 연구가 치과학에 기여한 의의를 평가한다.

- 산업화 과정과 치과의료의 변화를 살펴본다. 미국에서 값싼 아말감이 금판 대신 치아보존재료로 널리 사용되면서 이에 대한 찬반 논쟁을 지칭한 '아말감 전쟁'을 평가하고, 발치 시 마취법 발견과 그 의미, 치과용 드릴과 주조법 등의 등장 및 특허에 대해 살펴본다. 또한 전기 보급 이후 전동드릴의 등장과 합성수지인 레진(regin) 치아보존재료와 임플란트 보철법의 등장 및 뼈이식과 치아이식 등의 개발 과정을 산업화의 맥락에서 검토한다.

- 전신건강과 구강건강의 관계를 역사적 맥락에서 검토한다. 밀러(Miller)의 국소감염설(focal infection theory)과 무차별적 발치 및 국소감염설의 폐지를 살펴보고, 20세기 말 다시 제기된 국소감염설의 부활의 의미를 평가하며, 이의 근거인 치주병과 만성질환(동맥경화증, 치매, 심혈관 질환, 뇌졸중)의 관련성 및 치주병과 전신질환의 공통요인 관리법을 검토하여 건강관리와 구강건강관리의 미래를 조망한다.

1 치과의사의 전문직화

이발-외과의사와 발치기술자

기원전 5000년 전 바빌로니아 학자들은 '벌레'를 치통과 출혈성 치은염의 원인으로 생각했다. 바빌로니아인들은 통증을 완화하고 벌레를 몰아내기 위해 에아(Ea) 신에게 주문을 하고 치은염 부위에 분쇄된 사리풀을 놓았다. 중국 의학서적에서도 기원전 27세기에 치아우식의 원인으로 벌레를 인용하였다. 고대인들과 그 선조들은 마법 주문을 외우거나 구강 양치, 약, 연고 등으로 실질적인 행동을 취하였다. 한편 구에리니(Vincenzo Guerini)는 치과학은 19세기 이전까지 독립된 학문이라기보다 초기 의과학의 한 부분으로 생겨난 것이라고 보고하였다.

고대 이집트에서 치과의사나 의사들은 치아 구멍을 채우는 등 어떠한 치과적 진료를 하지 않았고, 발치사-의사(chiefs of toothers and physicians)만이 병든 구강과 잘못된 치아의 통증을 완화하는 방안을 처방하였다는 보고가 있다. 기원전 1000년에서 400년까지 에트루리아인은 더욱 정교한 치과 수복학을 소개하였다고 하고, 히포크라테스는 아픈 치아의 고통을 없애기 위해 마늘과 후추, 생강 혼합물을 그의 저서 32단락에 걸쳐 소개하였다.

치과학적 치아수복의 첫 번째 물리적 증거는 아메리카에서 나타났다. 인디언의 해골에서 과학자들은 크림색의 포틀랜드 시멘트와 비슷한 치아 충전물을 발견하였는데, 이들은 서기 900년과 1200년 사이에 만들어진 것으로 추정되었다.

기능공의 탄생 및 길드 전통

치과진료는 12세기에 유럽에서 퇴보하였다. 1163년에 교황 알렉산더 2세(Alexander II)는 사제들은 피를 보는 일에 관여하지 말 것을 명령하였고, 이것이 의료 분야의 새로운 직업이 나타나게 된 요인이 되었다. 13세기에 교황은 수도승이 수염을 기르는 것을 금지시켰는데, 이로써 면도가 유행하게 되었고 이 방면의 직업적 전문화와 발전을 촉진시켰다고 한다. 알렉산더 2세

13~14세기에는 개인서비스 부문의 길드가 형성되었고, 치아를 발거하고 피를 뽑아내며(사혈요법) 소수술을 행하는 이발-외과의사(barber-surgeon), 약을 판매하는 약종상(apothecary), 그리고 병든 사람을 보살피는 내과의사(physician)로 그 역할이 나누어진다. 그 결과 이발사들이 치과진료 및 외과진료를 인계받아 이발-외과의사로 발전하게 되었다. 이발-외과의사

치과학은 1300년대에 처음으로 독립된 분야로 문서에 나타났다. 1363년 외과의사인 기 드 숄리아크(Guy de Chauliac)는 의사들이 포기한 치과수술이 발치하는 사람과 이발사에 의해 행해지는 것을 관찰하였다. 16세기에 특히 프랑스 대학에서 처음으로 치과학생 입학이 승인되었고, 헨리 8세는 영국의 이발-외과의사를 인가하였다.

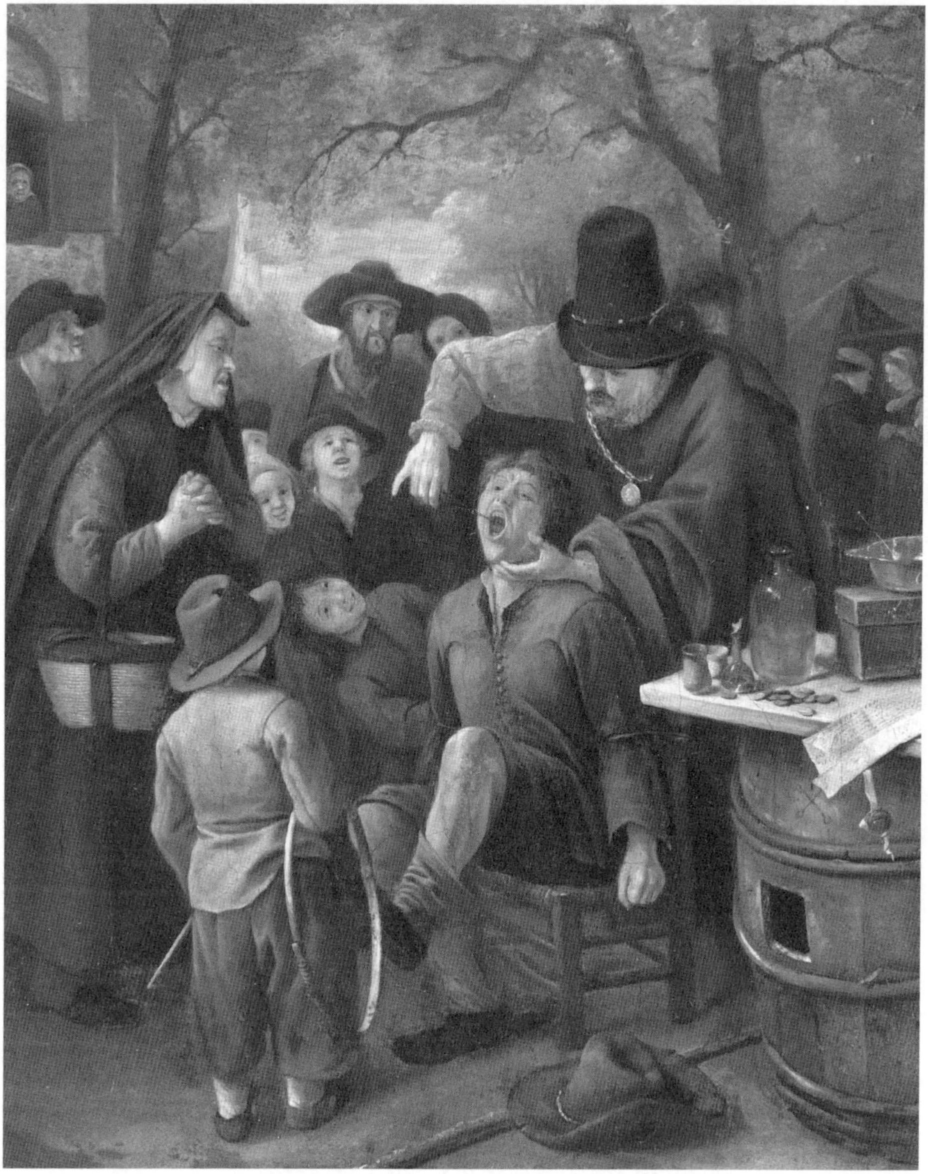

발치기술자(Tooth Puller, 1651 by Jan Steen)
출처: 위키미디어

직업적 분화가 완전히 일어나기 전까지 치과진료 행위는 대부분 부업으로 이루어지고 있었다. 그 당시 상인 일부는 지방을 돌아다니면서 자기 상품을 선전하고 판매하거나, 한 장소에서 발치 등 간단한 치과진료를 하거나 약재를 팔거나 가발을 만들고 이발과 소수술을 하고 있었다. 그들이 바로 '치아의 발거와 수복에 국한된 기술자'로 정의되는 치과의사였다. 영국에서는 1819년까지도 치과의사를 의사로 인식하기보다는 '치아를 청소하고 발거하는 사람'인 치아발거 기술자로 인식하였다. 특히 "런던 외과의사회 회장은 의료기술의 한 분야인 치과의료 부분을 가치없는 분야로 생각하여 치과의료에 관여하기를 거부하였다"는 기록이 남아 있다.

치아발거 기술자

도제식 치과의사에서 전문직 치과의사로

르네상스 이후 유럽의 각 국가에서 현대 치과학의 준비작업이 진행되었다. 베네치아 공화국의 유스타시우스(Eustachius)와 팔로피우스(Fallopius)는 치아와 구강의 해부학, 발생학, 생리학에 관하여 정확하고 자세하게 서술된 책을 만들었다. 레이우엔훅(Anton van Leeuwenhouk)은 처음으로 치아를 긁어서 얻은 박테라아에 대해 완전히 묘사하였다. 르네상스의 끝으로 갈수록 치과학은 다양한 지식과 기술의 도움을 받았다.

치과학 저술서 및 치과학의 발진

프랑스에서 '치과의사'라는 단어 이전에 사용된 단어인 '외과치과의사(chirurgien dentiste)'는 이미 1622년 프랑스에서 일반적으로 사용되

외과치과의사

었다. 18세기 말까지 영국의 의료계는 봉건제도의 속성을 따르고 있었다. 의료인 개인의 사회적 기능이 명확히 규정되어 있었고, 전통적인 위계질서하에서 폐쇄적이고 자족적(自足的)인 의료행위를 하고 있었다. 따라서 의료 관계자들의 존재양식은 중세 이래로 크게 달라진 것 없이 3개의 영지(領地, estate)에 속해 있었다. 왕립내과의사협회(Royal College of Physicians), 왕립외과의사협회(Royal College of Surgeons), 약종상협회(Worthy Company of Apothecaries)가 그것이었다. 그들 중 가장 낮은 지위에 속해 있던 약종상은 18세기 중반 무렵 일반의사(general practitioner)로 발전해 분화되었다. 1728년 최초의 치과학 서적인《외과

피에르 포샤르

치과의사(*Le Chirurgien Dentiste*)》를 저술한 프랑스의 피에르 포샤르(Pierre

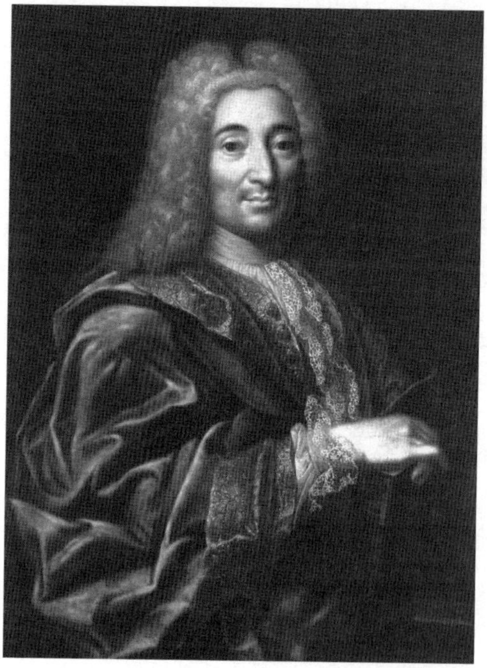

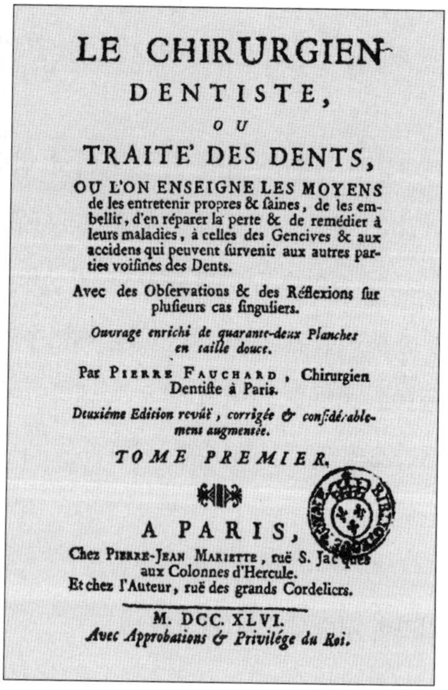

LE CHIRURGIEN
DENTISTE,
OU
TRAITE' DES DENTS,
OU L'ON ENSEIGNE LES MOYENS
de les entretenir propres & ſaines, de les embellir, d'en réparer la perte & de remédier à leurs maladies, à celles des Gencives & aux accidens qui peuvent ſurvenir aux autres parties voiſines des Dents.

Avec des Obſervations & des Réflexions ſur pluſieurs cas ſinguliers.

Ouvrage enrichi de quarante-deux Planches en taille douce.

Par PIERRE FAUCHARD, Chirurgien Dentiſte à Paris.

Deuxième Edition revûë, corrigée & conſidérablement augmentée.

TOME PREMIER.

A PARIS,
Chez PIERRE-JEAN MARIETTE, ruë S. Jacques aux Colonnes d'Hercule.
Et chez l'Auteur, ruë des grands Cordeliers.

M. DCC. XLVI.
Avec Approbations & Privilége du Roi.

피에르 포샤르(Pierre Fauchard, 1723-1728 by J. Le. Bel)와 그의 저서《외과치과의사(*Le Chirurgien Dentiste*)》
출처: 위키미디어(좌), 프랑스 국립도서관(우)

Fauchard)는 내과의사에 소속되어 있었고, 1786년《치아 및 잇몸질환의 치료법(*A Practical Treatise in the Disease of the Teeth and Gums*)》을 저술한 베드모어(Thomas Berdmore)와 1771년《인간 치아의 자연사(*The Natural History of the Human Teeth*)》를 저술한 영국의 헌터(John Hunter)는 왕립외과의사협회에 소속되어 있으면서 체계적이고 과학적 치과진료의 토대를 형성하는 데 기여하였다.《외과치과의사》에는 구강의 해부 및 기능(oral anatomy and function), 구강병의 증상과 증후(signs and symptoms of oral pathology), 충치 제거 및 보존법(operative methods for removing decay), 치아충전(restoring teeth), 치주병 및 치주고름(periodontal disease [pyorrhea]), 치열교정(orthodontics), 상실치아 보철(replacement of missing teeth) 및 치아이식술(tooth transplantation) 등에 관한 내용이 실려 있다. 이 내용은 현대 치

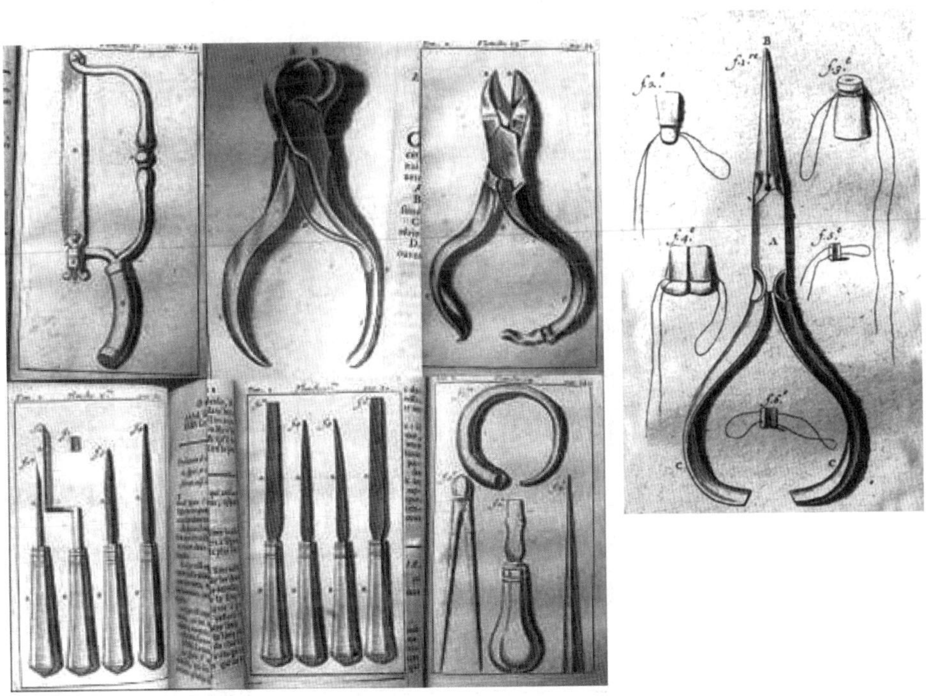

피에르 포샤르의 저서《외과치과의사》속 치과도구(좌: 치과진료 도구, 우: 치아보철치료 도구)

과학에서도 계속 유지·발전되고 있다.

1700년까지 프랑스에서 치과진료를 하려면 특별시험(special examination)을 통과해야 했다. 포샤르는 프랑스 해군 의무사령부(French Navy Medical Corps) 의과에 있던 상급자의 격려에 의해 1696년 18세의 나이에 시험을 통과하고 치과진료를 시작하였다. 그는 1728년에 자신의 치과진료 경험을 종합한 《외과치과의사》를 저술하여 최초로 인간의 몸과 구강 질병을 연관지었는데, 이 책은 1733년 독일어로 번역되었다. 프랑스인 동년배 친구인 부농(Robert Bunon)은 1743년에 발간한 책에서 문제된 위생(stressed hygiene)과 치아보존 그리고 치석이 잇몸병의 주된 원인이라고 하였다. 파프(Philip Pfaff)는 치아의 경석고 모형(plaster mold) 사용을 소개했는데, 그는 노출된 치수를 덮어서(capping) 치료한 최초의 치과의사로 알려졌다. 1757년에는 독일인 샤퍼(Jacob Christian Schäffer)가 썩은 치아에 기생충이 없다는 것을 입증하는 책을 발간하였다.

존 헌터

특히 영국에서 가장 주목할 만한 연구는 섭취물이 법랑질과 상아질에 미치는 영향을 동물 실험한 스코틀랜드의 해부학자인 존 헌터(John Hunter)의 연구였다. 헌터는 1771년 《인간 치아의 자연사(*The Natural History of the Human Teeth*)》를 발행했는데, 이 책은 치아와 하악 해부학에 있어 최초의 과학적 기본 자료이다. 이 시기 프랑스 약제사가 치과에서 포세린을 사용하기 시작하였고, 영국의 화학자인 프리스트리(Joseph Priestley)가 아산화질소(nitrous oxide)를 발견하여, 후에 1845년 치과의사인 웰즈(Horace Wells)가 '웃음가스(laughing gas)'로 명명하여 무통 발치를 위해 사용하였다. 이 가스는 현재에도 장시간을 요하는 치과진료 시 통증 및 긴장 완화의 목적으로 사용되고 있다.

기능공에서 전문직종으로

19세기 말에 이르러 봉건제가 붕괴되고 시장경제 원리가 지배하는 새로운 산업질서가 형성되면서 국왕 및 관료의 지원과 보호에 의존하였던 길드 조직은 해체되었고, 그 대신 시장경제 원리가 지배하는 세계와 급격히 변화하는 직업구조 속에서 살아남을 수 있는 새로운 전문직업이 출현하게 되었다. 치과학이 처음으로 전문적 직업 영역으로 자리를 잡은 곳은 내과학이나 외과학이 충분히 발달해 있던 유럽이 아니라 미국이었다. 이들은 치과진료를 과학화·전문화하였고, 치과대학을 설립하여 전문직종인 치과의사의 기틀을 확립하였다.

발치기술자(tooth drawer)로 알려진 딘리(William Dinly)는 영국에서 플리머스(Plymouth) 식민지로 건너와 치과진료를 시작하였다. 프랑스에서 경험을 쌓은 로케(Sieur Roquet)는 1749년 보스턴에 도착하였다. 1776년에는 저명한 베드모어(Thomas Berdmore)의 제자였던 우펜데일(Robert Woofendale)이 뉴욕에 치과를 개설하였다. 베드모어는 영국의 조지 3세의 치과의사로《치아 및 잇몸질환의 치료법》을 1768년 저술하였다. 1790년에는 유럽에서 경험을 쌓은 필라델피아 출신의 치과의사인 가르데트(Jacques Gardette)가 〈치아질환에 대한 소고(Remarks on the Diseases of the Teeth)〉를 《미국박물지(*The American Museum or Universal Magazine*)》에 실었다. 특히 이 시절 치아우식증 원인에 대한 2개의 상반된 이론이 주장되고 있었는데, 하나는 치아우식의 근원은 체내이고 체액("humor" 혹은 "internal body fluid")에 의한 것이라는 주장이고, 다른 하나는 원인이 외부 혹은 외부에서 침투하는 음식물의 잔여물 같은 요소라는 주장이었다. 컬럼비아 대학의 화학교수자 의사인 미첼(Samuel L. Mitchell)은 음식 찌꺼기에서 만들어진 감염된 산을 포함한 치석에 의해 치아 법랑질이 부식되어 치아우식을 형성한다고 추론하였다. 버몬

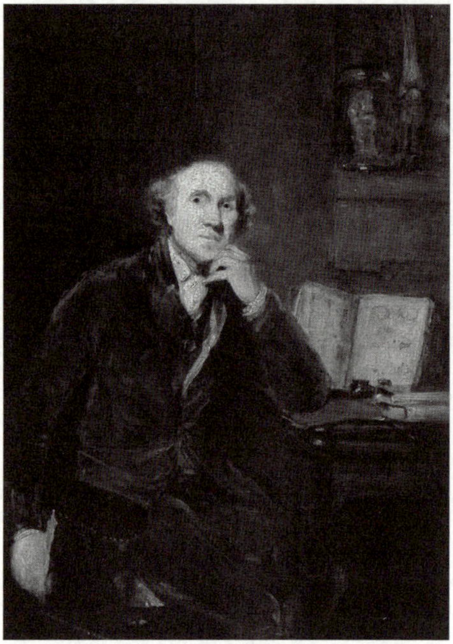

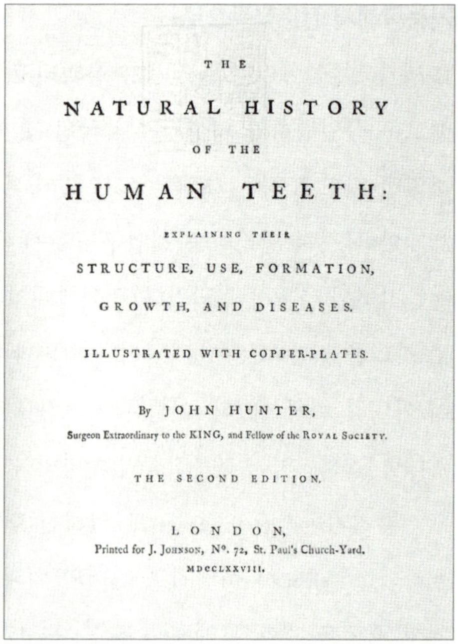

THE

NATURAL HISTORY

OF THE

HUMAN TEETH:

EXPLAINING THEIR

STRUCTURE, USE, FORMATION,

GROWTH, AND DISEASES.

ILLUSTRATED WITH COPPER-PLATES.

By JOHN HUNTER,

Surgeon Extraordinary to the KING, and Fellow of the ROYAL SOCIETY.

THE SECOND EDITION.

LONDON,

Printed for J. JOHNSON, N°. 72, St. Paul's Church-Yard.

MDCCLXXXVIII.

존 헌터(John Hunter, 1789 by Joshua Reynolds)와 그의 저서《인간 치아의 자연사(*The Natural History of the Human Teeth*)》

출처: 위키미디어(좌), 서울대학교 중앙도서관(우)

트에서 태어나 보스턴에서 교육받고 런던에서 의학 강의에 참여하여 공부하였던 팜리(Levi Spear Parmly)는 치아우식은 침체된 음식이 치아 법랑질에 형성된 작은 구멍에 침투하며 외부에서 시작된다고 주장하였다. 1819년에 그는 일반인을 대상으로 치아우식 방지를 위한 청결 지침서를 제작하여 전파하였다.

팜리

치과대학 및 치과의사단체의 설립

앞서 밝힌 바와 같이 치과학이 처음으로 독립적인 영역으로 자리를 잡은 곳은 내과학이나 외과학이 충분히 발달해 있던 유럽이 아니라 미국이었다. 1840년 미국 발티모어에 세계 최초의 치과대학인 발티모어 치과대학(Baltimore College of Dental Surgery) — 현재는 메릴랜드 치과대학(University of Maryland School of Dentistry) — 이 설립되었고, 같은 해 이어서 미국치과의사회(American Society of Dental Surgeon)가 세계 최초로 설립되었으며, 1839년 치과학 전문 학술지(*American Journal of Dental Science*)도 세계 최초로 발행되었다. 이러한 일들은 해리스 형제(John Harris, Chapin Harris)가 주도적으로 진행하였다.

발티모어 치과대학

미국치과의사회

해리스 형제

해리스 형제는 미국에서 치과대학 창설운동을 시작하였다. 1825년에 형 존 해리스(John Harris)는 오하이오 베인브리지(Bainbridge)에 있는 그의 집에 미국 최초의 치과의사 학교(Dentistry and Dental Surgery)를 개설하였다. 동생인 채핀 해리스(Chapin Harris)는 그 학교를 졸업하고 치과의사 하이든(Horace H. Hayden)과 두 물리학자(Thomas E. Bon, Henry Willis Baxley)와 함께 1840년 세계 최초의 치과대학인 발티모어 치과대학(Baltimore College of Dental Surgery)을 5명의 학생을 시작으로 개설하였다. 이후 매사추세츠 치과학회가 1868년 종합대학에서 첫 번째 치과대학을 시작하기 위해 하버드 대학을 설득하였고, 매사추세츠 모임의 수장인 키프(Nathan C. Keep)는 첫 번째 학과장이 되었다.

하이든

채핀 해리스와 그의 동료(Solyman Brown, Horace Hayden, Eleazer Parmley)들은 학술지 발간과 치과의사 전문조직을 통한 치과연구를 장려하기 위해 서로 협동했다. 1839년에 채핀 해리스는 최초의 정기간행물 《미국 치과학 학술지(*American Journal of Dental Science*)》를 만들기 위해 저명한 치과의사들(Solyman Brown, Horace Hayden, Eleazer Parmley)을 만났다. 1840년 이들은 첫 번째 국가적인 치과학 단체인 미국치과의사회를 조직하였다. 이 단체와 학술지는 모두 1850년대 중반까지 운영되었는데, 이들에 의해 시작된 움직임은 이후 치과 잡지, 지역 치과 집단, 향상된 치과교육 및 치과연구회 설립을 이끌었다. 1847년 시작된 《치

미국 치과학 학술지

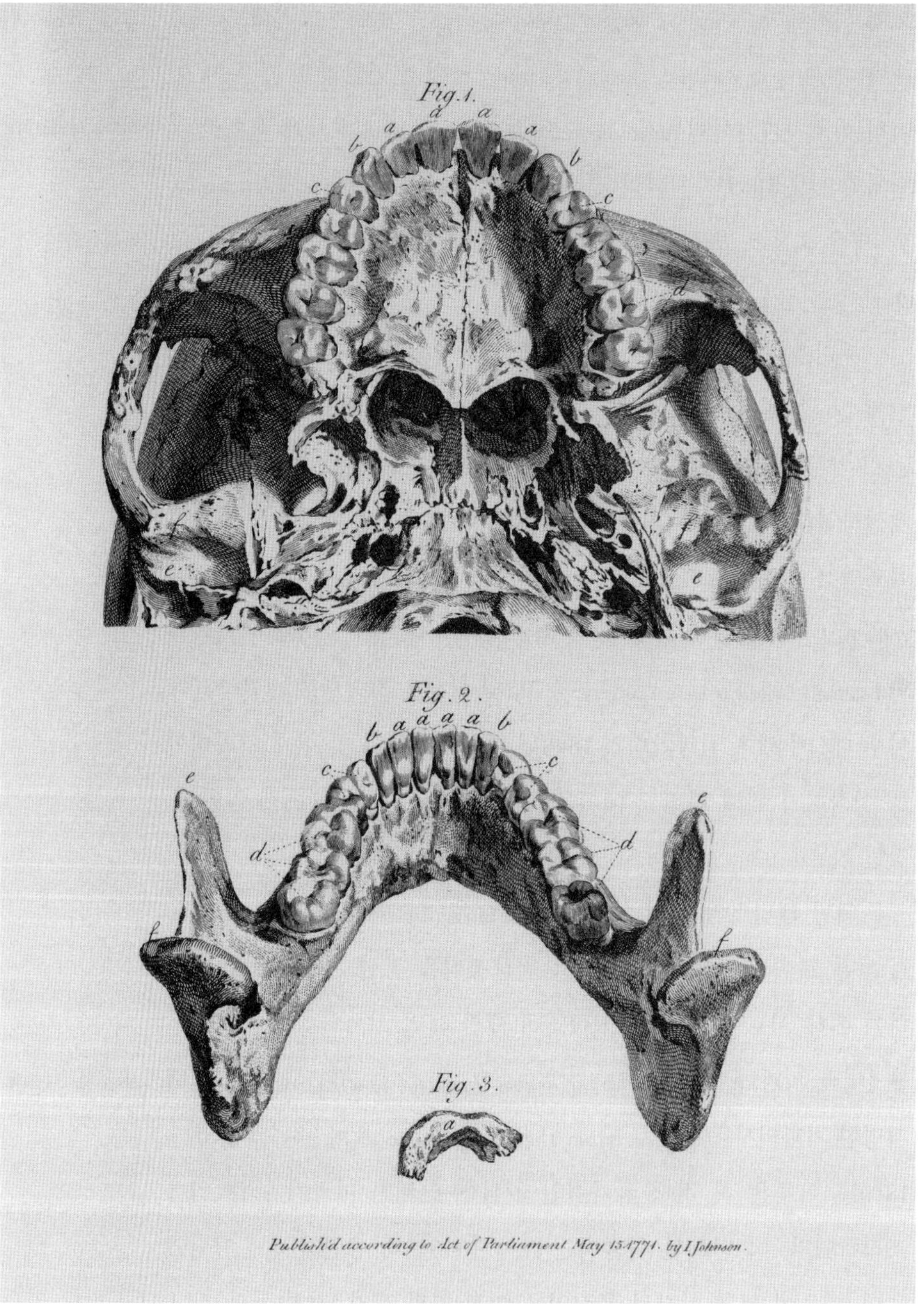

존 헌터의 저서《인간 치아의 자연사》속 상악골과 하악골 부분
출처: 서울대학교 중앙도서관

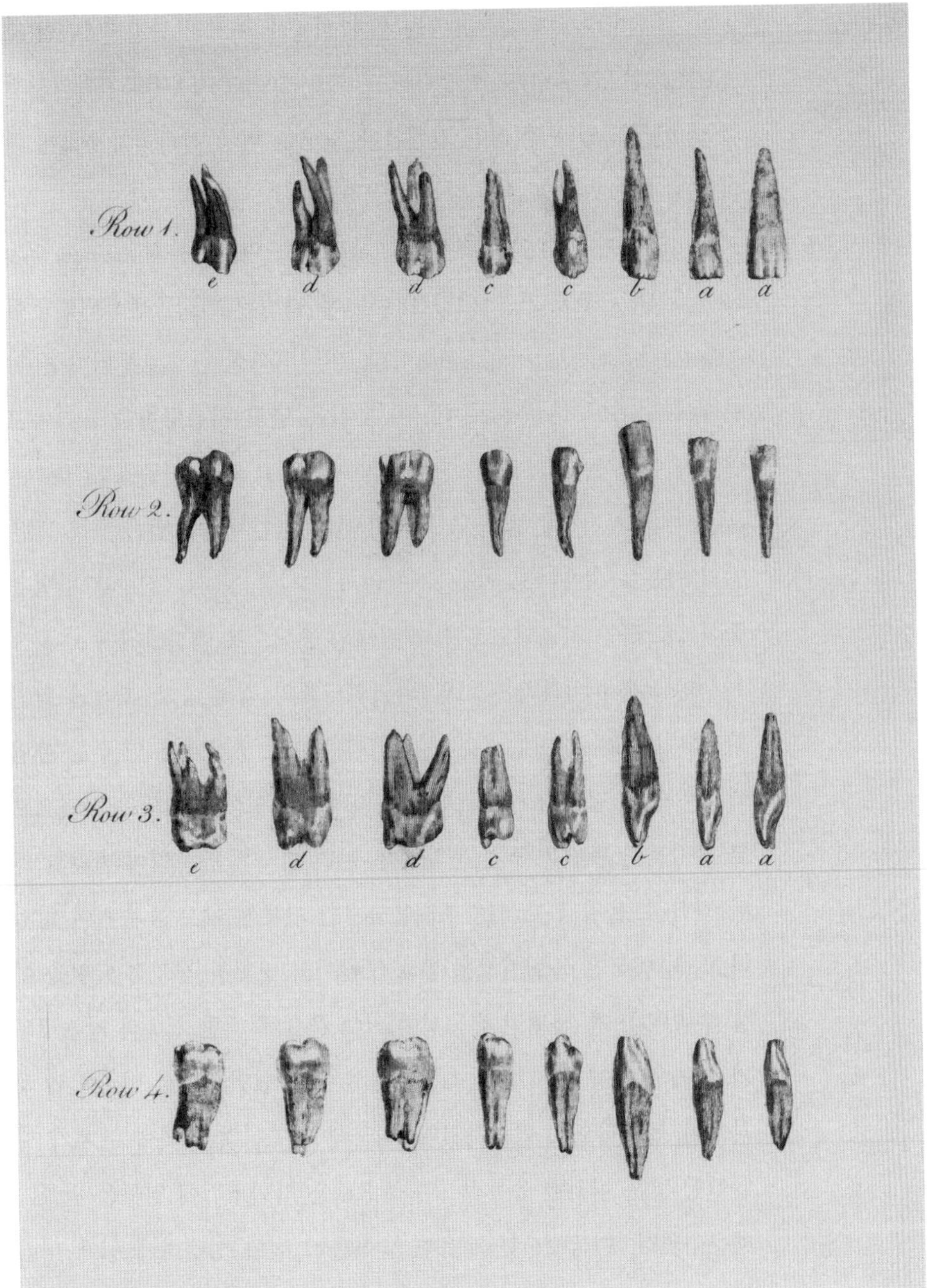

존 헌터의 저서《인간 치아의 자연사》속 치아의 형태 부분
출처: 서울대학교 중앙도서관

과학 소식지(*Dental News Letter*)》는 후에 치과계 최고의 잡지인《덴탈 코스모스(*Dental Cosmos*)》로 발전하였고, 이는 20세기에 《미국치과의사회지》와 병합되었다. 이러한 간행물은 저명한 미국 치과학자들에게 치의학 발전을 위한 토론의 장을 제공하였다.

미국의사회

미국에서 처음으로 결성된 의사단체는 미국의사회(American Medical Association, AMA)가 아니라 1844년에 결성된 미국동종요법연구회(American Institute for Homeopathy)이다. 미국의사회는 그로부터 3년 뒤인 1847년에야 결성되었는데, 이 조직은 당시 치료방법을 둘러싸고 벌어진 여러 논쟁 가운데 한 부분을 차지하고 있던 이종요법(異種療法, allopathy)을 지지하는 소규모 조직에 불과했다. 이종요법은 주로 많은 양의 약물을 사용하고 피를 보는 외과적 시술 등 적극적 치료방법을 중심으로 하는 치료법으로 현대 진료의 중심으로 발전하였다.

영국에서 치과학은 이발-외과의사회의 직접 승계 조직인 왕립외과의사회(Royal College of Surgeons)의 후원으로 생겨났다. 영국 등 유럽에서는 중세 길드 조직으로부터 조직적 연속성이 유지되고 있었으므로 독자적인 발전을 하지 못하였다. 반면 미국은 전문직이 발달할 만한 과학적·물질적 토대는 부족하였지만 전통적 제도의 속박이 없었다. 특히 미국은 독립전쟁을 통해 구질서와 명확한 정치적 단절을 이룰 수 있었으며, 사회적 유동성이 크고 풍요에 대한 기대와 낙관주의가 지배하는 등의 사회적 조건이 갖추어져 있었으므로 미국에서 치과학이 독자적으로 발전하였다. 미국에서 조직적 치과학 체계가 발달했던 것은 이러한 유동적이며 풍요로운 사회조건에 영향을 받았기 때문이었다. 미국에서는 부유한 중산층이 점차 성정하게 됨에 따라 환자로부터 진료비를 직접 받는 방식과 행위별 수가제(fee-for-service)가 가능하였고, 결국 단독개업의 단독진료(solo practice)가 미국의 보편적 치과의료 형태가 되었다.

치과의사의 전문직업화

1920년대까지만 해도 사람들은 치과학을 건강을 보살피는 학문이 아니라 기계적 기술 분야로 간주하는 경향이 강했다. 기스(William John Gies)는 1926년 미국 치과학이 여전히 치아를 제거하고 수복·배열하는 기계적 기술에 한정되어 있으며 의과학의 한 분야로 간주되지 있지 못하다고 주장하였다. 영국의 외과의사인 헌터(William Hunter)는 이보다 10여 년 앞서 북미지역 치과시술은 소독 개념이 배제된 잘못된 술식이라고 비판하였다. 영국 대부분의 치과의사들은 다른 수공업 분야에서와 마찬가지로 도제제도를 통해 기술을 배운 사람들이었다. 1918년까지만 해도 영국에서는 도제 출신의 자격 없는 치과의사가 공식 교육을 받은 치과의사 수의 두 배에 달하고 있었다. 그러나 미국에서는 이미 1900년대 초에 정식 교육을 받은 치과의사들이 대부분을 차지하고 있었다.

미국에서 1920년대에는 치과의사라는 직업이 일반대중 속에서 확실한 전문직업 지위를 확보하지 못했고 신분구성도 매우 다양한 일종의 전환기였다. 그러나 1950년대에 이르면 사회적 엘리트 집안의 자식이 아니면 치과대학에 들어가기 어렵게 되었고, 치과의사는 하나의 전문직으로서 다른 어떤 직업에도 뒤지지 않는 지위를 확보하게 되었다. 일반 대학생의 28~30%가 노동계급 출신이었던 반면, 의과대학은 16~20%, 치과대학은 15~16%만이 노동계급 출신이었다. 1947년에 이미 치과의사는 상위 20% 안에 속하는 직업으로 평가받고 있었다. 20세기 중반 이후 치과학의 위상은 완전히 바뀌었다. 직업적 인정을 받지 못하고 보따리 장사에 불과했던 치과의사는 강력한 힘을 갖는 특권적 전문직업이 되었다. 치과학은 현대 보건 관련 직종의 최전선에서 의과학과 경쟁관계에 있으며, 특히 미국에서는 보건 분야의 어느 직종보다도 조직력과 정치력의 측면에서 앞서 있다고 할 수 있다.

치과학 초창기에 의식적으로 직업적 주체성을 확보하려는 노력이 있었지만, 중세의 이발-외과의사(barber-surgeon)에서 시작하여 초창기의 숙련기술상인, 그리고 현대의 전문직으로 변화해 나오는 과정은 산업혁명과 시장경제에 따른 사회변화 등의 영향력과 한 직종이 얼마나 급격히 변할 수 있는지를 보여 주는 좋은 사례이다. 즉 치과의사라는 전문직업화 과정(professionalism)은 사회적 변화와 과학적 발전의 산물임을 알 수 있다.

전문직의 이상(理想)

현재 우리나라와 미국·유럽 등 선진국에서는 치과의사의 3분의 2가 단독개업을 하고 있다. 한 사람의 치과의사가 제공할 수 있는 서비스의 범위가 넓다는 것 말고도, 필요한 장비가 비교적 간단하고 비싸지 않다는 점은 이러한 자족적(自足的) 속성을 계속 유지할 수 있도록 하는 요소 중 하나라 할 수 있다. 치과진료용 의자와 부속 유닛은 치과시술에 절대적으로 필요하고 사용빈도가 높기 때문에 다른 사람과 공동으로 사용하기는 어렵다.

환자-의사 관계가 중요한 것은 그것이 일상적으로 반복되는 진료업무의 기준이 되어야 하기 때문이 아니라, 임상가의 자율성과 고객의 신뢰를 확보하기 위해 필요한 보다 넓은 의미의 상징적 역할을 하기 때문이다. '임상적 자율성(clinical autonomy)'과 고객(환자)-의사 사이의 특별한 관계는 의료분야에서 가장 극명하게 드러나는 2개의 중심적인 관계이다. 의학이 전문직종으로 완전히 조직되기 이전인 18세기에 영국의 고객-의사 관계는 주로 고객 중심으로 되어 있었다. 약종상은 주로 빈민층을 상대했지만, 의사는 부유한 귀족 후원자에게 봉사함으로써 그들의 호의와 기쁨의 대가로 생활을 유지하는 전속의사(attendant physician)가 주종을 이루었다. 이처럼 고객에 봉사하는 의료관계가 형성되어 있었기 때문에, 18세기 영국의 신사와 귀족들은 의사와의 관계뿐 아니라 의학의 발전과 혁신에 있어서도 막강한 영향력을 행사하였다.

의학이 개인시술 형태에서 자라온 '개인주의'와 의학지식의 발전을 위해 필요한 '상호협조'의 정신이 조화할 수 있게 된 것은 고객-의사 관계의 주도권이 의사의 후원자인 고객에서부터 전문직업인인 의사에게로 넘어간 다음의 일이었다. 여기에서 결정적인 역할을 한 것은 19세기 초반에 의료윤리로 의료예절(에티켓)이 대두된 점이라 할 수 있다. 의료윤리의 문제가 대두된 것은 후원자 고객에 대한 충성과 봉사보다는, 직업적 연대에 대한 충성이 자신들의 이익에 부합되는 상황이 전개되자 이제는 의사들 사이의 관계를 조정할 필요가 생겼기 때문이었다. 리비어(Paul Revere)는 미국치과의사회의 윤리강령이 일반대중에 대한 태도와 행동보다는 치과의사 상호간의 행동에 더 중점을 두고 있다고 했다.

직업적 연대

면허제도

전문직업적 이상을 실현하기 위해서는 면허제도를 마련하기 위한 투쟁이나 직업조직에 대한 논란, 국가의 역할 등의 문제를 정치적으로 해결해야 한다. 전문 직업집단의 이데올로기인 전문직업주의(professionalism)는 경제적·정치적인 측면에서 소위 의료철학—전문직업인의 일에 대한 신조와 가치를 규정하고 조직하는 방식—과 밀접히 연관되어 있다. 달리 말하면 그 당시 의사들의 주요 관심사는 개인서비스 시장을 안정적으로 확보하는 것이었기 때문에, 전문가가 직접 개입해야 할 필요성이 적은 예방이라든지 집단을 대상으로 하는 건강관리 전략은 쉽게 무시되었던 것이다.

미국에서 '아말감 전쟁'으로 알려진 사건은 1850년대 주요한 치과단체의 해산을 촉발했다. 치과의사단체의 한 그룹은 금충전 대신 아말감을 사용하는 것에 반대하였다. 아말감 반대론자들은 아말감에 포함된 수은이 위험하며 수은의 체내 흡수에 대한 과학적 근거가 빈약하다고 생각했고, 아말감 충전의 사용을 돌팔이짓이라 여겼다. 1856년 미국치과의사회는 회원수와 참석률이 현저하게 감소하였기 때문에 해체되었다.

국가와 지역사회가 개업의를 위한 공식적인 치과학교 교육을 권장였으나, 19세기에는 소수의 치과의사만이 치과학교를 졸업하였다. 1870년대의 경우 7,839명의 치과의사 중 16%인 1,305명만이 치과학교 졸업장을 가지고 있었다.

펜실베이니아 대학의 제임스 에드먼드 가렛슨(James Edmund Garretson)은 《구강외과의 시스템(*A System of Oral Surgery*)》을 1869년 출간하여 구강외과가 전문분야의 하나로 확고히 하는 데 도움을 주었다. 1805년 초반 메릴랜드에서는 심사위원에게 치과의사들에게 특별한 자격을 줄 수 있는 권한을 부여했다. 앨라배마 법은 1841년 치과면허를 만들었지만 가능한 통제력이 없는 상태였다.

1868년 켄터키에서 치과면허를 위한 첫 번째 효과적인 법안이 발효되었다. 켄터키 주법은 이미 개업 중인 치과의사들의 연장은 허용하였으나, 새로운 치과의사는 위원회의 시험을 통과하거나 치과학교 졸업장을 요구받았다. 신시내티의 라이트(C. M. Wright)는 치과의사에 의한 공공의 치아세척 교육을 장려하는 치과위생운동을 소개하였다. 라이트는 후에 미국치과의사회(NDA)의 스미스(D. D. Smith)와 에버솔(W. G. Ebersole) 등이 중요한 역할을 한 구강위생위원회를 설립하였고, 치과의사인 앨프리드 폰즈(Alfred C. Fones)는 1913년 코네티컷에서 첫 치과위생사 학교를 개설하였다.

구강위생위원회

서비스 부문의 성장

치과학의 발전은 산업사회의 서비스 부문 전체가 성장해 나가는 큰 흐름의 일부로 이해하는 편이 옳을 것이다. 미국에서는 1950년대에서 1965년 사이에 경제수준과 교육수준이 높아짐에 따라 치과의료 수요가 54% 증가한 것으로 추정하고 있다. 1879년에 영국에는 1,200명의 자격 있는 치과의사와 그 3배에 달하는 무면허 치과의료업자가 있었는데, 1918년에는 자격을 갖춘 치과의사가 4,000명, 무자격자는 약 8,000명에 달하였다.

미국의 경우 1910~1920년 동안 인구증가는 15%에 그친 반면 치과의사의 수는 40%가 증가하였다. 그러나 의사의 수는 거의 늘어나지 않았다. 이것은 사설 의학교육 시설의 폐쇄와 더불어 공인 교육기관에서 일정 수준 이상의 교육을 받아야만 의사 자격을 주었기 때문이었다. 선진 산업사회에서는 1940년대에 이르러서야 무자격업자에 대한 규제와 제한을 통해 치과의료업종의 단일화를 위한 조치들을 완료하게 된다. 이런 점을 보면 치과의료는 약 두 세대의 시간차를 두고 일반 의료업의 발전 과정을 답습했다고 할 수 있다.

시장접근을 제한하거나 직종에 참여할 수 있는 자격에 대한 공식적·법적 제한을 가했던 결정적 주체는 국가였다. 잠재적 경쟁자들을 제거 또는 통제하고 직업적 독점을 확보할 수 있었던 것은 오로지 국가 개입에 의해서만 가능했던 것이다. 직업적 독점이 완성된 후 국가는 전문적 서비스의 분배에 적극적으로 개입하지는 않았다. 국가는 점차 보건서비스 시장의 변화·발전에서 매우 능동적 역할을 자임하게 되었다. 19세기는 자유방임주의적 사회의 전성기였다.

개인서비스 윤리

강력한 사회적 힘을 가진 집단이 자신들의 관심 영역에 대한 지적 개념을 형성하는 것이 이상할 것은 없다. 일리히(Ivan Illich)는 의료전문인을 가리켜 "일반을 무력화하는 전문직업인(disabling profession)"이라 혹평하였지만, 어떤 직업 집단이 자신의 전문지식과 기술을 발전시켜 일반대중의 비전문적 지식을 능가하는 나름대로의 지식체계를 만들어 가는 것은 그들 고유의 권리이자 의무라 할 수 있다. 영국 북부 지역에서 일하는 치과의사들은 진료 태도나 치료 형태에 있어 예방적 무관심을 표방하였는데, 이는 치과의사의 사회계급별 인구구성을 반영하는 것이었다. 치과의사들의 이러한 성향은 21세기인 현재에도 크게 다르지 않다.

예방적 무관심

이러한 현상은 주로 사회적·정치적 변환기에 나타났다. 예컨대 프랑스 혁명을 전후하여 의학의 사회적 지위와 역할에 대해 많은 논쟁이 있었으며, 한동안 의학은 새로운 사회질서를 형성하는 데 매우 큰 역할을 할 것으로 기대되었다. 1842년 영국에서는 애드윈 채드윅(Edwin Chadwick)이 《영국 노동자들의 위생상태(*The Sanitary Conditions of the Working Population If Great Britain*)》라는 책을 출판하였으며, 1850년 미국에서는 레뮤엘 섀턱(Lemuel Shattuck)이 《매사추세츠 위생위원회 보고서(*Report of the Sanitary Commission of Massachusetts*)》를 발간하여 공중보건에 대한 일반인의 관심을 불러일으켰다. 1840년대에 미국에서는 전문가만이 아닌 일반인이 주체가 되어 질병의 예방과 치료를 동시

공중보건

에 수행할 것을 주장하는 톰슨주의(Thomsonianism)에 기초한 대중보건운동(Popular Health Movement)이 상당한 활동을 보였다. 1864년에 열린 미국의 전국치과의사회에서는 어린이들이 지나치게 정제된 음식과 설탕을 너무 많이 소비하고 있다는 지적이 있었다. 1911년에는 전국치과의사회 구강위생위원회(National Dental Association's Oral Hygiene Committee)의 노력으로 3,200명의 치과의사가 구강위생에 대한 회의를 개최하였는데, 이것은 당시 이런 종류의 회의로서는 가장 규모가 큰 회의였다. 구강위생위원회

그러나 이러한 노력들에도 불구하고 사회의 인적·물적 자원할당에 지배적 영향력을 행사하며 구강건강에 대한 일반인의 생각을 지배했던 것은 치료중심의 임상적 치과치료 개념이었다. 현대 치과의료의 '사회적 조직'이라는 것이 있다면—그 내적인 구조와 다른 기구나 집단과의 교섭—그것은 분명히 현대적 임상과학에 번창하는 기업가적 전통을 그대로 접목시킨 것이라 할 수 있다. 치과의료에 관계된 사업의 거의 대부분은 아주 복잡한 개인서비스 기술을 진료실에서 1:1 방식으로 환자에게 전달하는 것에 지나지 않으며, 이런 방식은 19세기 이후 현재까지 달라진 바 없다.

치과대학 설립

1630년대에 유럽에서 신대륙으로 3명의 이발-외과의사(barbor-surgeon)가 건너왔다. 미국의 치과학은 초기 식민지 시대에 영국이나 프랑스에서 이주한, 또는 군대를 따라온 치과의사들의 영향을 받아 형성되기 시작한다. 신대륙 미국은 치과의료가 급속도로 발전할 수 있는 문

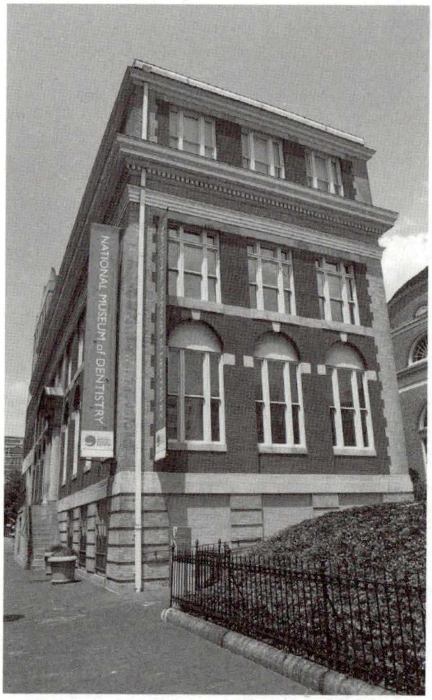

볼티모어 치과대학 건물(현재 미국 국립치과박물관)
출처: 위키미디어

화적·지리적·경제적·사회적 조건을 갖추고 있었다. 하지만 1760년대까지는 전적으로 무자격자의 시대였다고 할 수 있다. 1820년대까지도 치과의사는 전국적으로 100여 명에 불과했으며, 1830년대 경제불황을 겪으면서 기술직 실업자들이 자격 없이 치과의사를 자칭하면서 급격히 늘어나 1860년대에는 그 수가 6,000명을 넘어선다.

미국에서 독자적 치과학 체계가 갖춰지기 시작하는 때가 1840년대인 것은 영국과 마찬가지이지만, 그 내용이나 발전속도는 영국을 압도한다. 최초의 학술잡지인 *American Journal of Dental Science*의 발간(1839년), 최초의 전국 조직인 미국치과의사회(American Society of Dental Surgeon)의 결성(1840년), 세계 최초의 전문 교육기관인 볼티모어 치과대학의 설립(1840년) 등, 거의 같은 시기에 전문직으로서의 치과학 체계에 필요한 기본 조건을 갖추었다.

1840년 치과대학 최초 설립

볼티모어 치과대학

하이든

해리스

1840년 역사상 최초의 정규 치과학 교육기관인 볼티모어 치과대학(Baltimore College of Dental Surgery)의 설립은 치과학이 상업적 성격에서 전문직종으로 탈바꿈하는 중요한 전환점이었다. 하이든(Horace H. Hayden)과 해리스(Chapin A. Harris)는 볼티모어 치과대학 설립에 앞장섰던 사람들로 각각 초대 총장과 학장을 역임했다. 그들은 평소에 치과학이 의학의 한 분과(branch)로 통합되어야 한다는 '강한' 신념을 갖고 있었다. 치과대학 설립 전에 그들은 메릴랜드 의과대학(The School of Medicine of the University of Maryland) 교수로 있으면서 의과대학 교과과정에 치과학을 포함하기 위하여 부단히 노력하였으나, 결국 다른 의대 교수들의 강력한 반발에 의해 거부되고 말았다. 결과적으로 그들은 치과대학을 설립함으로써 독자적인 교육과 수련을 통해 치과학의 '자율성'을 확보하는 데 초석을 세우는 큰 업적을 남기게 되는데, 실제로 이와 같은 결과는 그들의 본심과는 전혀 상반된 것이었다.

1867년 하버드 치대 설립 - 의과에 종속

하버드 치대

1864년 보스턴 지역의 치과의사들은 매사추세츠 치과의사회를 결성하고 그 지역에 치과대학의 설립을 추진한다. 설립추진위원회 내부에는 키프(Nathan C. Keep)와 웨더비(Josiah Wetherbee)로 대표되는, 서로 대조적인 두 입장이 격렬하게 대립한다. 1867년 하버드 대학 당국은 치과대학의 교수 자격을 하버드 의과대학 출신만으로 제한하는 조건으로 치과대학 신설을 승인하는 결정을 내리게 된다. 이런 방침을 정한 것은 보다 높은 수준의 학구적(academic)인 치과대학을 세우겠다는 취지였는데, 이는 당시의 의학계가 '치과의료'를 바라보는 시각을 반영하는 것이었다. 다음은 1867년 3월 29일 하버드 의과대학 교수회의에서 토의된 결과이다.

> … 기계적 기술뿐 아니라 의학이론과 수련을 어느 정도 보충해 주어야만 할 것이다. … 지금부터라도 이 지역에서 수준 낮은 치과의사가 더 이상 생기지 않게 하려면, 가능한 모든 방법을 동원해서라도 치과기술(art)을 배양(cultivate)할 수 있게 하는 것이 중요하다.

보스턴 치대

1869년 보스턴 치대 설립 - 독립된 치대

매사추세츠 치과학회가 1868년 첫 번째 치과대학을 시작하기 위해 하버드 대학을 설득하였다. 매사추세츠 모임의 수장인 키프는 첫 번째 학과장이 되었다. 치과의사회는 이와 같은 하버드 치과대학 설립 방침을 접하자 크게 반발하여 그 이듬해인 1868년 보스턴 치과대학의 설립을 적극 지원한다. 의과대학에 종속된 치과대학이 아니라 '실질적인(practical)', 즉 치과의료 고유의 특성을 발전시키는 데 주력하는 독립적인 치과대학이 필요하다는 것이 그들의 주장이었다. 그들은 보스턴 치과대학을 설립하였다. 보스턴 치과대학은 1899년 터프츠 치과대학(Tufts Dental College)으로 이름을 바꾸지만, '학구적(의학적) 하버드' 대 '실용적(자치적) 터프츠'라는 대조적인 설립 취지는 지금도 두 대학의 고유한 전통으로 이어져 오고 있다.

치과대학 교육혁명

기스 보고서

기스 보고서

기스(William J. Gies)는 1926년 미국 치과학 교육의 대대적인 개혁을 주장하는 보고서(Gies report)를 카네기 재단에 제출하면서, 치과학이 여전히 치아를 제거하고 수복·배열하는 기계적인 기술에 한정되어 있으며 의학의 한 분야로 간주되지 있지 못하다고 주장하였다. 기스는 이러한 판단에 기초하여 치과학 교과과정에 기초의학 과목을 도입함으로써 기존의 도제식 훈련방식을 종식시키고자 하였다. 컬럼비아 대학의 생화학과 교수인 기스가 이러한 활동을 이끌었다.

영국의 외과의사인 헌터(William Hunter)는 이보다 10여 년 앞서 북미지역 치과학의 기계적 전통에 대해 강하게 비판하였다. 그는 전체 구강건강 상태에 대한 고려나 전신의 의학적 원리에 근거하지 않은 채 기계적 작업만을 강조하는 기존의 치과의료를 맹렬히 비난하였다. 영국 대부분의 치과의사들은 다른 수공업 분야에서와 마찬가지로 도제제도를 통해 기술을 배운 사람들이었다. 1918년까지만 해도 이러한 도제 출신의 자격 없는 치과의사가 공식 교육을 받은 치과의사보다 두 배나 많았는데, 이는 1900년대 초에 이미 정식 교육을 받은 치과의사가 대부분을 차지하고 있던 미국과는 대조적인 현상이다.

기스는 1919년 치과학 논문을 게재하는 정기 간행물인 《치과연구 저널(*Journal of Dental Research*)》을 창간했고, 2년 후에 국제치과학연구학회(International Association for Dental Research)를 창립했다. 이는 1921년 '교육학 발전을 위한 카네기 재단'이 미국의 치과학 교육에 대한 조사를 후원하기로 한 결정의 결과였다. 이 재단의 운영자들은 플렉스너(Abraham Flexner)가 1910년에 발표해 국내 의과대학의 개혁에 기여했던 유명하고 영향력 있는 연구인 플렉스너 보고서(Flexner report)와 유사한 보고서를 원했다. 플렉스너 보고서

1926년에 발표된 기스 보고서(Gies report)에서는 미국과 캐나다의 치과대학들에 교육수준이 높은 전임교수 고용, 연구의 수행 및 장려, 충분한 도서관 제공을 통한 커리큘럼 개선을 촉구했다. 치과학 연구의 부족을 알게 된 기스는 모든 치과대학들은 "교수와 학생의 연구를 격려하고 지원해야 하며, 또한 뛰어난 재능을 가진 학생들의 창의적 역량과 전문가적 리더십을 고양하고 개발시켜야 한다"고 권고했다.

대통령 명령으로 1916년 7월에 설립된 미국 국립과학원(NAS) 내에 설립된 미국 국립연구회의(NRC)는 치과 생물학 연구를 증진하기 위한 첫 번째 정부기관 중 하나였다. 1919년에 이 분과는 치과학 연

구를 장려하기 위해 치과학 조사위원회를 설치하고 하르첼(Thomas B. Hartzell)을 초대 위원장으로 임명했다.

컬럼비아 대학의 기스는 북미지역(미국과 캐나다)의 모든 치과대학을 순회한 뒤에 1927년 카네기 재단 치과학 교육위원회 앞으로 보고서를 제출한다. 치과학 교육의 개선을 목적으로 제출된 이 보고서는, 의학교육의 개혁을 주장한 유명한 플렉스너 보고서(Flexner report)에 필적하는 것으로 '기스 보고서(Gies report)'로 불리고 있다. 그 내용은 기초의학교육의 실시, 치과대학의 사유화(私有化) 규제, 대학 차원의 치과학 교육 육성 등 치과학 교육개혁을 위한 다양한 제안을 담고 있으며, 실제로 모두 그대로 시행되었다.

생물·화학 교수인 기스는 1909년 뉴욕구강병리학회 위원들이 치과 관련 생화학 연구에 참여할 것을 요청하면서 치과 연구 및 교육에 관심을 갖게 되었다. 그는 곧 치아우식(충치)과 치주질환(잇몸병) 연구를 시작하여 1919년 《치과연구 저널(*Journal of Dental Research*)》을 발간하였으며, 1935년까지 편집인으로 일했다. 그는 1920년 국제치과연구협회(International Association for Dental Research)와 1923년 치과대학교연합(Association of Dental Schools)의 창립에도 기여하였다. 저널과 두 단체는 현재에도 여전히 미국과 세계 치과 연구 및 교육의 기반이 되고 있다.

1910년 카네기 재단은 플렉스너 보고서의 후속조치로 대학 부속 치과대학의 요청에 따라 보고서 작성를 후원했다. 플렉스너 보고서에서는 당시 개인 소유 북미 의과대학의 약점에 대해 자세히 설명했는데, 1920년대 치과대학은 대부분 동일한 문제를 겪고 있었다. 그들은 대부분 대학과 연계되어 있지 않은 수준이 높지 않은 기술중심의 학교였다. 대학은 치과대학의 학부가 보다 엄격하고 의학적이며 과학적인 교육을 제공하기를 원했다. 카네기 재단은 기스에게 미국과 캐나다의 각 치과학교를 방문하여 보고서를 작성하도록 하였고, 그 결과 기스는 치과대학 진학생들이 적어도 2년 동안 대학수준의 교육을 받아야 한다고 주장했다. 1920년대에 의과대학 학생들은 2년 동안 대학수준의 교육이 이미 이루어지고 있었지만, 치과대학 학생들은 그렇지 않았다. 그는 치과대학이 의과대학과 동등한 수준의 대학으로 인정받고 지원받기를 원했다. 그는 치과대학 학생의 교육은 의과대학 학생의 교육과 동등해야 한다고 믿었으며, 일반 치과진료를 위해 치과의사를 양성하는 데 주력하고 박사과정을 전문으로 해야 한다고 주장했다. 또한 그는 치과대학 커리큘럼에서 생물의학의 중요성을 강조하고, 치과대학이 구강구조의 기본생물학 및 구강과 얼굴 질환의 병리학에 대한 연구를 해야 한다고 주장했다.

미국의 치과대학이 기스 보고서의 권고사항을 채택하기 시작하자, 치과분야는 의과의 구강 전문분야가 되었다. 기스는 치과대학에 대한 인정기준과 엄격한 입학요건이 수립되어 치과교육의 질과 학생들의 관심을 높이고 치과학에 대해 존중할 수 있도록 했다. 치과대학이 일반의학의 기초를 가르쳐야 한다는 그의 신념은 치과대학 학생들이 처음 2년 동안 생물의학에 중점을 두어 의대생과 많은 수업을 공유하는 것을 의미하였다.

1956년 84세의 나이로 사망하기까지 기스는 600여 편이 넘는 논문, 팸플릿 및 책을 저술했으며, 컬럼비아의 아우구스투스 C. 롱 헬스 사이언스 도서관에 그의 업적이 보관되어 있다.

교차로에 선 치과교육

기스 보고서가 발간되고 70년 후인 1995년 미국 의학연구소(IOM)에서는 〈교차로에 선 치과교육: 도전과 변화(Dental Education at the Crossroads:

Challenges and Change)〉라는 보고서를 필드(Marilyn J. Field) 주도하에 치과교육미래위원회 이름으로 발간하였다. 치과교육은 수십 년에 걸쳐 독립적으로 평가되도록 고안되었다. 1985년부터 1995년까지 10년 동안 6개의 사립 치과학교가 문을 닫았으며, 등록금 삭감으로 인해 졸업생 수가 크게 줄었고, 다른 여러 학교도 폐쇄 위험에 처해 있었다. 치과대학과 모 대학기관, 그리고 치과와 일반의료의 관계에 대한 우려도 있었다. 치과 내의 정치환경은 기껏해야 도전적이었다. 의학연구소는 "치과 직업은 노동력 정책, 면허 및 건강관리 구조조정을 포함하는 여러 가지 문제에 대해 일반의료와는 다르다"고 밝혔다. 의학연구소의 치과교육미래위원회는 고등교육 및 고위 지도자들로 구성되었는데, 그들은 주요 관심 커뮤니티에 참여하는 포괄적 접근방식을 취했고, 다음과 같은 미래를 위한 다섯 가지 주요 요소를 주장했다.

1. 치과는 의학 및 의료 시스템과 보다 밀접하게 연계되어야 한다.
2. 임상 치과교육은 보다 환자 중심적이고 지역사회 중심적이어야 한다.
3. 치과대학은 모 대학에 그들의 가치를 보여 줄 필요가 있다.
4. 치과교육의 질을 향상시키기 위해서는 인정 및 면허의 개혁이 필요하다.
5. 특히 인력문제와 관련된 교육, 실습 및 성과 평가에 대한 시험이 필요하다.

그들은 향후 20년 동안의 지침을 제공하기 위해 22건의 권고안을 개발했다. 현재 시점에서 볼 때, 그리고 그 당시 직면한 어려움을 생각했을 때, 우리는 이 보고서가 매우 정확하다는 것을 알 수 있다.

이 연구는 치과교육기관 축소시기의 끝, 미래에 대한 두려움의 시기, 직업 내 정치적 혼란의 시대인 1995년에 수행된 것이었다.

치과교육의 미래

2015년에 발간된 템플 대학의 〈치과교육의 미래(*The Future of Dental Education*)〉에 의하면, 현재 치과교육을 위한 새로운 환경을 조성한 수많은 사건이 발생하고 있다. 이 의학연구소 보고서에 이어 치과학교가 하나 더 폐쇄되었지만, 2000년 이후 12개 대학이 새로운 치과학교를 개설하는 등 더 많은 학교가 개설되었다. 치과대학과 그들의 모 대학 사이의 관계는 치과대학이 모 대학의 '현관'으로서 역할을 할 수 있는 시각을 성취하는 등 극적으로 향상되었다. 의료시스템은 여러 면에서 변화했지만, 치과에서는 아직 이러한 새로운 협업치료 모델에서 자리를 찾지 못했다. 다학문 교육(Interprofessional Education, IPE)은 학술보건센터에 통합되고 치과는 이러한 변화에 기꺼이 동참하였다. 치과 인증에 상당한 변화가 있었고 면허 개혁이 진전되었다. 많은 주에서는 새롭고 확장된 실천모델을 개발하고 있었지만, 여전히 논란의 여지가 있었다. 의학연구소의 이 보고서는 20년 전과 마찬가지로 오늘날에도 연전히 살아 있으며, 미래를 위한 로드맵이 되고 있다.

그동안 치과 영역은 커다란 진전을 이루었지만 아직 해야 할 일이 많이 남아 있다. 변화에는 시간이 필요하다. 우리는 1995년에 교차로에 직면했고, 몇 가지 선택을 했으며, 변화하는 의료 및 학계에서 다른 교차로를 찾았다. 이제 우리는 과학적 기반의 직업으로 성장하고, 혁신적 연구 및 장학금이 지원되며, 비평 사상가 및 평생 학습자를 양성하고, 지역사회에 접근 가능하고 합리적인 치과진료를 제공하고 있다.

한국에서의 치과대학 설립

노다 오지

20세기 초반까지 우리나라의 치과의료는 일본인 치과의사와 입치업자(入齒業者)에 의해 지배되었다. 1893년 노다 오지(野田應治)가 인천에 개원한 이후 소수의 일본인 치과의사와 일본 거주 미국인 치과의사들이 한국에서 활동하였다. 또한 일본의 치과의사법 제정(1906년)으로 일본 내 개업이 불법화된 입치업자들이 한국에 몰려들기 시작하였다. 치과의사제도나 정규 교육과정이 없는 상태에서 도제식 교육에 의해 치과의술이 전수되면서 한국인 입치업자들이 등장하기 시작하였다.

한대위

우리나라에서 '치과의학교' 설립을 위한 최초의 시도는 한대위(David Edward Hahn)에 의해 이루어졌다. 한대위는 1906년 치과의료 선교사로 한국에 부임하여 활동하다가 사임하고 치과진료소를 개설하였다. 그는 한국인 치과의사가 한 명도 없는 현실을 타개하기 위해 1909년 치과의학교 설립계획을 발표하였다. 그는 자신의 진료소에서 학교를 운영하다가 장래에 제중원과 연합할 계획이었는데, 이러한 그의 계획은 국내 언론의 적극적인 지지를 받았으나 통감부에 의해 무산되었다.

일제가 공포한 치과의사규칙(1913년)에 치과의사는 치과의학교 졸업자나 치과의사 자격시험에 합격한 자로 되어 있었다. 그러나 실습과정은 동경치과대학의 것만이 인정되었고, 시험도 일본 본토에서만 치르도록 제한되어 있었다. 당시 한국 내에는 치과학교도 개설되지 않았고 치과의사 자격시험도 없었다. 일제는 식민지 정책의 일환으로 한국 내 고등교육기관 설립을 가능한 억제하였는데, 의학과 법학 등 전문분야에서만 전문학교 규칙을 공포(1915년)하였다. 이러한 상황에서 총독부는 경성의학전문학교와 마찬가지로 세브란스 연합의학교 치과학 교실의 치과학 교육대상을 의대생으로 국한하도록 지시하였다. 이와 같이 총독부는 한국에서의 치과의학교 설립이나 시험을 용인하지 않았고, 치과의사들에 의한 치과학 교육대상을 의대생으로 제한함으로써 정규 치과학 교육에 의한 한국인 치과의사의 양성을 제도적으로 막고자 했다.

이러한 열악한 상황에서 한국에서 최초로 치과학 교실을 개설하고 독립된 치과진료실을 운영하기 시작한 곳은 세브란스 연합의학교였다. 1913년 세브란스 연합의학교 설립 이후 세브란스 병원장 에비슨(O. R. Avison)은 선교본부에 치과학 교실을 개설할 치과의사의 파송을 꾸준히 요청했다. 에비슨의 계획은 의학교 안에 내과·외과·안과 등의 분과를 두고 치과의학교·약학과를 설립하는 것이었다. 이러한 요청에 따라 선교본부에서는 셰프리(W. J. Scheifley)를 세브란스병원 치과 및 의학교 치과학 교실의 초대 과장으로 파견하였다. 셰프리는 북장로교 소속 미국인 치과의사로 그의 임무는 구강진료와 한국인 치과의사 양성이었다. 당시 관립 의원에도 치과를 개설한 곳이 있었으나, 치과는 독립적인 진료부서가 아닌 외과 소속이었다. 세브란스 연합의학교 치과학 교실과 세브란스병원 치과의 개설은 기술적이고 상업적인 치과진료에서 과학적인 치과진료의 도입에 기여하게 되었다.

에비슨

셰프리

제중원이 1917년 세브란스 의학전문학교로 승격된 후 교장 에비슨은 치과의학교 설립계획을 추진하였다. 에비슨은 의사, 치과의사, 간호사, 약제사, 안경사까지 양성하는 발전계획을 갖고 있었다. 셰프리의 재임기간 동안 충분한 준비과정을 거쳐 1921년에 종합대학교 설립계획의 일환으로 연희전문학교와 세브란스 의학전문학교에 치과의학교를 만들기 위해 조선총독부에 설립 청원서를 제출했으나 거부당했다. 1921년 세브란스 의학전문학교의 에비슨 박사가 치과 의학

전문학교 설립을 추진하자, 조선총독부는 이를 저지하기 위해 경성의학전문학교 부속병원 치과과장인 니기라에게 1921년 12월 치과강습소 설립 청원서를 내게 하고 1922년 4월 이를 허가했다. 그리고 이미 모집된 조선인 40명, 일본인 20명 등 60명의 신입생으로 3년제 경성치과의학교를 개교했다. 이렇게 서둘러 사실상의 관립 치과의학교를 설립한 것은 일본 제국주의의 조선 치과의료 지배계획의 하나였다.

경성치과의학교

경성치과의학교는 설립 초기에 경성의학전문학교 부속병원에서 수업을 진행했으나, 1928년에 총독부로부터 소공동 관유지를 무상으로 받아 독립교사를 마련하여 이전하였다. 1929년 경성치과의학교는 경성치과의학전문학교로 승격되었는데, 4년제로 수업연한이 연장되었고 정원도 100명으로 증원되었다. 같은 해 가을에는 일본 문부성으로부터 치과의학전문학교로 지정받았는데, 이전까지는 조선총독 명의의 면허만 취득할 수 있었고 이 면허는 조선과 만주국에서만 인정되었다. 그러나 문부성 인가를 받은 이후에는 일본에서도 유효한 치과의사 면허를 취득할 수 있게 되었다.

경성치과의학전문학교

1931년부터는 조선총독부와 일본 내각의 특별조치에 의해 사립 경성치과의학전문학교 출신자도 관립 경성의학전문학교 졸업자와 같이 치과의사 면허를 무시험으로 취득하게 되었고, 1932년에는 경성치과의학전문학교 졸업자에게 경성치과의학사(京城齒科醫學士) 학위가 수여되었다. 이러한 조치는 당시 일본의 제국대학과 대학에 치과학과 개설이 안 되어 있고 일본 내의 관공사립 치과의학전문학교가 4개교(여자 2개교 포함)밖에 없어서 치과의사가 극히 부족했기 때문이었다. 이로써 경성치과의학전문학교는 경성제국대학과 더불어 조선에서 학위를 부여하는 교육기관이 되었다.

전문학교 승격 이전에는 선발 정원에서 조선인을 3분의 2 이상 선발한다는 내규가 있었지만, 승격 이후 사라져 일제강점기 말기에 조선인 비율은 35~40% 정도 되었다. 조선총독부에서도 경성치과전문학교의 정원을 계속 늘릴 수 있게 인가해 주어, 해방 직전 정원은 학년별 200명에 이르렀다. 일제가 조선의 치과교육으로 1922년 설립 때부터 해방 직후까지 배출한 학생수는 1,000여 명이었는데, 이 중 약 460명만이 조선인이었다.

- **해방 공간의 치과교육(1945~1950년)** 갑자기 찾아온 해방은 치과의료계에도 혼란과 격변의 시대를 예고하였다. 유일한 치과학 교육기관인 경성치과전문학교는 부실한 시설과 장비를 남긴 채 일본인 교수들이 떠났고, 미군정이 시작되면서 일본인 치과의사들이 운영하던 치과의원들은 적산으로 접수되었다. 해방 당시 등록된 남한의 치과의사는 257명으로, 이후 560명(1947년), 733명(1948년), 702명(1949년)으로 증가하였다. 이 시기에는 경성치과전문학교 출신의 치과의사, 검정 출신 치과의사, 한지(限地) 치과의사, 입치사(入齒師) 등이 혼재하였다.

- **미군정 시기(1945~1948년)** 미군정은 한국의 구강보건행정 및 치과의료체계와 치과학 교육제도를 미국식으로 변화시켜 갔다. 이 과정에서 미국인 선교사들에 의해 훈련을 받고 미국 유학 경력이 있는 치과의사들이 주도적인 역할을 하였다. 경성치과의학전문학교는 남아 있는 일부 한국인 교수들과 세브란스 치과학 교실 출신들로 새롭게 교수진을 구성하였다. 미군정하에서 곧 경성치과대학 이사회가 조직되었고, 경성치과대학이라는 교명으로 개교(1945년 11월)하였다. 경성치과대학

  미군정기에 구강보건행정 기구로 보건후생부 치무국이 생겼다

가 대한민국 정부수립 후 치무계로 축소되었고, 경성치과의학전문학교는 서울대학교의 단과대학인 서울대학교 치과대학으로 편입되었다. 조선치과의사회(대한치과의사협회, 1946년), 조선치과의학회(대한치과학회, 1947년)가 설립되었고, 조선치계(1947년)가 창간되었다. 또한 이 시기에 의·치 일원화 운동과 구강과 명칭 개정 운동이 전개되었으나, 정부와 의료계의 반대로 실패하였다.

- **한국전쟁 시기(1950~1953년)** 서울대학교 치과대학은 부산에서 전시연합대학으로 학사일정을 진행하였다. 세브란스 의과대학 치과학 교실은 전시연합대학에 참여하지 않았다. 전쟁기간 중에 국민의료법(1951년)이 공포되어 의료인의 국가시험인 치과의사 국가시험과 검정시험이 실시되었고, 대한치과의사회가 법정단체로 등록되어 창립총회(1952년)를 개최하였다. 한편 한국전쟁으로 막대한 인명피해와 함께 수많은 악안면 외상환자가 발생하였다. 이에 많은 치과의사들이 군의관으로 입대하여 구강외과 분야를 진료하면서 미군이 보유한 최신 치과시설과 장비를 경험하는 계기가 되었고, 미군 군의관들로부터 새로운 지식과 기술이 보급되었다

치과위생사

- **치과위생사 양성** 대한치과의사협회(제6대 회장 안종서, 1962~1963년)는 의료법 내에 치과 조항을 삽입하고 의료보조원법에 기공사와 위생사를 포함하는 등 종합병원에 치과 설치를 의무화하기 위해 힘썼다. 1963년 의료보조원법이 제정되면서 위생사와 기공사가 법적인 자격을 부여받게 되었다. 치과위생사들의 업무는 치과의사의 지도 아래 구강보건교육과 치석 제거, 예방진료 및 위생업무에 종사하도록 되어 있었다.

• **치과기공사 양성** 1963년 의료보조원법이 제정되면서 치과기공사들은 치과의사의 진료에 필요한 치과기공물인 충전물과 교정장치의 제작·수리 및 가공, 기타 치과기공 업무에 종사하도록 되어 있었다. 세브란스병원 치과기공실장을 역임했던 유성준은 1965년 제1회 의료보조원 국가시험에 수석으로 합격하여 대한치과기공사협회를 결성, 초대회장이 되었다.

치과기공사

추가 읽기

이발-외과의사와 발치기술자

Campbell, M. "An Outline of Dental History." *BR DENT J.* 1970: 129: 526.

Fauchard, Pierre. *Le Chirurgien Dentiste.* Paris, 1728. Print.

Hunter, John. *Natural History of the Human Teeth: Explaining Their Structure, Use, Formation, Growth, and ... Diseases.* Place of Publication not Identified: Forgotten Books, 2016. Print.

도제식 치과의사에서 전문직 치과의사로

Berdmore, Thomas. *A Treatise on the Disorders and Deformities of the Teeth and Gums.* Dublin: Printed by John Exshaw, 1769. Print.

Fauchard, Pierre. *Le Chirurgien Dentiste.* Paris, 1728. Print.

Fitch, Samuel S. *Remarks on the Importance of the Teeth, on Their Diseases and Modes of Cure: With Directions for Forming Regular and Beautiful Sets of Teeth, and for the Preservation of Their Health and Beauty.* Philadelphia: J. Harding, 1830. Print.

Flinn, M. W. and Edwin Chadwick. *Report on the Sanitary Condition of the Labouring Population of Great Britain 1842.* Edinburgh: Edinburgh University Press, 1965. Print.

Hunter, John. *Natural History of the Human Teeth: Explaining Their Structure, Use, Formation, Growth, and ... Diseases.* Place of Publication not Identified: Forgotten Books, 2016. Print.

Shattuck, Lemuel. *Report of the Sanitary Commission of Massachusetts, 1850.* Cambridge: Harvard University Press, 1948. Print.

치과대학 설립

Gies, W. J. *Dental Education in the United States and Canada: A Report to the Carnegie Foundation for the Advancement of Teaching.* New York: Carnegie, 1926: 36-37.

O'Shea, R. M. and A. E. Fusillo. "The Dentist's Role and Patients' Expectations." *HSMHhealth Reports* vol. 86, 10(1971): 915-922.

Richards, N. D. and Lois K. Cohen. *Social Sciences and Dentistry: A Critical Bibliography.* London: Quintessence Publ, 1971. Print.

치과대학 교육혁명

Dental Education at the Crossroad. USA, 1995.

Gies, W. J. *Dental Education in the United States and Canada: A Report to the Carnegie Foundation for the Advancement of Teaching*. New York: Carnegie, 1926: 36-37.

Richards, N. D. and Lois K. Cohen. *Social Sciences and Dentistry: A Critical Bibliography*. London: Quintessence Publ, 1971. Print.

Temple University School of Dentistry. *The Future of Dental Education*. 2015.

한국에서의 치과대학 설립

치과학박물관 도록 편찬위원회. 《한국 근현대 치과학의 역사박물학》. 서울: 몸과 마음, 2003.

2 파브리카와 가이타이신쇼

코페르니쿠스적 전환

코페르니쿠스

코페르니쿠스가 등장하기 전에는 고대 그리스에서 르네상스에 이르기까지 우주의 성질에 대한 통념이 기본적으로 변한 것이 없었다. 그러나 코페르니쿠스의 등장으로 암흑기에서 과학혁명으로의 길로 나아갈 수 있게 되었다. 그는 지구와 태양의 위치를 바꿈으로써 지구가 더 이상 우주의 중심이 아님을 천명했는데, 이것은 당시 누구도 의심하지 않던 프톨레마이오스의 우주 체계에 정면으로 도전한 것이었다. 이 도전은 지구가 우주의 중심이고 인간은 그 위에 사는 존엄한 존재이며 달 위의 천상계는 영원한 신의 영역이라고 생각했던 중세의 우주관을 폐기시키는 결과를 가져왔다. 당시 코페르니쿠스가 행했던 인간중심의 지구중심설에서 객관적인 입장의 태양중심설로의 발상의 전환을 '코페르니쿠스적 전환'이라 이른다. 이 '코페르니쿠스적 전환'은 현재 대담하고 획기적인 생각을 이르는 말로 쓰이기도 하는데, 그만큼 코페르니쿠스의 이론은 당시 사람들에게 큰 충격을 주었다.

니콜라우스 코페르니쿠스(Nikolaus Kopernikus, Nicolaus Copernicus)는 1473년 폴란드 토룬에서 출생하여 1543년 70세에 사망하였다. 그는 신부이자 천문학자로서 천문학·수학·약학·경제학·교회법을 공부하여 당시 진리처럼 믿어온 지구중심설(천동설)의 오류를 지적하고 태양중심설(지동설)을 주장하였다. 그는 열 살이 되던 해에 아버지를 잃고 토룬에서 초등 및 중·고등학교를 다닌 후, 1491년 당시 독일의 작센에 속했던 폴란드 남부지방의 대도시 크라카우(현 크라쿠프)에 있는 대학에 입학, 1494년까지 수학 및 천문학을 공부하였다. 대학을 졸업한 후 1495년 이탈리아의 볼로냐로 가 삼촌의 권유로 신학과에 입학한다. 이탈리아에 머무르면서 코페르니쿠스는 로마 및 파도바 대학에 등록하여 강의를 들은 것으로 기록되어 있다. 1500년 여름 그는 볼로냐 대학에서 4년 동안의 법률 공부를 마치고, 1501년 6월 말 프롬보르크에서 열린 바르미아 가톨릭 대교구 참사회로부터 2년 동안 더 공부할 수 있도록 허가받아, 1501년 10월 파도바 대학의 의학 과정에 등록한다. 대학의 의학 강의는 2세기 무렵 로마의 의학자인 갈레노스의 저술을 바탕으로 했는데, 2년 동안의 학업이 끝나고 1503년 5월 31일 그는 볼로냐에서 멀지 않은 페라라 대학에서 교회법 박사학위를 받는다.

1503년 가을에 바르미아로 돌아온 코페르니쿠스는 참사회 위원으로서 활동을 시작하여 교회 소유재산의 관리·감독, 로클로우 교회학교의 수업진행 감독 등의 일을 맡았다. 또한 외삼촌인 바첸로데 대주교의 비서이자 주치의로 일하였다. 그는 1504년에 행성들이 게자리에서 하나로 만나는 대화합을 꼼꼼하게 관찰하여 기록했는데, 기존의 천문학 표와 비교해 본 결과 몇몇 차이를 발견했다. 레기오몬타누스(Regiomontanus)의 《알마게스트(Almagest)의 발췌본》 또한 계속 공부하고 있었는데, 레기오몬타누스의 몇몇 해석은 코페르니쿠스가 태양중심설을 펼치는 데 중요한 단초가 되었다. 그는 다양한 분석과 계산을 통해서 자신의 태양중심설을 발전시켜 갔다. 1510년 코페르니쿠스는 바첸로데 대주교의 비서직을 그만두고 프롬보르크의 가톨릭 참사회 위원으로만 일하였는데, 남은 시간에는 천문학 연구에 집중했다. 그는 그때까지 자신의 생각을 정리하여 새로운 행성의 배열을 커다란 여섯 장의 종이 위에 옮겼는데, 이것이 바로 《짧은 해설서(*Little Commentary*)》이다. 그는 이 얇은 책에서 등속중심 개념에 대해 문제를 제기했으며, 태양중심 우주론을 주장했다.

태양중심 우주론

이탈리아 유학시기에 플라톤주의와 고대문헌 조사의 영향으로 태양중심설을 구상하게 된 코페르니쿠스는 레기오몬타누스가 쓴 프톨레마이오스 체계에 대한 핵심적 문제제기가 실린 책 《요약(*Epitome*)》을 접하고 자신의 우주 모델에 대한 개략적인 생각을 더욱더 발전시켜 나갔다. 그 후 1510년에 태양중심 천문체계의 기본적인 틀을 완성했으며, 그로부터 얼마 지나지 않아 '짧은 해설서'라는 제목이 붙은 짧은 요약본 형태의 원고를 지인들에게 돌렸다.

《짧은 해설서》 발표 후 코페르니쿠스는 끊임없는 연구를 통해 1529년 《천체의 회전에 관하여(*De Revolutionibus Orbium Coelestium*)》를 집필하기 시작했고, 1543년 이를 발표한다. 그는 우주와 지구는 모두 구형이며, 천체가 원운동을 하는 것처럼 지구도 원운동을 할 수 있다고 주장했다. 또한 행성을 하나하나 따로 생각한 것이 아니라 태양을 중심으로 한 행성체계로 보아 행성 간의 관계를 부여함으로써 프톨레마이오스의 모델과 큰 차이점을 두었다. 코페르니쿠스는 원래 이 책의 제목을 '회전'이라 칭하려 했지만, 인쇄소에서 '천체의 회전에 관하여'로 바꾸어 출판했다. 책은 출판되었지만 그해 코페르니쿠스는 뇌출혈을 겪었고, 그 후 몸의 오른쪽 부분이 마비되었다.

이 책은 즉각적인 반응은 별로 없었지만 시간이 흐를수록 널리 퍼져 나갔다. 1616년 로마 가톨릭 교회로부터 금서목록에 추가되기도 하였으나, 후대에 이르러 천문학과 물리학이 발전할 수 있는 토대를 마련해 줌으로써 혁명적 씨앗으로서의 역할을 했다. 코페르니쿠스의 체계는 관측 결과와 완전히 부합한 것은 아니어서 이후 많은 과학자들, 특히 케플러와 갈릴레이, 뉴턴 등에 의해 수정 및 보완되어 오늘에 이르고 있다.

고대 그리스의 철학자들은 지구를 중심으로 하늘의 천체들이 등속 원운동을 한다고 믿었는데, 원운동은 시작도 끝도 없이 영원히 계속될 수 있다고 생각했기 때문이었다. 그러나 이런 이론적 요구를 실제로 만족시키기는 매우 어려웠다. 우선 태양의 궤도가 문제였다. 사계절의 길이는 사람들이 생각한 것처럼 각각 약 91.25일이 아니라, 봄(춘분부터 하지까지)은 92.75일, 여름(하지부터 추분까지)은 93.75일, 가을(추분부터 동지까지)은 89일로 각각 다르며, 이를 통해 우리는 처음의 가정을 부정하여 태양의 운동속도가 일정하지 않거나 태양의 궤도면이 지구를 중심으로 하지 않을 수도 있다고 추측해 볼 수 있다.

또한 프톨레마이오스의 모델이 주장하는 바와는 달리 행성들의 겉보기 운동은 매우 불규칙했다. 예를 들어 화성은 평균 속력에 비해 훨씬 더 느리게 움직일 때도 있었고, 훨씬 더 빨리 움직일 때도 있었다. 그리고 2년에 한 번 정도 별들 사이에서 화성이 동쪽으로 점점 느리게 움직이다가 멈춘 뒤 여러 달 동안 뒤로 움직이더니 다시 동쪽으로 움직이기 시작했다. 이처럼 별들을 배경으로 행성이 서쪽으로 느리게 움직이는 운동을 가리켜 '역행'한다고 한다. 프톨레마이오스가 역행 현상을 설명하기 위해 도입한 가설은 천체의 영원한 운동을 설

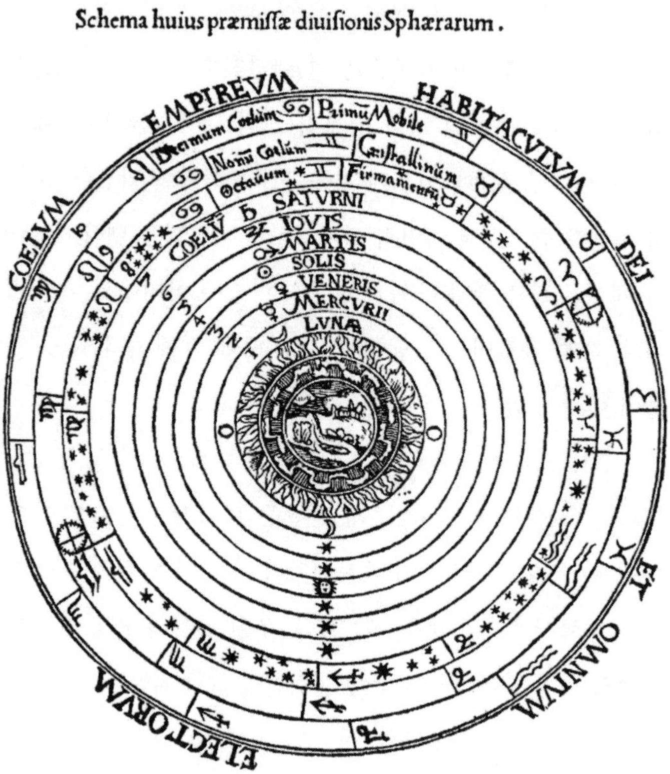

프톨레마이오스의 우주
출처: 위키미디어

명하는 데 사용된 고대의 개념들에 들어맞지 않았다. 그래서 커다란 원의 둘레를 움직이는 작은 주전원의 운동이 일정하지 않도록 만들어야 했다. 그는 지구와는 다른 등속중심이라는 점을 도입해, 이 점을 중심으로 각 운동의 속력이 일정하도록 했다. 새로운 개념의 도입으로 모델은 더욱 복잡해졌지만, 그 영향을 계산하는 것은 어렵지 않아 행성들의 표를 만드는 데 쓰이게 되었다.

한편 중세 아랍 천문학자들은 등속중심이라는 개념을 사용하는 데 강한 거부감을 느꼈다. 그들은 원의 둘레를 움직이는 운동의 속력이 그 원의 실제 중심에 대하여 일정하지 않고 다른 어떤 점에 대해 일정하다는 사실을 받아들이지 않았다. 따라서 그들은 프톨레마이오스의 등속중심을 사용하지 않으려고 여러 가지 시도를 했다. 하지만 그들이 제시한 방법은 결국 또 다른 작은 주전원들을 만들어 회전하도록 하는 것일 뿐이었다.

이 외에도 코페르니쿠스로 하여금 프톨레마이오스의 모델보다 더 정교한 모델을 구축하도록 만든 요인들이 있다. 프톨레마이오스

첫째, 프톨레마이오스 모델에서와 같이 태양과 달을 포함하여 각각의 행성들이 주전원을 그리면서 지구의 중심에서 약간 벗어난 궤도를 따라 돌고 있다고 하면 우주를 총체적이고 일관되게 설명할 수 없다.

둘째, 프톨레마이오스가 주장한 달 궤도의 편차가 지나치게 크기 때문에 달은 한 달을 기준으로 했을 때 일정 기간 지구 가까이 접근해 있어야만 하고 외견상의 크기 역시 계산이 가능할 정도로 크게 달라야 했는데, 사실은 그리 명확하게 드러나지 않았다.

코페르니쿠스가 주장한 태양중심설은 현재 태양계의 구조와는 차이가 있다. 프톨레마이오스의 구조와 거의 비슷하고 단지 우주의 중심에 있던 지구와 달의 위치를 태양과 바꾸어서 태양이 우주의 중심에 오게 하였다. 원형 궤도와 주전원, 이심 등 기존의 지구중심적 구조는 그대로 차용하였다. 이러한 코페르니쿠스의 체계화된 태양계의 구조설을 '코페르니쿠스 체계(Copernican system)'라고 한다.

코페르니쿠스의 새로운 모델은 프톨레마이오스 모델이 가지고 있던 몇 가지 문제점들을 해소해 주었다.

첫째는 행성들의 배열순서와 그것들의 주기에 관한 문제였다. 프톨레마이오스는 지구 주위를 도는 행성들을 회전주기가 짧은 순서대로 지구와 가깝게 배치하였다. 하지만 그렇게 하면 태양과 금성, 수성의 회전주기가 1년 정도로 비슷하기 때문에 그 셋의 순서를 결정

하기가 어려웠다. 사실 이 문제는 공전의 중심 자체가 바뀌어서 생긴 문제이기 때문에 태양을 중심에 두는 코페르니쿠스의 모델에서는 발견되지 않았다.

둘째는 행성들의 역행운동에 대한 문제였다. 지구중심설로서 이를 설명하려면 주전원과 등속중심 등을 사용하여 매우 복잡했지만, 코페르니쿠스의 체계에서는 우주 구조 자체로서 설명할 수 있게 되었다.

하지만 코페르니쿠스의 변혁이 완벽한 것은 아니었다. 아리스토텔레스와 프톨레마이오스의 우주관의 전체 골격은 그대로 두고 세부만 바꾼 변혁이었기 때문에 기본적으로 천구는 그대로 존재했고, 행성과 지구는 여전히 이 천구들에 고정되어 돌도록 되어 있었다. 무엇보다도 원을 중요시하는 경향을 그대로 고수했다. 코페르니쿠스는 천체의 가장 자연스러운 운동은 등속원 운동이라고 생각하여 그에 부합하지 않는 관측 데이터에 맞추기 위해 주전원, 이심 등을 그대로 도입하였다.

알마게스트

코페르니쿠스는 책의 기본구조를 프톨레마이오스의 《알마게스트》와 동일하게 했다. 두 책은 모두 '철학적' 부분으로 시작되고, 공통적으로 이 부분에서 우주의 생김새는 구형이며, 지구의 크기는 우주와 비교해 매우 작다고 밝히고 있다. 코페르니쿠스의 행성 배열에 따르면 행성들은 주기가 길면 길수록 더욱 큰 궤도를 가지는데, 이러한 관계는 나중에 뉴턴이 만유인력의 수학적 원리를 발견하는 데 결정적인 증거가 되었다.

《천체의 회전에 관하여》는 총 6권으로 태양중심설 사상은 모두 1권에 다 서술되어 있다. 1권의 내용은 수식을 사용하지 않는 단순하고 우아한 모델을 보여 주고 있다. 총 14장으로 제1~3장에서는 우주

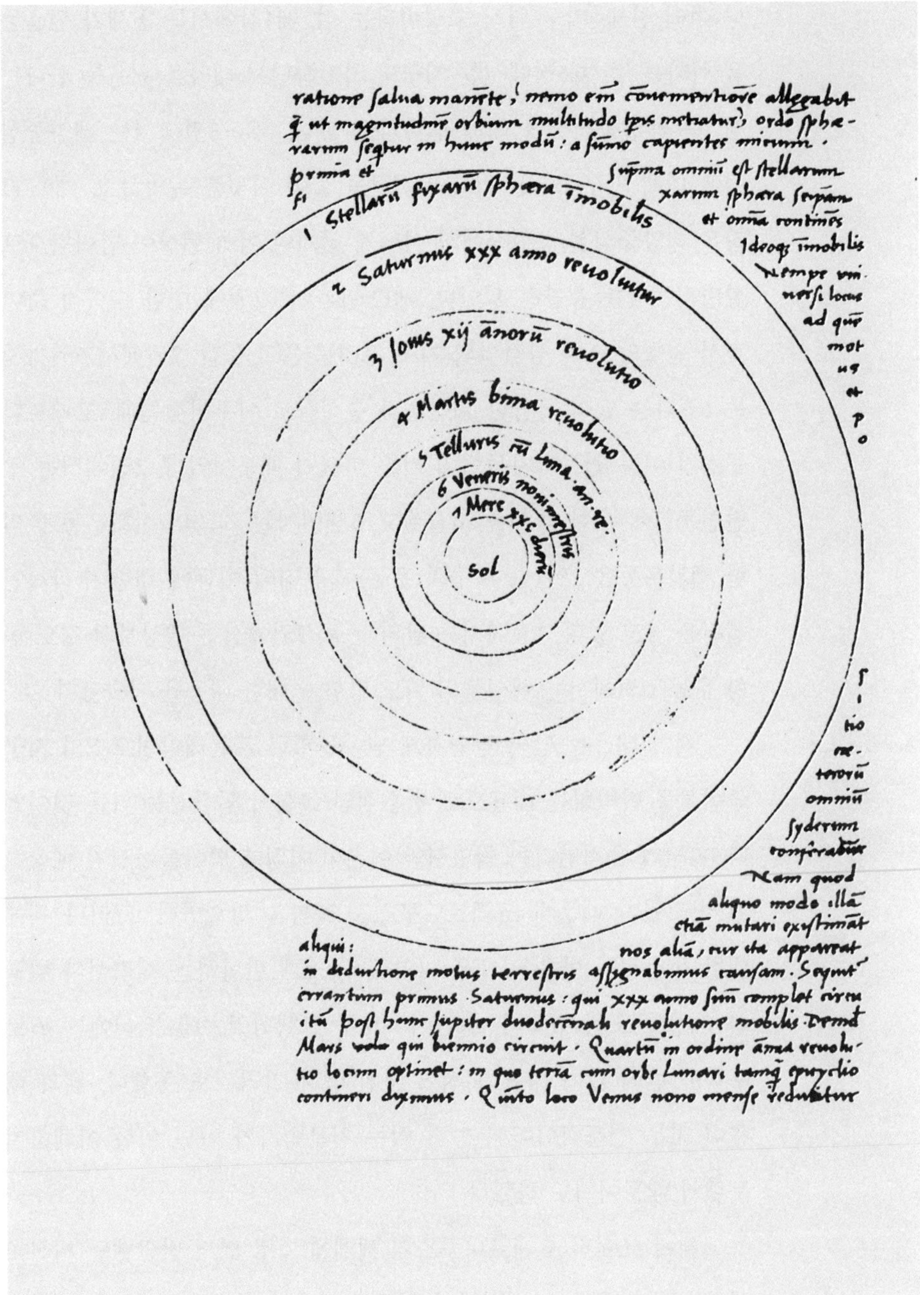

《천체의 회전에 관하여》에 실린 태양중심 체계 그림과 코페르니쿠스의 수기
출처: 위키미디어

나 여러 천체, 지구 역시 구형이라는 점, 제4장에서는 천체가 원운동을 한다는 점, 제5장에서는 지구도 자전하면서 태양을 원운동 한다는 점, 즉 태양중심설에 대해 언급하고 있다. 제6~8장에서는 태양중심설에 대해 지구중심설 입장의 반론을 들어 이것을 논박하고, 제9~11장은 태양중심설의 입장에서 어떻게 천계의 여러 현상이 합리적으로 설명되는가를 총괄하고 있다. 제12~14장은 2권에 대한 수학적 준비로서 원호의 표와 삼각법의 기초 정리를 들고 있다. 2권에서 6권까지는 1권과는 달리 복잡한 계산들과 수식들로 이루어졌는데, 코페르니쿠스가 이를 천문학자들이 읽기를 바랐기 때문이었다. 2권에서는 구면천문학에 대한 내용을 서술했고, 3권에서는 지축의 선회운동에 의한 세차운동을 포함한 지구의 운동, 춘분점의 이동에 대한 수학적인 설명을 담고 있다. 4권에서는 달의 운동, 5권에서는 행성들의 경도 방향 운동, 6권에서는 행성들의 위도 방향에 대한 내용을 서술했다.

지구중심설

책의 내용은 당시 당연하게 받아들였던 프톨레마이오스의 지구중심설을 반박하는 내용으로 전통적인 교회의 입장과는 다른 것이었다. 지구가 움직인다는 혁명적인 이론이 어떻게 받아들여질지 예상하기 어려웠기 때문에 코페르니쿠스는 출판을 망설였다. 그러나 책에 대한 즉각적인 반응은 매우 미약했다. 크게 반발하는 세력이나 열렬한 지지자 또한 없었다. 초판이 400부 발행되었는데, 당시에는 별로 주목을 받지 않아 수요가 적어 초판이 다 팔리지도 못했다. 책의 내용이 너무 전문적이어서 능력 있는 천문학자가 아닌 이상 이해하지 못했기 때문이기도 하였다.

책에 쓰여진 코페르니쿠스의 체계에 가장 먼저 반발했던 개신교 신학자들과 달리, 16세기까지 침묵하던 로마 가톨릭은 1616년 《천체의 회전에 관하여》를 금서로 지정하게 된다. 헤르메스주의자였던 브루노가 코페르니쿠스 체계를 옹호했기 때문인데, 우주의 중심을 태양이라고 주장한 코페르니쿠스도 헤르메스주의의 영향을 받지 않았는지에 대한 의문도 제기되었다. 옛 이집트 종교가 참된 신앙임과 동시에 가톨릭도 예전의 방식으로 돌아가야 한다는 극단적인 자세를 취한 브루노는 이단으로 여겨져 교회로부터 유죄판결을 받았다. 그와 관련된 모든 사상은 모두 한통속이라고 취급받았으며, 때문에 코페르니쿠스의 책 《천체의 회전에 관하여》도 교황청의 금서목록에 올랐다가 1758년 풀려났다.

코페르니쿠스의 태양중심적 사고는 지구는 우주의 중심점이라는 엄청난 특권을 포기해야 했다. 이제 인간은 엄청난 위기에 봉착했다. 낙원으로의 복귀, 종교적 믿음에 대한 확신, 거룩함, 죄 없는 세상, 이런 것들이 모두 일장춘몽으로 끝날 위기에 놓였던 것이다. 새로운 우주관을 받아들인다는 것은 사상 유례가 없는 사고의 자유과 감성의 위대함을 일깨워야 하는 일이다. 이러한 사고의 전환을 통하여 인간은 새로운 지구의 역사를 만들었고, 지금도 만들고 있으며, 미래에도 계속 만들어 갈 것이다. 사고의 전환

베이컨과 데카르트의 실험적 입증

베이컨

프랜시스 베이컨(Francis Bacon)은 영국의 철학자이자 정치인으로, 케임브리지 대학에서 수학한 후 변호사, 하원의원, 차장검사(1607년), 검찰총장(1613년) 등을 거쳐 1618년 대법관이 되었다. 1621년 뇌물사건 이후 공직에서 물러나 연구와 저술에 몰두하였다. 베이컨

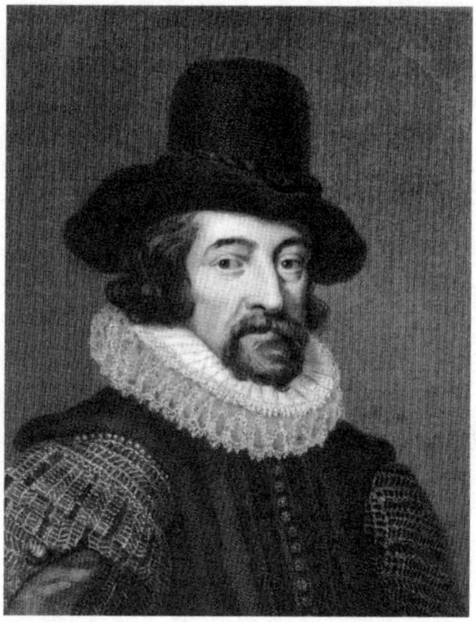

베이컨

그는 종래의 스콜라적 편견인 '우상'을 배척하고 새로운 과학과 기술의 진보에 어울리는 새로운 인식방법을 제창, 실험에 기초한 귀납법적 연구방법을 주장했다. 그는 바른 지식을 갖기 위해서는 경험과 관찰을 중히 여기는 경험론이 필요하다고 생각하였다. 즉 사물을 하나하나 확인하여 마지막으로 근본원리를 찾아내는 방법, 곧 귀납법이 가장 올바른 학문의 방법이라고 하였다. 우리의 감각이 경험하는 바대로 세계를 사고하고 점진적으로 상향하여 가장 일반적인 공리에 도달할 수 있다고 여긴 것인데, 어떤 사건의 연쇄가 과거에 항상 일어났다면 그것이 미래에

귀납법

도 일어날 것이라는 가정이 귀납법을 타당하게 만드는 토대가 된다.

철학은 인간의 행복을 위해서만 이용되어야 한다고 생각한 베이컨은 과학의 모든 부분, 특히 자연과학 연구의 토대를 마련해 주었다. "아는 것이 힘이다"라고 한 그의 유명한 말은 그의 태도를 잘 나타내고 있다. 저서로 《수상록》, 《학문의 진보》, 《노붐 오르가눔》, 《새로운 아틀란티스》 등이 있다.

베이컨은 《노붐 오르가눔(*Novum Organum*)》(1620)에서 그리스어인 '오르가눔'은 '도구'를 뜻하며 자연에 대한 진정한 이해를 위해 마음을 인도하고 교정하기 위한 새로운 도구로 정의하였다. 제목인 '노붐 오르가눔'을 아리스토텔레스의 범주와 그의 사전 및 사후 분석을 포함하는 모음인 '오르가논(Organon)'을 훑어보고 더 이상 쓸모없는 것을 초월하거나 대체할 '새로운 도구'로 제안한 것이다.

우상

그는 귀납 추론을 방해하는 네 가지 부정적인 우상으로 '종족의

우상', '동굴의 우상', '시장의 우상', '극장의 우상'을 언급하였다.

- **종족의 우상** 사물을 있는 그대로 보지 않고 선입견을 가지고 보는 인간의 경향
- **동굴의 우상** 개인의 성격 때문에 오류를 범하는 것
- **시장의 우상** 언어와 용법을 잘못 사용하여 생기는 혼동
- **극장의 우상** 잘못된 방법과 결부된 철학체계로 인한 해로운 영향

베이컨은 진리에 이르기 위해서는 관찰·실험을 통한 편견 없는 자료수집, 귀납을 통한 일반화, 가설로부터 새로운 가설을 연역적으로 이끌어내는 새로운 가설의 획득이라는 세 단계를 거쳐야 한다고 주장했다. 실제 실험자료와 비교해서 가설을 정당화하는 과정이 그것이다. 이러한 과정은 현재 과학적 추론에도 적용되고 있다.

데카르트

르네 데카르트(René Descartes)는 프랑스의 물리학자, 근대철학의 아버지, 해석기하학의 창시자로 불린다. 그는 합리론의 대표주자이며 대표 저서 《방법서설》에서 "나는 생각한다, 고로 존재한다(Cogito ergo sum)"라는 계몽사상의 '자율적이고 합리적인 주체'의 근본원리를 처음으로 확립한 것으로 유명하다.

데카르트

자율적 / 합리적

그는 1606년 예수회가 운영하는 라 플레쉬 콜레즈(Collège la Flèche)에 입학하여 1614년까지 8년간에 걸쳐 철저한 중세식 인본주의 교육을 받게 된다. 1626년부터 2년 동안 수학과 굴절광학을 연구하며 미완성 논문 〈정신지도의 규칙〉을 썼고, 1628년 말 네덜란드로 돌아와 다시 저술활동에 몰두해 《세계론(*Traite du monde*)》을 프랑스어로 출판

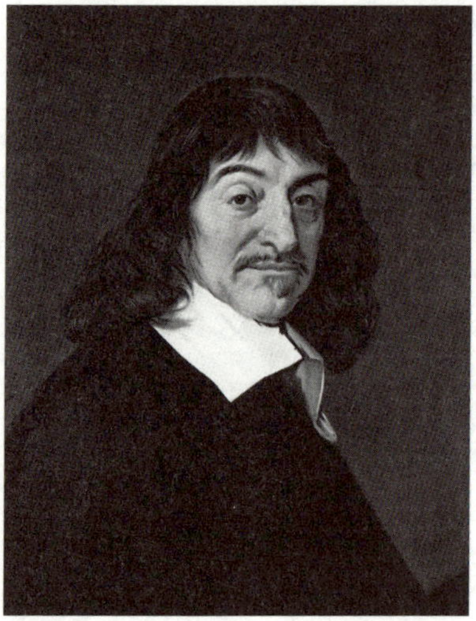
데카르트

한다. 1637년에는 《방법서설》에 굴절광학·기상학·기하학 세 부분을 덧붙여 익명으로 출판했다가 후에 프랑스어로 《방법서설》을 완성한다. 1644년에는 자신의 철학을 체계적으로 정리하여 《철학원리(*Principia Philosophiae*)》를 라틴어로 출판한다. 그 후 그는 여러 사람과 편지로 자기 생각을 전하곤 했는데, 보헤미아의 왕 프리드리히의 딸 엘리자베스에게 보낸 최고선에 관한 내용의 편지들을 모아 1649년 출판한 그의 마지막 책이 《정념론(*Les passions de l'ame*)》이다. 1650년 2월 11일 그는 폐렴에 걸려 54세의 나이로 세상을 떠났다.

데카르트는 근세 사상의 기본틀을 처음으로 확립함으로써 근세 철학의 시조로 일컬어진다. 그는 이원론을 주장하였는데, 이는 과학적 자연관과 정신의 형이상학을 연결지어 세상을 몰가치적이고 합리적으로 보는 태도와 정신의 내면성을 강조한 것이었다. 대륙철학의

회의론

합리주의의 근본이 된 그의 회의론은 다양한 해석으로 받아들여지고 있는데, 그중 가장 유명한 것은 "의심이 가능한 모든 믿음을 제외함으로써 기본적인 신념만을 남기는 것을 목표로 한다"는 것이었다. 그

기본 신념

는 수학을 이러한 의심의 여지가 없는 기본 신념으로 여겨 철학을 포함한 모든 진리를 수학적인 원리로 해석하기 위해 노력했다. 또한 그는 철학뿐만 아니라 수학 및 과학적인 업적도 이룩하였는데, 1625년부터 파리에 거주하며 광학을 연구한 끝에 빛의 굴절의 법칙을 발견하였다. 그는 1637년 《방법서설》 및 이를 서론으로 하는 《굴절광학》, 《기상학》, 《기하학》의 세 시론을 출간하였다.

수학자로서 그는 데카르트 좌표계(직교 좌표계)를 만들어 해석기하학의 창시자로도 알려졌으며, 방정식의 미지수에 최초로 x를 사용했고, 거듭제곱을 표현하기 위한 지수의 사용 등을 고안했다. 데카르트는 다양한 상황에서 적용될 수 있는 보편적인 수학을 만든 혁명적인 수학자이며, 동시에 고대 그리스 과학을 집대성한 철학자이자 과학자이다. 그의 보편적인 수학은 본인이 예견했듯이 광학·천문학·기상학·음향학·화학·건축학·물리학·공학·회계 등에 다양하게 응용되었으며, 본인이 미처 예견하지 못했던 분야인 전기학·인공두뇌학·미생물학·유전학·경제학 등에도 응용되고 있다.

데카르트는 "나는 생각한다, 고로 존재한다"는 말로 자신의 존재를 입증하며 이 절대적인 진리를 이용해 구성요소의 진리값을 이용한 다른 진술을 증명하는 법을 개발했다. 또한 그는 과학을 대하는 데에 있어 크기, 모양, 운동 등의 경험적인 양에 집중하고자 했다. 아리스토텔레스의 "자연은 진공을 싫어한다"는 이론에 따라 진공의 개념을 받아들이지는 않았으나, 세 가지 물질의 연장이 곧 공간을 이루고 있다고 설명했다. 데카르트의 글과 방법론을 곁들인 데카르트적 회의는 서양철학의 특징적인 방법 중의 하나가 되었다.

데카르트의 방법론적 회의

데카르트의 글과 방법론이 곁들여진 것이 방법론적 회의이다. 데카르트적 회의는 자신이 믿는 바의 진실성 여부에 대해서 의심하는 체계적인 방법으로 철학의 특징적인 방법이 되었다. 이 의심의 방법은 절대적인 진실로서 받아들일 수 있는 것을 찾기 위해 자신의 모든 믿음을 의심한 데카르트에 의해 서양철학에 대중화되었다.

방법론적 회의

의심의 방법

- **특성** 데카르트적 회의는 방법론적이다. 데카르트적 회의의 목적은 의심할 수 없는 것을 찾는 것으로 의심을 절대적인 진리를 찾는 수단으로 이용하는 것이다. 특히 경험적 정보의 오류 가능성은 데카르트적 회의의 대상이 된다. 데카르트의 회의론의 목적에 관해서는 여러 가지 해석이 있는데, 이 중 가장 저명한 것은 토대주의자들의 주장으로 데카르트의 회의론은 의심이 가능한 모든 믿음을 제외하는 것으로서 기본적인 신념만을 남기는 것을 목표로 한다는 것이다. 이러한 의심할 여지가 없는 기본 신념으로부터 데카르트는 다음 지식을 파생하려고 시도한다. 그는 지식을 상대적인 관점으로 바라보는 것이 아니라 절대적인 진리를 토대로 쌓아갔다. 이러한 방법은 대륙철학의 합리주의를 축약시켜 보여 주는 원형의 중요한 예시이다.

합리주의

- **방법** 데카르트적 회의는 다음과 같이 4개의 과학적인 단계로 나눌 수 있다. 첫째, 사실이라고 아는 정보를 받아들이는 것, 둘째, 이 사실들을 더 작은 단위로 나누는 것, 셋째, 간단한 문제들을 먼저 해결하는 것, 넷째, 문제의 확장으로 완전한 목록을 만드는 것이 그것이다. 데카르트의 기준으로의 지식은 단순히 합리적인 것이 아닌 가능한 모든 의심을 넘어선 것을 말한다. 그의 책《성찰》(1641)에서 데카르트는 의심할 수 없는 절대적인 진리로만 이루어진 믿음 체계를 처음부터 끝까지 철저하게 만들기 위하여 자신의 모든 믿음의 진실 여부를 의심하기에 이른다.

- **나는 생각한다, 고로 존재한다**(Cogito ergo sum) 자신의 존재조차도 의심의 방법을 적용하여 의심하는 것이 "Cogito ergo sum(나는 생각

한다, 고로 존재한다)"이라는 말을 탄생시켰다. 데카르트는 자신의 존재를 의심하려고 했지만, 존재하지 않는다면 의심할 수 없기 때문에 그가 의심을 하고 있다는 사실이 그의 존재를 증명하는 것이라는 것을 깨달았다.

• **합리론** 인식론에서 합리주의란 사실의 기준이 감각이 아닌 지적이고 연역적인 것이다. 이 방법을 강조하는 정도에 따라 서로 다른 관점의 합리주의자들이 있다. 추리력이 지식을 얻는 다른 방법들보다 우선적이라는 온건한 위치부터 추리가 지식을 얻는 유일한 방법이라는 극단적인 위치까지 존재한다. 근대 이전의 합리주의는 철학을 의미했다. 연역적

• **뉴턴과 데카르트** 데카르트의 꿈을 실현시키고 과학혁명을 완성한 사람은 아이작 뉴턴(Issac Newton)이었다. 데카르트의 기계적 철학에서 '운동'이라는 개념을 이어받아 뉴턴도 자연현상의 기본을 운동으로 이해했다. 하지만 운동을 표현하는 방식에서는 데카르트보다 한 걸음 더 나아가서 입자의 운동에 수학적 성격을 합친 '힘'이라는 개념을 가져와 운동을 정량적으로 분석했다. 다시 말해서 '힘'을 운동의 원인으로 설정하여 힘의 수학적인 표현을 찾아내고, 거기서부터 가속도, 속도, 물체의 움직이는 궤적 등을 계산하는 힘의 분석방법을 정식화했다. 뉴턴

뉴턴은 결국 데카르트를 뛰어넘지만, 가장 근본적인 부분에서는 데카르트와 공유하는 부분이 많았다. 복잡한 자연을 단순하게 분해해서 이해하는 방식이나, 운동에서 자연현상의 근원을 찾고 그 운동을 수학적인 언어로 풀어내려고 했던 점 등은 두 사람 모두에

게서 발견되는 경향이다.

갈레노스의 4체액설

갈레노스(갈렌)

갈레노스

클라우디오스 갈레노스(Claudius Galenos)는 고대 로마의 의학자이며 철학자이다. 129년 페르가몬에서 출생하였으며 스미르나·알렉산드리아 등지에서 의학을 배운 후 출생지에서 의료활동을 시작했는데, 후에 로마로 이주하여 유명해졌다. 로마에서 마르쿠스 아우렐리우스를 비롯한 4명의 황제의 시의(侍醫)가 되었으며, 히포크라테스 이래 최고의 의학자로 꼽히며 고대 의학의 완성자로 널리 알려져 있다. 생체해부를 하였고, 특히 신경계에 관해서는 많은 실험적인 연구를 하였다. 그는 의사에 대해 '최고의 의사는 철학자'라는 유명한 말을 남겼으며, 400권 이상의 철학 및 의학 관계 저술이 있다.

갈레노스는 페르가몬으로 돌아와 아스클레피오스 신전의 동료 학생들과 선생님들 그리고 아버지 친구들의 도움을 받게 된다. 그들 중 한 명과 검투사 학교 의사직을 계약함으로써 갈레노스는 그곳에서 많은 상처를 관찰할 수 있었다. 상처가 난 피부 아래로 근육과 신경, 인대를 자세히 관찰하였고, 한쪽 뇌가 손상을 입으면 그 반대쪽 몸이 마비된다는 것을 알아내었다. 검투사들이 심하게 다치는 만큼 그는 심장, 간 등 여러 장기를 직접 보고 연구할 수 있었다. 그는 상처가 '인체 내부로 열린 창문'이며 이를 통해서 인체를 직접 볼 수 있다고 말했다.

아버지의 영향으로 갈레노스는 과학과 철학을 좋아하였으며 13세

전까지 이미 3권의 책을 저술했다고 한다. 14세에 그는 철학 학교에 진학하여 아리스토텔레스와 에피쿠로스를 포함해 당대 중요 철학자에 대해 배우며 성장하였다. 갈레노스가 16세가 되던 145년에 그의 아버지 니콘이 의학의 신 아스클레피오스가 나타나 갈레노스에게 의학을 가르치라는 말을 하는 꿈을 꾸었고, 그는 이것이 아들이 위대한 의사가 된다는 신의 계시라 생각하여 갈레노스에게 아스클레피오스의 신전인 아스클레피온에서 의학을 공부할 것을 권유하게 된다. 이후 4년 동안 갈레노스는 신전에서 치료하고 연구하던 의사들 아래에서 많은 의술을 배웠다. 그는 그리스 의학의 중심 개념인 프네우마(pneuma)를 이해하였으며, 책을 보고 배우기보다는 신전에서 이루어지는 치료활동을 직접 보면서 의술을 익혔다.

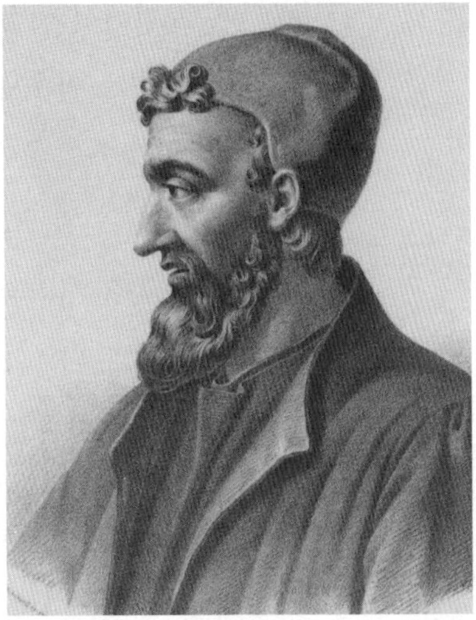
갈레노스

그는 이집트 알렉산드리아로 이동하여 그곳에 있는 대학습원 무세이온(Museion)에서 연구하였고, 또 그곳에서 다른 학자들과 토론하기를 즐겼다. 또한 해부학을 활발히 연구하며 인체에 대한 자신의 이론을 발전시키게 된다. 그는 이곳에서 직접 수술도 하며 검투사들의 상처를 중점적으로 치료했는데, 그가 일한 4년 동안 단 5명만이 죽는 쾌거를 이루어낸다. 이는 선임자들이 있던 기간에 60명이 죽은 것과 비교하였을 때 비약적인 발전이었다. 검투사의 의사로 4년 동안 생활한 갈레노스는 상처 치유와 관련된 식단, 운동, 위생, 예방조치뿐만 아니라 심한 외상에 대한 치료의 중요성을 배움과 동시에 그가 추구하던 의학과 철학에 관하여 연구를 계속하였다.

로마에서 가장 유명한 의사가 된 갈레노스는 당시 공동 황제였던 마르쿠스 아우렐리우스와 루키우스 베루스의 주치의가 되었고, 나중에 마르쿠스의 아들 콤모두스의 주치의도 된다. 그의 환자 대부분은 원로원 의원, 집정관, 건축가, 기술자, 귀족 등 당시 로마사회에서 지위가 높은 사람들이었다.

32세가 된 161년 검투사 학교와의 계약이 만료되자 갈레노스는 페르가몬을 떠나 로마로 이주하였다. 갈레노스는 로마에 도착하자마자 아버지의 친구이자 자신의 스승이었던 에우데무스(Eudemus)를 찾아갔다. 그러나 당시 에우데무스의 건강은 아주 좋지 않았고, 로마의 수많은 의사가 그의 병을 고치려 노력해 보았지만 아무런 진전이 없었다. 이때 갈레노스가 자신의 의술로 에우데무스를 낫게 하였다. 이 사건을 계기로 갈레노스는 순식간에 의사로서 로마에서 유명해지게 된다. 갈레노스는 이렇게 큰 성공을 거두었지만 37세가 된 해인 166년 갑자기 로마를 떠난다. 잇따른 다른 의사들과의 충돌과 시기와 질투, 끊임없는 논쟁 등으로 갈레노스는 독살 음모에 휘말렸고, 이것에 두려움을 느껴 떠났다고 그의 저서에 밝혀 놓았다. 당시 로마를 휩쓸었던 역병에 대한 공포 또한 그를 떠나게 한 이유 중 하나로 보인다. 황제였던 마르쿠스 아우렐리우스는 로마 군사들과 백성의 역병을 치료할 의사가 필요하여 갈레노스를 다시 불렀다. 이에 갈레노스는 다시 로마로 돌아와 황제의 주치의가 된다. 로마에 있던 갈레노스는 로마제국의 17번째 황제인 콤모두스와 20번째 황제인 셉티미우스 세베루스의 주치의로도 일했다. 갈레노스는 남은 생애를 꾸준히 글을 쓰면서 보냈다.

의학

갈레노스는 인간의 몸에는 혈액(blood), 점액(phlegmon), 황담즙(yelloe bile), 흑담즙(black bile) 등 네 가지 채액이 존재한다는 히포크라테스의 4체액설을 믿었다. 그는 이 네 가지 체액이 균형을 이루어야 건강하며, 병은 이 네 가지 체액이 균형을 이루지 못할 때 발생한다고 믿었다. 또 그는 프네우마가 신진대사를 조절하고 있다고 믿었다. 유기체의 통일성에 대한 히포크라테스의 개념을 이어받은 그의 생리학은 이후 1,400년 동안 의학에 지대한 영향을 끼쳤다.

4체액설

그의 첫 번째 이론은 아리스토텔레스 때부터 이어져 온 자연 기운과 생명 기운, 동물 기운 등 3개 계통에 관한 이론이다. 이 이론에 의하면 인체에는 3개의 연결된 계통이 있는데, 그것들은 각각 영양 공급과 성장을 담당하는 자연 기운, 생명의 에너지를 주는 생명 기운, 감각과 지성을 제공하는 동물 기운으로 불린다. 또 간과 정맥은 자연 기운으로, 심장과 혈액은 생명 기운으로, 뇌는 동물 기운으로 각각의 기관들을 각 계통에 연관시켰다.

3개 계통

갈레노스는 이러한 이론을 많은 해부를 통하여 얻은 지식과 결합하여 자신만의 더 큰 이론으로 발전시켜 나갔다. 이 시대의 법은 시체의 해부를 죽은 자에 대한 모독이라고 생각하여 엄격하게 금지하고 있었으므로 황소, 개, 원숭이, 돼지 등 동물들에 대한 해부로 국한될 수밖에 없었다. 따라서 그의 이론은 순전히 이러한 동물들로부터 얻어진 해부학적 지식을 논리적으로 전개할 수밖에 없었다. 갈레노스는 여러 번의 동물 해부를 통해 동물의 몸이 사람의 몸과 겉모습은 다르지만 내부구조는 비슷할 것이라고 확신했다. 또한 인간과 가장 비슷하게 생긴 원숭이가 인간을 대신할 수 있는 가장 좋은 실험 대상이라고 생각했다.

소화 / 호흡 / 신경

갈레노스의 두 번째 이론은 인체의 체계에 관한 것이다. 이 이론의 목적은 인체의 세 가지 중요한 기능인 소화, 호흡, 신경을 체계적으로 설명하는 것이다. 이론에 의하면 혈액은 음식에서부터 만들어졌으며 간이 음식을 혈액으로 바꾸게 되는데, 이것이 자연 기운이며 정맥을 타고 우심실로 들어가며 그곳에서 불순물이 제거되고 거품 형태의 가벼운 물질로 바뀌게 된다. 그리고 좌심실로 이동하는데, 이때 갈레노스는 좌심실과 우심실을 구분짓는 벽에 혈액이 스며들 수 있는 작은 구멍이 있다고 주장했다. 한편 폐에서 공기와 섞여진 프네우마가 좌심실로 들어와 자연 기운과 섞이게 되는데, 이것이 생명 기운이며 동맥을 타고 전신으로 퍼지게 된다. 뇌와 연결되는 동맥은 아주 작은 그물망 모양을 하게 되는데, 이 그물망을 통해 생명 기운이 뇌로 들어가 동물 기운으로 변하고 이 동물 기운은 신경을 통해 온몸으로 퍼지게 된다. 생명 기운이 뇌로 들어갈 때 지나게 되는 그물망은 발굽이 있는 동물에게는 있지만 사람에게는 존재하지 않는다.

갈레노스는 동물 해부로 자신의 이론을 뒷받침하는 실질적인 근거를 얻으려고 하였으며, 이를 통해 당대에 알려졌던 바와는 달리 동맥이 운반하는 것이 공기가 아니라 공기와 프네우마, 혈액이 섞인 것이라고 주장하였다. 또한 정맥과 동맥의 차이점을 언급하며 최초로 인체의 순환계에 대한 이해를 시도하였다. 그의 이론은 온몸에 퍼져 있는 정맥, 동맥, 신경계가 각기 다른 세 종류의 기운들을 운반한다는 것이었다.

갈레노스는 그리스 의학의 성과를 집대성하여 해부학·생리학·병리학에 걸친 방대한 의학체계를 만들어냈고, 이것은 이후 천 수백 년 동안 유럽의학을 지배하면서 많은 영향을 끼쳤다.

약학

갈레노스는 어린 시절부터 약학에 다양한 관심을 보였다. 학생 시절 약학을 공부한 덕에 그것에 대한 깊은 이해가 있었고, 약초가 필요할 때에는 외국에서 주문하거나 직접 채취하러 아시아까지 가기도 했다. 갈레노스 이전에는 디오스코리데스(Dioscorides)가 식물 중 약으로 사용될 수 있는 것들을 모아 책으로 서술했지만, 실제로 약을 만드는 데 어느 약초가 얼마만큼 필요한지 정확한 양을 기술한 것은 갈레노스가 처음이었다. 그는 각 약제의 투여량과 제조법을 아주 정확하게 기술하였으며, 또한 투여량에 따른 환자의 반응을 서술하고 그에 따른 투여량의 조절을 설명해 놓는 등 약물치료에 대해서 아주 상세하게 30권의 책에 나누어 서술하였다. 이것이 바로《갈레노스 약전》이다.

갈레노스는 중세 유럽과 르네상스뿐만 아니라 이슬람까지 그 영향을 미쳤다. 9세기 동안 아랍인들은 그리스어로 된 사본들을 수집하고 번역했다. 아랍 의사이며 언어학자인 후나인 이븐 이스하크(Hunayn Ibn Ishaq)는 그리스어나 시리아어판에서 자신이 번역한 갈레노스의 업적이 담긴 129가지 문헌의 목록을 만들었다. 11세기 말경에는 이스하크의 번역서와 주해서 복사판들을 다시 아랍 의사들이 라틴어로 번역하여 유럽 학자들이 고대 그리스 문화를 깨치는 데 도움을 주었다. 15~16세기 의사들은 갈레노스가 기록했던 관찰과 실험들을 그대로 정확하게 사용해야 한다는 결론에 이르고, 인문주의자들은 그리스어 원본을 직접 라틴어판으로 번역해야겠다는 필요성을 느끼게 되었다. 르네상스 기간에 부활한 갈레노스의 전통은 현대의학의 발흥에도 중요한 역할을 했다.

이스하크

파브리카

베살리우스

베살리우스

안드레아스 베살리우스(Andreas Vesalius)는 벨기에의 의학자로 근대 해부학의 창시자이다. 1534년 의사로 종군하여 인체를 해부할 수 있는 좋은 기회를 얻어 새로운 지식을 얻은 뒤 이탈리아 파도바 대학 교수가 되었다. 그는 당시의 해부학이 갈레노스의 해부학에만 따르는 것에 반대하여 많은 동물을 해부하고 인골을 모아 해부학 방법을 근본적으로 고쳤으며, 동시에 그때까지 믿어왔던 갈레노스의 해부학이 동물을 해부한 것을 사람의 몸에 옮긴 것임을 밝혔다. 당시 그는 많은 박해를 받았으나, 독일 황제 카를 5세의 시의가 되기도 하였다. 그는 시체 해부를 꺼려하던 당시에 실제로 인체를 해부하여 1543년《인체 해부학 대계(*De humani corpois fabrica libri septem, "On the fabric of the human body in seven books"*, 약칭 '인체의 구조(*Fabrica*)')》를 출간함으로써 새로운 해부학을 수립하였다. 이 책은 해부학뿐만 아니라 의학 전반에 걸쳐 큰 자극을 주어 많은 우수한 의학자를 배출한 명저이다. 그는 1564년 성지(聖地) 예루살렘을 순례하고 돌아오는 도중 배가 침몰하여 사망하였다.

파브리카

인간 해부학

1543년 베살리우스가 저술한 인간 해부학에 관한 책《파브리카(*Fabrica*)》는 강의를 기반으로 강의내용을 설명하기 위해 시체를 해부한 일반적인 관행에서 벗어난 책이었다. 해부는 의사의 지시에 따라 이발사가 수행했다. 베살리우스의 작품은 장기와 인체의 완전한 구조에 대한 새로운 내용를 제시하였는데, 이것은 르네상스 시대에 만들어진 세련된 목판화 조각을 사용한 인쇄기술 개발 없이는 불가능했다.

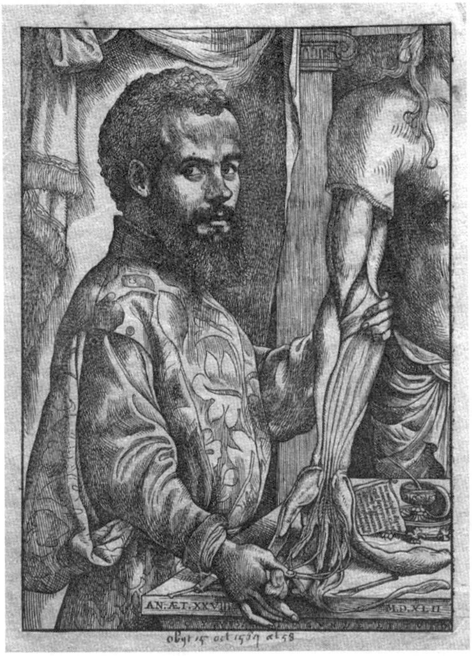

베살리우스
출처: 위키미디어

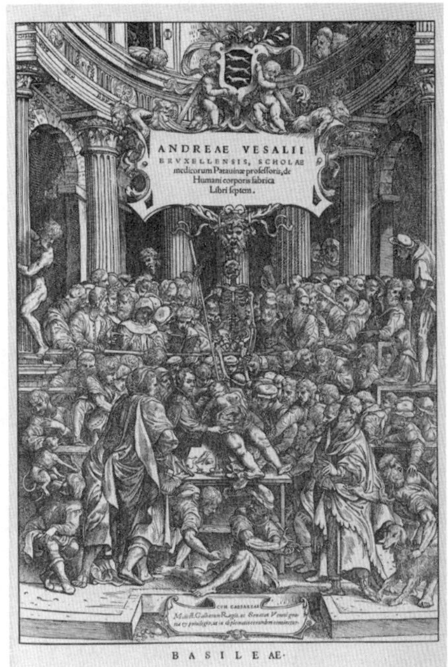

《파브리카》의 해부교육도
출처: 위키미디어

베살리우스가 28세의 나이에 출판한 이 책은 신성로마제국의 찰스 5세에게 헌정했다. 250개가 넘는 삽화는 목판으로 해부학 교수들이 그린 삽화보다 훨씬 뛰어났다. 베살리우스는 목판화 블록을 스위스 바젤로 이송하여 그 시대 가장 뛰어난 인쇄공인 오포리누스(Johannes Oporinus)가 삽화를 출판하게 했다. 삽화는 나무 블록에 새겨져 있어 아주 섬세한 디테일이 가능했다.

- **제1권 뼈와 연골** 제1권은 전체의 약 4분의 1을 차지한다. 묘지에서 수집한 인간의 뼈와 연골에 대한 것으로 인간 뼈의 외관과 기능, 연골의 분화를 다루었다. 그는 뼈를 아주 자세하게 설명하고 신체적 특성을 여러 가지 방법으로 서술하였는데, 뼈와 골격 조직의 일

반적인 측면과 뼈와 연골 사이의 질감, 강도 및 탄력성의 차이점을 다루고, 관절 유형 간의 복잡한 차이점을 설명하며, 용어의 기본요소를 검토하였다. 이 책의 주요 주제는 갈레노스가 인간의 골격과 뼈를 정확하게 묘사했는지 여부였다.

- **제2권 인대와 근육** 근육의 구조, 신체를 움직이는 데 사용하는 근육 및 관절을 설명하였다. 정육점 절단 고기를 관찰함으로써 인체 절개에 사용된 기술을 통합할 수 있었다. 신체의 각 근육을 효과적으로 관찰하기 위해 인체를 해부하는 순서가 정해져 있었는데, 각 그림에 인체를 해부하면서 따라갈 수 있는 인체의 심층 부위를 표시하였다. 베살리우스는 해부를 수행하는 데 필요한 도구에 대해서도 언급하였는데, 여기서 갈레노스의 해부학적 묘사가 어떻게 자신의 관찰과 일치하지 않는지 설명하였다. 그는 갈레노스에 대한 존경심을 나타내기 위해 갈레노스의 해부학적 구조는 정확하지만 인간에게는 사용하지 않는 것이 좋다고 하면서도 갈레노스와 같은 방식으로 인체구조의 일부를 계속 묘사하였다.

- **제3권 정맥과 동맥, 제4권 신경** 제3권과 제4권에서 베살리우스는 혈관 및 신경을 각각 묘사하였다. 그는 공기가 폐와 심장을 통과하는 경로를 "줄기가 가지와 가지로 갈라지는 나무"로 묘사하였다. 또한 동맥, 정맥 및 신경을 표로 하여 약 600개의 혈관을 나열하였다.

- **제5권 영양과 생식기관** 영양기관, 비뇨기 계통 및 남성과 여성의 생식기관에 대해 자세히 설명하였다. 소화 시스템과 생식 시스템은 각각 이 책의 약 40%를 차지하며, 신장 시스템에 대한 설명과 이를

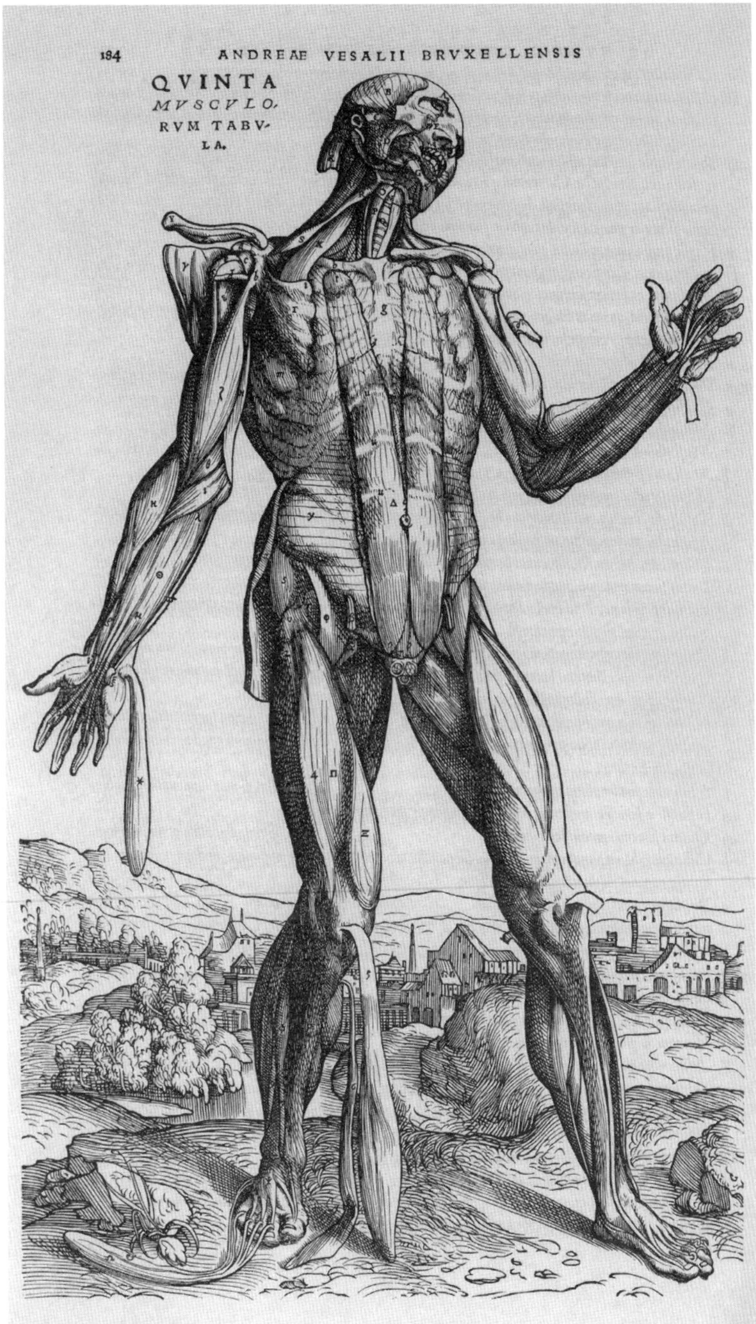

《파브리카》의 인체해부도 출처: 위키미디어

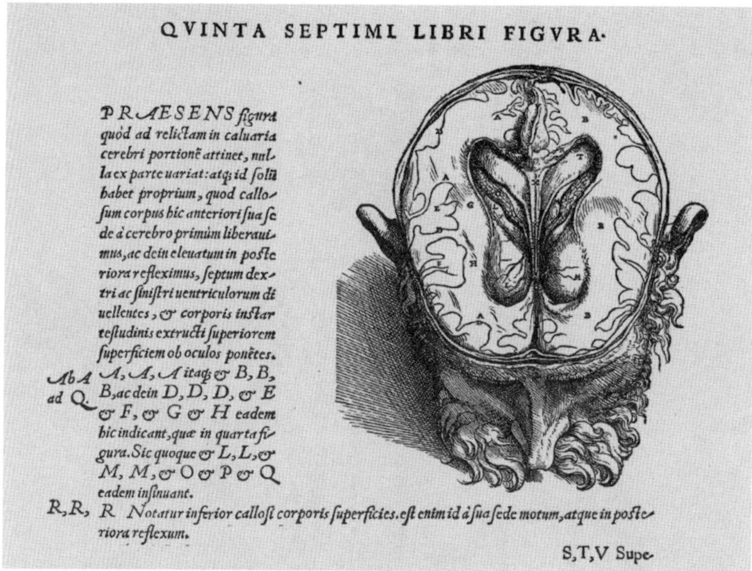

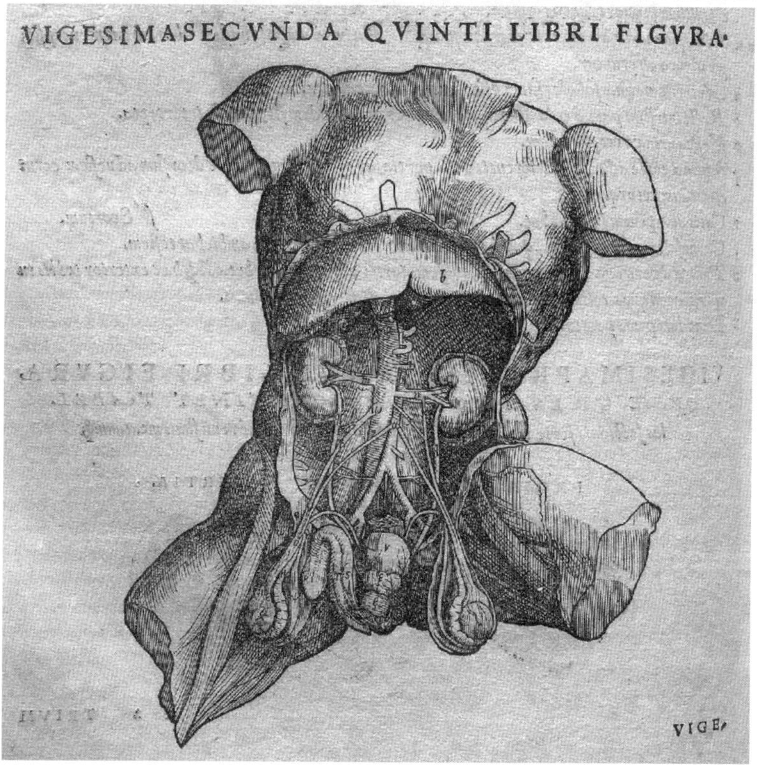

《파브리카》의 뇌해부도와 복부해부도 출처: 위키미디어

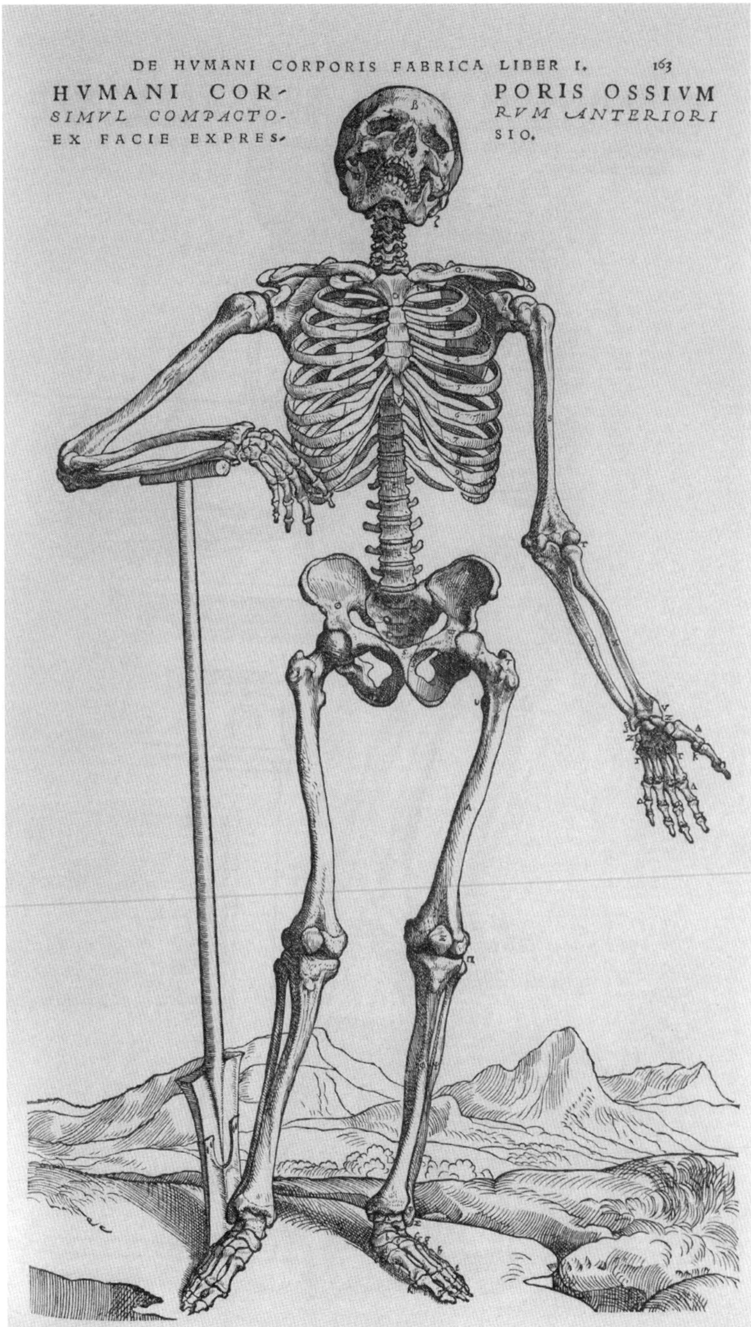

《파브리카》의 인체골격도 출처: 위키미디어

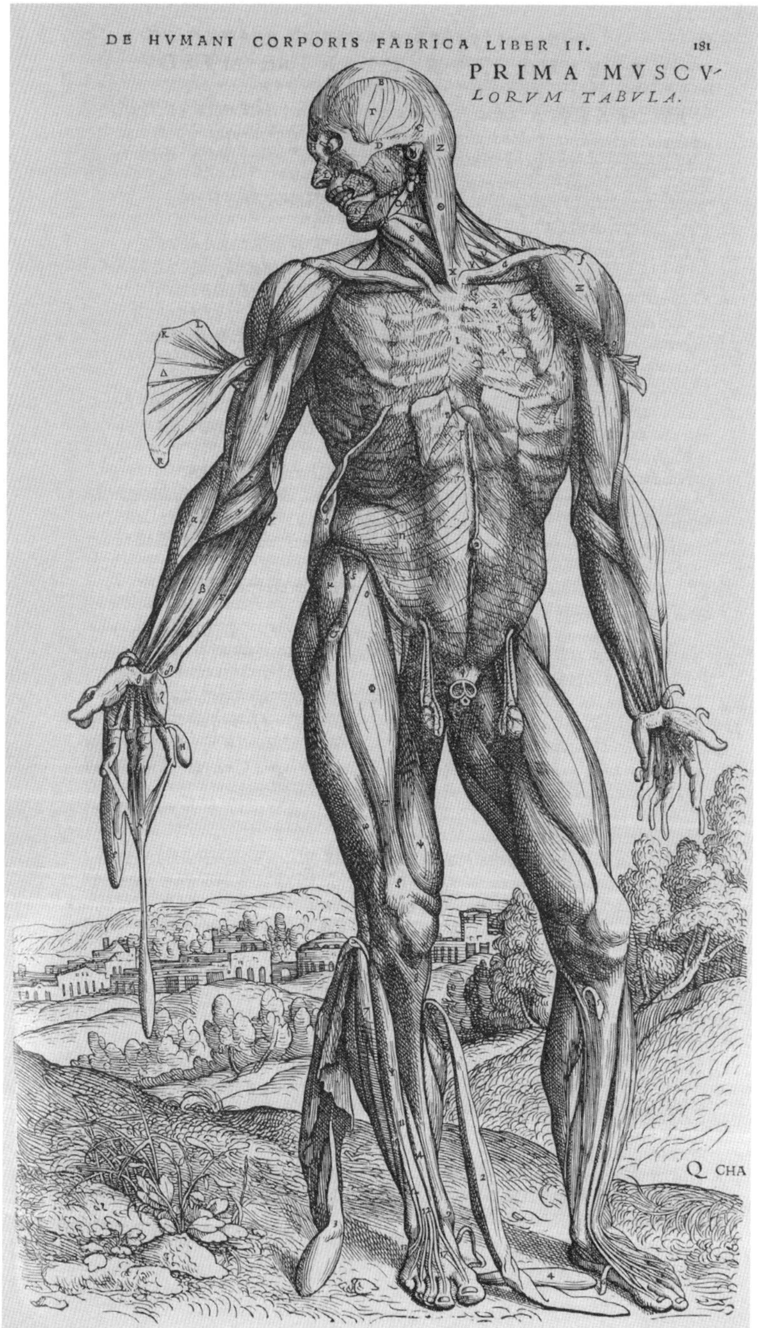

《파브리카》의 인체근육 전면도

출처: 위키미디어

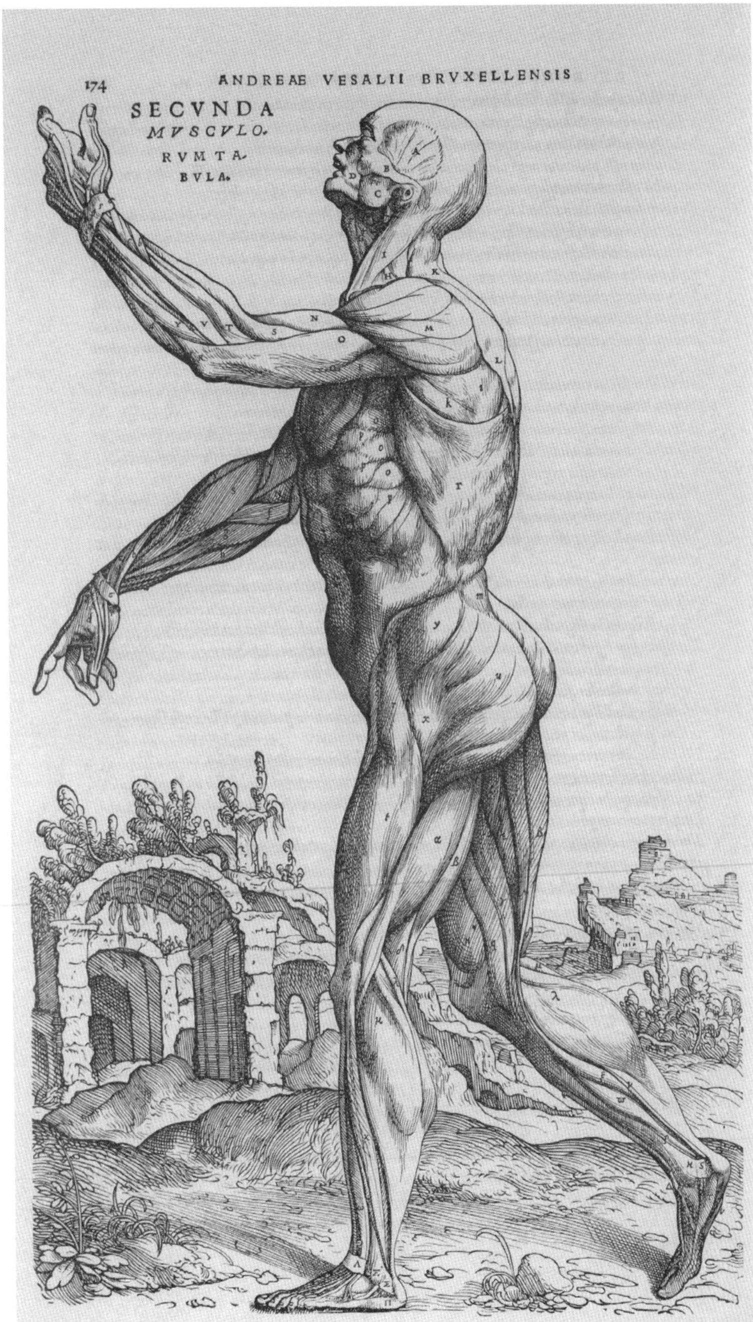

《파브리카》의 인체근육 측면도

출처: 위키미디어

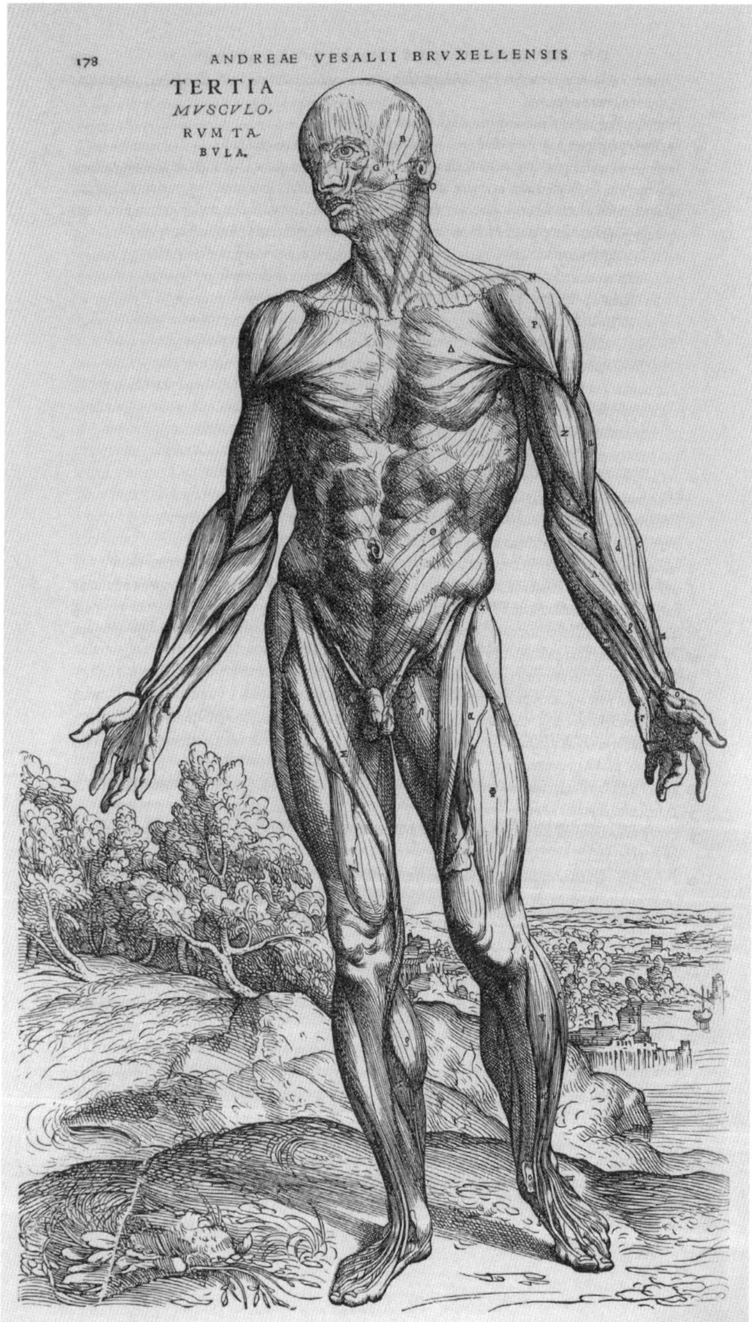

《파브리카》의 인체피하근육 전면도 출처: 위키미디어

분석하는 올바른 기술이 나머지를 구성한다. 마지막 장에서는 복부 골반 장기를 해부하는 방법에 대한 단계별 지침을 자세히 제공한다. 이 책의 전반부에서 복막, 식도, 위, 망막, 내장 및 장간막에 대해 설명하고 있는데, 그는 먼저 간, 담즙 방광 및 비장을 묘사하고, 마지막으로 신장, 방광 및 요관에 대해 설명하였다. 또한 그는 임신의 해부학에 익숙하지 않았지만 개의 생식기관과 인간의 생체기관을 비교하고 갈레노스의 해부학을 참조하여 태반과 태아막 그림을 제공하였다.

- **제6권 심장과 관련 기관, 제7권 두뇌** 심장의 구조와 기능, 호흡기관, 뇌와 그 덮개, 눈, 감각기관, 팔다리의 신경을 설명하고, 또한 눈의 해부학을 보여 주었다. 그는 흉벽에 대한 흉막 부착의 변화하는 강도, 횡격막에 대한 심낭의 강한 부착력, 심장 심실의 모양 및 방향, 그리고 심근의 모양 및 반월판에 대한 설명을 통해 몸의 장기를 자세하게 설명하였다.

갈레노스의 오류

갈레노스는 해부학에 대해 글을 썼지만 그의 작품은 베살리우스 시대까지는 거의 확인되지 않았다. 베살리우스는《파브리카》를 통해 간에서 유래한 위대한 혈관이라는 개념을 포함하여 갈레노스의 최악의 실수 중 일부를 수정했다. 베살리우스는 인간 시체를 조사하는 동안 갈레노스가 동물인 개와 원숭이 사체를 사용했기 때문에 그의 관찰과 일치하지 않는다는 사실을 발견했다. 그러나 그는 서로 다른 종류의 혈액이 동맥을 통해 흘렀다는 생각과 같은 갈레노스의 일부 오류에 집착했다. 1628년 윌리엄 하비(William Harvey)의《동물의 심장과 혈액의 운동에 관한 해부학적 연구》가 이 잘못된 갈레노스의 오해를 교정하였다.

서양에서 이러한 전통 의학관에 근본적 변화가 일어나기 시작한 것은 대체로 18세기 들어 '본체론'적인 질병관이 싹트면서부터이다. 즉 병은 인간(의 신체)을 구성하는 체액들 사이의 균형이 깨진 전인적인 상태가 아니라, 신체의 특정한 국소 부위에 생긴 해부병리학적인 변화(병변)라고 여겨지게 된 것이다. 18세기 중엽 이탈리아의 모르가니(Giovanni B. Morgagni)에 의해 탄생한 '장기병리학'은 19세기 초 프랑스의 비샤(Xavier Bichat)에 의해 '조직병리학'으로, 이어 19세기 중엽 독일의 피르호(Rudolf Virchow) 등에 의해 '세포병리학'으로 발전하였다.

해부병리학

16세기 베살리우스 이래 발달해 온 해부학은 인간의 신체를 해체·분절화했을 뿐만 아니라 전통적인 질병관을 해체하고 새로운 병리학, 즉 해부병리학을 탄생시켰다. 베살리우스가 해부학을 하루아침에 혼자 힘으로 창조한 것은 아니었다. 외과의사였던 베렌가리우스(Berengarius)는 100구 이상의 주검을 해부하여 1521년에 인체해부도를 만들어 베살리우스의 해부학 혁명을 예고하였다. 죽은 지 200년이 넘어서야 공개되었지만 레오나르도 다 빈치가 수많은 시체를 해부하여 다수의 해부도를 남긴 것도 베살리우스 직전의 일이었다.

이탈리아 볼로냐 대학에서 의학을 공부한 모르가니는 이미 학생 시절부터 유명한 발살바의 해부학 실습을 거드는 등 해부학에서 뛰어난 자질을 발휘하였다. 그는 스물아홉의 나이에 당시 볼로냐 대학과 쌍벽을 이루던 파도바 대학의 교수로 임명되었으며, 4년 후 해부학 교수직을 맡아 죽을 때까지 60년 가까이 해부학 연구자이자 교육자로서 많은 업적을 남겼다. 이로써 질병은 객관적으로 인식할 수 있는 '실체'가 되었고, 의학은 이러한 실체를 더 빨리 그리고 정확하게 발견(진단)하여 그것을 제거하거나 교정(치료)하는 방향으로 급속히 발전하였다. 또한 의학관이 이렇게 분절적·분석적·객관적인 특성을 띠게 되면서 의학은 여타 과학 분야의 성과를 손쉽게 수용할 수 있게 되었다. 이른바 '과학적 의학'이 탄생하게 된 것이다.

과학적 의학

현미경과 세포

현미경의 발견

현미경

로버트 훅

레이우엔훅

인간은 현미경을 사용하여 아주 작은 미시적 대상을 관찰할 수 있게 되었고, 17세기에 이르러 로버트 훅(Robert Hooke)은 현미경을 사용하여 세포를 발견하였다. 확대경은 고대 로마 시기부터 사용되었고, 12세기 이탈리아에서는 한쪽 눈에 끼워서 볼 수 있는 확대경인 루페(lupe)를 발명하여 보다 세밀한 대상을 관찰할 수 있게 되었다. 1595년에 네덜란드의 안경제작자 얀센(Zacharias Jansen)과 그의 아버지는 2개의 렌즈를 사용한 광학현미경을 최초로 제작하였다. 이어서 1665년 로버트 훅은 6인치 길이의 긴 통에 대물렌즈와 대안렌즈를 부착하고 경통 내부에 반사경을 설치한 현미경을 발명하였고, 이후 보다 선명한 상을 얻기 위해 반사경을 사용하지 않은 단일렌즈 현미경도 제작하였다. 그 후 현미경은 네덜란드인 레이우엔훅(Antonie van Leeuwenhoek)에 의하여 완성되었다.

648년 포목상이었던 레이우엔훅은 암스테르담에서 대상을 약 50배 확대하는 현미경을 접하고 렌즈 연마 기술을 배워서 스스로 현미경을 제작하였다. 그의 현미경은 복합현미경으로 270배까지 대상을 확대할 수 있었는데, 이후 약 200년 동안 이 현미경이 사용되었다.

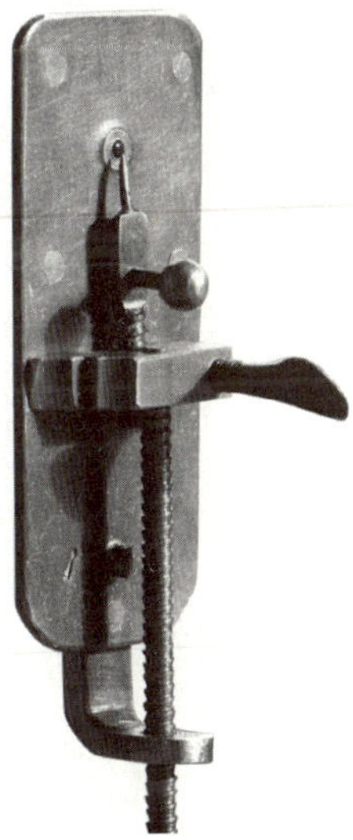

레이우엔훅의 현미경
(17세기, 270배율)
출처: 위키미디어

1850년대에 이르러 독일의 광학자 카를 자이스(Carl Zeiss)가 대물렌즈를 교환할 수 있는 새로운 현대적 현미경을 만들었고, 이 현미경을 통해 세포연구가 활성화되었다. 1931년 에른스트 루스카(Ernst Ruska)는 베를린 대학에서 투과전자현미경(TEM)을 개발하여 기존의 광학현미경으로 볼 수 없었던 초미세 대상을 관찰하여 세포의 유전체 및 분자생물학 연구라는 새로운 막을 열었다.

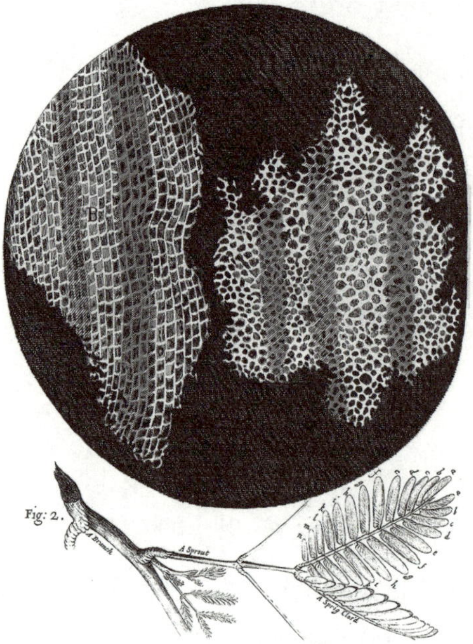

로버트 훅이 《마이크로그라피아》에 수록한 코르크 조직 소묘

출처: 위키미디어

세포의 발견

로버트 훅은 그가 발명한 현미경을 사용하여 코르크 병마개를 아주 얇게 잘라 관찰하였는데, 그는 코르크 조직에서 보이는 격자를 '세포(cell)'라고 명명하였다. '셀(cell)'은 라틴어 '셀라(cella)'에서 기원한 말로 '작은 방'이란 의미이며, 당시에 셀은 '벌집의 방'을 뜻하는 단어였다. 그러나 그는 당시 현미경의 배율로는 세포 안의 더 작은 구조들을 관찰할 수 없었으므로 '세포가 살아 있다'는 것을 생각하지는 못하였다.

세포

1665년 로버트 훅은 세포를 그가 관찰한 다양한 생물 그림과 함께 《마이크로그라피아(*Micrographia*)》에 수록하여 새로운 지평을 열었다. 그러나 그가 알지 못한 세포의 기능에 대한 생각은 레이우엔훅이 고배율 현미경을 발명하여 세포 내의 핵이나 소기관 등의 관찰할 때가 되어서야 가능해졌다.

마이크로그라피아

세포 이론의 탄생

슐라이덴(Matthias Jakob Schleiden)과 슈반(Theodor Schwann)은 "세포는 생물의 기본 단위이자 발생 단위"라는 세포 이론을 주장하였다. 1838년 슐라이덴은 "식물의 모든 부분은 세포나 세포의 부산물로 이루어져 있고, 세포의 결합에 의해 생물의 외부 형태가 결정되는 세포결정론에 지배된다"고 주장하였다. 한편 1839년 슈반은 식물뿐만 아니라 동물도 세포로 이루어져 있으며, 모든 생물은 세포로 이루어져 있다고 주장하였다. 슈반의 세포 이론은 식물과 동물이 동일한 기반인 세포 위에 있다는 점을 밝힌 생물학의 새로운 이정표였다.

세포 이론

슐라이덴과 슈반의 세포 이론에 따르면, "모든 생물은 하나 이상의 세포로 이루어져 있고", "세포는 생물의 기본 형성 단위"라는 것이다. 그러나 세포결정론은 1850년대에 이르러 로베르트 레마크(Robert Remak), 루돌프 피르호(Rudolf Virchow), 알베르트 폰 쾰리커(Albert von Kölliker) 등에 의해 부정되었다. 1852년 레마크는 세포분열 관찰을 통해 슐라이덴과 슈반의 세포 재생산 이론이 부정확함을 지적하였다. 1855년 피르호는 레마크가 제시한 "세포는 이미 존재하는 세포로부터 나온다"는 세 번째 세포 이론을 추가하였고, 이로써 세포 이론이 완성되었다.

세포 이론의 발전

20세기 분자생물학에 의해 세포의 기능 등 새로운 사실들이 밝혀지자 과거 3개의 세포 이론은 다음과 같이 6개로 재정리되었다.

1. 모든 생물은 세포로 이루어져 있다.
2. 세포는 생물의 구성 및 기능 단위이다.

3. 모든 세포는 이미 존재하는 세포로부터 나온다.
4. 세포에는 세포분열 과정에서 세포에서 세포로 전달되는 유전 정보가 있다.
5. 모든 세포의 기본적 화학 조성은 같다.
6. 세포에는 물질대사 등 에너지 흐름이 있다.

1830년대에 슈반과 슐라이덴은 최초로 제시한 세포 이론에서 젤리와 유사한 세포 내부 물질을 '원형질'이라 하였다. 같은 시기 교질에 대한 화학 연구가 발전되었고 결합수에 대한 개념이 형성되었다. 1827년 삼투압을 이용한 반투과성 막이 원형질의 용매와 용질을 분리할 수 있다는 것이 발견되었고, 이어 세포막의 기능에 대한 여러 가설들이 제시되었다. 1877년 식물학자 빌헬름 페퍼(Wilhelm Pfeffer)는 "세포는 얇은 막으로 덮여 있으며, 내부의 액체는 칼륨 이온과 같은 용액으로 이루어져 있다"는 세포생리학을 주창하였다. 1889년에는 적혈구의 용혈 반응을 이용하여 세포의 삼투압이 관찰되었고, 적혈구의 세포 가운데 절반은 용액이 아닌 단백질을 비롯한 불용성 물질로 이루어진 고형질이라는 것이 발견되었다.

세포막 이론의 발전

세포의 구조 및 기능 등에 대한 연구가 진행되면서, 세포의 다양한 현상들이 세포막 특성 때문이라는 의견과 원형질 때문이라는 의견 두 가지가 제시되었다.

1895년 세포막이 지질로 되어 있다는 주장이 있었으나, 지질층 이론으로는 물에서 일어나는 삼출 현상을 설명하기 어렵다는 약점이 있었다. 1904년에 세포의 지질막이 지질로만 구성되어 있는 것이 아니라, 군데군데 반투과성 막이 놓여 있어 모자이크와 같은 구조를 가지고 있을 것이라는 모자이크 이론이 제안되었다. 1917년에 세포막이 이중층으로 되어 있다는 것을 발견되었고, 1925년에 세포막의 지질 이중층이 막의 외부로 친수성 단백질 머리가 배열되어 있고 내부에 소수성 지질 꼬리가 마주보고 있는 형태를 이룬다는 주장이 있었다. 1960년대 말부터 1970년대에 세포막 구조 연구에 X선을 이용하게 되었는데, 그 결과 "세포막은 단순한 반투과성 삼투막이 아니라, 막의 곳곳에 단백질 펌프를 가진 구조로 능동적으로 화학물질을 받아들이거나 배출할 수 있다"는 현재의 세포막 이론이 완성되었다.

세포 소기관의 발견

세포에는 여러 가지 소기관들이 존재한다고 밝혀져 있다. 세포핵은 레이우엔훅이 살아 있는 세포에서 관찰하였고, 미토콘드리아는 1894년 알트만(Richard Altman)이 관찰하여 1989년 카를 벤다(Carl Benda)가 명명하였다. 20세기 중반 이후 전자현미경의 도입과 분자생물학의 발전으로 세포 소기관의 기능이 밝혀졌다. 세포 소기관

지구상의 모든 생물은 공통 조상에서 진화를 거쳐 분화되었다고 알려져 있다. 세포 단계에서 가장 먼저 원핵세포과 진핵세포가 분화되었다. 원핵세포로 구성된 원핵생물은 세포핵이 따로 없이 염색체와 리보솜이 세포 안에 함께 존재한다. 대부분의 원핵생물은 단세포 생물이며, 모든 생물의 공통 조상은 이 원핵생물이었을 것으로 추정되고 있다. 진핵세포로 구성된 진핵생물은 원핵생물과 달리 세포 내에 세포핵, 미토콘드리아, 리보솜과 같은 다양한 세포 소기관을 지니고 있는 다세포 생물이다.

연표

1632-1723년	레이우엔훅(Antoni van Leeuwenhoek)이 렌즈를 갈아서 현미경을 만들고 빗물 속 종벌레와 자신의 입속 세균 등 원생동물을 관찰함.
1665년	로버트 훅(Robert Hooke)이 코르크 및 살아 있는 식물 조직 내에서 세포를 관찰함. 1665년에 《마이크로그라피아(*Micrographia*)》를 출판하면서 코르크 단면의 무수한 구멍을 '세포(cell)'라고 명명함.
1839년	슈반(Theodor Schwann)과 슐라이덴(Matthias Jakob Schleiden)이 식물과 동물 모두 세포로 이루어져 있으며 세포가 구조와 성장의 기본 단위임을 설명하는 세포 이론을 확립함.
1855년	피르호(Rudolf Virchow)가 세포는 항상 세포 분열을 통해 발생한다고 주장함.
1931년	루스카(Ernst Ruska)가 투과전자현미경(TEM)을 베를린 대학에서 제작함. 1935년 그는 광학현미경 해상도의 2배인 전자현미경을 제작하고 기존에 볼 수 없었던 세포 소기관을 관찰함.
1953년 2월	제임스 왓슨(James Watson)과 프랜시스 크릭(Francis Crick)이 DNA의 이중 나선 구조를 발표함.
1981년	린 마르굴리스(Lynn Margulis)가 세포 진화의 공생론을 발표함.

하비의 혈액순환설

혈액순환 이론

혈액이 순환한다는 것은 지금은 당연하게 여겨지고 있지만, 당시에는 기존의 가치관을 허무는 엄청난 새로운 주장이었다.

하비

혈액순환 이론

하비(William Harvey)는 혈액이 지속적으로 체내에서 만들어져 사용된다는 천 년 이상 지속된 이론에 의문을 가지고 1616년 팔을 묶어 혈액이 순환함을 입증한 실험을 하여 혈액순환 이론을 완성했다. 그러나 12년이 지난 1628년에야 이에 대한 책을 발표했다. 그는 왕의 주치의 및 케임브리지 대학 총장을 지냈지만, 모든 사람이 믿고 있는 진리를 뒤집을 자신이 없었기 때문에 12년을 기다렸다고 한다. 이 책이 발간된 후, 환자들은 그가 미쳤다고 생각하여 그의 진료실을 거의 찾아오지 않았다. 당시에는 갈레노스의 의학 이론이 기독교의 교리와 사상에 잘 맞는 것으로 여겨져, 하비의 이론을 기존 질서를 파괴하는 위험한 것으로 생각했기 때문이었다. 따라서 사람들은 하비의 이론을 완전히 무시하였고, 그의 이론이 틀렸음을 밝히고자 여러 가지 방법으로 실험을 했다. 그러나 결과는 항상 혈액이 순환한다는 것이었고, 결국 하비의 혈액순환 이론은 새로운 진리로 평가받게 되었다.

혈액순환 이론은 하비가 처음으로 주장한 것이 아니었다. 앞서 밝힌 바와 같이 1628년에 하비가 혈액은 순환하면서 재사용된다는 실험 결과를 보고하여 오늘날 '생리학의 아버지'로 불리고 있지만, 이보다 약 4천~5천 년 전 이집트의 파피루스와 중국의《황제내경(黃帝內經)》에 이미 혈액순환에 대한 내용이 기술되어 있고, 13세기에 이집트의 이반 나피스(Ibnan-Nafis)가 혈액순환을 주장하기도 했다. 16세기에 혈액순환을 주장한 스페인의 세르베투스(Michael Servetus)는 "폐에서 혈액이 필터 역할을 하고 있으며, 공기가 혼합되면 혈액의 색이 바뀐다"는 내용을 책을 저술했다. 그렇지만 결국 그는 종교개혁가인 캘빈에 의하여 이단자로 몰렸다.

이렇게 하비보다 앞서서 혈액순환을 주장한 이들이 있었음에도 불구하고 하비의 업적이 크게 인정을 받는 것은, 과학적 실험으로 의심할 수 없는 증거를 보여 줌으로써 혈액순환 이론을 새로운 진리로 입증하는 결정적 역할을 했기 때문이다.

윌리엄 하비(William Harvey)는 1578년 영국 켄트주의 포크스턴에

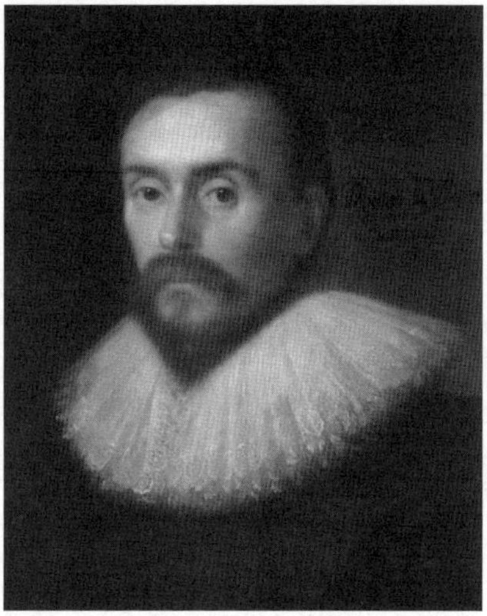

윌리엄 하비
출처: 위키미디어

서 출생했다. 케임브리지 대학을 졸업하고 1598년에 이탈리아의 파도바 대학에 유학한 후, 1609년에는 바르톨로메 병원의 주임 의사가 되었다. 1623년에는 제임스 1세, 1627년에는 찰스 1세의 시의가 되기도 했다. 그는 인체의 구조를 연구했는데, 아리스토텔레스의 소우주론에 영향을 받아서 특히 심장에 관심을 갖고 연구했다. 스승인 파브리키우스의 영향으로 실제로 실험해서 연구해야 한다는 사상을 이어받았으며, 그가 발견한 판막의 역할을 제대로 추측해서 자신의 혈액순환론의 근거로 삼기도 했다. 1628년 그는《동물의 심장과 혈액의 운동에 관한 해부학적 연구》를 출판하였는데, 이 책은 혈액순환론을 제시한 짧은 논문으로 당시 갈레노스의 이론에 지배받던 생물학 및 의학계에 혁명을 일으킨 시발점이 되었다는 평가를 받지만 당시에는 인정받지 못했다. 또한 이 책은 기존 이론의 모순을 반박하기 위해 새로운 가설 설정과 실험을 통한 가설 검증이라는 근대과학의 순서에 따라서 자신의 의견을 증명한 것으로, 그 내용뿐만 아니라 형식에 있어서도 중요한 저서이다.

혈액순환론은 하비의 저서인《동물의 심장과 혈액의 운동에 관한 해부학적 연구》에 처음 소개되었다. 하비는 일단 갈레노스의 혈액파도설이 맞다면 인간의 피는 매일 '한 번 박동할 때마다 나오는 피의 양'에 '하루 동안 뛰는 수'를 곱한 만큼의 피의 양이 나와야 한다고 생각했다. 이를 계산하니 1,800L라는 양이 나왔고, 사람이 매일 1,800L의 피를 소비한다면 적어도 매일 이 정도의 양을 먹어야 하는데 이는

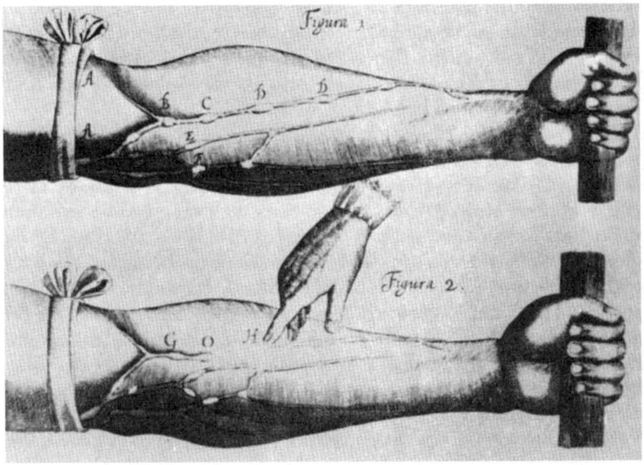

하비의 실험 모식도
출처: 위키미디어

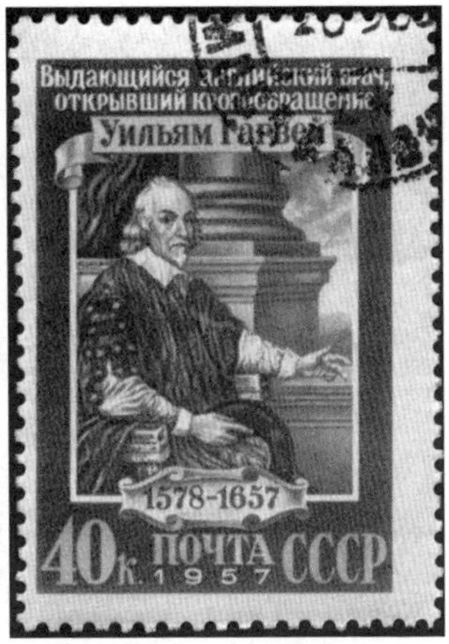

하비 기념우표(러시아, 1957)

불가능하고 실제로도 그렇지 않다. 즉 모순인 것이다. 이에 하비는 스승인 파브리키우스의 판막을 생각했고, 판막의 역할은 혈액이 순환하기에 생기는 흐름을 일정하게 유지시키는 수문 같은 것이라 추측했다. 그 후 10년간 자신의 주장을 뒷받침할 실험들을 했는데, 결찰 실험은 그중에서도 가장 유명하다. 결찰 실험이란 팔의 윗부분을 줄로 묶는데 이때 세게 묶으면 피부 깊숙한 곳의 동맥까지 묶여서 팔의 윗부분이 부풀어 오르고 조금 약하게 묶으면 정맥만 묶여서 아랫부분이 부풀어 오른 것을 관찰한 것으로, 동맥과 정맥이 이어져 있음을 보여준 실험이다. 또한 그는 혈관에 가는 철사를 꽂을 때 한쪽으로만 잘 들어감을 실험해서 혈관에는 혈액이 한쪽으로만 흐르는 사실도 알아냈다. 이러한 수많은 실험들로 하비는 자신의 혈액순환론을 증명하고 주장했지만, 당시에 이런 하비의 주장은 인정받지 못했으며 심지어 그의 스승인 파브리키우스도 하비를 비난했다고 한다.

하비는 130여 종의 포유류를 대상으로 심장과 혈관을 조사했고, 심방과 심실 사이에서 혈액을 한쪽 방향으로만 흐르게 하는 판막을 확인했다. 그는 또 정맥에 있는 판막 역시 혈액을 한쪽 방향으로만 흐르게 한다는 사실도 발견했다. 또한 살아 있는 뱀의 대정맥을 잡아 묶자 정맥이 부풀어 오르면서 심장은 작아지고 색이 창백해졌는데, 그는 이 실험을 통해 혈액은 정맥을 통해 심장으로 돌아간다고 결론 내렸다. 그리고 대동맥을 잡아 묶자 심장이 부풀어 오르면서 색이 진홍빛으로 짙어졌는데, 이는 심장에 혈액이 가득차서 부풀어 오른 것이었다. 하비는 이 실험을 통해 혈액은 대동맥을 통해 심장에서 흘러나온다는 결론을 얻었다. 하비는 또한 심실이 펌프처럼 작용해 혈액을 폐동맥과 대동맥으로 보내는 근육이라는 사실을 발견했다. 그는 대정맥 – 우심실 – 허파동맥 – 허파 – 좌심실 – 심장수축 – 대동맥 – 동맥계으로 이어지는 폐순환을 발견해냈다. 이 과정에서 우심실에 판막이 있으며, 이 판막이 피가 반대 방향으로 흐르는 것을 막는 작용을 한다는 사실도 발견했다. 그러나 판막의 존재 이유를 혈압과는 관련짓지는 못하고 수로에서의 판문 정도로 생각했다. 또한 그는 동맥과 정맥이 만나는 지점인 모세혈관을 찾지 못했다. 모세혈관은 후에 말피기(Marcello Malpighi)에 의해 발견되었다.

말피기

일본의 가이타이신쇼와 란가쿠

가이타이신쇼

《가이타이신쇼(解體新書)》는 일본 에도 시대의 번역 의학서로, 독일 의사 쿨무스(J. A. Kulmus)의 《해부도보(*Anatomische Tabellen*)》(1722)라는 책의 네덜란드어판인 《타펠 아나토미아(*Ontleedkundige Tafelen*)》를 일본어로 중역한 것이다. 일본 최초의 서양서적 완역판이다. 번역 책임자는 스기타 겐파쿠(杉田玄白)였으나, 책의 대부분을 번역한 마에노 료타쿠(前

스기타

마에노

野良澤) 등의 도움이 있었다.

일본의 근대화를 이끈 란가쿠(蘭學), 그 중심에 '번역'이 있었으며 《가이타이신쇼》가 바로 그 시작이었다. 즉 이 책은 서양의 지식을 수용하려는 의지를 바탕으로 일본인들이 노력하여 출간한 최초의 서양 번역서로, 서양의 근대 해부학이 동아시아에 널리 소개되는 계기가 되었을 뿐 아니라, 일본으로서는 번역을 통해 서양의 학문을 받아들이는 한 시대의 문화인 란가쿠를 탄생시켰다. 《가이타이신쇼》의 편찬은 의서를 번역한다는 의미를 넘어 문명의 교류와 접합의 상징으로, 일본이 서양 학문을 수용하여 근대화를 이룬 시발점으로 현대일본의 맹아가 되었다.

란가쿠

에도 막부는 강력한 쇄국정책을 펼쳤지만 네덜란드만은 유일하게 일본과 교류할 수 있었다. 나가사키에 있는 부채꼴 모양의 조그마한 섬 데지마(出島)는 지금은 주변이 매립되어 육지가 되었지만, 한때 대외교역의 유일한 창구였다. 데지마에 온 네덜란드인들은 대부분 상업에만 관심이 있었기 때문에 에도 막부는 안심할 수 있었고 서양을 이해하는 통로로서 적합하다고 여겨졌다. 마침 도쿠가와 요시무네(德川吉宗)가 교호개혁의 일환으로 외국서적 수입의 기준을 완화해 네덜란드 연구가 활발히 이루어졌는데, 이 책의 발간으로 일본에선 네덜란드를 통해 서양문물을 배우는 '란가쿠'의 효시가 되었고 우리가 현재 사용하고 있는 웬만한 의학용어들이 이 책에서 비롯되었다. 스기타 겐파쿠는 원래 한의사였는데, 1754년에 야마와키 도요(山脇東洋)가 일본 최초로 관허를 받고 사형수를 해부해 네덜란드 의학서적의 정확성을 검증했다. 이 사건은 일본 의학계로 퍼져나갔고, 그는 기존의 오장육부설에 의문을 품기 시작했다. 1771년 3월에 스기타는 나카가와 준안(中川淳庵)을 통해 《타펠 아나토미아》라는 책을 접하게 되는데,

타펠 아나토미아

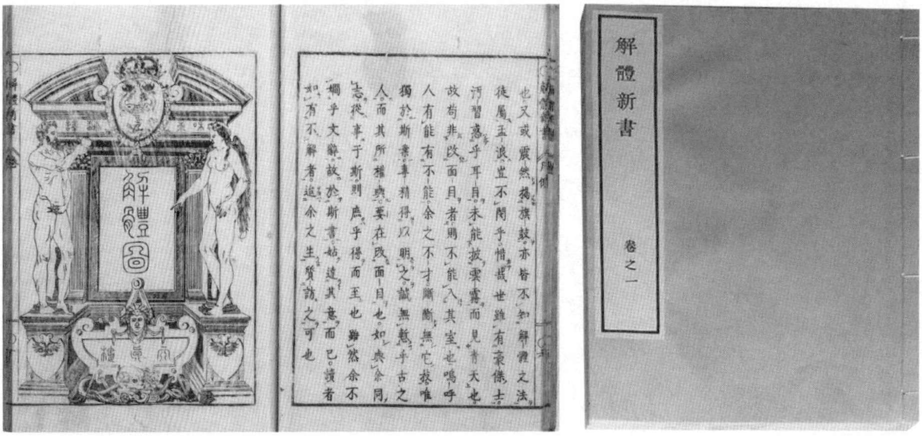

가이타이신쇼(解體新書)

그와 그의 동료들은 사형수의 해부 광경을 보면서 그 책의 정확함에 감탄하게 되었다.

스기타는 빠른 판단력을 가진 의사였지만 네덜란드어는 알지 못했다. 그가 네덜란드어를 초보 수준인 의사 마에노 료타쿠(前野良澤), 동향의 후배 의사 나카가와 준안과 의기투합하여 번역을 하기로 한 것이 1771년이었다. 그들은 사형수의 시체 해부 광경을 보고 《타펠 아나토미아》의 해부도가 정확하다는 것을 확인한 뒤 번역을 결정했다. 번역의 리더는 연장자이자 네덜란드어를 알고 있던 마에노 료타쿠였다.

네덜란드어를 완벽히는 모르는 그들은 먼저 도판에 주목했다. 도판에 있는 단어들과 인체의 위치를 이용해 그 단어들이 무엇을 뜻하는지 추리하듯 찾아나갔다. 문법적인 요소는 확인이 어렵기 때문에 모르는 채로 넘어갔고, 추상적인 어휘들은 유추를 통해 의미를 파악했다. 번역하는 것이 힘들어 먼저 도판을 그리고 본문을 번역했고, 각주는 후일로 미루었다. 1773년 도판을 먼저 《가이타이랴쿠주(解體略

圖)》라는 이름으로 간행했는데, 여기에는 소비자와 막부의 반응을 보기 위한 두 가지 목적이 있었다. 이 책에 특별한 문제가 없었기 때문에 이후《가이타이신쇼》전체를 간행하였고, 이를 막부에게 헌상하여 이후 문제가 될 소지를 막았다.

《가이타이신쇼》의 주 번역자는 마에노 료타쿠였지만, 그는 완벽하지 않은 번역이라 하여 번역자로 이름 올리길 거절하였다. 스기타는 급한 마음에 출간에 목표를 두었지만, 마에노는 천성이 차분한 학자여서 그러한 방식을 선호하지 않았으며, 결국 마에노 대신 스기타가 대표 저자로 알려지게 되었다. 마에노는 통역사 요시오 고자에몬(吉雄幸左衛門)에게 직접 부탁하여 책의 서문을 준비하였고, 이렇게 하여 1774년에《가이타이신쇼》가 출간되었다. 책이 출간되자 난의들에게는 환영을 받았지만 한방의들은 비난을 하였다. 스기타는 책을 옹호하기 위해 문답집《광의지언(狂醫之言)》까지 썼는데, 이후 그는 에도 제일의 의사로 알려지게 되어 각지에서 환자가 몰려들어 눈코뜰새 없이 바빠졌다. 그는 다수의 제자를 배출해 난학(란가쿠)과 난의를 확산시켰고 노년까지 유복하게 보내게 된다. 마에노

이 책을 만들면서 일본어에 없는 새로운 단어도 많이 만들어졌는데, 거의 한자어로 이루어졌다. 신경, 연골, 동맥 같은 의학용어는 현재에도 우리나라를 비롯한 한자문화권에서 사용되고 있다.

책의 영향력

이 책의 번역이 일본에 준 영향력은 1815년에 스기타가 작성한《란가쿠고토하지메(蘭學事始)》에 상세히 서술되어 있다. 란가쿠고토하지메

란가쿠의 발전에는 이들의 제자였던 오쓰키 겐타쿠(大槻玄澤)의 역할이 있었다. 겐타쿠가 에도에 란가쿠 교육소인 시바란도(芝蘭堂)를

설립하고 제자들을 교육하면서 란가쿠는 급속히 발전했다. 그는 1788년 란가쿠 입문서인 《란가쿠가이테이(蘭學階梯)》를 출간하여 란가쿠의 의의 및 역사를 소개하였고, 스승인 스기타의 지시로 《가이타이신쇼》의 개정 작업을 시작하여 1826년에 《주테이 가이타이신쇼(重訂解體新書)》를 출간했다. 스기타는 우다가와 겐신(宇田川玄真), 이나무라 산바쿠(稻村三伯), 하시모도 소우키치(橋本宗吉), 야마무라 사이스케(山村才助)라는 걸출한 제자를 배출하였을 뿐만 아니라 란가쿠를 전국으로 전파하였다. 특히 이나무라 산바쿠는 1796년에 일본 최초의 난일(蘭日)사전을 출간하였다.

《가이타이신쇼》의 영향으로 서양의학이 접목되어 의학이 발달하면서 해부학·생리학·병리학 같은 기초의학도 소개되었다. 1792년에 우다가와 겐즈이(宇田川玄随)는 네덜란드의 내과 전문서를 번역하여 출판했고, 이를 통해 서양의 내과 학설이 일본에 전파되었다. 당시 주요한 학문인 천문학의 경우, 18세기 말에 모토키 요시나가(本木良永)가 코페르니쿠스의 지동설을 소개했고, 그의 제자인 시즈키 다다오(志筑忠雄)는 뉴턴의 만유인력설과 태양의 운동법칙을 소개했다. 시바란도에서는 서양의 태양력을 가르쳤으며, 이를 기념하여 1795년 정월을 '오란다 쇼가쓰(和蘭正月)'라고 하였다.

지리학에서는 야마무라 사이스케(山村才助)가 외국의 지리서 및 정밀 지도를 출판했다. 나가쿠보 세키스이(長久保赤水)는 1779년에 경도와 위도가 표시된 일본전도를 작성했다. 1821년에 다카하시 가게야스(高橋景保)는 이노 다다타카(伊能忠敬)가 막부의 명령으로 일본의 모든 해안을 실측하여 완성한 일본연해지도를 토대로 일본 해안 실측도를 다다타카가 사망한 후 3년이 지나 완성하였다.

이들은 더욱 세분화되어 의학의 경우 식물학·약학·화학으로, 천문역학의 경우 물리학 계통으로, 지리학은 서구역사 연구와 전반적인 인문사회과학 연구로 발전되었다. 이들 연구의 기반이 된 네덜란드어 연구로는 이나무라 산파쿠(稲村三伯)가 편찬한 최초의 난일(蘭日)사전 《하루마와게(波留麻和解)》가 있다.

란가쿠가 발전하는 데에는 란가쿠주쿠(蘭學塾)의 역할도 컸다. 1823년 네덜란드 상관(商館)의 의사로 부임한 독일인 시볼트(Philipp Franz von Siebold)는 막부의 허가를 얻어 나가사키 교외의 나루타키(牧瀧)에 진료소를 겸한 나루타키주쿠(牧瀧塾)를 열어 의학을 비롯해 천문학·역학·지리학·식물학 등을 가르치면서 이토 겐보쿠(伊東玄朴) 등을 배출했다. 특히 1838년 오카타 고안(緒方洪庵)이 오사카(大阪)에 설립한 데키주쿠(適塾)에서는 하시모토 사나이(橋本左內), 후쿠자와 유키치(福澤諭吉) 등이 배출되었다. 일본 지폐 만엔권의 얼굴인 후쿠자와는 흑선 도래 후 란가쿠에서 본격적으로 서양학문을 공부한 후 발간한 책《세이요지조(西洋事情)》가 베스트셀러가 되어 모은 돈을 기반으로 게이오(慶應) 대학을 설립하여 일본 근대화에 결정적 영향을 준 인물이다. 그는 후일《란가쿠고토하지메(蘭學事始)》를 재발견해 일본에서 란가쿠의 영향력을 크게 평가하였다.

후쿠자와 유키치

사회적으로도 이 번역서의 영향력은 엄청났다. 란가쿠가 발전하면서 서양학문과 수입된 서양 물품들에 대한 관심이 늘어났고, 막부의 쇄국체제에 대한 비판이 증가하게 되었다. 난학자들이 서양의 사회구조와 사상, 문화에 관심을 가져 일본사회에 대해 비판을 하게 되자, 에도 막부는 서양의 합리주의 정신과 시민사회 사상을 통제하고 탄압하는 방향으로 대응했다. 그럼에도 불구하고 일본인들은 온도계, 색안경, 시계, 망원경 등 서양 수입품의 정교함에 감탄했다. 이러한 사회적 영향은 오늘날 일본인의 생활에 적지 않게 남아 있다.

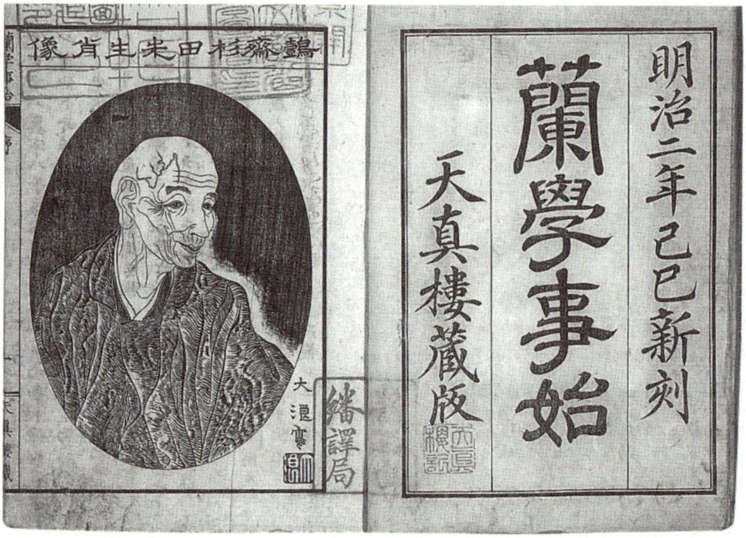

《란가쿠고토하지메(蘭學事始)》
출처: 위키미디어

란가쿠의 선구자이자 시초인 스기타 겐파쿠는 자신의 저서인 《란가쿠고토하지메(蘭學事始)》에서 란가쿠의 보급과 유입이 네덜란드 의술을 배우려는 데서 시작됐음을 회고하며 란가쿠가 유행하게 된 역사를 기록하였다. 83세의 스기타는 란가쿠가 크게 유행하고 이를 바탕으로 일본 의학이 발달하게 되었음을 기뻐하며 이 책을 저술하였다. 후쿠자와 유키치는 메이지 시대에 《란가쿠고토하지메》를 발굴하여 일본 전역에 소개하였다. 그는 대표적인 메이지 사상가로서 서양의 기술뿐만 아니라 문화와 정신을 적극적으로 받아들여야 한다는 문명개화(文明開化)와 탈아입구(脫亞入歐)를 주장하였다. 일본의 근대적 부국강병을 위해 제국주의의 길을 걷긴 했지만, 시대적 위기에서 부국강병을 추구하던 메이지 사상가들은 란가쿠를 기반으로 이를 뛰어넘기 위한 노력이 일본을 근대국가로 만드는 길이라고 생각했고 또 이를 실천하였다.

추가 읽기

코페르니쿠스적 전환

괴테. 〈지동설의 부각에 대한 괴테의 언급〉.

존 그리빈. 강윤재 외 역. 《사람이 알아야 할 모든 것, 과학》. 서울: 들녘, 2004.

코페르니쿠스. 《천체의 회전에 관하여(*De revolutionibus orbium coelestium*)》. 1543.

베이컨과 데카르트의 실험적 입증

데카르트. 《방법서설(*Discours de la methode* (*Discourse on the Method*))》. 1637. (이현복 역. 《방법서설》. 서울: 문예출판사, 1997.)

베이컨. 《노붐 오르가눔(*Novum Organum*)》. 1620. (장대익. 《과학에는 뭔가 특별한 것이 있다》. 서울: 김영사, 2008.)

갈레노스의 4체액설

Galen, Ian Johnston and G. H. R. Horsley. *Method of Medicine*. Cambridge, Mass: Harvard University Press, 2015. Internet resource.

James R. Irwin. "Galen on the Temperaments." *The Journal of General Psychology*. 1947: 36: 1, 45-64.

파브리카

Vesalius, Andreas. *De humani corpois fabrica libri septem*. 1543.

Vesalius, Andreas, William F. Richardson and John B. Carman. *On the Fabric of the Human Body: A Translation of de Humani Corporis Fabrica Libri Septem. Book VI, VII*. Novato, Calif: Norman Pub, 2009. Print.

현미경과 세포

Hooke, Robert. *Micrographia*. Royal Society, 1665.

하비의 혈액순환설

윌리엄 하비. 《동물의 심장과 혈액의 운동에 관한 해부학적 연구(*Exercitatio Anatomica de Motu Cordis et Sanguinis in Animalibus*)》. 1628.

일본의 가이타이신쇼와 란가쿠

스키타 겐파쿠. 이종찬 역. 《난학의 세계사》. 서울: 알마, 2014.

스키타 겐파쿠 외. 김성수 역. 《해체신서》. 서울: 한길사, 2014.

3 세균설 확립과 생의학 질병모형의 대두

세균설 확립과 파스퇴르

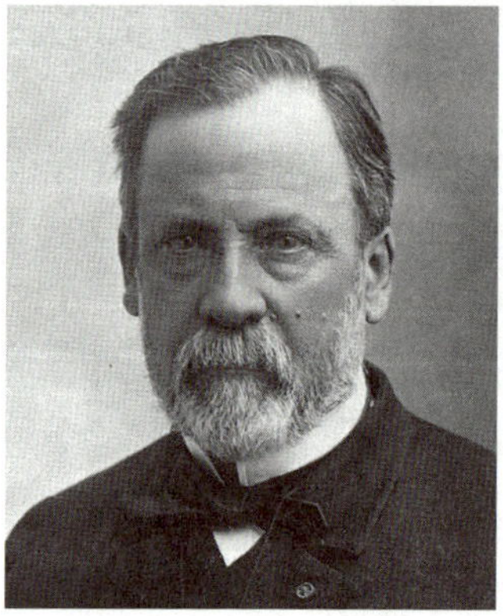
파스퇴르
출처: 위키미디어

파스퇴르(Louis Pasteur)는 프랑스의 생화학자로 코흐(Robert Koch)와 함께 세균학의 아버지로 불린다. 분자의 광학 이성질체를 발견했으며, 저온살균법, 광견병, 닭 콜레라의 백신을 발명했다.

미생물 증식의 자연발생설 비판

파스퇴르

파스퇴르는 1861년의 저작《자연발생설 비판》에서 발효가 미생물의 증식 때문이며, 이로써 영양분을 포함한 고기 국물에서 미생물이 증식하는 것은 자연발생에 의한 것이라는 종래의 설을 뒤집어 보였다. 먼지가 통과하지 못하도록 하는 필터를 통해 바깥 공기를 접촉할 수 있는 용기에 새로 끓인 고기 국물을 그냥 넣어두거나, 필터는 없지만 S자 모양으로 구부러진 플라스크를 사용해 티끌이 들어가지 않도록 하여 공기를 접

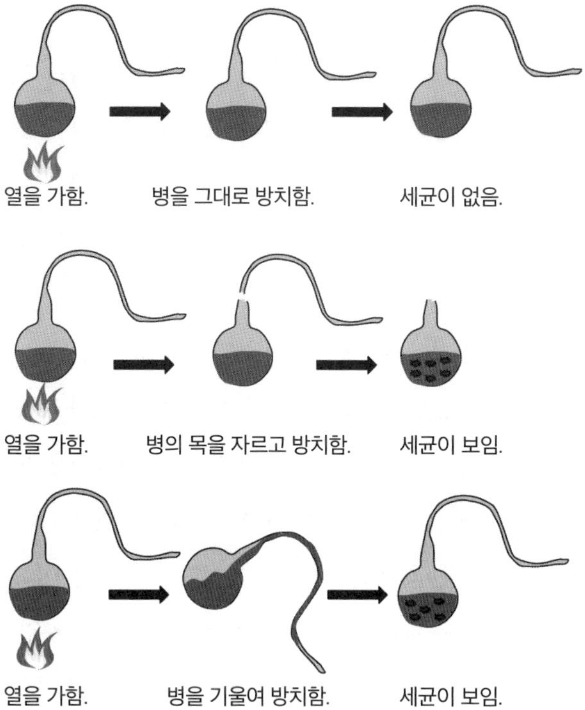

파스퇴르의 세균설 실험 개요
출처: 위키미디어

촉하게 하면 국물에서는 아무것도 자라지 못했다. 즉 국물에 발생하는 미생물은 외부로부터 들어온 티끌에 붙은 포자 등 미생물에 의한 것이며 고기 국물에서 자연적으로 발생하는 것은 아님을 입증하여 파스퇴르는 자연발생설을 비판했다.

세균설

파스퇴르가 세균설을 처음 주장한 것은 아니다. 세균설은 이미 지롤라모 프라카스토로(Girolamo Fracastoro), 프리드리히 헨레(Friedrich Henle) 등에 의해서 주장되고 있었다. 파스퇴르는 세균설(생물 속생설)의 올바름을 실험으로 명백하게 보여 줌으로써 유럽 사람들을 납득시켰다.

살균법

파스퇴르는 연구에서 발효 음료를 오염시키는 미생물이 있다는 것을 알아내어 이로부터 우유 등의 액체를 가열해 그중에 포함되어 있는 박테리아나 곰팡이를 죽이는 방법을 찾아냈다. 파스퇴르와 클로드 베르나르(Claude Bernard)는 1862년 4월 20일에 실험을 시작했는데, 이 방법은 곧 가열살균법(파스퇴라이제이션)으로 알려지게 되었다.

술이 상해 농사를 망친 농장주들이 파스퇴르에게 그 원인을 밝혀달라고 요청하자, 파스퇴르는 효모를 발견하여 젖산 효모가 포도주의 발효를 방해했다는 것을 알아낸다. 그러나 당장의 해결책은 찾지 못했는데, 살균한다고 술을 100℃로 끓일 수 없기 때문이었다.

파스퇴르는 연구 끝에 저온살균법을 개발했는데, 그의 이름을 따 파스퇴라이제이션(pasteurization)이라고 하며, 오늘날 술과 우유 등에 사용되고 있다. 저온살균법이 아닌 그냥 살균된 것도 파스퇴르화(pasteurized)라고 표현하기도 하는데, 이는 멸균(sterilization)이 아닌 병을 일으키거나 식품의 변질을 일으키지 않을 정도로 미생물을 적당히 제거하는 것을 의미한다. 다만, 고온살균된 식품들의 경우 초-파스퇴르화(ultra-pasteurized)라고 표기된 경우가 많다.

파스퇴라이제이션

파스퇴르는 맥주의 발효 과정에서 효모가 큰 역할을 한다는 것을 처음으로 입증했고, 양조의 화학적 과정을 밝혀낸 논문을 발표하여 프랑스 맥주 양조기술이 잠시나마 독일을 앞서게 되는 성과를 낳았다. 그러나 파스퇴르 자신은 맥주를 별로 즐기지 않았다고 한다.

1885년 광견병에 걸린 아이의 어머니가 파스퇴르를 찾아오며 그는 또 다른 위대한 업적을 세우게 된다. 광견병은 당시로서는 걸리면 그냥 죽는 수밖에 없는 치사율 100%의 병이었다. 지금은 광견병에 감염되었어도 빠른 시간 내에 백신을 접종하면 완치가 가능하다. 광견병 잠복기 동안 투여하는 광견병 백신은 광견병 환자들의 생존율을 극적으로 올려준 파스퇴르의 대표적인 업적 중 하나이다. 당시 환자였던 아홉 살의 조제프 마이스터(Joseph Meister)는 파스퇴르의 광견병 백신을 투여받아 살아났고, 이후 평생 파스퇴르 연구소의 관리인으로 일했다. 광견병 백신

오염된 음료에서 발생한 미생물이 동물이나 인간을 감염시킨다고 결론을 내린 파스퇴르는 미생물이 인체에 들어오는 것을 막아야 한다고 주장했고, 이는 스코틀랜드의 외과의사 조지프 리스터(Joseph Lister)가 외과수술 소독법을 개발하는 데에 이르렀다.

노벨이 가장 먼저 노벨상을 주어야 할 사람으로 파스퇴르를 뽑았으나, 아쉽게도 노벨상 제정 6년 전인 1895년 노벨이 죽기 1년 전에 사망하여 노벨도 아쉬워했다고 한다. 노벨상 제정 후 초기 10여 년간의 수상 업적들을 파스퇴르의 업적과 비교해 보면 파스퇴르의 업적이 더욱 화려해 보인다. 파스퇴르의 묘소는 파리 파스퇴르 박물관 지하에 석관묘로 조성되어 있다.

세균 질병설과 코흐

로베르트 코흐(Robert Koch)는 독일의 의사이자 미생물학자로 탄저(1877년), 결핵(1882년), 콜레라(1885년) 등을 규명한 것으로 유명하며, '세균학의 아버지'로 평가된다. 1905년 노벨 생리학·의학상을 수상했다. 코흐

그는 괴팅겐 대학교에서 프리드리히 헨레(Friedrich Henle) 밑에서 의학을 공부하고 1866년 졸업했는데, 의대생 시절 파스퇴르의 미생물 연구에 관심을 갖게 되어 베를린 대학교에서 미생물을 연구하였

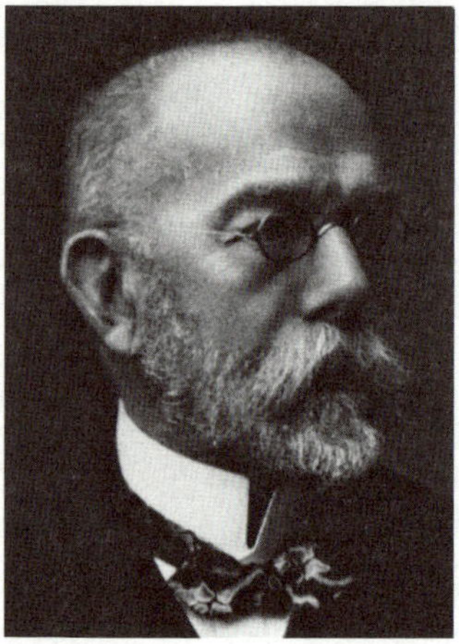

코흐
출처: 위키미디어

다. 의사자격시험에 합격, 의사가 된 코흐는 시골에서 근무하다가 프로이센-프랑스 전쟁 당시 군의관으로 근무하였다. 종전 후 볼슈타인(지금의 Wolsztyn)에서 지역 의사로 일하면서 탄저에 대해 연구, 1876년 브레슬라우 대학교에서 자신의 가축실험 연구 결과를 발표하였다. 코흐의 연구 결과는 여러 나라에 알려져 현대의학 발전에 크게 공헌하였다.

질병과 세균의 연결: 탄저병과 탄저균

탄저병 연구

코흐가 고안한 방법론과 이후 확립된 세균학의 전통은 1870년경 프로이센-프랑스 전쟁기에 발생한 소의 탄저병 연구를 통해 기초가 잡혔다. 코흐는 이 연구를 통해 그의 방법론을 확립하는 것은 물론, 세균학자로서의 명성과 지위를 한꺼번에 얻을 수 있었다.

당시 유럽의 여러 지방에서는 양과 소에 탄저병이 크게 유행해 한번 걸리면 얼마 가지 못해 모두 죽었고, 사람도 걸리면 대부분 죽었다. 폴란드의 한 수의사가 탄저병으로 죽은 동물의 혈액에 작은 간상(막대 모양) 세균이 많이 들어 있다는 사실을 발견했다. 그러나 그것이 탄저병의 원인인지, 아니면 병의 결과로 생긴 것인지 알 수 없었다. 또 어느 수의사는 탄저병으로 죽은 동물의 혈액을 건강한 동물에게 주사하면 그 동물은 탄저병에 걸리는데, 병에 걸린 동물의 혈액은 그 안에 간상체가 없더라도 탄저병을 옮긴다는 사실을 보고했다. 흥미를 느낀 코흐는 탄저병에 걸린 동물의 혈액을 쥐에게 주사했는데 그 쥐는 다음날 죽었고, 쥐의 혈액을 현미경으로 관찰했더니 간상체가 다수 발견되었다.

이어서 코흐는 자신이 만든 순수 배지에서 그 간상체, 즉 탄저균을 배양하는 데 성공했으며, 그렇게 배양한 균을 다른 동물에 주입해 자신이 뜻한 대로 탄저병을 일으킬 수 있었다. 이것으로 탄저병은 '탄저균'이라는 특정한 병원균이 일으킨다는 사실이 입증됐다.

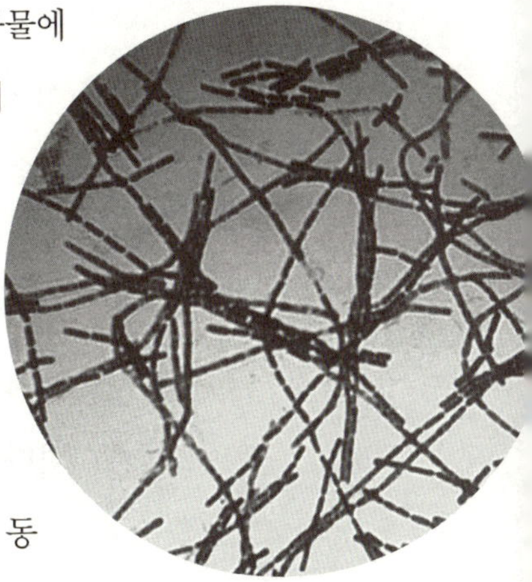

탄저균
출처: 위키미디어

코흐는 인내심을 갖고 실험을 수백 번 반복해 탄저병에 걸린 동물의 혈액을 건강한 다른 동물에게 주입하면 다시 탄저병을 일으킬 수 있다는 사실을 밝혀냈다. 또한 그는 두 번째 동물에서 채취한 혈액을 세 번째 동물에게 주입하면 탄저병을 더 빨리 발병시킨다는 사실을 알아냈다. 그리고 이러한 과정을 거듭할수록 탄저균은 더욱 강해져 나중에는 탄저균이 혈액 속에 있는 다른 세균들을 거의 다 죽여버린다는 것도 알게 되었다.

코흐는 1876년 실험 결과를 정리한 논문을 가지고 당시 가장 권위 있는 세포학자였던 피르호(Rudolf Virchow)를 찾아갔지만, 의견이 다르다며 거절당했다. 피르호는 당시 세균 질병설을 거부하고 있었고 1891년에야 세균 질병설을 받아들였다. 코흐는 학창시절의 은사로 세균 분류의 권위자인 콘(Hermann Cohn), 병리학자인 콘하임(Julius Cohnheim) 등이 재직하고 있던 블레슬라우 대학에서 자신의 연구 결과를 설명했다. 그 논문은 전염병이 세균에 의해 일어난다는 사실을 완전 무결하게 증명한 것으로, 그때까지 많은 학자들이 미심쩍어 하던 세균 질병설을 입증하였다.

세균 질병설

세균학의 지침, 코흐의 공리

'코흐의 공리'는 특정한 세균이 특정한 질병을 일으킨다는 사실을 증명하기 위한 다음과 같은 네 가지 과정과 단계를 일컫는다.

코흐의 공리

1. 문제시되는 질병이 있는 모든 생물체에서 그 세균이 발견되어야 한다.
2. 실험실에서 그 세균을 배양할 수 있어야 한다.
3. 배양한 세균을 다른 실험동물에 투입했을 때 똑같은 질병이 생겨야 한다.
4. 그 병에 걸린 실험동물에서 다시 그 세균을 분리할 수 있어야 한다.

1882년 3월 24일 베를린에서 개최된 병리학 학술대회에서 세계의 유수한 병리학자들에게 코흐는 그동안 주도면밀하게 수행해 온 자신의 연구 결과를 보고했다. 결핵균 발견에 관한 것이었다. 그때까지 결핵은 만성 영양실조 때문이라고 여겨져 왔기 때문에 학술회의장은 들끓기 시작했다. 이때의 모습과 느낌을 1908년 노벨 생리·의학상 수상자인 메치니코프는 뒷날 다음과 같이 술회했다.

> 코흐의 연구 결과는 전광석화와 같은 속도로 전 세계에 전파돼 필설로는 표현하기 어려울 만큼 모든 사람들에게 불멸의 감동을 불러일으켰다. 뿐만 아니라 코흐는 예상되는 모든 반론을 미리 생각해서 그 반론에 대한 답변을 미리 마련해 놓았기 때문에 가장 강렬한 비판자들까지도 승복하지 않을 수 없었다.

1881년 코흐는 세균의 표본 고정법·염색법·현미경 촬영법을 창시하였고, 이듬해 1882년 결핵균을 발견했으며, 공기를 통해 전염된다는 것도 발견하였다.

콜레라 병원균

1883년에는 이집트를 거쳐 인도까지 여행하면서 콜레라 병원균을 발견했다. 1883년 인도에서 발생한 콜레라는 이집트의 알렉산드리아에 퍼졌고, 지중해를 건너 유럽에 침입할 참이었다. 병원체 검출을 위해 한시도 지체할 수 없는 매우 절박한 상황이었다. 코흐는 총애하는 제자 한 명과 함께 직접 알레산드리아에서 병원체를 탐구했다. 코흐에 대해 라이벌 의식을 가지고 있던 파스퇴르도 제자를 파견했다. 독일 원정대와 프랑스 원정대 사이에 학문의 전쟁이 벌어졌다. 그러나 프랑스 연구자는 그만 콜레라에 감염되어 죽고 말았다. 코흐는 그의 빈소를 찾아가 비록 경쟁자이지만 인류의 안녕과 학문을 위해 목숨을 바친 용사의 명복을 비는 꽃다발을 바쳤다. 베를린에 돌아온 코흐는 알렉산드리아에서 채취해 온 가검물을 현미경으로 면밀히 관찰해 마침내 콜레라균을 발견했다. 그리고 콜레라균이 음식물과 함께 입으로 들어가 콜레라를 일으킨다는 사실을 밝혀내어 콜레라 방역의 기초를 확립했다.

콜레라균의 발견에도 불구하고 모두가 그것이 콜레라의 원인이라는 사실을 인정한 것은 아니었다. 뮌헨 대학의 위생학 교수이던 페텐코퍼(Max von Pettenkofer)가 대표적인 인물이었다. 그는 코흐의 추종자들에게 자신이 콜레라 배양균을 마신 뒤에 어떤 결과가 초래될지 보자는 내기를 제안했다. 페텐코퍼는 약속대로 시험관에 가득 담긴 콜레라균 배양액을 벌컥벌컥 마셨는데 며칠이 지나도록 멀쩡했다. 그렇다고 페텐코퍼가 옳았던 것은 아니다. 콜레라의 원인은 분명히 콜레라균이지만, 콜레라균이 침범한다고 모두가 콜레라에 걸리는 것은 아니기 때문이다. 당시는 신체의 저항력과 면역력에 대해서는 거의 알지 못하였다.

1890년 코흐는 결핵균에 대한 항체로 투베르쿨린을 발견했다. 투베르쿨린
그러나 머지않아 투베르쿨린이 효과가 없음이 드러나자 학자로서 코

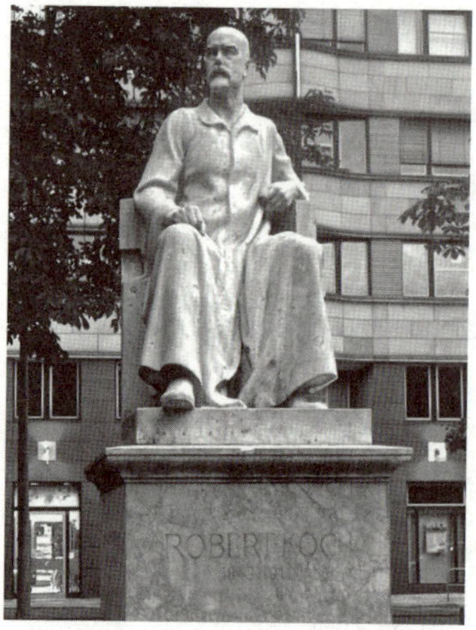

베를린에 있는 코흐연구소와 코흐상
출처: 위키미디어

흐의 명성은 일시적으로 하락하게 된다. 코흐는 그가 발견한 투베르쿨린의 개량을 위해 온힘을 쏟다가 그의 제자인 에밀 폰 베링(Emil von Behring)에게 학자로서의 입지마저 위협당하게 된다. 베링은 디프테리아에 대한 혈청 면역 연구로 1901년 최초로 노벨 생리학상을 수여받게 되는데, 이는 코흐의 수상보다 4년 앞선 것이었다. 그러나 이러한 베링의 수상은 논란의 여지가 많았는데, 파상풍 혈청 면역 연구와 혐기성 세균의 순수 배양, 세균의 독소 생성 등 코흐의 또 다른 제자인 기타사토 시바사부로(北里柴三郎)가 이뤄낸 연구성과의 중요성이 수상자 결정에서 무시되었다는 의혹이 있었기 때문이었다.

코흐는 1891년에 베를린 국립전염병연구소의 초대 소장이 되었으며, 1905년 세균학 창시에 대한 공로로 노벨 생리학·의학상을 받았다. 1910년 4월 9일 코흐는 심장마비로 쓰러져 회복하지 못하고 66세로 사망하였다. 프로이센 과학 아카데미(Prussian Academy of Sciences)에서 결핵 연구를 강의한 지 3일 후였다. 연구소는 그를 기념하기 위해 연구소의 명칭을 코흐연구소로 하였다.

사회의학 및 세포병리학과 피르호

사회의학

사회의학은 대체로 사회·건강·의료의 상호관계에 대한 체계적인 연구와 그러한 연구에서 유래된 임상의학을 포괄하며, 대체로 독일의 병리학자 루돌프 피르호(Rudolf Virchow)의 연구를 사회의학의 기원으로

피르호

본다. 그는 세포병리학에도 많은 공헌을 해 당시 프로이센에서 '의학의 교황'으로 불렸다.

피르호는 독일의 의사·인류학자·병리학자·고고학자·생물학자·작가·정치인으로 현대 병리학의 아버지로 알려져 있다. 그는 폴란드의 작은 도시 쉬벨바인(Schievelbein, Świdwin) 출신으로, 목소리가 작아서 신학에 대한 초기 관심을 포기하고 의학으로 방향을 바꾸었다. 그는 군사장학금으로 뮐러(Johannes Peter Müller)의 지도하에 훔볼트 대학의 프리드리히-빌헬름 연구소에서 의학 학위를 받았다.

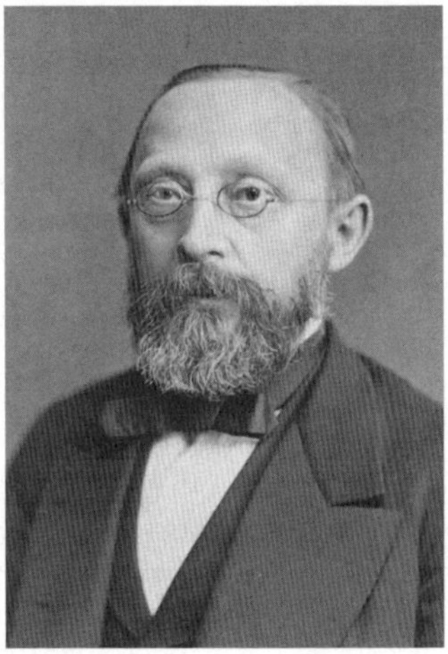

피르호
출처: 위키미디어

피르호는 실레지아에서 1847~1848년 발생한 티푸스 전염병 조사에 파견되었고 보고서를 제출하였다. 발진티푸스는 머릿니가 사람에 기생해 피를 빠는 과정에서 리케차(rickettsia)라는 세균에 감염되어 발생하는 병으로 치사율이 높고 비위생적 환경에서 유행한다. 제1, 2차 세계대전 당시 유럽에 유행하여 수백만의 사망자를 냈고, 지금도 아프리카나 비위생적 환경의 난민 캠프나 형무소에서 발병되고 있다. 그는 보고서에 "주민의 위생과 영양에는 정부의 역할이 중요하다"는 의견을 담아서 요주의 인물이 되었는데, 이 보고서는 미국에서 번역된 독일 최초의 저작이었다. 그는 자신의 사회 및 정치 사상을 전파하기 위해 이 기간 동안 의학 개혁을 주장하는 신문을 발행하기도 했다.

티푸스 전염병 조사

그는 1849년 독일 변방의 뷔르츠부르크 대학에서 병리학·해부학 교수가 되었고, 《현대세포병리학》을 저술하였다. 1854년 샤리테(Charité) 병원에서는 병리학 연구소(Pathology Institute)를 새로 만들고 베를린 대학에서 최초의 병리학·해부학 및 생리학 강좌를 개설하여 피

현대세포병리학

르호를 교수로 초청하였다. 샤리테 캠퍼스는 현재 피르호 클리닉 캠퍼스(Campus Virchow Klinikum)로 명명되어 있다.

피르호는 프러시아 진보정당(Houtsche Fortschrittspartei) 위원장으로 프로이센 하원 의원에 선출되었고 독일 의회(Reichstag)에서 당선되었다. 그는 비스마르크(Otto von Bismarck)의 재정 정책에 반대했으나 비스마르크의 반가톨릭 운동을 '문화투쟁(Kulturkampf)'이라고 명명, 사회혁명으로 항상 지지했다.

피르호는 2천 권이 넘는 과학서적을 저술했는데, 그의 책 중에서 1858년 출판된 《세포 병리학(*Cellular Pathology*)》은 현대 병리학의 뿌리로 간주된다. 이 연구에서 그는 세포 이론에서 "모든 세포는 세포에서 유래한다"는 세 번째 개념을 대중화했다. 그는 이 외에도 병리학 분석, 물리학, 의학(현재 *Virchows Archiv*), 인류학 잡지(*Journal of Ethnology*) 등을 창간했다.

그는 백혈병, 연골종(chondroma), 조직갈변증(ochronosis), 색전증(embolism) 및 혈전증(thrombosis)과 같은 질병을 정확하게 기술하고 명명하였으며, 과학용어, 염색질, 무증상, 실질, 뼈형, 아밀로이드 변성 및 척추이분증을 설명했다. 원형벌레(Trichinella spiralis)의 전염주기에 대한 그의 설명은 베를린에서 시작된 육질 검사의 중요성을 입증했다. 또한 모든 신체 부위의 수술과 현미경 검사를 포함한 최초의 부검 방법을 개발했으며, 피르호 노드(Virchow's node), 피르호-시클(Virchow-Seckel) 증후군 및 피르호 삼요소(Virchow triad)를 포함하여 수많은 의학 개념을 만들었고, 범죄수사에서 머리카락 분석을 처음으로 사용했다.

한편 그는 열렬한 반진화론자였다. 그는 독일 다윈주의(Dawinism)의 주창자인 자신의 학생 헤켈(Ernst Haeckel)을 '바보'라고 불렀고, 네안데르탈인의 원래 표본을 변형된 인간의 것으로 의심했다.

피르호는 근대의학 발전에 크게 이바지한 세 가지 요소로 동물 실험, 임상관찰과 더불어 사후부검을 꼽았다. 오늘날에는 병리의사들이 부검을 통해 환자 몸속의 병리적 변화를 죽은 뒤에 직접 관찰하여 최종적 진단을 내린다. 또한 사후부검 소견과 생전의 증상과 징후를 모아 검토함으로써 증상과 징후를 일으키는 인자들을 파악하여 질병 진단에 도움을 받기도 한다.

베를린 의대와 피르호

베를린 의대라는 이름은 샤리테(Charité, 프랑스어로 '자선'이라는 의미) 병원을 뜻하기도 한다. 샤리테는 1710년 흑사병 치료를 위한 공중병원으로 설립되었다가, 1810년부터 베를린 훔볼트 대학의 대학병원으로 사용되었다. 1906년에는 피르호의 이름을 딴 부설병원을 개원하였고, 제2차 세계대전 후에는 동독을 대표하는 의료기관 역할을 하였다. 독일 통일 후 2003년부터는 베를린 자유대학의 의과대학과 통합하여 유럽 최대의 병원으로 변모하였다. 샤리테는 옛 동독지역인 현재의 베를린 중앙역 뒤편 슈프레 강변에 있다.

샤리테가 유럽의 대표적인 의과대학이자 병원이 된 것은 19세기 중·후반 독일 근대의학의 기초를 놓았던 뮐러(Johannes Müller)와 피르호 덕분이었다. 특히 피르호의 역할이 절대적이었는데, 샤리테 캠퍼스 내부에 피르호의 성을 딴 거리가 있는 것만 봐도 그 명성을 짐작할 수 있다.

피르호는 세포병리학의 대가였다. 그는 1843년에 학위를 취득하고 그 후 샤리테에서 사체 해부 조수가 되었다. 여기서 피르호는 색수차가 없는 현미경을 이용해 혈액과 혈관에 관한 질병들을 체계적

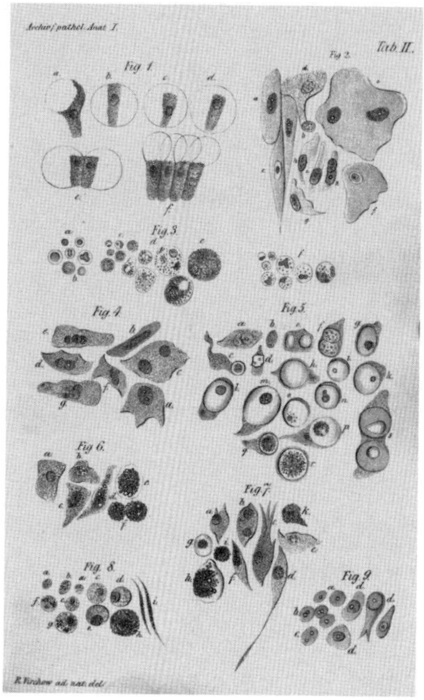

피르호의 세포연구도
출처: 위키미디어

으로 연구하였다. 1848년 독일혁명이 일어나자 피르호는 샤리테를 떠나 뷔르츠부르크 대학에서 교수직을 얻어 세포병리학 연구를 이어갔고, 1856년 다시 베를린으로 돌아와 최초의 독립된 병리학 연구소의 소장에 임명되었다. 피르호는 현재 베를린 의대 병리학 연구소 건물 앞에서 청동상으로 자리를 지키고 있다. 병리학연구소 옆에는 피르호를 기념하는 의학사 박물관이 있는데, 이것은 독일에서 가장 규모가 큰 것 중 하나이다.

19세기 후반에 피르호는 샤리테에서 병리해부 표본실을 만들어 이를 통해 의사와 의대생, 그 외 관심 있는 대중들에게 모든 질병을 실감나게 느끼고 생생하게 보여 주고자 했다. 사람들이 눈으로 직접 보고 이해하면 건강과 질병에 대한 태도가 개선될 수 있으리라 생각한 것이다. 1899년 6월 27일 피르호는 새로운 건물에 2만 개 이상의 표본을 전시한 병리학 박물관을 개관했다. 하지만 이 박물관은 제2차 세계대전 당시 엄청난 피해를 입게 된다.

전후에 샤리테 병리학자들은 손상된 전시장을 재건하고자 노력했고, 그 결과 1998년 샤리테는 다시 자신의 박물관을 갖게 되었다. 베를린 샤리테 의학사 박물관이라는 새 이름으로 재건된 것이다. 현재 박물관에는 수많은 표본들 외에도 모형들과 밀랍으로 만든 주조물, 시험 장치, 진단 도구와 치료 도구들이 전시되고 있다. 박물관의 심장은 예나 지금이나 표본실이며, 그 핵심은 피르호의 컬렉션에서 출발하였다. 전시실에서는 약 750개의 방부 처리된 기관들을 볼 수 있는데, 표본들은 지금까지도 연구 및 교육 목적으로 사용되고 있으며, 방문객들이 인체를 쉽게 이해할 수 있는 자료 역할을 하고 있다. 이 표본들은 해부실에서 그리고 현미경을 통해 새롭게 해명하고자 했던 건강과 질병의 진행에 관한 피르호의 견해를 보여 주는 자료이기도 하다. 2층에서 4층에 이르는 전시실에는 가장 중요한 인간의 기관들이 집중 전시되어 있는데, 특히 정상적인 해부학적 상태가 아니라 각종 질병과 연결된 병리학적 해부의 상태를 생생하게 볼 수 있다. 예를 들어 폐결핵 환자들의 뇌와 두개골의 상태, 성병에 걸린 생식기의 형태, 혈관의 모습, 다양한 배아 및 태아의 이상 형태들을 볼 수 있다.

세포생물학

피르호의 세포 이론

피르호의 가장 널리 알려진 과학적 기여는 슈반(Theodor Schwann)의 연구에 기반을 둔 세포 이론이다. 그는 레마크(Robert Remak)의 연구를 처음으로 받아들여 세포 기원이 선재 세포의 분열이라고 밝혔다. 그는 세포 분열에 대한 증거를 처음에는 받아들이지 않아 세포 분열은 특정 유형의 세포에서만 발생한다고 믿었는데, 그 후 레마크가 맞을지도 모른다는 것을 알게 되었고 1855년 출판물에서 "모든 세포는 세포에서 나온다"라고 정리하였다. 당시에 구더기는 부패하는 고기에 자연적으로 나타나는 것으로 여겨졌다. 레디(Francesco Redi)는 자연발생 개념에 반대하여 "모든 생물은 살아 있는 것으로부터 생겨났다"고 주장했는데, 피르호는 살아 있는 세포의 유일한 원천이 또 다른 살아 있는 세포라는 주장을 위해 이 말을 확장했다.

세포 이론

암

백혈병

1845년 피르호와 베넷(John Hughes Bennett)은 환자 백혈구의 비정상적인 증가를 독립적으로 관찰했다. 피르호는 그 상태를 혈액질환으로 정확하게 밝히고 1847년에 백혈병으로 명명하였다. 1857년에는 두개골 기저부에 있는 쇄골에서 기원한 종양을 처음으로 기술했다.

피르호는 정상 세포에서 암의 기원을 최초로 밝혔다. 그의 스승인 뮐러는 세포가 유래한 암이지만 아체(芽體, blastema)라고 불리는 특수 세포에서 암을 유발한다고 생각했는데, 1855년 그는 암이 조직의 심한 자극에 의해 유발된다는 만성 자극 이론을 주장했다. 피르호는 자극이 액체 형태로 퍼져서 암이 빠르게 증가한다는 잘못된 생각을 했다.

피르호의 이론이 진지하게 받아들여진 것은 20세기가 끝날 무렵이었다. 폐, 전립선, 방광, 췌장암, 자궁경부암, 식도암, 흑색종, 두경부암 등은 실제로 장기 염증과 밀접하게 연관되어 있음을 알게 되었다. 또한 아스피린과 같은 항염증제를 장기간 사용하면 암 위험이 감소한다는 것이 분명해졌다. 실험은 염증을 차단하는 약물이 종양 형성과 발달을 동시에 억제함을 보여 주었다.

프리드리히 3세의 의료 보고서

피르호는 후두암으로 고통받은 독일 황제 프리드리히 3세(Friedrich III)의 주요 의사 중 한 명이었다. 베르크만(Ernst von Bergmann) 등 외과의사들은 후두 전체를 외과적으로 제거할 것을 제안했지만, 피르호는 그러한 종류의 수술이 성공적으로 이루어지지 않았기 때문에 반대했다. 영국의 외과의사인 매켄지(Morell Mackenzie)는 1887년에 생검을 하여 피르호에게 보냈는데, 피르호는 여러 번의 생검 후에 암이 아니었음을 확인했다. 프리드리히 3세가 1888년 6월 15일에 사망하자 다음 날 피르호는 부검을 했고, 현미경 검사로 표피암이 확인되었다.

프리드리히 3세의 의료 보고서는 베르크만이 주 저자로 7월 11일 출판되었는데, 피르호와 매켄지는 오진에 대해 비판을 받았고 피르호는 기소까지 되었다. 그러나 진단 기록의 재평가는 피르호의 발견과 결정이 옳았다는 것을 보여 주었다. 프리드리히 3세는 매우 드문 형태의 세포 암종을 앓았으며, 피르호는 당시 이를 정확하게 식별할 수 있는 방법이 없었던 것이다. 이 암의 유형은 1948년 애커만(Lauren Ackerman)에 의해 정확하게 밝혀졌다.

혈전색전증

피르호는 혈관에서 혈액이 굳는 혈전색전증의 메커니즘을 밝히고 '색전' 및 '혈전'이라는 용어를 만들었다. 그는 1859년에 폐동맥의 혈전이 정맥 혈전에서 유래한다고 밝혔는데, 부검에 기초하여 초기 발견을 한 후 과학적 가설을 제시했다. 폐동맥 혈전은 다리의 정맥에서 운반되며 혈액은 혈전을 운반하는 능력을 가지고 있었다. 그는 잘 설계된 반복된 실험을 통해 이 가설을 증명했는데, 이 연구와 관련하여 피르호 삼요소(Virchow's triad)라고 불리는 정맥혈전증에 영향을 끼치는 요인들을 규명했다. 혈전색전증

병리학

피르호는 '세포병리학' 분야를 창설한 것으로 알려져 있는데, 그의 가장 중요한 연구는 1858년에 출판된 《세포병리학(*Cellular Pathology*)》으로 이는 근대의학의 기초로 간주되며 과학적 의학이 시작된 이래 가장 큰 발전이었다. 독일 의학교육에서 피르호의 주요 공헌 중 하나는 의

대생의 현미경 사용을 장려하고 학생들에게 지속적으로 현미경으로 생각하도록 촉구한 것이었다.

한편 그는 많은 과학용어를 만들었는데, 병리학에 대한 그의 개념은 당시 남아 있던 "질병은 불균형한 체액에서 기인한다"는 고대의 의학적 교리인 '체액 이론(humourism)'에 강하게 반대했다.

부검

부검

피르호는 세포병리학에 대한 지식을 바탕으로 체계적인 부검 방법을 개발하였다. 그의 첫 번째 가장 중요한 부검은 1845년 50세 여성을 대상으로 진행되었는데, 그는 시체에서 비정상적인 수의 백혈구를 발견하고 1847년에 그 상태를 백혈병(leukämie)이라고 명명했다. 1857년에는 부검을 통해서 척추 디스크 파열을 묘사했고, 1856년 아기 부검을 통해서는 희귀하고 치명적인 폐질환인 선천성 폐 림프관 확장증(K. M. Laurence에 의해 1세기 후 이름이 붙여짐)을 최초로 묘사했다. 1876년에는 장기의 이상 검사와 시체 원인 파악을 위해 시체부검 기술을 처음으로 기술한 책을 출판했다. 여기서 그는 이전의 다른 수술원과 달리 신체 기관이 하나씩 해부된 채로 모든 시체 부위의 완전한 수술을 시도하였는데, 이것이 이후 표준 방법이 되었다.

법의학

법의학

피르호는 범죄수사에서 최초로 모발을 분석하여 1861년 법의학 보고서를 작성했다. 그는 살인 사건에서 전문가 증인으로 출석하였는데, 희생자에게서 채취한 모발 샘플을 사용하여 결정적인 증거로서 머리카락의 한계를 처음으로 알아냈다. 그는 머리카락이 개인마다 다를 수 있고, 개개의 머리카락은 특징이 있으며, 다른 개인의 머리카락도

놀랍도록 비슷하다는 것을 발견함으로써 모발 분석에 근거한 증거는 결정적이지 않다고 주장하였다.

인류학

피르호는 1865년 북부 독일에서 발견된 인체를 통해 인류학에 관심을 갖게 되었다. 1869년 그는 독일인류학협회를 설립했고, 1870년에는 독일 고고학 연구를 활성화하는 매우 영향력 있는 인류학·민족학 및 선사시대 베를린학회(Berliner Gesellschaft für Anthropologie, Ethnologie und Urgeschichte)를 설립했다. 인류학

그는 1866년 창간하여 사망할 때까지 인류학 잡지 *Zeitschrift für Ethnologie*를 편집했으며, 회장직도 십여 차례 맡았다. 1870년에는 포메라니아(Pomerania) 소재 언덕 요새의 중요한 발굴에 참여했고, 1875년에는 뵈르슈타인(Wöllstein)의 벽 고분을 코흐와 함께 발굴하기도 했다. 또한 슐리만(Heinrich Schliemann)과 함께 소아시아, 코카서스, 이집트, 누비아 및 기타 지역 조사에도 참여했다. 1879년 트로이 여행은 그의 두 저작인 《지역문명론(*Beiträge zur Landeskunde*, 1879)》과 《고대 트로이 무덤과 유골(*Alttrojanische Gräber und Schädel*)("Old Trojan Graves and Skulls", 1882)》에 설명되어 있다.

반다윈주의

피르호는 다윈의 진화론에 반대하였고, 특히 인간 진화론의 논증에 회의적이었다. 1877년 9월 그는 진화론은 학교에서의 경험적 토대가 결여된 아직 증명되지 않은 가설이며, 따라서 그 가르침이 과학 연구에 부정적인 영향을 미칠 것이라고 주장했다. 피르호는 1856년 발견된 네안데르탈인의 진정성에 대한 논쟁에서 가장 강력한 반대자 중

하나였다. 1872년 원래의 화석을 조사·관찰하여 발표했는데, 그는 네안데르탈인이 두개골 모양으로 보아 부상당하고 변형되었으며, 뼈의 비정상적인 모양을 고려해 볼 때 관절염·구루병 등의 흔적이 있어 원시적 인간은 아니지만 비정상적인 인간으로 추정하였다. 이러한 추론을 통해 피르호는 다윈과 그의 제자 헤켈(Ernst Haeckel)을 무식하고 어리석다고 비난하였다.

1877년 9월 피르호의 다윈주의에 대한 비판이 《런던 타임스》에 기사화되어 영국 학자들 사이에서 논쟁이 벌어졌다. 헤켈은 피르호의 '현대 국가에서의 과학의 자유'라는 제목의 반다윈주의에 대한 답으로 '진화론의 현재 입장'을 《네이처》 10월 호에 실었다. 이 문제는 프러시아 하원에서 논의되었으며, 평결은 피르호의 손을 들어 주었다. 1882년 프로이센에서는 학교에서 진화론을 공식적으로 배제하였다.

질병의 세균 이론

세균 이론

피르호는 파스퇴르와 코흐가 옹호한 질병의 세균 이론을 믿지 않았다. 그는 질병이 외부 병원균이 아닌 세포 내부의 비정상적인 활동에서 나온 것이라고 생각했다. 그는 전염병은 사회적 영향이 크며, 전염병 퇴치 방법은 의학이 아니라 정치적이라고 생각했다. 그는 세균 이론을 예방과 치료의 장애로 간주했는데, 질병의 주요 원인으로 빈곤과 같은 사회적 요인을 고려했다. 그는 코흐의 손씻기 운동을 공격했으며, 또한 세균이 감염된 기관을 서식지로 사용하고 있으나 그 원인이 아니라고 주장하였다.

사회의학

피르호는 사회·정치 개혁의 열렬한 옹호자였다. 그의 이데올로기는 질병의 원인으로 정치적 행동을 요구하는 사회적 불평등을 지적했다.

그는 의학은 사회과학이고, 정치는 대규모 의학일 수 있으며, 의학은 인간과학이자 사회과학으로서 문제를 지적하고 이론적 해결책을 제시할 의무가 있다고 하였다. 또한 정치인과 실천적 의학자는 실제 해결책을 찾아야 하며, 사람의 행동을 변화시킬 수 없는 지식은 진실이 아니라고 주장했다.

피르호는 빈곤과 질병 퇴치를 위한 사회변화에 적극적이었는데, 이에는 병리학적 관찰 및 통계 분석이 포함되었고, 그는 이 새로운 사회의학 분야를 '사회과학'이라고 불렀다. 그의 가장 중요한 업적은 제자들이 그의 사회의학을 소개한 라틴아메리카에서 찾을 수 있다. 예를 들어, 그의 학생 베스텐훼퍼(Max Westenhöfer)는 칠레대학 의과대학의 병리학 교수가 되어 가장 영향력 있는 사회의학 주창자가 되었다. 베스텐훼퍼의 학생 중 한 명인 살바도르 아옌데(Salvador Allende)는 사회의학을 통한 정치활동으로 칠레의 대통령(1970~1973년)이 되었으나, 친미 군부의 피노체트(Augusto Pinochet) 쿠데타군와 전투에서 사망하였다.

사회적 실천

피르호는 독일혁명의 해(1848년)에 유명한 민주당원으로 알려졌는데, 그는 〈실레지아 지역의 티푸스에 관한 보고서〉에서 개별 환자를 치료하기보다는 교육·위생·영양 등 사회적 변화를 통해 근본적으로 티푸스의 발발을 막아야 한다고 주장하였다. 이로 인하여 베를린 의대 부속병원인 샤리테 병원에서 퇴출당하여 지방대학으로 쫓겨났으나, 6년 후 다시 샤리테 병원의 세포병리학 교수로 돌아왔다.

1859년 그는 베를린 시의회 의원이 되어 시민개혁자로서의 경력을 시작했다. 1862년에는 프러시안 국회의원으로 선출되어 진보파의 지도자가 되었고, 1880~1893년에는 독일 의회 의원이었다. 그는 베를린 시민의 건강상태를 개선하기 위해 노력했으며, 특히 현대적 상·하수도 설치를 위해 노력했다.

일본 현대의학과 기타사토

기타사토

기타사토 시바사부로(北里柴三郎)는 일본의 내과의사이자 세균학자이다. 기타사토와 베링(Emil von Behring)은 1890년 베를린 코흐 연구실에서 함께 일하면서 코흐의 지도로 디프테리아 항독소 혈청을 발견했다. 베링은 이 연구로 1901년 최초의 노벨상을 받았고 코흐는 1905년에 노벨상을 받았지만, 기타사토는 아쉽게도 상을 받지 못하였다. 그는 1894년 홍콩에서 발생한 흑사병의 병원체를 예르생(Alexandre Yersin, 호찌민 의과대학 초대학장)과 거의 동시에 발견한 것으로 유명하다. 이후 기타사토는 일본의학협회의 초대총장이 되었고, 게이오 대학 의대의 초대학장이었으며, 1924년 2월 남작 작위를 받았다.

기타사토는 1872년 구마모토시에 새로 설립된 의과대학에 입학하여 네덜란드인 의사 만스펠트(C. G. van Mansvelt)를 만났는데, 그는 이 학자에 크게 매료되어 거의 매일 만스펠트의 집에서 의학뿐만 아니라 서양의 역사와 문화를 배웠다. 만스펠트는 구마모토를 떠날 때 기타사토에게 도쿄대학에서 의학교육을 받고 유럽으로 가서 더 공부할 것을 제안했다. 기타사토는 1883년 도쿄대학에서 의학 학위를 받은 후 공중보건국(Public Health Bureau)에서 정부 공무원으로 일했는데, 그곳에서 그는 독일에서 공부한 후 보건국에 새로운 세균학 실험실을 개설한 도쿄대학의 부교수인 오카타 마사노리(緒方正規)의 연구조교가 되었다. 그곳은 일본 최초의 실험실로서 독일의 현미경 등 새로운 장비를 갖추고 있었다. 그는 1884년 나카사키에서 콜레라가 발생하자 현미경으로 원인균을 입증하였다.

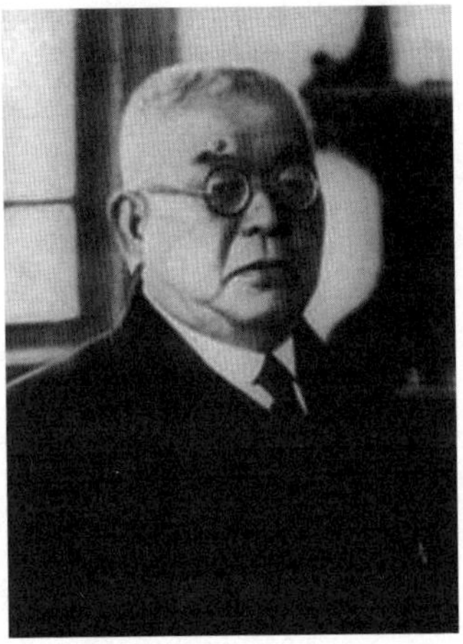

기타사토
출처: 위키미디어

기타사토는 공중보건국의 권고에 따라 코흐 실험실에서 더 많은 연구를 하기 위해 독일로 6년 동안 유학을 갔다. 1885년부터 1891년까지 베를린 대학의 코흐 실험실에서 연구하였는데, 1889년 그는 최초로 파상풍균을 순수 배양하였으며, 1890년에는 베링과 협력하여 파상풍 치료법을 개발했다. 두 사람은 질병에 감염된 다른 동물의 혈청을 단계적으로 주사한 동물에서 파상풍에 면역을 일으킴으로써 질병을 예방하는 데 있어 항독소의 가치를 입증했다. 즉 기타사토는 면역 혈청이 전염병 치료에 도움이 된다는 증거를 처음으로 제시하여 혈청학 분야를 개척했다.

파상풍

면역 혈청

그는 또한 디프테리아와 탄저균의 항독소를 연구했는데, 1889년 혐기성 박테리아인 크로스트리디움 초베이(*Clostridium chauvoei*, 소의 흑색다리병 원인균) 배양 방법에 관한 논문을 발표하여 박테리아가 수소 대기로 둘러싸인 고체 배지에서 자랄 수 있음을 밝혀냈다. 같은 해 그는 파상풍을 유발하는 바실러스에 관한 논문도 발표했다. 그때까지 다른 박테리아와 공생하여 성장한 파상풍균(*Clostridium tetani*)의 순수 배양물을 얻는 것은 불가능하다고 여겨져 왔으나, 그는 코흐 및 다른 동료들과 논의하여 강력한 내열성 바실러스의 포자가 80℃로 가열될 수 있음을 발견했다. 즉 그는 파상풍균과 다른 박테리아의 혼합 배양물을 80℃에서 45~60분 동안 가열한 다음 수소 대기에서 배양하여 파상풍균의 순수 배양을 최초로 성공하였다.

그는 파상풍 독소를 희석시켜 토끼에게 주입함으로써 최소 치사량을 알아냈고, 그 후 죽지 않을 양만큼의 독소를 주사하면 그 동물이 파상풍 증상을 보이지 않으며, 독소의 양을 반복적으로 증가하면 면역이 발생됨을 발견했다. 그는 면역계에서 추출한 항독소를 함유한 혈청이 독소를 중화하거나 비활성화할 수 있고, 비면역 동물에 이러한 혈청을 주입하면 파상풍 감염에 대한 예방 및 치료 효과가 있음을 입증했다. 독일에 체류한 마지막 기간 동안 그는 1890년 코흐가 발견한 투베르쿨린(tuberculin)을 연구했다.

감염병 연구소

1891년 귀국 후 그는 후쿠자와 유키치(福澤諭吉)의 도움으로 감염병 연구소(Institute for Infectious Diseases)를 설립했다. 그는 독일에서 바세만(August von Wassermann)과 함께 결핵의 감염 경로에 대해 연구하였는데, 귀국하여 실험실을 찾지 못했을 때 게이오 대학의 설립자이자 대형 신문사의 사장인 후쿠자와 유키치와 사업가인 모리무라 이치자에몬(森村市左衛門)이 도움을 주었다. 그들은 함께 감염병 연구소를 설립하였고 기타사토가 이사가 되었다. 1899년 이 연구소는 공중보건국(Public Health Bureau)의 일부가 되었다. 1914년 이 연구소가 교육부로 옮겨져 도쿄대학에 편입되었을 때, 기타사토와 전체 연구원들은 관료적 합병의 갑작스러운 변화에 항의하여 기관을 떠났다. 그는 본인의 자금으로 같은 해 따로 기타사토 연구소를 설립했으며, 대부분의 연구원들이 다시 합류하였다. 이 연구소는 1967년 창립 50주년에 기타사토 대학이 되었다. 그는 후쿠자와에 대한 감사의 표시로 게이오 대학 의과대학을 설립하는 데 도움을 주었다. 유명한 미생물학자였던 노구치 히데요(野口英世)와 시가 기요시(志賀潔)를 비롯한 그의 학생들은 그를 두려워하여 '천둥 선생(Doctor Thunder)'으로 불렀지만, 동시에 그와 아주 가까웠으며 마음이 따뜻했다고 한다.

1894년 홍콩에서 전염병이 발생했을 때, 기타사토는 일본 정부의 요청으로 그곳에 가서 전염병의 원인균(*Pasteurella pestis*)을 확인했으며, 영국 해군 외과의사인 로손(James A. Lowson)과 공동으로 발표한 논문에서 여러 박테리아 사진을 발표했다. 그는 코흐 연구실에 그의 홍콩 변종균을 보냈고, 1897년에 일본의 전염병 박테리아에 관한 논문을 출판했는데, 이 논문에 기술된 세균은 그가 홍콩에서 발견했던 세균과는 아주 달랐다. 2년 후 그는 실수를 깨닫고 본인의 논문을 정정 발표했다. 《란셋(*Lancet*)》 지에 게재된 그의 논문과 코흐 연구실로 보낸 균주에 근거하여 그가 분리한 균주(*Pasteurella pestis*)는 일반적인 페스트의 원인균이었다. 한편 1984년 홍콩 감염에서 예르생(Alexandre Yersin)은 동일한 박테리아를 독립적으로 발견했다.

4년 후 기타사토와 그의 학생 시가 기요시는 이질을 일으키는 시가
원인이 되는 유기체를 분리하였고, 기요시는 이질의 원인균인 시겔라 이질균(*Shigella dysenteriae*)의 발견자가 되었다. 에를리히(Paul Ehrlich)와 최초의 화학적 치료제인 살바르산(salvarsan)의 항매독(anti-syphilitic) 효과를 발견한 사하치로 하타(秦佐八郎)도 그의 제자였다. 프러시아 정부 사하치로
는 기타사토에게 교수 직함을 주었고, 노르웨이와 프랑스 정부도 이를 인정하였으며, 여러 나라의 국립 학술 및 과학 단체는 그를 명예회원으로 추대하였다.

1910년 5월 27일 코흐가 사망한 후, 그는 독일 세균학자를 기리기 위해 실험실 앞에 작은 신전을 지어 일본 체류 중 비밀리에 얻은 코흐의 머리카락과 손톱을 봉원하였다. 1931년 그는 뇌졸중으로 사망하여 기타사토 대학 교사에 봉원되었다. 매년 이 둘의 사망일에 많은 사람들이 신사에서 경의를 표하는데, 이 둘의 우정은 교사와 학생 간

유대의 본보기로 기억되고 있다.

1921년 9월 그는 가장 좋은 체온계를 제조하기 위해 여러 의료 과학자들과 함께 회사(Sekisen Ken-onki Corporation)를 설립했는데, 후에 테루모 사(Terumo Corporation)로 이름을 변경한 이 회사는 기타사토의 뜻인 '건강관리를 통한 사회공헌'을 기업의 사명으로 삼아 주요 생활 습관병 치료법 개발과 연구 등에서 많은 기여를 하고 있다.

식민지 한국의학과 시가

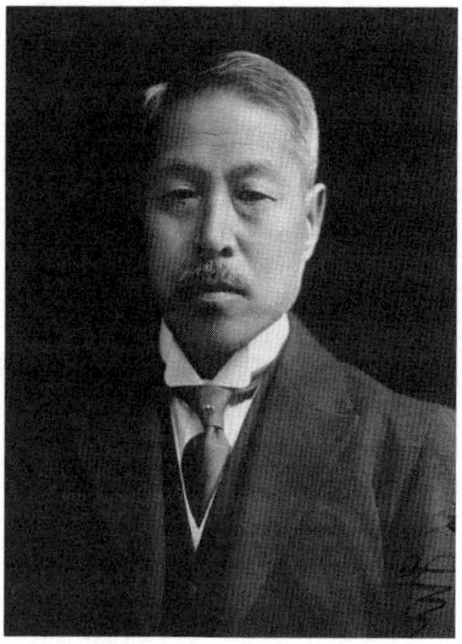

시가 기요시
출처: 위키미디어

서양 치과학이 도입되기 이전의 동양의 치과학, 즉 중국·한국·일본의 치과학은 별도의 독자적 체계를 갖추고 발전한 것은 아니지만 나름대로의 이론과 체계를 갖추고 있었다. 삼국시대부터 의서·의사 등을 통해 한국의 의술이 전래된 사실을 인정하고 있는 일본에서는 이미 피에르 포샤드의 의치보다 200년 가까이 앞선 1600년대에 목상의치(木床義歯, wooden denture)를 제작한 기록이 있음을 내세우고 있다.

한국의 전통의료에 함께 녹아 있던 치과의료는 19세기 말 구한말 시기부터 일제 식민통치 기간에 걸쳐 서구의 근대 치과학이 도입되면서 자연스레 도태된다. 기존의 무자격 치과의료업자들은 시험을 통해 치과의사 면허를 받을 수 있었으며(검정), 별도의 입치업자(入歯業者)들도 시험을 통해 면허를 받아 영업을 하게 하는 방식으로 치과학 체계에 편입시켜 통제하는 것이 조선총독부의 보건위생 정책이었다.

시가 기요시(志賀潔)는 일본의 내과의사이자 세균학자로, 그가 1897년 발견한 이질균의 영어·독일어·중국어명에는 지금도 '시가'라는 이름이 들어가 있다(영: Shigella, 독: Shigella-Bakterien, 중: 志賀氏細菌). 그는 1896년 도쿄제국대학 의학과를 졸업하고 감염병 연구소에서 기타사토 박사 아래에서 일했다. 그는 1897년 이질균(*Shigella*)을 발견해서 유명해졌는데, 이후 1901년에서 1905년까지 독일에서 에르리히(Paul Ehrlich)와 함께 일했다. 일본으로 돌아온 후 그는 기타사토와 함께 감염병 연구를 했고, 1920년 게이오 의대의 교수가 되었다. 시가는 1920년에 조선 총독부 의원장(醫院長) 겸 경성의학전문학교 교장으로서 조선에 건너와, 1926년 경성제국대학 창설에 따라 의학부장, 이어서 1929년 경성제국대학 총장에 취임하여, 1931년 사직하기까지 10여 년에 걸쳐 조선에서 활동했다.

시가 기요시

감염병 연구소

이질균

경성제국대학

시가와 기타사토의 만남

시가는 1892년 제국대학(도쿄제국대학의 전신) 의과대학에 진학하는데, 재학 중 그의 일생을 결정지은 사건이 발생한다. 1894년 청일전쟁이 발발하기 직전 홍콩에 페스트가 유행하자, 일본으로의 전염을 두려워한 일본정부는 조사를 위해 감염병 연구소의 기타사토 시바사부로(北里柴三郞)와 도쿄제국대학의 아오야마 다네미치(青山胤通)를 파견한다. 후쿠자와 유키치(福澤諭吉)의 후원을 받아 내무성과 관계가 깊었던 감염병 연구소의 기타사토와, 문부성의 아성인 도쿄제대의 아오야마가 라이벌 관계에 있었는데, 이 홍콩 조사에서 기타사토는 페스트균 발견에 성공한 한편, 아오야마는 스스로 페스트에 걸려 충분한 활동을 할 수 없었다. 이 페스트 연구반의 보고 연설회가 도쿄제대 생리학 교실에서 이루어져, 젊은 의학도인 시가도 기타사토의 강의를 청강했다. 시가는 기타사토의 연설에 감명받아 1896년 도쿄제대를 졸업하자 기타사토의 감염병 연구소에 들어갔고, 1897년 이질균을 발견하였다. 당시 일본 의학계를 양분하고 있던 도쿄제대 계와 기타사토 계라는 파벌 중 기타사토 문하를 선택한 것이었다. 1897년 11월 대일본사립위생회 총회 석상에서 기타사토에 의해 시가의 이질균 연구가 발표되었고, 12월《세균학 잡지》에 시가의 〈이질 병원(病源) 연구보고〉가 발표되었다. 이질균의 발견으로 당시 26세였던 시가는 젊은 나이에 세계 의학계에 이름을 알리게 되었다.

그는 1901~1904년 독일에 유학하여 에를리히(Paul Ehrlich)를 사사(師事)하였고, 1912~1914년에도 독일에서 유학했다. 시가가 독일에서 돌아오자, 1914년 기타사토의 감염병 연구소를 문부성으로 이관하는 문제가 발생했다. 이 문제로 기타사토파와 도교제대파의 대립, 나아가서는 위생의 소관을 둘러싼 내무성과 문부성의 대립이 심각해지게 된다. 결국 기타사토는 문부성 관할로 들어가는 것을 기꺼워하지 않아 1915년 독자적으로 기타사토 연구소를 개소(開所)했고, 기타사토의 애제자였던 시가도 기타사토 연구소로 옮겼다.

스승인 기타사토는 구마모토(熊本) 시습관(時習館)의 실학사상의 계보를 잇고, 기타사토의 후원자였던 후쿠자와 유키치도 국민대중을 위한 교육 및 계몽 활동의 중요성을 강조했다. 기타사토 연구소는 단순히 의학 연구에만 몰입하는 상아탑이 아니라 사회에 대한 위생 사상의 보급활동에도 힘을 썼다. 시가도 기타사토가 힘을 쓰고 있던 결핵예방협회를 발전시키기 위해 기타사토와 함께 각 부현(府縣)의 결핵예방(협)회에 종종 참석했다.

조선총독부 활동

시가는 일본에서 결핵과 함께 국민병으로 불린 각기병 문제에도 관여했다. 그는 1910년 8월부터 1916년 12월까지 육군이 1908년에 설치한 임시 각기병 조사회의 위원을 역임하는 한편, 각기병에 관한 조사나 사회적 발언을 하기도 하였다.

각기병

시가가 처음으로 조선과 관계를 맺은 것은 각기병 활동의 일환이었다. 1911년 7월 시가는 영등포 감옥에서 대량 발생한 각기병 환자에 대해 사토 쓰네마루(佐藤恒丸) 조선 주차군 위술(衛戌)병원장, 모리야스 렌키치(森安連吉) 총독부 의원장(醫院長)과 함께 조사했다. 영등포 감옥은 일본인만을 수용하고 있던 감옥이어서 조선인이나 조선사회와의 접촉은 없었다.

총독부의원 의원장

1920년 초 조선총독부는 대한의원의 후신인 총독부의원 의원장과 경성의학전문학교 교장을 필요로 했다. 사이토 총독은 이를 위한 인재로서 기타사토에게 조선 부임을 타진했으나 거절당했고, 이어서 미즈노 정무총감이 기타사토의 가장 우수한 제자인 기타시마 다이치(北島多一)에게 타진했으나 이도 거절당했다. 결국 시가 기요시가 발탁되었다. 1920년 10월 1일 자로 시가는 조선총독부 의원장 겸 경성의학전문학교 교장에 취임했다. 즉 식민지 조선의 의료행정과 의학교육을 담당하는 임무를 맡게 된 것이다.

1926년 중국에서 열린 학회에서 시가는 〈조선의 공중위생에 대하여〉라는 발표를 통해 그의 조선관을 피력했는데, 전근대 조선의 위생상태는 열악했다고 단정한 다음, 보호국 시대에 관립병원 설립과 수도 정비가 진전되고, 총독부 시대에 자혜병원·경성의전·경성제대를 설치함으로써 조선의 공중위생은 크게 개선되었다고 하였다. 즉 그는 일본의 통치에 의해 근대화가 진전되었다는 당시 대부분의 일본인이 갖고 있던 조선멸시관을 가지고 있었다.

> 조선에서는 모든 사회적 조건이 유아기에 있다. … 수세기 동안 조선의 산업에는 거의 진보와 개선이 없었다. … 조선인들은 수입된 문화를 진보·개선·진화시키는 것이 결코 없고, 오히려 쇠퇴시킨다. … 조선의 위생상태는 이전에는 열악했다. 파리가 거리 구석구석까지 날아다니고, 길거리는 오수와 오물로 가득 차 악취를 풍기고 있었다. … 전염병 희생자를 치료하기 위해 얼마 안 되는 가짜의사가 있는 데 불과하다. 병자의 치료를 위해 전국에 5, 6천 명의 소위 토착 의생이 있다.

식민지 조선에서는 재래의 한의학을 서양의학 체계로 대체하려는 정책이 추진되었다. 조선 종래의 한방의에 대해서는 1913년 11월 의생규칙이 공포되어 '의생'이라는 이름하에 허가제가 되었다. 시가가 부임한 시기에는 5,000~6,000명의 의생이 조선에 있었는데, 1921년 7월 시가는 경성부 내 의생간담회에 출석하였으나 의생을 신용하지 않았다.

경성제국대학 의학부 개설

경성제국대학

시가는 1920년대 중반부터 경성제국대학 창설에 관여했다. 일본인에 의한 조선의 의과대학 설치 구상은 이미 한국병합 전에 있었고, 1923년 11월 조선제국대학창립위원회를 설치, 대학의 구체적인 학부와 강좌 편성을 심의하였다. 이때 중심인물은 핫토리 우노키치(服部宇之吉, 도쿄제대 문과 교수)와 시가였으며, 1924년 예과 개설과 1926년 법문학부와 의학부 개설로 이어졌다.

시가가 담당한 것은 의학부의 강좌 편성과 교수 전형이었다. 시가는 1924년 5월부터 '경성대학 설립을 위한 구미대학 시찰'을 진행하였다. 그는 구미 시찰에서 기초의학과 임상의학의 접근이라는 구상 아래 10개 남짓의 대학과 연구소를 돌며 대학 구상을 구체화하였다. 이러한 착상은 오랜 지인이자 미국 현대 의학교육의 초석이 된 록펠러 의학연구소 의학부장 플렉스너(Simon Flexner, 플렉스너 보고서의 저자인 Abraham Flexner의 형)로부터 얻게 되었다. 시가는 "미국의 대학에서 임상병리학·노동생리학·의료심리학 등의 독립적인 교실을 갖는 것은 기초와 현장을 연결하는 일로서 내 뜻과 일치한다"고 하였고, 이 생각은 시가의 스승이자 1917년 신설된 게이오기주쿠(慶應義塾) 대학 의학부 초대 의학부장이 된 기타사토가 당시 이미 가지고 있던 생각이므로 그에게 영향을 받았을 수도 있다. 그러나 시가의 구상은 극히 일부밖에 실현되지 않았다. 즉 위생학·예방의학 강좌가 3년차(1928년)에 설치되었지만, 시가가 거론한 임상병리학·노동생리학·의료심리학 등의 강좌는 설치되지 않았다. 시가는 독립적인 비뇨기 강좌의 설치, 치과학 강좌의 설치 등의 구상도 하였는데, 이 역시 예산 관계상 실현되지 못했다.

한센병 연구

스승인 기타사토가 한센병 연구에 관심이 많았으므로, 시가는 스승의 뜻을 받들어 나환자가 많은 조선에서 그것을 완수하고 싶어 경성의전 의화학 교실, 경성제대 세균학 교실에서 이에 대한 연구를 하였다. 특히 경성제대 시절에는 나균(癩菌)의 인공배양에 힘썼다. 1928년 12월부터 시작한 배양 시험에서 표본이 2~3만 개에 이르러 이 연구는 이듬해 일찍이 일정한 성과를 올리는 듯했다. 그러나 실제 인공배양은 실패였고, 아직까지 나균의 인공배양은 성공하지 못했다. 시가의 실

한센병

험은 세계적으로도 주목받았지만 타국의 연구자가 확인한 것은 전무했다. 시가의 이러한 연구 실패는 경성제대 내에서의 시가 배척론과 함께 경성제대 총장 자리에서 쫓겨난 원인이 되었다.

시가 밑에서 한센병 연구를 돕고 있던 가쿠 텐민(加来天民)은 종래 한센병 치료를 미국인 선교사가 수행하였으나, 이제는 총독부가 이를 맡아 조선의 정치와 문화 면에 공헌하고 있는 것으로 평가하였다. 즉 식민지 조선에서의 지식은 총독부와 외국인 선교사의 경쟁관계 속에 있었는데, 시가의 한센병 연구는 총독부의 지식 증가에 기여했다는 것이다.

1873년에 노르웨이 의사 한센이 나균을 발견한 이래 예방법·치료법이 지속적으로 모색되고 있었지만, 초기에는 각 나라가 한센병 환자를 격리하는 방책을 취했다. 일본에서는 1907년 나(癩) 예방법에 의해서 한센병 환자의 요양소 격리가 규정되었고, 식민지 조선에서도 1913년에 격리방침이 정해졌다. 1916년 전라남도 소록도에 격리시설

시가 연표

1871년 센다이에서 출생
1896년 동경제국대학 의과대학 졸업, 감염병 연구소 입사
1897년 이질균 발견
1901-1904년 독일 1차 유학
1912-1914년 독일 2차 유학
1920년 게이오 의대 교수
1920년 조선총독부 의원장 겸 경성의학전문학교 교장
1926년 경성제대 의학부장
1929년 경성제대 총장
1931년 경성제대 총장 사임
1944년 문화 훈장
1957년 사망

로 자혜의원을 설립하였다. 이후 한센병의 전염성이 매우 낮다는 사실이 밝혀짐에 따라 1920년대 말기 이후 세계적으로 한센병 경증 환자에 대해서는 사회로 복귀시키는 정책이 주류가 되었다. 그러나 일본은 강제격리 방침을 유지하여 전후에도 오래도록 이러한 잘못된 방침을 고집하였다.

시가는 이러한 한센병 환자의 강제격리 방침이 잘못되었음을 일찍부터 알고 있었다. 그는 1920년대 후반경 이러한 견해를 조선 간행 일본어 잡지와 일본 내 의학잡지에 발표하였고, 1927년에는 조선의 의료위생을 실제 담당하는 총독부 경찰의《경무휘보(警務彙報)》지면을 통해 환자를 인류사회와 온전히 격리시켜 비참하게 일생을 마치게 하는 것은 결코 인도적으로 올바른 일이라고 할 수 없다는 주장을 하였다. 그러나 그는 조선 재임 마지막 시기인 1931년 2월 총독부 기관지《조선》에 "나병의 근절책은 아직 격리가 유일한 방법이다. … 세균학이 진보하지 않아서 예방 및 근절 방법을 아직 달리 구할 수 없다"라고 주장하며 한센병 환자의 사회복귀라는 의견을 포기하고 격리수용이라는 과거 일본정부와 총독부의 정책을 지지하였다.

구강 내 세균과 밀러

밀러(W. D. Miller)는 미생물학의 황금시대에 일했다. 파스퇴르(Louis Pasteur)는 박테리아가 설탕을 젖산으로 발효시킬 수 있다는 것을 발견했으며, 마지토(Emil Magitot)는 당의 발효가 실험실에서 치아를 용해시킬 수 있음을 보여 주었다. 박테리아는 1881년에 언더우드(Underwood)와 밀레(Miles)에 의해 썩은 상아질 내부에서 관찰되었는데, 이들은 세 밀러

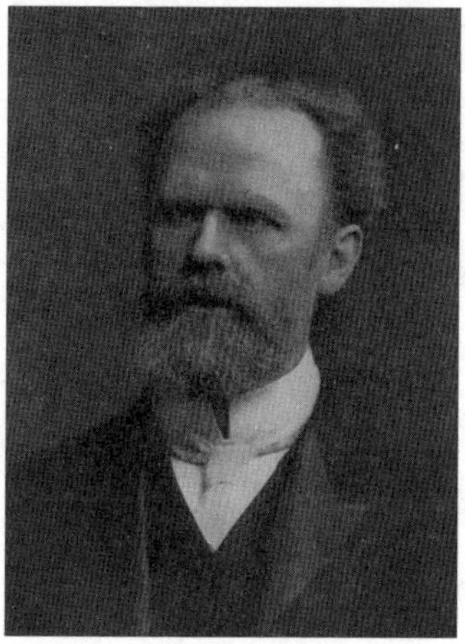

밀러
출처: 위키미디어

균성 산이 치아 미네랄을 제거하는 데 필요하다고 주장했다. 당시 밀러는 구강 내 미생물학 연구를 수행하여 베를린 대학 치과 교수로 임명되었다. 그는 베를린에서 코흐(Robert Koch)의 미생물 실험실에 속하여 연구했는데, 치과에 생물학적 원리를 도입한 연구 프로젝트를 시작했다.

1890년 그는 충치의 화학세균 이론을 공식화했는데, 우식증 이론인 화학세균설(chemico-parasitic theory)에 대하여 호평을 받았다. 단단한 치아 구조에는 두 가지 요소인 산의 작용과 세균의 작용이 항상 존재해 왔고, 치아의 범랑질을 파괴하는 작업은 산의 작용에 의해 완전히 수행되지만, 이 산들은 세균 자체에 의해 분비된다는 것이다. 이는 밀러가 처음 주장한 것이 아니라 언더우드의 이론을 수용한 것이었다. 그는 이 이론에서 설탕의 발효 후 구강세균에 의해 생성된 산에 의해 충치가 발생된다고 주장했다.

화학세균 이론

이러한 화학세균 이론의 원리는 블랙(G. V. Black)과 윌리엄스(J. L. Williams)가 1898년에 치아 표면의 세균막을 독립적으로 설명하는 것으로 보강되었다. 치아 표면의 산을 한 곳으로 모아 타액에 의해 희석되는 것을 방지하는 데는 치아 표면의 생물체인 세균막이 도움이 된다. 이 이론은 우식증의 주요 병원체로서 뮤탄스균(*Streptococcus mutans*)의 역할이 확립된 1950년대에 부분적으로 보완 대체되었다.

국소감염 이론

밀러의 두 번째 주요 공헌은 국소감염 이론이다. 그는 구강 내 미생물 또는 그 제품이 뇌농양, 폐질환 및 위장 문제를 포함하여 구강에서 제거된 부위에서 다양한 질병의 발병에 역할을 한다고 주장했다. 그는 감염을 없애기 위해 치아 제거가 아닌 근관을 치료하고 충진하는 것을 주장했지만, 치아의 완전한 제거는 당시 이미 관행이었다. 이것이 건강증진에 도움이 되는 경우는 드물기 때문에 구강 내 국소감염의 개념은 1940년대에 이르러 신뢰성을 잃었다. 그러나 1980년대에 역학조사에서 치주질환과 조산 및 저체중아 출산의 관련성이 나타나기 시작했고, 다른 심각한 질환인 심혈관 질환과의 연관성이 밝혀졌다. 구강 박테리아가 전신적으로 접근하여 원거리에서 질병을 일으키거나 질병으로 이어지는 면역계에 전반적인 악영향을 유발할 수 있다는 사실은 이제 일반적으로 받아들여지고 있다.

우식증의 원인에 대한 생각에서 파생된 우식예방의 가능성에 대한 밀러의 이해는 명백하게 밝혀졌고 신뢰를 가질 수 있게 되었다. 그는 다음과 같은 우식예방 방법을 제안하였다. 첫째, 치아의 최적 발육을 위한 위생조치, 둘째, 구강 및 치아의 반복적이고 철저한 위생, 산 생성을 현저하게 줄이기 위하여 발효물질의 생산을 줄이고 유기물의 박테리아를 감소시키는 것, 셋째, 산성 발효가 용이한 식품 소비를 금지하거나 제한하여 치아에 해로운 발효제품의 주요 공급원을 제거하는 것, 넷째, 박테리아를 파괴하기 위해 소독제를 사용하거나 적어도 박테리아 수와 활동을 제한하는 것 등이었다. 밀러의 우식예방 방법

1881년에서 1907년 사이에 밀러는 164편의 과학 논문을 독일, 미국 및 영국 학술지에 발표했다. 그의 저술 중에서 가장 유명한 것은 1889년에 독일어로 처음 출판된 《구강 내 미생물(*Mikroorganismen der Mundhöhle*)》로, 이는 《인간 구강 내 세균(*The Micro-Organisms of the Human Mouth*)》으로 영어로 번역되어 더 잘 알려져 있다. 이 책은 독일어판 출간 1년 후에 필라델피아에서 출판되었다. 1906년 그는 미시간 대학교 치과대학 학장으로 임명되었지만, 1907년에 맹장염 수술을 받은 후 사망하였다. 인간 구강 내 세균

(클라우스의 서문)

밀러가 소독제를 적절하고 지능적으로 사용할 수 있는 가능성에 대해 언급하면서 말하고자 한 것은 그의 책에서 상세히 설명되며, 오늘날 이 문제를 해결하는 모든 사람들은 진지하게 고려해야 할 가치가 있다. 철저한 물리적 청결도 소독제가 없다면 부패에 효과가 거의 없을 것이란 말은 밀러가 한 많은 경고 중 하나일 뿐이다. 말할 필요도 없이 그는 연구를 통해 최적의 조건하에서 소독재를 사용한 후에도 미생물 수가 일시적으로는 감소하지 않을 것임을 알았다.

이 책의 가장 흥미로운 부분 중 하나는 세균막의 병인 역할에 대한 밀러의 오해이다. 밀러가 관찰한 결과를 자세히 분석할 수 있다면 세균막의 역할을 해석할 수 있기 때문에 더욱 놀랍다. 이는 그의 임상 경험이 유명한 동료 및 반대자인 블랙과 윌리엄스보다 적었기 때문으로 설명될 수 있다.

그는 치아 표면의 응집체에 주의를 기울여 입안의 액체와 침전물로부터 100가지 이상의 다른 종류의 박테리아를 분리했다. 그럼에도 불구하고 밀러는 실험실에서 산 생성을 위해 박테리아 함유 타액을 사용한 많은 실험을 통해 구강 내 산의 우식 효과를 믿는 것처럼 보였다.

블랙과 윌리엄스에 의해 축적된 증거에 따르면, 1902년 밀러는 '치아 표면의 박테리아 플라크의 존재와 그 의미'에 대한 기사를 실었는데, 그 기사는 자신을 변호하고 치아 표면 매트릭스에 '박테리아 덩어리'의 존재를 지적한 그의 초기 저서의 인용문을 언급하면서 시작된다. 그러나 그가 언급하는 매트릭스는 '두껍게 된 박테리아 집단이 침입한 에나멜 큐티클'이었다. 밀러는 우식증 과정에서 에나멜의 모든 연화가 산의 작용에 기인하고, 그 자리에서 박테리아에 의해 배설되는 산에 의한 것이라는 윌리엄스의 의견을 확대한다.

밀러는 "다른 사람들은 윌리엄스와 의견이 달라서, 박테리아가 에나멜 커버 표면을 코팅하거나 젤라틴성 물질로서 에나멜과 직접 접촉하여 산을 생성하며, 그 필름 아래 생성된 산만이 우식을 시작한다고 주장한다. 타액에 분포된 산은 우식증에 영향을 미치지 않는다"라고 했다. 또한 블랙을 인용하면서 "치아의 우식은 입의 상태에 따라 신경을 유발하는 미생물이 젤라틴 플라크를 형성하여 치아 표면에 붙어 있는 것부터 시작된다. 나는 이 세균막의 성격이 명확한지 확신할 수 없다. 또 세균막의 중요성이 과대 평가되지는 않았는지 모르겠다"라고 언급하였다.

따라서 밀러가 치아 우식 유발 환경에서 특별한 요인으로 다당류를 생각하지 않았다는 것은 명백하다. 사실 밀러는 그의 책(19, 22, 23쪽)에서 탄수화물에 작용할 수 있는 신진대사 활성균 중 하나인 덱스트란 형성에 대해 언급했는데, 이를 '미생물의 중요한 징후'라고 불렀다.

밀러는 세균막의 중요성에 대한 인식이 부족해서, 구강액과 다른 탄수화물의 혼합 실험 결과 전분이 설탕보다 우식적이라고 생각하는 이유를 설명한다. 자당 첨가보다 더 많은 산성, 즉 쉽게 녹을 수 있는 설탕은 곧 타액과 함께 희석되어 무해한 것으로 간주되는 반면, 탄수화물인 전분은 치아에 더 오랫동안 달라붙어 결과적으로 설탕보다 더 우식적이라는 것이다.

모든 한계에도 불구하고 밀러의 《인간 구강 내 세균》은 매우 큰 가치가 있다. 이 책의 각 페이지는 우리가 가진 치의학에서 가장 위대한 인물의 창조적이며 반짝이는 생각을 보여 주고 있다.

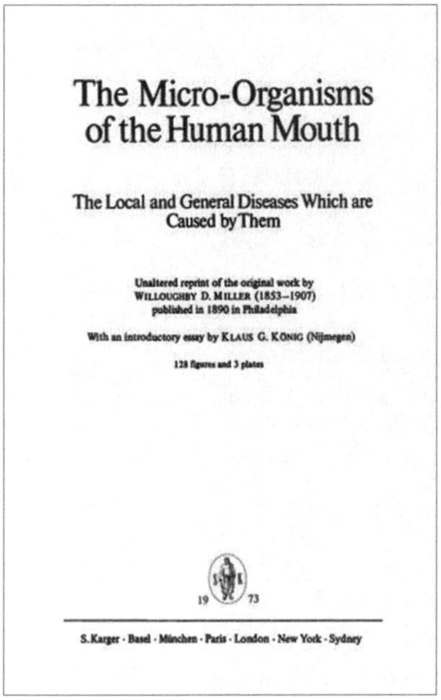

The Micro-Organisms
of the Human Mouth

The Local and General Diseases Which are
Caused by Them

Unaltered reprint of the original work by
WILLOUGHBY D. MILLER (1853–1907)
published in 1890 in Philadelphia

With an introductory essay by KLAUS G. KÖNIG (Nijmegen)

128 figures and 3 plates

19 73

S. Karger · Basel · München · Paris · London · New York · Sydney

밀러의 저서《인간 구강 내 세균》

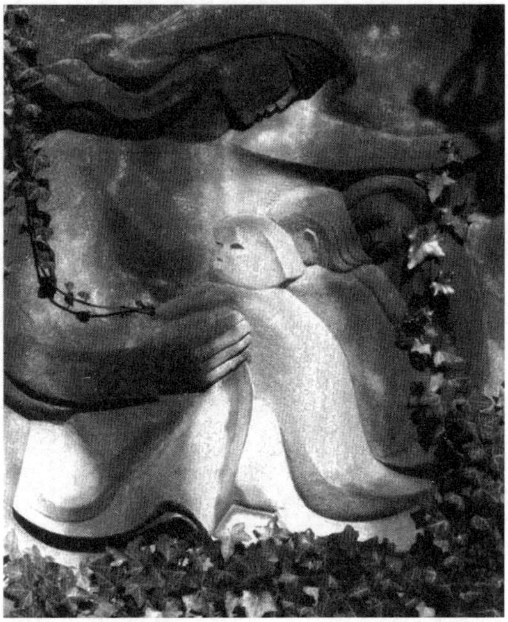

밀러 기념비(미시간 대학교)
출처: 위키미디어

(밀러의 서문)

현재 유행 중인 세균학 방법의 도입은 치아와 구강병리 영역에서 주요한 발견을 이끌어내었고, 이는 치과의사와 일반의사에게 동일하게 중요한 영역이 되었다.

무수히 많은 미생물이 인간의 입안에 끊임없이 존재한다는 것과, 적절한 상황하에서는 미생물이 구강건강뿐 아니라 일반건강에 영향을 줄 수 있다는 것이 모든 의문을 초월하여 확립되었다. 이러한 미생물들은 치과의사가 치료하는 치아와 인접 부분의 질병에 영향을 끼치고, 아주 심각한 국소적·전신적 장애를 유발한다.

이러게 입안의 치아, 점막의 미생물 및 그 부산물의 직접적인 작용에 의해 다양한 질환이 발생하며, 한편으로는 대량의 박테리아를 직접 삼키는 것으로, 다른 한편으로는 부분적으로 폐로 운반함으로써, 그리고 11장에 설명된 여러 가지 방법으로 혈액이나 림프관에 들어가 생성될 수 있다.

인체의 가장 중요한 입구인 입에 박테리아 육성을 위한 탁월한 장이 존재함이 최근에야 주목을 받기 시작하였다.

나의 노력의 목적은 다음 페이지에서 인간 입안의 박테리아 성장의 본질과 범위, 그들이 일으킬 수 있는 재앙에 대한 이해를 높이고, 그에 따른 일반의학의 한 분야인 치과치료 및 치과위생의 중요성에 대한 적절한 이해를 가져오는 것이다.

이 책의 내용은 주로 미국·영국 및 독일의 다른 저널에 출간된 조사의 일부로 구성되어 있으며, 부분적으로는 처음으로 여기에 발표한다. 처음 3개 장은 세균학을 연구하지 않은 독자들을 위해 특별히 고안된 것으로, 세균학의 기초원리에 관한 지식 없이는 입안에 있는 미생물 작용에 대한 이해를 얻는 것이 전혀 불가능하기 때문에 넣게 되었다.

이 책의 발간에 많은 분들의 도움을 받았다. 특히 레르부크(Lehrbuch)에게는 세균, 프리게(Flügge)에게는 세균배양에 대해 도움을 받았음을 언급하고자 한다. 또한 내 친구인 오하이오주 신시내티의 프랭크 틸리(Frank Thilly)로부터 받은 무한한 도움에 감사를 표한다.

1890년 5월

베를린에서

추가 읽기

세균설 확립과 파스퇴르

파스퇴르. 김학현 역.《자연발생설 비판》. 서해문집, 1998.

세균 질병설과 코흐

Koch, Robert. "Die Aetiologie Der Tuberculose: Nach Einem in Der Physiologischen Gesellschaft Zu Berlin Am 24. März Cr. Gehalten Vortrage." *Berliner Klinische Wochenschrift*. 1882; 19.15. Print.

사회의학 및 세포병리학과 피르호

Virchow, Rudolf and Frank Chance. *Cellular Pathology: As Based Upon Physiological and Pathological Histology, Twenty Lectures Delivered in the Pathological Institute of Berlin During the Months of February, March and April, 1858*. New York: R. M. De Witt, 1860. Internet resource.

Virchow, Rudolf. *The Freedom of Science in the Modern State: A Discourse Delivered at the Third General Meeting of the 50th Conference of the German Association of Naturalists and Physicians at Munich, on the 22nd of September, 1877. with a New Pref. by the Author. Translated from the German, with the Author's Sanction*. London: Murray, 1878. Print.

일본 현대의학과 기타사토

Kitasato, S. "The Bacillus of Bubonic Plague." *Lancet* 1894; 2: 428-430.

Shiga, K. "Ueber den Erreger der Dysenterie in Japan. Vorlaufige Mitteilung." *Zentralbl Bakteriol Microbiol Hyg*. 1898; 23: 599-600.

식민지 한국의학과 시가

기창덕.《韓國齒科醫學史》. 민족문화문고간행회, 1987.

마쓰다 도시히코.《시가 기요시와 식민지 조선》. 한림대학교 일본학연구소, 2014.

이한수.《韓國齒學史》. 서울大學校出版部, 1988.

Li Y. et al. "The Historical Development of Dentistry in China." *Bull Hist Dent*. 1986; 34.

Shiga, K. "Ueber den Erreger der Dysenterie in Japan. Vorlaufige Mitteilung." *Zentralbl Bakteriol Microbiol Hyg*. 1898; 23: 599-600.

구강 내 세균과 밀러

Miller, W. D. "The Human Mouth as a Focus of Infection." *Dent Cosmos.* 1891; 33: 689, 789, 913.

Miller, W. D. *The Micro-Organisms of the Human Mouth.* Unaltered reprint of the original work by Willoughby D. Miller published in 1890 in Philadelphia with an introductory essay by Klaus G. Konig(Nijmegen). Basel: S. Karger, 1973.

Pallasch, T. J. and M. J. Wahl. "Focal Infection: New Age or Ancient History?" *Endodontic Topics.* 2003; 4: 32-45.

4 산업화와 치과의료

의·산 복합체

19세기 이후 보건부문에 대한 사회적 지출이 급격히 증가하고 이것이 제조업 부문의 성장과 연결됨에 따라 경제적으로 매우 특이한 현상이 나타나는데, 이를 '의·산 복합체(medical-industrial complex)'라고 하였다. 먼저 보건의료 부문은 이윤이 많이 남고, 수요가 거의 무한정하며, 시장이 고정되어 있고, 경우에 따라서는 국가가 그 이익을 보장해 주는 역할을 했기 때문에, 상업적 이윤을 추구하는 자본에게는 매우 매력적인 투자 대상이었다. 보건부문 성장의 다른 이유는 생활수준이 향상됨에 따라 '건강'을 포함한 모든 서비스와 상품에 대한 소비가 증가하는 경향이 있었고, 또한 의료부문에 급격한 혁신이 있었기 때문이었다. 혁신의 동력은 과학적 의학(scientific medicine)을 근간으로 하는 현대의학의 근본적 속성이기도 하고, 혁신에 의해 유발된 많은 경제적 이익이기도 하였다.

경질고무

1844년 찰스 굿이어(Charles Goodyear)는 경질고무(Vulcanite) 가공처리에서 특허를 받았는데, 이 경질고무는 상실 치아를 위한 고무 베이스의 제조에 아주 적합한 좋은 재료였다. 굿이어 회사는 1866년 경질고무 사용에 대해 치과의사로부터 특허료를 받으려 하였는데, 이러한 특허권 주장은 치과의사의 직업적 독립성을 크게 위협하였으며, 이러한 위협은 1881년 그 특허권이 소멸할 때까지 계속되었다.

굿이어 회사에 대한 직접적인 경제적 압력과는 별도로, 틀니 제작이 간편해지고 저렴해짐에 따라 틀니를 기업적으로 생산할 수 있게 되었고, 독립적으로 시술하는 치과의사의 기술이 그다지 필요치 않게 되었다. 따라서 기업이 치과의사를 고용해서 대중에게 직접 저렴한 가격의 틀니를 공급하는 진료형태가 처음 나타난다. 경질고무가 발명되어 틀니 가격이 저렴해지고 많은 사람이 쉽게 틀니를 착용할 수 있게 됨에 따라 치과의료서비스의 잠재적 수요도 증가하였다. 그러나 한편 이러한 값싼 재료의 발명은 전문 직업인의 지위를 위협하는 것이기도 했다.

치과용 엔진

1872년에 모리슨(James B. Morrison)은 치아를 삭제하기 위해 발로 밟아서 동력을 전달하는 치과용 엔진을 발명하여 치아 금관과 인공치아 제작이 가능하게 되었다. 치과의사와 환자 모두 이 방법에 만족하였고, 이로써 구강 내 치아를 삭제하는 새로운 치과진료 시대가 시작되었다.

뢴트겐 / X 레이

1895년 뢴트겐(Wihelm Röntgen)은 독일에서 X레이를 발명하였고, 이듬해인 1896년 초 켈스(C. E. Kells)와 모턴(J. W. Morton)은 미국에서 처음으로 치과진료에서 X레이를 사용하였다. 20세기에 치과진료는 보다 심미적인 레진 진료법을 개발하였고, 치조골 증식술과 임플란트로 그 지평을 확대하였으며, 또한 생명과학에 근거한 치과진료로 그 위상을 확고히 하였다.

일반대중이 치과학과 치과의료에 높은 사회적 지위를 부여하게 된 것은 주로 그것이 현대과학의 성과를 반영하고 있다고 생각하기

마취학

때문이다. 19세기 후반에 마취학이 발달하고, 20세기 들어 항생제가 발견되며, 모터에 의해 작동하는 치아절삭기가 개발됨에 따라 치과진료와 치과의사는 대중으로부터 크게 신뢰를 얻게 되었다. 치과진료는 과거에 비해 더 안전하고 통증도 얼마 없을 뿐 아니라 훨씬 더 효과적인 것으로 인식되었다. 의사가 전문인으로 인정받게 된 것은 치과의사보다 훨씬 앞선 일이지만, 의사를 찾아가는 것이 병을 그냥 방치하는 것보다 득이 된다는 믿음을 가지게 된 것은 20세기 이후의 일이다. 이러한 과학적 지식의 응용으로 20세기 이후 레진이 아말감을 대체하는 새로운 충전재로 부각되었고, 빠진 치아의 임플란트 매식 보철이 일반화되었으며, 골이식도 보편화되고 있다.

아말감 전쟁

아말감은 19세기 초 프랑스에서 처음 개발된 후, 1833년에 크로쿠르(Crawcour) 형제에 의해 미국에 소개되었다. 당시 충전재로 사용하던 금(gold foil)에 비해 가격이 저렴하고 조작이 쉬워서 널리 이용되기 시작했는데, 특히 무자격자들을 통해 널리 보급되었다. 이들은 아말감을 황실용 대용 광물(royal mineral succedaneum)이라 부르면서 대대적으로 홍보하였다.

1843년 미국치과의사회(American Society of Dental Surgeon)는 2차 총회에서 문제를 제기하고 아말감을 충전재로 쓰는 것을 부적합 진료(malpractice)로 규정하여 그 사용을 금지하기로 결정하였다. 이 결정의 근거는 무자격자들이 아말감을 마구잡이로 사용하여 불량한 충전 사례가 늘어나는 것을 방지해야 하며, 아직 이론적 근거가 정립되지 않은 상태에서 경험에만 의존해 새로운 재료를 공인할 수는 없다는 것이었다. 아말감의 성분과 성질에 대한 이론적 기초는 1890년대 블랙(G. V. Black)에 의해 비로소 정립되었다. 블랙은 저서 《인간 치아 해부 및 보존치료와 치과병리(*A Descriptive Anatomy of Human Teeth and Operative Dentistry and Dental Pathology*)》를 발간하고, 1895년에 와동충전의 표준화와 아말감 제조에 관한 중요한 논문인 〈충전재의 물리적 성질(Physical Character of Filling Material)〉을 *Dental Cosmos*에 발표했으며, 1896년 아말감 치료에 관한 교과서 《보존치과 지침(*Manual of Operative Dentistry*)》을 발간하였다. 그의 치료법은 현재에도 보존치료의 지침이 되고 있다.

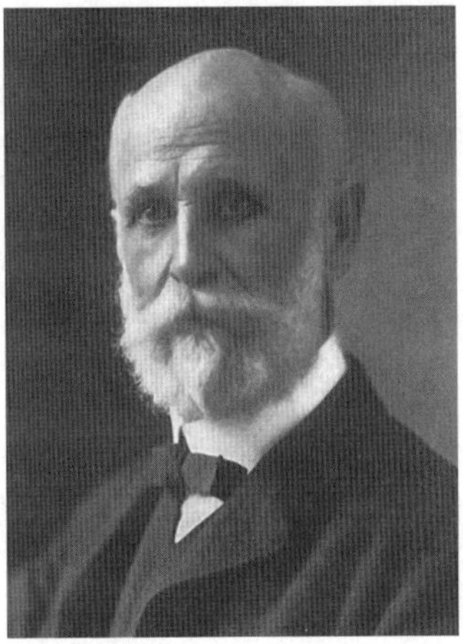
블랙
출처: 위키미디어

아말감 전쟁

'아말감 전쟁'으로 알려진 사건은 1850년대 주요한 국가적 치과의사단체의 해산을 촉발했다. 미국치과의사회는 금 대신 아말감을 사용하는 것을 반대하였다. 아말감 반대론자들은 아말감에 포함된 수은이 위험하며, 수은의 체내 반응에 대한 과학적 근거가 빈약하다고 생각했고, 아말감 충전 사용을 돌팔이 짓으로 여겼다. 이러한 결정은 치과의사들의 전문직종으로서의 지위를 강화하려는 것이었으나, 이때부터 수년간 아말감 전쟁이 진행되었다.

당시 국가와 지역사회는 치과의사를 위한 공식적 치과대학 교육을 권장였으나, 19세기 후반 미국에서는 소수의 치과의사만이 치과대학을 졸업하였다. 1870년대에 미국 7,839명의 치과의사 중 16%인 1,305명만이 치과대학 졸업장을 가지고 있었다.

아말감은 비용이 저렴하고 조작이 간편하며 내구성이 좋아 무자격자만이 아니라 치과의사들도 대중적 치과치료재로 널리 사용하게 되었고, 많은 치과의사들이 미국치과의사회에서 탈퇴하였다. 이후 회원수와 참석률이 감소하여 단체를 유지할 수 없게 되어 최초의 치과의사 조직이었던 미국치과의사회는 1856년 해산되었다. 이후 아말감은 치과치료의 대중화에 크게 기여하게 된다.

틀니 특허 분쟁

불카나이트(경질고무)

19세기 중엽 굿이어(Goodyear) 형제가 고무를 경화(硬化)시켜 '불카나이트(Vulcanite, 경질고무)'라는 이름으로 특허권을 따낸 뒤, 이것에 도치(陶齒, porcelain teeth))를 심는 틀니의 기본인 의치상(denture base)으로 사용하게 되면서 경질고무는 기존에 사용하던 금(金)을 대신해 크게 유행하게 되었다. 인공 합성 레진(resin)이 개발되어 경질고무를 대체한 것은 1930년대이다. 특허권을 확보하고 있는 '굿이어 치과 경질고무 회사(Goodyear Dental Vulcanite Company)'는 1860년대부터 경질고무를 사용하는 치과의사를 상대로 사용료 지불을 요구하고 이에 불응하면 제소하기 시작했고, 그 뒤로도 사용료를 지불하지 않는 치과의사를 찾아내어 고소하는 일을 중단하지 않았다. 경질고무를 둘러싼 갈등은 급기야 살인사건으로까지 이어졌다. 1879년 4월 샌프란시스코에서 젊은 치과의사 칼판트(Samuel Chalfant)가 회사의 실권자인 베이컨(Josiah Bacon)을 권총으로 살해한 것이었다.

경질고무는 견고하고 내구성이 뛰어나며 탄력 있는 소재였는데, 수많은 치과진료 중 가장 수익성이 높은 것은 보철물이었다. 경질고무로 만든 틀니판이 50% 더 가볍고, 전통적인 금과 은 모형보다 80% 저렴하며, 환자의 잇몸에 쉽고 단단히 밀착되었다. 어색한 스프링이 아닌 경질고무가 만들어낸 흡입력은 잇몸에서 틀니가 떨어지지 않게 하였다. 이제 틀니는 더 잘 어울리고, 더 편안해졌으며, 더 자연스러워졌다. 틀니를 낀 착용자는 편하게 말하고 미소 지을 수 있으며, 자연 치아가 있는 사람들이 먹는 야채도 먹을 수 있었다.

경질고무는 치과에 혁명을 일으켰다. 틀니가 더 이상 부자의 소유물이 아니었다. 이제 일반인도 또 다른 혁신인 아산화질소 덕분에 아프고 썩은 치아를 거의 고통 없이 뺄 수 있었으며, 저렴한 가격으로 틀니를 사용하게 되었다. 치과의사들은 치아치료를 하는 것보다 치아를 빼고 틀니로 교체하는 것이 훨씬 쉬워졌다. 때문에 치과 학술지에서는 틀니를 위한 상하지 않은 치아의 발거에 대한 주의를 언급했다.

경질고무 회사는 치과의사에게 연간 35~50달러의 허가비용과 의치당 1~2.50달러의 사용료를 부과했다. 치과의사들은 이에 저항하여 경질고무 회사의 특허가 무효이며 과도한 요금을 부과한다고 주장했다. 치과 전문 잡지들은 이 회사의 실권자인 베이컨에 대해 분개하였다.

경질고무 의치판을 발명한 사람은 존 커밍스(John Cummings)라는 보스턴의 치과의사였다. 그는 1852년 고무 의치를 특허화하고자 특허청에 통보했다. 당시 고무 의치가 이미 광범위하게 사용되었기 때문에 1855년 그의 특허는 거부되었지만, 커밍스는 베이컨의 지지로 특허 출원을 지속하였다. 그는 3건을 더 청구했으며, 결국 1864년에 특허를 받았고 경질고무 회사가 설립되었다. 이 특허는 1881년 소멸될 때까지 17년 동안 유효하였다.

커밍스가 특허를 경질고무 회사에 이전하기 위해 신속하게 준비했고, 베이컨은 계약을 성사시켰다. 그는 이제 틀니 진료를 장악할 수 있는 수단을 가진 셈이었다. 베이컨은 경질고무 회사의 재무였으며,

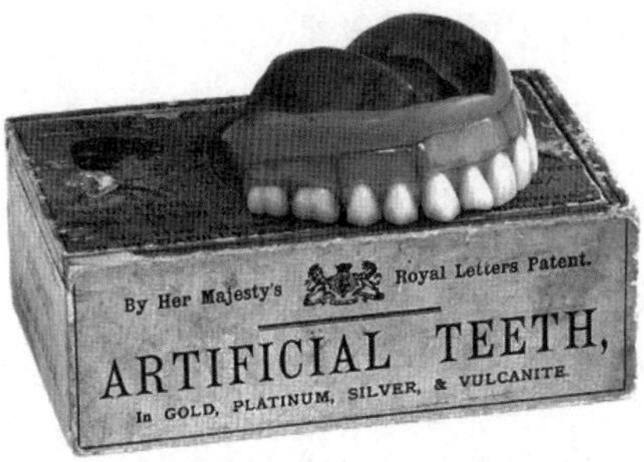

경질고무(Vulcanite) 틀니

경질고무로 치과에서 틀니판을 만드는 방법의 특허 소지자였다. 그 당시 치아는 세라믹으로 만들어졌는데, 그는 1866년부터 미국에서 경질고무로 의치를 만드는 치과의사로부터 면허료와 사용료를 징수하기 위한 캠페인을 벌였고, 이후 13년 동안 경질고무 치과 특허를 침해하고 있는 치과의사를 추적 및 고발하여 미국 치과계를 압박했다. 치과사학자 링(Malvin Ring)은 이를 '치과 전문인이 견뎌낸 가장 심각한 박해 중 하나'라고 했다. 치과의사들은 법정 방어기금을 조성하였고, 전국 각지의 법원에서는 전투가 벌어졌다. 그러나 치과의사들은 언제나 패배하였고, 베이컨은 결국 특허를 계속 유지하였다.

치과의사들은 이 사건을 1872년 대법원에 항소하였고, 커밍스 특허의 유효성에 대한 하급 법원의 판결을 지지하면서 대법원은 이 항소를 기각했다. 치과의사들은 막다른 골목에서 선택의 여지가 없는 것처럼 보였는데, 화이트(S. White)가 베이컨의 가장 치밀한 계획을 밝혀냈다. 즉 베이컨이 사건의 원고 및 피고 양측에 변호인을 고용했고 피고 측에 관여하여 항소 자금을 지원하였음을 파악하고, 치과의사의 변호사가 베이컨으로부터 명령을 받았다는 사실을 들어 항의하였다. 역사상 처음으로 대법원은 결정을 뒤집었다. 치과의사들은 하등 법원을 통해 부당성을 호소하였으나, 최종적으로 대법원은 1877년 커밍스 특허가 유효함을 인정하였고, 결국 치과의사들은 이를 수용하였다. 커밍스의 특허는 유효했으며 베이컨과 회사는 특허 기간 동안 치과의사에게 행하는 조치가 적합하다는 것을 알릴 수 있었다.

승리를 거둔 베이컨은 새로운 열정으로 자신의 캠페인에 뛰어들었고, 해안을 따라 여행하면서 아직도 많은 수의 저항하는 치과의사들을 채찍질했다. 결국 많은 치과의사들이 순응하였다.

칼판트는 이러한 것은 불합리하다고 생각하여 베이컨에게 돈을 지불하기보다는 1873년 델라웨어주 윌밍턴에서 첫 번째 치과를 폐업했고, 2년 후 세인트루이스에 있는 치과도 똑같이 문을 닫았다. 1879년 샌프란시스코에서 부활절 주일 아침에 칼판트는 베이컨의 호텔방으로 들어가 베이컨을 권총으로 살해한 후 경찰에 자수한다. 칼판트는 6년 동안 복역한 후 1885년 사면되었고, 샌프란시스코로 돌아가서 치과진료를 다시 시작하였다.

마취의 발견

마취를 뜻하는 단어 'anesthesia'는 '감각(esthesia)이 없다(an)'는 그리스어에서 유래되었다. 의사 롱(Crawford W. Long)은 1842년 에테르를 사용하여 마취 후 목에 있는 낭종을 제거하였고, 치과의사 웰스(Harace Wells)는 1844년 아산화질소를 사용하여 발치 고통이 없는 시술을 하였다. 그는 자신의 조수이자 동업자였던 모턴(William T. G. Morton)의 주선으로 1845년 매사추세츠 종합병원(Massachusetts General Hospital)에서 통증 없는 치아 발거를 위한 마취 시범을 보였으나, 실패하여 사기꾼 취급을 받기도 했다. 1846년 당시 하버드 의대 학생이었던 치과의사 모턴은 이 매사추세츠 종합병원에서 에테르를 사용하여 통증 없는 외과수술에 성공하였고, 호름스(Oliver Wendell Holmes)는 모턴에게 보낸 편지에서 이를 '마취(anesthesia)'라고 하자고 제안하였다.

마취

웰스

모턴

산과의사인 심슨(James Y. Simpson)은 1847년 출산 중 통증이 있는 여성에게 클로로포름을 투여하였고, 이후 클로로포름은 수술과 치과 치료를 위한 대중적 마취법이 되었다. 프라바즈(Charles Pravaz)와 우드(Alexander Wood)는 1853년 피하 주사침(needle)을 독자적으로 발명했는데, 이 주삿바늘은 아일랜드의 린드(Francis Rynd)가 1845년에 대중화한 주사기(syringe)에 부착되었다. 1847년 이후 전임 마취의사였고 후에 런던 콜레라 수돗물 역학 연구로 유명해진 스노(John Snow)는 빅토리아 여왕 출산 시 클로로포름으로 마취하였다.

비어(August Bier)는 1898년 코카인을 이용해 최초로 척추마취를 했는데, 10년 후 정맥주사 부분 마취법인 비어법을 보급했다. 그러나 코카인은 부작용이 많았다.

니만(Albert Niemann)은 코카인으로부터 벤조산을 가수분해했는데, 1903년 국소마취 특성을 가진 다른 벤조산 에스테르로 아미로카인(amylocaine, stovaine)이 소개되어 자극성 부작용이 밝혀질 때까지 척추마취에 널리 사용되었다. 1904년 아인호른(Alfred Einhorn)은 파라 아미노 벤조산 유도체를 특허했는데, 이 화합물은 국소마취를 근본적으로 바꾸었고, 그는 새로운 마취제를 노보카인(Novocain)으로 명명했다. 노보카인은 1905년 브라운(Heinrich Braun)에 의해 진료에 도입되었고, 1910년 피셔(Guido Fischer)는 미국의 치과진료에 노보카인 사용을 소개하였다.

노보카인

1940년대 중반 스웨덴의 화학자인 뢰프그렌(Nils Löfgren)과 룬트퀴스트(Bengt Lundquist)가 리도카인(lidocaine)이라 불리는 새로운 국소마취제를 개발하였다. 리도카인은 아미노 아미드 유도체로서 고온에서도 안정한 화합물로 에스테르 국소마취제의 부작용인 알레르기가 없었다. 현재 많은 치과의사들은 리도카인을 임상적 국소마취제로 사용하고 있다.

리도카인

웰스의 아산화질소(웃음가스) 마취

웰스(Horace Wells)는 1815년 하트퍼드에서 태어나 1834년 19세의 나이에 보스턴에서 2년간의 견습 과정으로 치과학을 공부하기 시작했다. 최초의 치과대학은 볼티모어에서 1840년에 시작되었다. 웰스

23세의 웰스는 〈치아에 관한 에세이(Essay on Teeth)〉라는 소책자를 출판하여 예방치과학, 특히 잇솔 사용에 대한 그의 아이디어를 소개했다. 소책자에서 그는 치아발달과 구강질병에 대해서도 언급했는데, 식이·감염 및 구강위생을 중요한 요인으로 꼽았다. 보스턴에서 치과훈련을 마친 후, 웰스는 1836년 4월 하트퍼드에 자신의 치과를 열었고, 1843년에는 모턴과 보스턴에서 함께 진료했다.

1844년 12월 웰스와 그의 아내인 엘리자베스(Elizabeth)는 가드너 퀸시 콜턴(Gardner Quincy Colton)의 행사에 참석하여 아산화질소의 영향을 목격했다. 행사 도중 현지 약사 사무원 쿨리(Samuel A. Cooley)가 아산화질소에 취하여 다리를 쳤을 때 반응하지 않았는데, 그는 후에 자신의 행동을 기억할 수 없었지만 무릎의 찰과상과 타박상 흔적을 발견했다. 이 행사에서 웰스는 아산화질소의 진통성에 대한 잠재력을 깨달아, 다음날 직접 아산화질소를 흡입하고 치아를 빼는 실험을 하였다. 고통을 느끼지 못했던 성공적인 실험 이후, 웰스는 그의 치과에서 적어도 12명의 환자에게 아산화질소를 사용한 무통 발치를 수행했다. 1844년 하트퍼드에는 병원이 없었기 때문에 그는 보스턴이나 뉴욕에서 새로운 결과를 보여 주려고 했다. 그는 1845년 1월에 이전의 견습생이자 동료였던 모턴을 통하여 보스턴에 가기로 했다. 모턴은 당시 하버드 의과대학에 등록되어 있었고 웰스의 생각을 소개하는데 동의했지만, 사실 아산화질소의 사용에는 회의적이었다. 아산화질소

웰스는 1845년 1월 20일 보스턴의 매사추세츠 종합병원에서 의

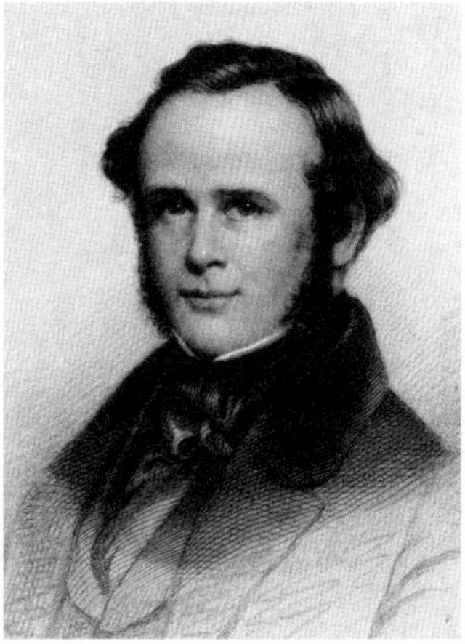

웰스
출처: 위키미디어

대생 환자에게 무통 발치를 보여 주었다. 그러나 아산화질소 가스가 부적절하게 투여되었고 환자는 고통스러워했다. 나중에 환자가 통증을 느끼지 않았으며 언제 치아가 추출되었는지 알지 못했다고 인정했지만, 당시 청중은 '사기꾼'이라고 그를 몰아붙였다. 그는 엄청난 정신적 타격을 받아 1845년 초 자신의 치과를 폐업했다.

웰스는 1847년 초에 파리로 여행했으며, 자신의 마취 발견에 대하여 왕립의학학회(Academie Royale de Medicine)와 파리의학협회(Paris Medical Society)에서 인정해 줄 것을 요청했다. 1848년에는 뉴욕 맨해튼에서 홀로 살면서 에테르와 클로로포름에 대해 실험하면서 이들 약품에 중독되었다. 당시 클로로포름과 에테르의 효과에 대해서는 알려지지 않았다. 1848년 1월 21일 웰스는 거리로 달려가 매춘부의 옷에 황산을 던져 뉴욕의 악명 높은 감옥에 수용되었다. 약물중독에서 어느 정도 회복된 후, 그는 1월 24일 통증을 없애기 위해 마취제인 클로로포름을 흡입한 후 왼쪽 대퇴동맥을 면도칼로 찢어 감옥에서 자살했다.

그가 죽기 12일 전에 파리의학협회에서는 고통 없는 수술법을 발견하고 수행한 최초의 인물로 그를 표창했고, 그는 명예회원으로 선출되어 명예 MD 학위를 수여받았다. 그러나 웰스는 이러한 결정을 알지 못했다. 미국치과의사회(American Dental Association)는 1864년에 마취 발견자로 웰스를 기리고, 미국의사회(American Medical Association)도 1870년에 그의 업적을 인정했다.

모턴의 에테르 마취

모턴(William Thomas Green Morton)은 1846년 흡입 에테르를 외과 마취제로 사용하는 것을 처음 공개적으로 시연한 미국의 치과의사이다. 모턴

그는 한때 보스턴에서 사무원 및 세일즈맨으로 일했는데, 1840년 볼티모어 치과대학에 입학하여 틀니를 금판에 붙이는 새로운 기술을 개발하여 평판을 얻었다. 1842년 그는 코네티컷주 하트퍼드에서 치과진료를 하기 위해 대학을 그만두었고, 치과의사 웰스(Horace Wells)와 함께 공동 개원하여 진료하였다. 1844년 가을, 그는 하버드 의과대학에 입학하여 찰스 잭슨(Charles Thomas Jackson)의 화학 강의에 참석하여 에테르의 마취 가능성을 알게 되었다. 그러나 그는 졸업하지 않고 하버드를 떠났다.

1846년 9월 모턴은 환자에게 에테르를 투여한 후 고통 없이 치아를 빼는 무통 발치술을 시행했다. 에테르 이에 대한 신문기사를 읽은 보스턴의 외과의사인 비글로(Henry Jacob Bigelow)는 1846년 10월 16일 매사추세츠 종합병원(MGH) 수술실에서 에테르 시연을 준비했다. 워런(John Collins Warren)은 환자인 애벗(Edward Gilbert Abbott)의 목에서 통증 없이 종양을 제거했다. 이후 홈스(Oliver Wendell Holmes)는 모턴에게 보낸 편지에서 이 상태를 '마취(anesthesia)'라고 명명하자고 제안하였다. 이 에테르 사용에 대한 소식은 전 세계로 급속도로 퍼져나갔고, 영국 런던에서 치과의사 로빈슨(James Robinson)과 부티(Francis Boote)에 의해 에테르를 사용한 무통 발치술이 시행되었다. 시연장이었던 MGH는 '에테르 돔(Ether Dome)'으로 알려져, 이 역사적인 사건을 알려주는 기념물로 보존되었다. 시연이 끝난 후 모턴은 애벗이 흡입한 물질을 '레티온(letheon)'으로 언급하면서 숨기려고 했지만, 곧 '에테르'임이 밝혀졌다.

이 시범이 있은 지 한 달 후, 특허받은 '레티온'이 에테르임을 널리 알려졌고, 의사단체들은 인간적이고 과학적인 직업인 의료행위에서 특허는 부당하다고 비난했다. 모턴은 그의 동료들이 에테르를 사용하는 것을 제한하지 않을 것이라고 공표하고, 특허의 동기는 에테르의 유능한 관리를 보장하고 그것의 오용이나 남용을 방지하기 위한 것이라고 주장했다. 그러나 그가 에테르 관리의 신용을 추구하고 이익을 얻는 것은 다른 의사, 특히 스승이었던 잭슨의 경쟁적 주장과 그가 개발하는 동안의 사기와 가까운 전술 때문에 복잡해졌다. 해외에서 특허를 얻으려는 모턴의 노력이 알려지면서 에테르를 사회를 위해 조건 없이 사용하도록 하겠다던 주장이 훼손된 것이었다. 하지만 곧 에테르는 특허 없이 일반 용도로 사용되었다.

1846년 12월 모턴은 국회에 '국가 보상'을 위해 10만 달러를 신청했지만, 이는 잭슨과 웰스가 서로 에테르 발견자라는 주장에 의해 복잡해졌기 때문에 받아들여지지 않았다. 그는 1849년, 1851년, 1853년에 비슷한 청원을 하였으나 모두 실패했고, 이후 미국 정부를 고소하여 그의 업적에 대해 보상을 받으려고 했으나 이 역시 실패했다. 그러나 사회단체는 모턴의 업적을 인정하여 10만 달러를 모금하였다.

한편 1842년 3월에 마취제로 에테르를 사용했던 조지아의 외과의사 롱(Crawford Williamson Long)의 연구가 모턴의 연구보다 선행되었다. 롱은 여러 차례 조지아의 의사들에게 그 사용법을 보여 주었지만, 1849년에서야 의학 및 외과 학회지에 에테르를 사용한 선구적 시술을 보고했다. 이제 에테르는 '마취'라고 불리는 의학적 및 과학적 연구의 핵심 요소가 되었고 혁신적 수술법 개발을 가능하게 했다. 이 소식은 모턴과 웰스 및 잭슨 사이에 발생했던 마취 특허권 다툼을 없애는 데 도움이 되었다.

모턴은 1862년 가을 외과의사로 포토맥(Potomac) 전투에 합류하여 전투에서 2,000명 이상의 상처 입은 군인에게 에테르를 사용했다.

1868년 7월 그는 아내와 마차를 타고 집으로 가는 도중 갑자기 마차에서 내려 센트럴파크의 호수로 뛰어들었다. 그는 뇌졸중을 앓았기 때문에 이 특이한 행동은 곧 치명적이었고 결국 사망하였다.

치과용 드릴

1790년 조지 워싱턴의 치과의사 중 한 명으로 알려진 아이작 그린우드의 아들인 존 그린우드(John Greesood)는 '치과 발판 동력기(dental foot engine)'를 발명하였는데, 그는 드릴을 회전시키기 위해 어머니가 사용하던 재봉틀의 발판을 이용하여 바퀴를 회전시켰다고 한다. 미국의 치과의사인 플래그(Josiah Flagg)는 치과환자를 위한 최초의 의자를 제작하였는데, 목제 의자에 조정 가능한 머리 받침을 장착하기 위하여 팔 연장을 붙였다. 1825년 스톡턴(Samuel Stockton)은 인공치아의 상업적 제조를 시작하였고, 그의 회사(S. S. White Dental Manufacturing Company)는 19세기 내내 치과물품 공급시장을 지배하였다. 1832년 제임스 스넬(James Snell)이 처음으로 등받이 치과용 의자를 발명하였고, 1877년 최초의 펌프형 유압 치과용 의자(Wilkerson chair)가 소개되었다. 치과용 의자

1871년 제임스 모리슨(James B. Morrison)은 처음으로 상업적으로 제조된 발판 치과용 엔진을 특허했는데, 그의 저렴하고 기계화된 도구는 에나멜과 상아질을 부드럽고 빠르게 자를 만큼 충분한 속도로 치과용 버(bur)를 사용하여 치과진료에 혁명을 일으켰다. 1871년에 발판 치과용 엔진을 도입했을 때 핸드피스(handpiece)라고 불리는 척 형태 핸드피스

의 발명품(burs, drills, abrasive wheel, disc와 point, 그리고 작은 회전 공구의 사용이 가능)이 개발되었고, 이 핸드피스는 치아 치료를 위해 여러 다른 각도로 사용할 수 있는 콘트라앵글(contra angle)로 발전되었다. 1875년 미국의 치과의사인 그린(George F. Green)은 최초의 전기 치과용 엔진, 자체 장착 모터 및 핸드피스에 대한 특허를 받았다. 그러나 치과의사들이 일반적으로 전기 엔진을 사용하는 데는 30년이 더 걸렸다.

콘트라앵글

1950년대에 이르러 치과의사들은 현재 사용하는 공기 터빈 치과 드릴(air-turbin dental drill)을 사용하기 시작했다. 1960년대 이후 치아절삭기인 핸드피스가 고속으로 일반화되었고, 최근에는 레이저가 사용되고 있다. 핸드피스와 버는 경조직 제거에 소요되는 시간과 치아에 대한 충격을 최소화하였다.

치과용 드릴

기원전 7000년경 인더스 문명기에 치과진료를 하였다는 증거가 있다. 초기의 치과진료는 숙련된 장인에 의해 조작된 활로 구멍을 만들어 치아가 빠진 장애를 치료하는 것이었다. 치아는 9천 년 정도 된 것으로 추정되었다. 이 고대 형태의 치아보철에 사용된 방법은 신뢰성 있고 효과적이었는데, 홈 깊이가 3.5mm인 구멍은 드릴 도구 사용을 나타낸다. 이후에는 기계식 핸드 드릴을 사용했는데, 이는 대부분의 핸드 드릴과 마찬가지로 최대 15rpm로 매우 느린 속도였다. 1864년 영국의 치과의사 해링턴(George Fellows Harrington)은 에라도(Erado)라는 시계 태엽 드릴을 발명했는데, 이 장치는 이전의 드릴보다 훨씬 빠르

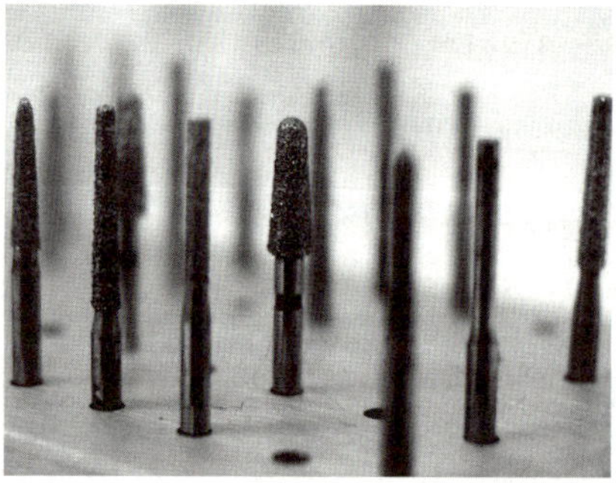

치과용 드릴
출처: 위키미디어

지만 시끄러웠다. 1868년 미국의 치과의사 그린(George F. Green)은 페달식 풀무로 구동되는 공기식 치과용 드릴을 제작했다. 또한 모리슨(James B. Morrison)은 1871년에 발판 페달 구동식 드릴을 고안했다.

치과용 드릴

최초의 전기 치과용 드릴은 그린에 의해 1875년에 특허를 받아 치과에 혁명을 일으켰는데, 1914년까지 전기 치과용 드릴은 3,000rpm까지 도달할 수 있었다. 초기의 전기 핸드피스는 무겁고 다루기가 어려워서 임상의들이 편안하게 사용할 수 없었지만, 훈련과 치과기술이 발달함에 따라 핸드피스도 진화하였다. 저속 핸드피스는 최저 100rpm에서부터 보통 20,000rpm까지 회전속도가 올라갔고, 핸드피스의 형태에 따라 40,000rpm까지 회전하였다.

공기 터빈 드릴

1950년대와 1960년대에는 공기 터빈 드릴을 포함하여 두 번째로 급속한 발전을 보여 주었다. 치과용 드릴의 현대적인 모습은 1949년 뉴질랜드의 월시(John Patrick Walsh)와 웰링턴(Wellington)이 개발한 공기 터빈 치과용 드릴인 핸드피스이다. 1949년 10월 핸드피스의 임시 특허가 최초로 승인되었다. 이 핸드피스는 압축 공기에 의해 구동되었는데, 최종 모델은 캐나다의 커먼 웰스 발명개발위원회(Canada's Development Board)에서 공개되었다. 이 특허는 11월에 콘트라앵글 에어 터빈 핸드피스가 작은 상업용 에어 분쇄기를 직선 핸드피스로 사용할 것을 생각한 월시에게 귀속되었다. 보든(John Borden)은 미국에서 이 제품을 개발하여 1957년 상업적으로 제조 및 유통하였다.

현재 고속 핸드피스는 최대 800,000rpm에서 작동할 수 있지만 대부분의 경우 400,000rpm으로 사용하고, 최대 40,000rpm의 저속 핸드피스와 보완적으로 사용하고 있다.

치과용 버

치과용 버

치과용 버(bur)는 핸드피스에 사용되는 커터로 보통 텅스텐 카바이드 또는 다이아몬드로 만들어진다. 버는 머리, 목, 자루 세 부분으로 구성되는데, 일부 버의 머리에는 블레이드(blade, 칼날)가 포함되어 있다. 이들 블레이드는 버의 특성을 변화시키기 위해 상이한 각도로 배치될 수 있다. 각도가 클수록 음각 경사각이 생겨서 버의 강도와 수명이 증가하고, 더 날카로운 각은 더 날카로운 칼날이 있는 각을 만들지만 더 빨리 둔하게 된다. 다른 일반적으로 사용되는 버의 헤드는 블레이드와 유사한 삭제 기능을 가진 입자로 되어 있다.

거꾸로 원뿔, 직선 균열, 테이퍼 균열 및 배 모양의 버를 포함한 다양한 형태의 버가 있다. 삭제 효율을 높이기 위해 버의 칼날에 절단면이 추가되었지만, 고속 핸드피스가 등장하면서 그 이점이 최소화되었다. 여러 종류의 다양한 버를 분류하기 위해 번호 매기기 시스템이 사용되고 있는데, 여기에는 미국 표준 시스템(ISO)에서 사용하는 번호 체계가 포함된다.

치과진료 중 감염을 막기 위해 절삭 도구인 모든 핸드피스는 사용 후 소독해야 한다. 이때 윤활유를 파괴할 수 있는 알코올로 소독해서는 안 되며, 대신 드릴을 제거한 후 물로 세척하고 자동 멸균 소독기에서 멸균하고 윤활제로 윤활해야 한다. 미국식품의약국(FDA)에서는 치과용 버를 '일회용 기기'로 분류하였다.

치과용 주조법의 등장

인류가 구리를 사용하여 주조를 한 것은 기원전 3000년경으로 추정되는데, 기원전 2500년경에 제작된 금선으로 만든 치아 보철물이 이집트에서 발견되었다. 기원전 500년경 에트루이아인들은 금 고리를 붙여 가공의치(dental bridge)를 만들었으며, 서기 1세기경 에쿠아도르 원주민들이 치아에 금을 봉한 것이 가장 오래된 치과용 주조물이다. 11세기에 테오필루스(Theophilus)는 보석 가공작업 시 양초 주형법을 기술하였다. 가공의치

금 와이어로 묶은 이빨의 다른 사례는 에트루리아와 에콰도르, 에트루스칸(Etruscan) 매장지의 무덤에서 발견되었다. 에트루리아 것의 경우 절치의 앞뒤에 있는 금 밴드로 금 와이어를 교체하고 양쪽 밴드와 새 치아를 관통하는 구멍을 뚫고 리벳으로 금 와이어를 삽입하여 대체 치아를 삽입하였다. 이러한 보철의 많은 예가 이탈리아와 다른 곳의 박물관에서 볼 수 있다. 이 경우에 상실된 치아 부위의 인공치아로 소 치아의 일부를 사용했고, 또한 인공치아가 금으로 만들어진 것도 있었다.

금이 처음으로 치아관리에 사용된 장소와 시기는 금 장식과는 달리 불확실하다. 금은 2,500년 전에 처음으로 치과치료에 사용되었으며, 사용이 꾸준히 증가하여 특히 지난 100년 동안 연간 80톤 이상의 금을 사용할 정도가 되었다. 일부 문화권에서 금니는 재산의 징표 또는 재산보호의 수단이기도 하지만, 금은 치과진료용 주물로서 그 자리를 차지하고 있다.

치과진료 시 금 사용의 시작에 대한 설득력 있는 가설은 사냥에 전적으로 의존하는 삶의 방식에서 작물과 가축 등의 식량생산에 의존하는 생활방식으로의 변화가 수명을 연장시켜 치아 주변 지지조직의 퇴화로 인해 앞니가 벌어지는 현상이 발생했다는 이론에서 시작된다. 이 문제를 해결하기 위하여 초기 금 야금의 개발과 함께 주변에 꼬인

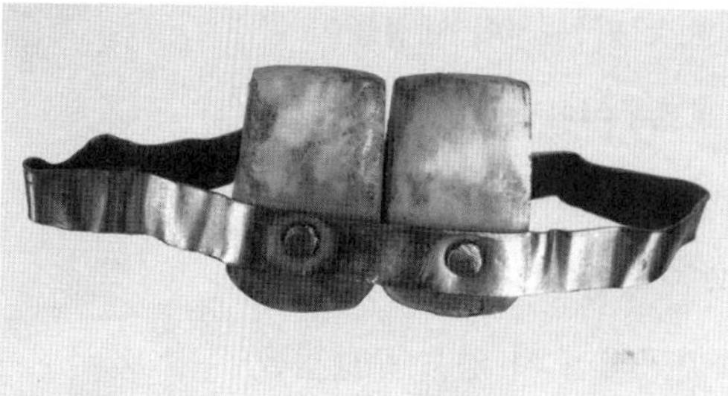
고대의 보철물

금선과 견고한 송곳니로 느슨한 절치를 묶어서 고정함으로써 느슨한 치아를 상당 기간 유지했다.

166~201년 에트루리아인들은 금관과 고정된 브릿지를 사용하여 치과보철을 하였다고 하며, 700년경 중국의 의학서적에는 아말감의 일종인 '은 가루(silver paste)'의 사용에 대해 언급되어 있다. 11세기 후반에 살았던 아랍인은 헐렁해진 앞니의 고정 치료법을 기술하였는데, 그는 은은 수일 내에 초록색으로 바뀌지만 금은 변하지 않아 치과진료에서 선호될 것이라고 주장했다. 이렇게 금의 화학적 불활성은 구강 체액의 부식 작용을 견딜 수 있게 해주었다. 파레(Amboise Paré)는 인접한 자연치아에 뼈 또는 상아로 만든 인공치아를 금 또는 은선으로 고정시키는 방법을 기록했고, 포샤르(Pierre Fauchard)는 치과학에 관한 최초의 과학서적이라고 할 수 있는 그의 저서에서 금 선(gold wire)을 사용하여 느슨한 치아가 어떻게 조여지는지 설명하였다. 1746년 무통(Claude Mouton)은 금관과 포스트가 치아에 유지되는 방법을 설명하였고, 또한 심미적 외관을 위해 금관의 흰색 에나멜 처리를 권장하였다. 보철치과학에 관한 첫 번째 책에서 그는 인접한 치아를 둘러싼 둥근 금 와이어의 스프링 걸쇠로 아이보리로 조각된 작은 틀니를 유지하는 방법을 기술하였다. 1789년 프랑스인 세망(Nicolas Dubois de Chemant)은 인공치아에 대한 최초의 특허를 받았다.

18세기 말 치과용 동력기가 개발되었고, 1871년 치과용 드릴과 이를 사용할 수 있는 치과용 핸드피스가 발명되었다. 1855년 아서(Robert Arthur)는 치과의사가 최소의 압력으로 금을 치아 구멍에 삽입할 수 있도록 응집력 있는 금박 치료법을 개발했다. 1907년 태거트(William Taggart)는 치과의사가 정밀 주조 충진을 할 수 있도록 소실 왁스 주조기를 발명했는데, 이는 치아에 금박으로 봉하는 것으로 변화시킨 혁명적 개발이었다. 금박 치료법

금박 충전법

독일에서 치과학에 관한 첫 번째 책은 1530년 브룸(Michal Blum)에 의해 출판된《치과학(*Zene Artznei*)》으로 16세기에 여러 독일 출판사가 15쇄 판본으로 발행하였다. "작은 구멍이나 칼, 파일, 또는 다른 적당한 도구로 구멍과 썩은 부분을 긁어서 닦아낸 다음, 다른 부분으로 채워서 보존한다. 즉 치아의 구멍에 금박을 채운다"는 브룸이 묘사한 치료 절차는 르네상스 시대에 널리 퍼져나갔다. 한편 아르콜리(Giovanni d' Arcoli)는 산으로 치아의 구멍을 닦은 후에 금박으로 채운다고 기록했다. 다음은 환자의 기록 중 일부이다.

> 마지막으로 힘든 치료를 받았다. 4개의 판박금을 가지고 4개의 윗니를 치료했다. 1온스의 금박을 사용했다. 월요일 오후, 치과의사는 필라델피아에서 예비 작업을 한 후 이튿날 아침에 진료를 시작했고, 이틀 동안 내 입은 오전 8시 30분에서 오후 5시까지 천으로 덮여 있었다. 나는 밖으로 나가지 못했다. 치과의사도 점심 먹으러 나간 15분을 제외하고 항상 나와 함께 있었다. 나는 배가 고팠으나 물 한 모금차 한 잔도 안 했다. 그러나 결국 사고가 없어야 한다는 염려 때문에 물을 조금 마셨다. 매일 치과의사는 3~5시간 동안 나를 진료해서 일요일 아침 약 10시에 4개의 치아를 금박으로 치료함으로써 총 6일 동안의 진료를 끝냈다.

금박 충전법

1855년 아서(Robert Arthur)는 최소의 압력으로 치아 구멍에 금을 삽입할 수 있도록 응집력 있는 금박 충전법을 개발했다. 이 금박 충전법은 금 주조법이 개발되기 전까지 치과진료의 표준 치료법이 되었다.

주조 충전법

아말감 충전물이 잘 부서지는 것에 불만을 가진 필브룩(B. Philbrook)은 불에 타서 없어진 왁스 주형을 이용하여 금속 인레이를 만들고자 하였다. 1896년 그는 여러 개의 금속 인레이를 제작하였고, 다음 해에 자신의 방법에 관한 논문을 지역 치과협회에 보냈다.

마틴(George Martin)은 1897년 고정용 가공치아(fixed bridge)에 사용하기 위해 '팬틱스(pantics)'라고 불리는 금 모조 또는 인공치아를 제작했는데, 이것들은 지대치의 금관에 땜으로 부착하였다.

1900년 쇼틀러(J. G. Schottler)는 신경관의 양초 주조법을 개발하였으며, 또한 렌츠(John A. Lenz)는 치아 주위에 맞도록 제작된 골드 밴드 위에 치아 씹는 표면을 주조하는 방법을 고안하여 1906년 특허를 받았다.

태거트의 주조법

태거트

태거트(William Taggart)는 1907년 1월 15일 뉴욕치과학회에서 '골드 인레이 주조의 새롭고 정확한 방법'이라는 제목으로 강연을 하였다. 이 방법은 새로운 방법은 아니었지만, 그는 정확성을 얻기 위해 여러 가지 물리적·기술적 문제를 극복하여 복원 및 보철 치과를 혁명적으로 개선하였다. 그는 이 과정을 완벽하게 설명하고 시연했는데, 그 이후로 이제까지 근본적 방법에는 큰 변화가 없다.

1920년대 후반 코발트 크롬 합금이 의치틀로 개발되어 이 합금이 값싸고 강도가 더 클 것이라는 의견이 있었으나, 일관된 정확성을 갖는 코발트 크롬 합금 주조의 어려움이 해결되기까지는 이후 약 20년이 더 소요되었다.

레진과 임플란트

미국의 스트록(Alvin Strock)은 1937년 최초의 바이탈륨(vitallium) 치과용 나사 삽입물을 빠진 앞니 부위 뼈에 삽입하고 뼈에 고정한 후 나사 윗부분에 포세린 의치를 붙여넣었다. 최초의 성공적 생체 적합성 임플란트 금속인 바이탈륨은 정형외과 의사인 베너블(Charles Venable)에 의해 1936년에 개발되었다. 1965년 스웨덴의 브레네마르크(Per-Ingvar Branemark)는 치과용 임플란트의 골융합 기술을 개발하였다. 임플란트

1949년 스위스의 화학자인 해거(Oskar Hagger)는 아크릴 수지를 상아질에 결합시키는 첫 번째 시스템을 개발했다. 1955년 미국의 부오노코레(Michael Buonocore)는 아크릴 충전재의 에나멜 접착력을 높이는 방법인 산성 에칭 기술을 개발하였다. 1962년 라파엘 보웬(Rafael Bowen)은 대부분의 현대 복합레진 수복에 사용되는 열경화성 수지 복합체인 Bis-GMA를 개발하였다. 많은 연구에서 이 복합레진 수복물은 아말감 수복물의 수명과 비교했을 때 치과의사의 기술, 환자 특성과 손상 유형 및 위치에 따라 비슷한 수명을 가지고 있다는 것이 밝혀졌다. 특히 검은색의 아말감에 비해 레진의 치아색은 미적으로 훨씬 우수하다.

레진(복합수지)

레진

합성물인 레진은 두 가지 페이스트 사이의 중합반응을 통한 화학반응에 의해 딱딱하게 굳는다. 하나의 페이스트는 활성화제인 3차 아민을 함유하고, 다른 하나는 개시제(initiator)인 벤조일퍼옥사이드를 함유한다. 이 방법의 단점인 짧은 작업 시간을 극복하기 위해 1970년대에 빛으로 굳히는 광 경화성 레진이 소개되었다. 첫 번째 광 경화 장치는 자외선을 사용하여 재료를 경화시켰지만, 이 방법은 경화 깊이가 제한되어 있어 환자와 치과의사에게 큰 위험이 있었다. 따라서 자외선 광 경화 장치는 나중에 일반 빛인 가시광선 경화 시스템으로 대체되었고, 빛에 반응하는 캄포르퀴논(camphorquinone)을 개시제로 사용하여 자외선 경화 장치로 인해 발생하는 문제를 극복했다.

1960년대 후반 레진인 복합수지는 규산염인 실리케이트의 대안으로 도입되었는데, 당시에는 임상의가 자주 사용했다. 복합수지는 실리케이트보다 기계적 성질이 우수하여 뛰어난 품질을 나타냈다. 복합수지는 또한 수지가 페이스트 형태로 제공되고, 편리한 압력 또는 삽입 기술로 임상처리를 용이하게 한다는 점에서 유익한 것으로 알려졌다. 그러나 초기 복합수지는 미적 감각과 한계 적응력이 좋지 않았고, 연마 및 치아 표면에 부착이 어려웠으며, 해부학적 형태가 상실되는 경우도 있었다.

미세 충전 시스템

1978년 다양한 미세 충전 시스템이 유럽시장에 도입되었다. 이 복합수지는 완성되었을 때 매우 매끄러운 표면을 가질 수 있다는 점에서 매력적이었다. 미세 충전 복합수지는 또한 임상효과뿐만 아니라 미적 외관을 선호하는 기존의 복합 재료보다 우수한 색 및 안정성과

강도를 보였다. 그러나 시간이 지나 재료가 점진적으로 약해짐에 따라 미세 균열이 나타나고 충전 경계 주변에서 계단 모양으로 재료가 손실되었다. 1981년 미세 충전 복합 재료는 현저하게 개선되었는데, 산 부식(acid etching) 기술이 사용되고 접착제가 적용된 후 레진은 대부분의 치아 치료에 사용될 수 있게 되었다.

하이브리드

1980년대에 소개된 하이브리드 복합 재료는 보통 레진 변형 그래스 아이노머 시멘트(Resin Modified Glass Inomer Cement, RMGIC)로 알려져 있다. RMGIC는 재료를 빛으로 경화시켜 더 긴 작업시간이 가능하다. 또한 불소를 방출하는 그래스 아이노머 성분의 이점과 탁월한 접착성을 갖고 있다. 처음에는 치과에서 복합 수복물이 약한 압축 강도로 인해 누출과 파손이 발생하기 쉬웠지만, 1990년대와 2000년대에 복합 재료가 크게 개선되어 구치에서 사용하기에 충분한 압축 강도를 갖게 되었다.

치과용 레진

다른 복합 재료와 마찬가지로 치과용 복합 재료는 일반적으로 비스페놀 A-글리시딜 메타크릴레이트(bisphenol A-glycidyl methacrylate, BISGMA), 우레탄 디메타크릴레이트(urethane dimethacrylate, UDMA) 또는 이산화규소와 같은 무기 필러(an inorganic filler such as silicon dioxide: silica) 등이 사용된다. 합성 필라멘트와 유리 세라믹뿐만 아니라 매트릭스를 형성하는 수지 혼합물을 사용하여 다양한 구성이 가능하며, 필러는 레진에 강도 및 반투명성을 부여한다. 개시제인 캄포르퀴논(camphorquinone, CQ), 페닐프로판디온(phenylpropanedione, PPD), 루시린(lucirin,

TPO) 등은 외부 에너지인 빛이나 열 등이 가해질 때 수지의 중합 반응을 시작하는데, 촉매 패키지로 이 속도를 제어할 수 있다.

레진의 장점

레진의 장점은 다음과 같다.

첫째, 예쁘다. 아말감과 같은 전통적인 소재에 비해 치과용 레진은 자연스러운 색상이 장점이며, 따라서 기존 치아 색상과 조화를 이룰 수 있다.

둘째, 치아 구조에 잘 접착한다. 레진은 치아 구조에 미세하게 잘 결합하여 치아의 구조를 강화시키고 본래의 형태를 회복시킨다. 현재 치아 구성물인 에나멜 및 상아질 모두에 대해 높은 접합 강도를 보여 준다.

셋째, 치아 삭제량이 적다. 레진이 치아에 접착된다는 사실은 아말감 충전과 달리 건강한 치아 조직를 파괴하는 유지 형태를 만들 필요가 없다는 것을 의미한다. 아말감 충전을 유지하기 위해 필요한 형태를 얻으려면 상당량의 건강한 치아를 삭제해야 하지만, 레진의 경우 치아에 결합하기 때문에 건전 치아를 적게 제거한다.

넷째, 수리가 쉽다. 레진 충전물에 사소한 손상이 발생한 경우 레진을 추가하여 쉽게 손상을 복구할 수 있다. 금이나 아말감 충전은 완전히 교체해야 한다.

레진의 단점

이에 비해 레진의 단점은 다음과 같다.

첫째, 굳을 때 수축하여 이가 다시 썩을 가능성이 상대적으로 높다. 과거 레진은 경화 과정에서 상당한 수축을 겪었는데, 이로 인해 결합면이 열악해지는 미세 누출이 발생한다. 수축은 가장 중요한 치과치료의 단점인 이가 다시 썩는 2차 충치를 유발할 수 있다. 레진의 2차 충치의 위험은 아말감의 2차 충치 위험의 3.5배이다. 치아관리와 정기검진은 이러한 단점을 줄일 수 있다.

둘째, 강도가 약하다. 어떤 경우에는 씹는 압력하에서 레진이 아말감만큼 오래 유지되지 않고 깨질 수 있다.

셋째, 시간과 비용이 많이 든다. 복잡한 치료 절차와 준비된 치아를 건조하게 유지해야 하기 때문에 레진 치료는 아말감 치료보다 20~30분 이상 오래 걸릴 수 있다. 이 때문에 치과의사가 레진 치료에 부과하는 비용이 아말감보다 높을 수 있다.

임플란트

치과에서 생체 친화성이 좋은 티타늄(titanium)을 사용한 것은 1961년에 체셔(Raphael Chercheve)가 개발한 나선형 임플란트가 최초라고 할 수 있다. 현재 주로 사용되고 있는 나사형(screw type) 임플란트는 스웨덴의 브레네마르크(Brånemark)가 티타늄이 뼈과 직접 붙는 것을 확인하고 그것을 '골유착(osseointegration)'이라고 명명하였다. 브레네마르크는 1965년에 개발에 성공해 임상에 적용하기 시작하였다. 성공적인 임플란트는 골과 단단히 결합하여 골유착을 이루는데, 여기서 골유착은 "기능적 하중을 받는 골에서 임플란트가 증상 없이 견고히 고정되고 유지되는 시간 의존적인 치유 과정"으로 정의할 수 있다. 임플란트

1950년대에 임플란트는 금속물을 이용해 뼛속에 삽입, 골유착을 유도했는데, 성공률은 50%에 불과했다. 1970년대 들어서는 티타늄을 이용한 임플란트의 개발로 성공률이 80%까지 향상되었다. 자료에 의하면 5년 성공률은 93~98%, 15년 성공률은 52~76%라고 한다. 이렇게 티타늄 소재로 기계로 깎은 매끈한 표면을 가지고 있는 임플란트가 등장했다.

역사적 흔적

수천 년 동안 인간이 상실된 치아를 뿌리 형태의 이식물로 대체하려고 시도한 고고학적 증거가 있다. 4천 년 전 고대 중국에서는 잃어버린 치아를 대체하기 위해 대나무 못을 사용하였고, 고대 이집트의 2천 년 된 유적에서는 귀금속으로 만들어진 나무 못이 발견되었다. 일부 이집트의 미라는 인간의 치아를 이식한 것으로 밝혀졌고, 다른 사례에서는 상아로 만든 치아가 발견되었다.

1931년 포페노(Wilson Popenoe)와 그의 아내는 온두라스에서 서기 600년경 젊은 마야 여성의 하악골을 발견했는데, 3개의 전치는 치아와 비슷한 형태의 껍질 조각으로 대체되어 있었고, 2개의 임플란트 주변에서 뼈의 성장과 치석의 형성도 발견하였다. 이 조각은 현재 하버드 대학의 피바디 고고학 및 민속학 박물관에 소장되어 있다.

초기 임플란트

20세기 초반 다양한 재료로 만들어진 수많은 임플란트가 나타났다. 최초의 성공적인 임플란트 중 하나는 1913년 그린필드(Greenfield) 임플란트 시스템이었다. 이리듐 플래티늄(iridioplatinum)을 사용한 그린필드 임플란트는 골유착의 증거를 보여 주었고 수년간 지속적으로 사용되었다. 미국의 스트록(Alvin Strock)은 1937년 최초의 바이탈륨 치과용 나사 삽입물인 바이탈륨 임플란트를 빠진 앞니 부위 뼈에 심었다. 티타늄을 이식 가능한 재료로 처음 사용한 것은 1940년에 보테(B. T. Bothe)와 비튼(K. E. Beaton), 대븐포트(H. A. Davenport)가 뼈가 티타늄 나사에 얼마나 근접했는지, 그리고 티타늄 나사를 추출하는 데 어려움이 있는지 관찰한 때였다. 1951년 레벤탈(Gottlieb Leventhal)은 티타늄 막대를 토끼에 이식하여 티타늄이 생체 친화성이 우수한 뼈 수술을 위한 이상적 금속임을 보여 주었다.

브레네마르크 임플란트

1950년대 영국의 케임브리지 대학에서 생명체의 혈액 흐름에 관한 연구가 진행되었다. 이들은 티타늄 체임버를 만드는 방법을 고안하여 토끼 귀의 연조직에 묻었다. 뼈 치유와 재생 연구에 관심이 있었던 스웨덴의 정형외과 의사 브레네마르크(Per-Ingvar Brånemark)는 룬드 대학에서 연구하는 동안 토끼 대퇴골에 사용하기 위해 케임브리지에서 설계한 '토끼 귀 체임버'를 채택했다. 연구 후 그는 토끼에서 비싼 체임버를 회수하려고 했으나 제거할 수 없게 되었다. 뼈가 티타늄과 긴밀하게 붙어서 효과적으로 성장했음을 관찰한 그는 동물과 사람 모두를 대상으로 티타늄의 이 특성을 확인하기 위한 연구를 더 진행했다. 1965년 브레네마르크는 최초의 치과용 티타늄 임플란트를 자원봉사자에게 시술했는데, 그는 임상적으로 관찰된 뼈와 티타늄의 접착을 '골유착(osseointegration)'이라 명명했다. 한편 린코(Leonard Linkow)는 1950년대에 처음으로 티타늄과 다른 금속 임플란트를 턱의 뼈에 심었다. 브레네마르크

임플란트의 장점은 다음과 같다. 임플란트는 턱뼈에 잘 붙어서 인공치아를 안정적으로 지탱할 수 있으며, 기존 보철치료보다 더 자연스럽게 부착되고, 또한 상실 치아를 새로운 치아로 대체하기 위해 인접 치아를 삭제할 필요가 없다는 장점이 있다. 그러나 임플란트 진료를 받으려면 건강한 잇몸과 임플란트를 지탱할 적절한 뼈가 있어야 하며, 임플란트를 건강하게 유지하기 위하여 꼼꼼한 구강관리와 정기적인 치과방문이 반드시 필요하다. 임플란트의 장점

치아이식과 뼈이식

치아이식

1593년 파레(Ambroise Paré)는 치아이식 사례를 보고했고, 1706년 포샤르(Pierre Fauchard)는 이식된 치아가 다시 빠진 것을 보고했다. 1933년에 위고퍼(Wigoper)는 주조된 금 부목을 사용하여 이식된 치아를 제위치에 고정시켰고, 1966년 안데르센(Andresen)은 치아 탈락 후 30분 이내에 이식된 경우 90% 성공할 수 있음을 이론화했다. 1974년 체벡(Cvek)은 치아 뿌리의 재흡수를 막기 위해 치수 제거가 필요하며, 식염수에 치아를 보관하면 치아이식의 성공에 도움을 줄 수 있음을 보여 주었다. 1977년 린드스콕(Lindskog) 등은 치아이식 성공의 열쇠는 치

치주인대

주인대의 활력 유지라고 주장했다. 1980년 블롬로프(Blomlof)는 우유를 이용해 2시간 동안 치주인대 세포의 생존을 유지시킬 수 있다는 것을 우연히 발견하였고, 최고의 저장매체인 HBSS(Hank's Balanced Salt Solution) 용액을 발견했다.

수술 부위에 막을 사용하여 골 재생을 유도한 것은 정형외과 연

골 재생

구에서 처음 설명되었다. 유도된 조직 및 골 재생(Guided Bone and Tissue Regeneration, GBR)에 기본이 되는 이론적 원리는 1976년 멜처(Melcher)에 의해 개발되었다. 1980년대 치주 조직에 대한 치조골 재생의 임상 결과, 유도된 뼈 재생을 사용하여 치조골 결함을 재건할 가능성에 관심이 증가되기 시작했다. 노자리(Hessam Nowzari)와 슬롯(Jorgen Slots) 등은 치과에서 유도된 치조골 재생을 시도하였다. GBR 원리는 1988년 다린(Dahlin) 등의 쥐 연구에서 정립되었고, 1994년 코소풀로스(Kosopoulos)와 카링(Karring)의 연구에서 확인되었다.

치아 재식술

넘어지거나 다쳐서 빠진 치아의 재식술은 탈락된 치아의 재삽입 및 부목을 사용한 고정이 기본이다. 치아는 영구적 손실을 방지하고 환자가 정상적으로 음식을 먹고 말할 수 있도록 복원된다. 치아 탈락을 예방하는 가장 좋은 방법은 헬멧과 치아 보호장치(mouth guard)를 사용하는 것이다.

치아를 재이식하기 위해서는 먼저 환자의 잇몸을 마취한 다음 치조(dental socket)에서 빠진 치아를 치조에 다시 넣고 철사와 복합수지로 고정하여 입안에 고정시킨다. 탈락된 치아 부분에 신경치료를 한 후 치아를 다시 삽입하기도 한다. 대부분의 영구 치아 재이식술은 빠르면 2시간 이내에 끝나며, 2~6주 동안 유지하면 고정된다.

치아가 빠졌을 경우 치아를 잘 보존하여 즉시 내원하는 것이 중요하다. 치아는 조심스럽게 다뤄야 한다. 치아 뿌리가 아닌 치아 머리관을 만져야 하고, 치아는 씻어서 축축한 상태로 유지해야 한다. 치약, 비누, 세정제 또는 기타 화학물질을 사용하면 치아 뿌리에 있는 섬유아세포를 손상시킬 수 있는데, 섬유아세포는 결합조직 세포로서 치아와 뼈를 부착시키는 접착제 역할을 한다.

빠진 치아는 치아의 섬유아세포를 보존하기 위한 배지가 들어 있는 키트(Save-a-Tooth®)에 넣어 보관하는 것이 가장 좋지만, 이를 구하기 어렵다면 우유에 넣어 보관한다. 빠진 치아와 환자는 사고 후 30분 이내에 내원해야 하는데, 이후에는 섬유아세포가 기능을 잃기 때문이다. 성공적인 재이식을 위해서는 신속한 치료가 무엇보다 중요하다.

환자에게 감염의 위험을 줄이기 위해 항생제를 투여하거나 턱뼈 또는 근처 치아에 다른 상처가 있는지 보기 위해 X선 촬영을 할 수 있고, 통증 때문에 아스피린이나 아세트 아미노펜을 처방할 수 있다.

환자는 수술 후 처음 24시간 동안 입안을 헹구거나, 침을 뱉거나, 흡연을 피해야 하며, 며칠 동안 부드러운 식단으로 음식을 제한한다. 수술 후 24시간이 지나면 미지근한 소금물로 1~2시간마다 부드럽게 입안을 씻어낸다.

의도적 재식술

재식술

치근단 절제술(apicoectomy) 등 기존의 수술적 접근이나 근관치료 등이 불가능한 경우, 치아를 보존하기 위한 의도적 재식술(intentional replantation)이 시행된다. 이 시술은 치아를 부드럽게 추출하고 치근단 절제술 및 역충전 시술(retrofilling)을 수행하고 치아를 치아 뼈에 다시 옮기는 절차이다. 의도적 재식술의 성공에 가장 중요한 두 가지 요소는 10분 미만의 짧은 외부 조작과 비외상 발치이다.

의도적 재식술은 다음 기준이 모두 충족될 때에만 실행 가능하다. 첫째, 근관치료가 실패한 치아로 재근관치료 또는 절제술이 불가능한 경우, 둘째, 고품질의 인공치관 수복물이 있는 경우, 셋째, 염증이 뿌리 끝에 국한되어 있고 치주질환이나 치아 균열이 없는 경우, 넷째, 치아 뿌리를 쉽게 추출하고 쉽게 재이식할 수 있는 경우, 다섯째, 환자가 시술의 위험과 필요한 수술 후 관리를 인지하고 성공에 대한 기대를 갖고 있는 경우 등이다.

의도적 재식술에 필요한 비손상적 치아 추출은 치아 뿌리 표면의 시멘트질에 대한 손상이 최소화되도록 한다. 따라서 루트 엘리베이터의 과도한 사용은 일반적으로 권장되지 않는다. 치아는 뿌리 표면에서 백악질과 치주세포의 생존력을 유지하는 데 중점을 두고 집게를 천천히 움직여 부드럽게 빼내야 한다. 또한 시멘트질을 부서뜨릴 수 있는 과도한 협설측 움직임은 최소화되어야 한다. 일반적으로 정상 발치보다 오래 걸린다.

자가 치아이식술

자가 치아이식술이란 치아를 도저히 유지할 수 없을 때 해당 치아를 발거한 후 그 자리에 다른 치아, 주로 사랑니 등을 옮겨 심는 것이다. 성공적 자가 치아이식술은 1951년 밀러(Miller)에 의해 처음 보고되었다. 자가 치아이식술

사랑니가 기울어져 있어 사랑니 앞쪽 어금니에 충치가 심하게 생겨 어금니를 빼야 하는 경우 어금니를 뺀 자리에 옆에 있는 사랑니를 옮겨 심을 수 있다. 이 경우 사랑니의 뿌리는 대개 건강하기 때문에 수술 후 2~3개월이면 이식이 완성된다. 단, 사랑니가 주로 사용되기 때문에 크기와 모양이 비슷한 어금니 부위에만 이 시술이 가능하다. 간혹 교정 목적으로 발거되는 치아를 앞니나 소구치 부위에 이식하기도 하고, 송곳니가 뼛속에 묻혀 있어 교정으로 바로잡을 수 없는 경우에 제자리로 옮기기 위해 이술식을 적용하기도 한다. 그러나 뿌리가 너무 휘는 등의 기형이 있으면 시술하지 못한다.

이 시술의 성공에 영향을 미치는 인자로는 환자의 나이, 이식치의 상태, 치근과 발치와의 세심한 조작, 이식치의 구강 외에서의 시간 및 이식치의 안정적 시술 후 관리 등이 있다.

최근의 연구에서 발치 전에 컴퓨터이용신속형성법(Computer Aided Rapid Prototyping, CARP)을 이용해 수여부를 형성하여 구강 외에서의 시간을 줄이는 방법이 소개되었다. 정해진 시간은 없지만 짧은 구강 외 시간이 치주인대 세포의 생존률을 높인다는 것은 분명하다. 해머스텐(Olof Hammarsten) 등은 유착은 주로 치근 표면의 손상으로 인해 발생하며, 구강 외 시간이 초기 유착에 중요하다고 보고하였다. 외상 없

는 세심한 발치가 치주인대 손상 위험을 최소화하기 위해 필수적이다. 이식치의 치근과 골벽의 적절한 적합은 이식치와 수여부 치조골의 긴밀한 적합으로 치주인대에 혈류와 영양분을 더 잘 공급해 줄 수 있다. 초기 고정은 이식치가 수여부에서 심한 동요 없이 유지되는 정도를 의미하는데, 치주질환에 의해 수여부의 골이 부족한 경우도 있지만 시술자의 숙련도도 이에 영향을 미칠 수 있으며, 초기 고정으로 초기 치유기간 동안의 교합력에 의한 외상을 예방할 수 있다.

이식치의 치주 조직은 대부분 8주 이후에 치유된다. 이는 방사선상에서 치아 주위의 연속적인 치조백선으로 확인할 수 있다. 치근 흡수와 유착이 이 시술에 있어 주요 실패의 원인으로, 치근 흡수와 유착은 외과적 술식 동안 치근 표면의 손상 및 치수 감염과 관련이 있다.

유도 골 재생술

임플란트 부위에서 수평 또는 수직 뼈가 결여되면 심각한 임상적 문제가 발생할 수 있으므로 임플란트 식립 전에 교정해야 한다. 성공적인 임플란트 식립을 위해 뼈를 충분히 재생성하려면 골 증대 기술이 필요하다.

유도 골 재생술

치조골을 증가시키기 위한 방법의 하나로 유도 골 재생술(Guided Bone Regeneration, GBR)이 있다. GBR은 골 이식물 및 장막(barrier membrane)을 사용하는 수술로, 성공적인 GBR을 위해서는 상피세포와 결합 조직, 공간 유지, 섬유소 응고의 안정성 및 기본 상처 봉합 등이 필요하다.

혈액 공급과 골수 침투는 뼈의 개발과 유지에 필수적인 혈관 신생과 충분한 혈액 공급을 위한 조치이다. 새로운 혈관의 형성은 보통 기존 혈관에서 진행된다. 치아가 손실되지 않은 치조골의 경우 혈액

공급은 골막상부-소동맥(supraperiosteal arterioles) 복합체, 치은 상피 모세혈관 네트워크 및 치주인대와 치조골을 관통하는 세동맥을 포함한다. 그러나 치아가 손실되면 치주인대의 혈액 공급이 사라지고 뼈의 연조직과 상부위의 혈관에서만 혈액이 공급된다. 피질 뼈 표면의 골수강을 열고 뼈 결손 부위로의 출혈을 촉진하기 위해 뼈 이식편을 삽입하기 전에 보통 작은 둥근 바로 뼈에 구멍을 만드는데, 이것을 골수 침투라고 한다. 이 술식의 근거는 첫째, 출혈과 혈전 형성을 촉진하여 치유 과정을 향상시키는 것, 둘째, 전구세포와 혈관이 혈관 신생을 촉진시키는 골 이식 부위에 도달하도록 허용하는 것, 셋째, 이식된 뼈와 수용 부위의 물리적 연동을 향상시키는 것 등이다.

GBR 후 뼈 재생은 특정한 일련의 절차를 따른다. 골 이식 후 첫 24시간 이내에 이식 물과 장막이 생성한 공간은 호중구 및 대식세포를 유도하기 위해 성장인자인 혈소판 유도 성장인자 및 사이토카인(IL-8)을 방출하는 혈병으로 채워진다. 혈병이 흡수되어 새로운 혈관이 풍부한 육아 조직으로 대체되고, 이러한 혈관을 통해 골 분화가 가능한 영양소와 중배엽 줄기세포가 운반되어 골 형성에 기여한다. 유골 형태의 무기화(mineralization)는 뼈의 골격을 형성하여 나중에 층판 골(lamellar bone)의 부가(apposition)를 위한 주형으로 사용된다. 이러한 변형은 결국 성숙한 골수가 있는 망상형 뼈로 구성되는데, 이 과정은 수술 후 3~4개월에 발생한다.

이식 골 종류

골 재생은 세 가지 다른 메커니즘을 통해 진행될 수 있는데, 골 형성과 골 유도, 골 전도가 그것이다. 골 형성(osteogenesis)은 국소 미분화 간엽 줄기세포가 없는 경우에도 뼈를 형성하는 것이며, 골 유도(osteoinduction)

는 살아 있는 뼈에만 존재하는 성장인자를 통해 미분화된 중배엽 줄기세포가 골아세포 또는 연골세포로 전환되는 것을 의미한다. 골 전도(osteoconduction)는 주변 뼈로부터 새로운 뼈의 침착에 적합하거나 분화된 간엽성(mesenchymal) 세포가 이식편 표면을 따라 성장하도록 매트릭스를 제공하는 과정이다.

골 이식 재료의 주요 유형으로는 자가골(autografts), 동종 이식편(allografts), 이종 이식편(xenografts) 및 인공 이식체(alloplasts) 등이 있다. 모든 재료는 이러한 세 가지 작용기전 중 하나 이상을 가지고 있으며, 이식편이 작용하는 기작은 일반적으로 기원과 구성에 따라 결정된다. 환자에게서 채취된 자가골은 골 형성, 골 유도 및 골 전도에 의해 새로운 뼈를 형성한다. 시체에서 수확된 동종 이식편은 골 전도성 및 골 전도 성질을 가지지만 골 형성 성질은 없으며, 이종 이식편 및 인공 이식체는 일반적으로 골 전도 성질이 있다.

자가골

자가골 이식된 자가골은 섬유주(trabecular)와 대뇌피질(cortic or corticotrabecular)일 수 있다. 일반적으로 해면골은 해면 골수의 존재와 다량의 해면골 흉막세포의 존재로 인해 피질골보다 골 형성 가능성이 더 크다. 피질 이식편은 살아남은 골 형성 세포가 적지만 가장 많은 골 형성 단백질(Bone Morphogenetic Protein, BMP)을 제공한다. BMP는 숙주 간엽세포를 골아세포로 분화시키고 이식 조직구조 흡수에 더 많은 저항을 제공하여 연조직 성장을 방해하지만, 혈관이 이식편에 침투하는 데 필요한 시간을 연장시킬 수 있다

동종 이식편

동종 이식은 한 개체에서 다른 개체로 옮겨진 조직으로 구성된다. 그러나 동종 이식편은 골 형성이 아니며, 골 형성은 일반적으로 자생 이식편보다 재생시간이 오래 걸리고 결과가 나쁘다. 동종 이식의 경우 이식술을 통한 질병 전달 가능성에 대한 우려가 제기되었지만, 세심한 기증자 스크리닝과 표본 가공을 통해 위험이 매우 낮아졌다. 동결건조 및 투토플라스트(Tutoplast®) 공정은 질병 전염의 위험을 더욱 줄일 수 있는 시료 처리 방법으로, 동결건조 뼈는 탈회 동결건조 뼈 동종 이식(DFDBA) 또는 동결건조 뼈 동종 이식(FDBA) 두 가지 형태로 사용할 수 있다. FDBA는 DFDBA 또는 자가골과 결합하여 사용할 수 있는데, 이러한 조합을 통해 골 유도시간을 줄일 수 있다. 이식 골 미립자의 크기 또한 중요하다. 가장 적절한 입자 크기는 100~400μm인 것으로 밝혀졌으며, 이 크기에서 혈관 형성과 골 형성이 증가할 수 있다.

동종 이식편

이종 이식편 및 인공 이식체

이종 이식편(xenograft)은 숙주 종 이외의 종에서 얻은 조직 이식편이다. 대표적인 이종 이식 재료는 천연 수산화 인회석(HA)과 소 뼈의 무기 골질(Anorganic Bone Matrix, ABM)로, 이러한 이식 재료는 새로운 골 형성을 위한 골격 역할을 한다. 이종 이식의 단점은 숙주 면역 반응과 이동의 위험이 증가한다는 것이다.

이종 이식편

인공 이식체(alloplast)는 불활성 합성 이식재로, 가장 일반적으로 사용되는 인공 이식체는 탄산칼슘, 황산칼슘, 생체활성 유리 폴리머 및 합성 하이드록시 아파타이트 및 인산삼칼슘(TCP)을 포함한 세라믹 소재이다. 이러한 물질의 작용 메커니즘은 철저한 골 유도이며, 이들

인공 이식체

은 향상된 뼈 조직 복구 및 성장을 위한 발판을 제공한다.

차폐막

차폐막

현재 차폐막(barrier membrane)은 비흡수성과 흡수성 두 유형이 있다.

비흡수성 막

비흡수성 막

- **팽창된 폴리 테트라 플루오로 에틸렌**(e-PTFE) 1969년 개발되어 1990년대 초반에 뼈 재생 막의 표준이 되었다. e-PTFE 막은 재료의 구조에서 5~20μm 크기의 기공이 있다. 가장 대중적인 상업용 유형의 e-PTFE는 Gore-Tex®이다.
- **고밀도 폴리 테트라 플루오로 에틸렌**(d-PTFE) 시간이 지나면서 구강에 노출된 e-PTFE가 임상적으로 세균을 이동시키는 결과를 낳았다. 평균 기공 크기가 5~20μm이고 병원성 박테리아의 직경이 10μm보다 작으면 세균이 이동하는 것이 일반적이다. 이 문제를 해결하기 위해 1993년에 기공 크기가 0.3μm 미만인 고밀도 PTFE 멤브레인(d-PTFE)이 개발되었다. 가장 널리 사용되는 것은 Cytoplast®이다.
- **티타늄 메시** 뼈 재생 막은 중등도 골 결손을 치료하는 데 도움이 될 수 있지만, 상부 연조직의 압력으로 인해 막이 결손부 쪽으로 붕괴하여 골 재생에 필요한 공간이 줄어든다. 따라서 심하게 결손된 치조골 재생을 위한 공간을 유지할 수 있는 티타늄 메시를 사용한다.
- **티타늄 강화 PTFE** e-PTFE 멤브레인 및 d-PTFE 멤브레인은 티타늄 강화 e-PTFE 또는 d-PTFE로도 제공된다. 이는 막을 유지하여 다양한 결함에 맞게 공간을 조절할 수 있으며, 공간

이 필요한 골 결손 부위에서 추가적으로 공간의 안정성을 제공해 준다.

흡수성 막

흡수성 막

현재 흡수성 막에는 서로 다른 동물 공급원에서 추출한 고분자 막(polimeric membrane)과 콜라겐 막(collagen membrane) 두 종류가 있다. 합성 고분자 막인 PGA(polyglycolides), PLA(polylactides) 및 이들 중합체의 임상적 이점은 크레브스(Krebs) 주기를 통해 이산화탄소와 물로 완전하게 생분해되므로 두 번째 수술로 제거할 필요가 없다는 것이다.

콜라겐 막은 지혈, 치주인대 및 치은 섬유아세포의 적응성, 약한 면역원성, 쉬운 조작 등 여러 장점이 있어 생체 흡수성 GTR 또는 GBR 장벽에 이상적인 것으로 보인다. 임플란트 표면에서 ABM 뼈이식편(Bio-Oss®)과 흡수성 콜라겐 막(Bio-Gide®)을 결합하여 사용하면 e-PTFE 막의 유용한 대체물이 될 수 있다. 그러나 티타늄 강화를 통한 공간 유지가 불가능하여 콜라겐 및 합성 고분자 막 모두 티타늄 강화 비흡수성 차단막과 비교하여 공간확보 능력이 부족하다.

추가 읽기

아말감 전쟁

Black, G. V. *Descriptive Anatomy of the Human Teeth* (Classic Reprint). Place of Publication not Identified: Forgotten Books, 2015. Print.

Black, G. V. *Operative Dentistry*. Medico-Dental Pub. Co, 1955. Print.

틀니 특허 분쟁

Ring, M. E. "The Rubber Denture Murder Case: The True Story of the Vulcanite Litigations." *Bull Hist Dent*. 1982; 30.

마취의 발견

Wells, Horace, *Essay on Teeth: Comprising a Brief Description of Their Formation, Diseases, and Proper Treatment* ...(Classic Reprint). Place of Publication not Identified: Forgotten Books, 2017. Print.

치과용 드릴

Bonsor, Pearson. *A Clinical Guide to Applied Dental Materials*. Churchill Livingstone Elsevier, 2013.

Johannes, Laura. "To Cut Tooth Decay: A Laser vs. a Drill." *Wall Street Journal*. 2013-04-29. ISSN 0099-9660. Retrieved 2016-09-20.

치과용 주조법의 등장

Sachse, Melchior. *Artzneybuch, Köstlich Fur Mancherley Kranckheit Des Gantzen Leibs, Innerlich Und Eusserlich, Vom Heupt An, Bis Auff Die Füsse*. Erffurdt: Sachse, 1546. Print.

레진과 임플란트

한국치과재료학교수협의회. 《치과재료학》. 서울: 군자, 2015.

Brånemark, Per-Ingvar, George Zarb. *Tissue-integrated Prostheses* (in English). Berlin, German: Quintessence Books, 1989.

치아이식과 뼈이식

김영균 외. 《자가치아골이식술》. 서울: 참윤퍼블리싱, 2011.

5 전신건강과 구강건강

국소감염설과 무차별적 발치

고대 그리스에서 히포크라테스는 치아 추출에 의한 관절염 치료에 대해 보고했다. 이러한 고대의 개념이 부활한 것은 1870년대 말 이후 세균감염에 의한 질병론인 생의학 모형(bio-medical model)을 불러온 코흐의 연구 결과로부터였다. 코흐의 제자인 치과의사 밀러(W. D. Miller)는 1880년대 후반 구강 내 세균을 발견하고 구강질환과 폐, 위, 뇌 등 전신질환의 연관성을 시사하였고, 1894년에 처음으로 치아 신경 샘플에서 박테리아의 존재를 밝혀 근관치료를 권고했다. 그러나 많은 치과의사들은 감염된 치아를 치료하기보다는 무차별적 발치를 치료의 표준으로 받아들였다. 감염원을 치료하기보다는 제거하여 국소감염의 전신적 전파를 막는다는 국소감염 이론(focal infection theory)은 역사적으로 이어온 민간의 문화적 분위기에 부합하여 1920년부터 이 이론이 사라지는 1950년까지 새로운 '과학적 의과학'의 기둥이 되었고, 치과 분야도 이를 적극적으로 수용하였다. 국소감염 이론

구강 세균과 감염

전이성 농양(metastatic abscess) 등에 의해 구강병이 다른 전신질환의 감염원이 될 수 있다는 사실은 이미 1891년에 밀러(W. D. Miller)가 언급한 바 있다. 1900년 영국의 외과의사 헌터(William Hunter)는 전신질환으로 자신을 찾아온 환자들의 입안에서 미국의 치과의사에 의해 장착된 많은 불량 보철물들을 보게 되었다. 그는 1910년 캐나다에서 '구강 패혈증(oral sepsis)'을 주제로 강연하면서, 당시 미국의 치과의료를 '보존 치과학(conservative dentistry)'이 아니라 '감염 치과학(septic dentistry)'이라고 불러야 한다고 비난하였다.

치과의사들이 전신질환을 야기할 위험을 아예 없앤다는 차원에서 보존치료가 아니라 무조건 모든 치아를 발거해 버리는 현상이 일반화되었는데, 이를 100% 운동(one-hundred percent movement)이라 부르며 미국응용치과협회(American Association of Applied Dental Science)를 중심으로 1920년대까지 널리 보편화되었다. 특히 이는 대중적 주 감염원인 편도선 절제와 발치를 주창한 미국의 내과의사 빌링스(Frank Bilings)에 의해 1911년 이후 주장되어 미국 의과학계에 급격히 전파되었는데, 그는 '구강 패혈증'을 '국소감염'이라는 용어로 대체하였다.

100% 운동

정신과 의사인 코튼(Henry Cotton)은 정신분열증(schizophrenia)과 조울증(bipolar disorder)의 원인으로 국소감염을 주장하고, 국소감염원의 외과적 제거를 통한 정신병 치료를 보고하여 명성을 얻었다. 1930년대 말까지 미국에서는 이 이론에 따라 '감염원의 제거'가 '치료 표준'이 되었다. 1950년대에 이르면 이 이론의 제한점 등이 재평가되어 감염 발생 부위인 '감염원(focus of infection)'과 감염이 전신으로 확산된다는 '국소감염설(focal infection theory)'의 개념이 명확히 구분되고, '감염원의 제거'가 더 이상 '치료 표준'이 되지 못하였다.

국소감염설

치과학계에서도 1923년 치과의사 프라이스(Weston Andrew Price)가 국소감염설에 관한 책을 발간하고 토끼에 치아를 이식하여 심장 및 관절질환이 발생하는 실험을 보고하였다. 이후 1930년대 말까지 국소감염설에 의한 감염치 발거는 치과학 전문가 집단의 기본 의견이었다. 1911년 켈스(C. Edmund Kells)는 치과용 X레이를 발명하여 치과 진료를 과학적으로 발전시켰다. 켈스의 치아보존치료 주장에도 불구하고 국소감염설에 의한 무차별적 발치가 급격히 확산되어 근관치료를 하는 치과의사는 비난을 받았고, 근관치료는 미국 치과학에서 사라졌다.

그러나 국소감염설에 의한 무차별적 발치가 치과학이 과학적 연구와 임상경험에 의해 끊임없이 정교화되고 보강되는 숙련과 시술의 체계라는 사실을 부정하려는 것은 아니었다. 치과학이 임상가, 학자, 실험 연구자, 상업적 이해 등에 의해 진행된 과학적·기술적 발전에 따라 누적적이고 단계적으로 발전되어 온 이론과 임상의 종합적 체계라는 것은 분명한 사실이다. 즉 치과학은 자연과학 발전 과정의 특징으로 간주되는 누적된 지식에 근거한 발전모델에 잘 부합되는 분야이다.

생물학적 위험이라는 사회적 분위기

직업 외적인 사회적 요소가 그 직업의 과학적 발전에 어떤 영향을 미칠 수 있는지 보여 주는 좋은 예로 국소감염설을 들 수 있다. 20~30년에 걸쳐 유행했던 이 이론에 따르면, 여러 종류의 전신감염이나 질병이 인체에 들어오는 입구로 가장 중요한 것은 구강(입)이다. 구강 조직의 감염, 구체적으로는 심한 치아우식과 불결한 치주상태가 주요 감염원으로 작용하여 여러 가지 다른 질병, 특히 관절에 관계된 질병을 야기할 수 있다고 보았다.

헌터(William Hunter)는 1910년 당시의 치과학이 지나치게 기계적 측면에 치우쳐 있다고 비판하면서 처음으로 이론을 강력하게 주장하였다. 그는 특히 미국의 치과의사들이 금관이나 고정성 보철물의 제작에만 치중할 뿐, 보철물 내부에 가려져 있는 감염 조직을 치료하지 않고 방치하는 경향이 많다고 지적했다.

당시 대부분의 치과의사들은 오로지 기계적이고 기술적인 보철물 제작기술만 배웠기 때문에, 형편없이 불량한 구강상태를 번쩍거리는 보철로 변형시켜낼 수 있는 자신의 능력을 자랑스러워했다. 또한 치과의사에 대한 생물학적 의학교육이란 극히 유치한 수준에 불과했으며, 구강 영역 치료에서 생물학적·의학적 측면은 거의 무시되던 시절이었다. 헌터는 치과학이 기계적 측면만 강조하고 치료는 소홀히 함으로써 결과적으로 보철물 내부의 숱한 감염 조직을 그대로 방치하여 다른 질병을 유발하였고 했다. 당시에 개발된 진단기법이란 극히 조잡한 수준이었으며, 대다수의 사람들이 치과진료를 소홀히 한 결과 구강조직의 감염이 만연되면서 헌터의 이론은 설득력을 갖고 치과계에서 널리 받아들여지게 되었다. 그로부터 한 세대 후에는 많은 치과의사들이 이와 같은 점을 심각하게 받아들여, 아주 멀쩡한 치아인데도 구강 감염의 여지가 조금이라도 있으면 모조리 발거해 버리는 경우도 많았다.

1940년대에 이르면 이에 대한 신봉자가 없어졌지만, 이 이론의 과학적 토대가 완전히 폐기된 것은 1951년이 되어서였다. 이스리크(Easlick)가 1951에 행한 일련의 조사에 의하면, 심장판막증이나 신장병, 안과질환, 피부증, 관절염 등이 구강 내 감염원에 의해 야기될 수 있다고 믿었는데 실제로는 그렇지 않다고 하였다. 그러나 1990년대

이스리크

말 치주치과의사인 오펜바허(Steven Offenbacher)에 의해 다시 시작되어 계속 진행 중인 최근 20년간의 연구 결과는 뇌졸중과 심장질환, 관절염, 저체중아와 조산 등 전신건강이 구강 내 감염원인 치주염에 의해 악화될 수 있음을 보여 준다. 따라서 감염원(focus of infection)과 국소감염설(focal infection theory) 등의 이론이 완전히 폐기된 것은 아니다. 오펜바허

국소감염설이 한때 유행하다가 폐기되는 것과 같은 과정은 치과학에만 있었던 고유한 현상은 아니며, 모든 학문 체계에서 발견되는 일반적인 경향으로 볼 수 있다. 일반의학에서도 마찬가지로 겉만 그럴듯하고 변덕스러우며 일시적인 유행성 이론이 전문가 집단에게 열광적인 지지를 받았던 사례가 적지 않다. 이와 같은 변덕스러운 지적 풍토의 문제와는 별도로, 그 당시의 진단기법이 가지고 있던 기술적 한계라든지, 인체의 구조와 기능에 대한 지식의 수준이 극히 초보적이었던 점, 또한 과학적 탐구방법이 미흡했던 점 등도 이러한 불완전한 이론이 풍미했던 데 기여한 것으로 볼 수 있다.

그러나 이러한 요인들이 그 당시 치과계에서 국소감염설이 왜 그렇게 열광적인 지지를 받았는지, 그리고 왜 하필 그 시대에 유행하게 되었는지 충분히 설명해 주는 것은 아니다. 다른 이론이 아닌 바로 국소감염설이, 다른 때가 아닌 바로 1920년대에 유행했던 이유는 무엇인가? 이 질문에 답하려면 바로 그 시기에 광범위한 사회적 요인의 영향으로 사회 속에서 치과학의 지위가 빠르게 상승한 점을 고려해야 한다.

과학적 연구와 국소감염설의 쇠퇴

국소감염설이 날개를 단 1920년대 초 이 이론의 옹호자인 의사 코튼(Henry Cotton)과 치과의사 프라이스(Weston Price)의 주장을 반박하는 연 프라이스

구들이 보고되기 시작했다. 1939년 피시(E. W. Fish)는 기니피그 턱을 활용한 박테리아 실험을 통해 박테리아가 확산되지 않음을 보고하였고 근관치료가 부활되었다. 1940년 1월 레이만(Hobart A. Reimann)과 헤이븐스(W. P. Havens)가 발표한 30년 전 헌터의 관점을 재조명한 국소감염설에 대한 비판과 치과의사 그로스만(Louis Grossman)이 발표한 프라이스와 그의 제자 로제노우(Edward Rosenow)에 대한 비판 등이 대표적이다. 1951년 이스리크는 미국치과의사회지에, 1952년 미국의사회는 회지 사설에 국소감염설에 의한 감염원의 제거는 그 근거가 없음을 보고하였고, 국소감염설은 1950년대에 폐기되었다.

그로스만

국소감염설이 유행하기 시작했던 1920년대는 치과학이 수공업적 상술에서 과학적 전문직으로 이행하던 바로 그 시기였다. 당시 치과학은 과학적 학문이라기보다 미용 목적의 기술 정도로 여겨지고 있었다. 국소감염설이 당시 치과의사들에게 쉽게 받아들여졌던 것은 그 이론이 자신의 직업에 과학적이고 의학적인 근거 비슷한 것을 제공해 주었기 때문이었다. 이 이론의 열렬한 신봉자들은 치과학이 과학의 본류(의과학)에 편입되어 의학의 성숙한 한 전문분야로 인정받기를 기원했던 것이다. 그러나 그 이론 자체가 훗날 바로 그 과학의 이름으로 완전히 폐기되었던 사실은 참으로 역설적이라 할 수 있다.

과학의 역설

1920년대 미국구강학협회(American Stomatological Association)의 중심 회원이었던 애스기스(A. J. Asgis)는 《임상구강학 개론》이라는 책을 저술하였고, 오래 지속된 것은 아니었지만 소위 감염된 치아를 모두 발거하는 '100% 운동'을 활발히 벌였다. 이 운동은 국소감염설에 입각하여 구강감염이 의심스러운 모든(100%) 치아를 발거하도록 권장하였다. 구강학(stomatology)과 국소감열설 간의 관련성은 애스기스와 같은 몇몇 사람의 두드러진 활동에 국한되지 않는 본질적 차원의 문제였다. 구강학과 국소감염설의 기본 전략은 똑같이 치과학의 전문화와 과학화였다. 치과학이 수공업적 상술이라는 초기의 모습을 떨쳐버리려면 현대적 과학이론이나 의학과의 연관성을 계발하여 자신의 일이 보다 특권적이고 위엄 있는 직무임을 집중적으로 과시해야 했다. 치과학이 과거의 수공업적 연원을 끊어버리고 의학의 한 전문분야로 편입되어야 한다는 사고방식은, 세균설(germ theory)이라든지 구강이 다른 전신질병의 감염원으로 중요하다는 국소감염설 등 현대적 과학이론을 옹호하는 입장으로 연결되었던 것이다.

국소감염설의 열광적 신봉자들은 대체로 치과학이 기계적 전통으로부터 탈피하여 장차 과학적 치과학으로 나아가기를 희망하는 사람들이었다. 이 이론이 꽤 오랜 기간 동안 유지될 수 있었던 것은 임상가들의 압도적 지지와 옹호 덕분이었다. 이스리크가 '과학과 경험의 혼합체(a mixture of science and experience)'라고 일컬었던 '임상적 지침'에 따라 치과의사들은 구강감염이 신체 다른 부위의 질병에 영향을 미친다는 점을 확인하고자 하였던 것이다. 치과계에 국소감염설이 수용되고 그렇게 오랫동안 집요하게 유지되었던 다른 이유는, 전문가적 지위를 획득하고 과학적 의과학이라는 영역에 편입되기를 기대했기 때문일지도 모른다.

국소감염설의 경우를 통해 다음과 같은 두 가지 사실을 재확인할 수 있다. 첫째, 과학의 발전은 직접적인 사회적·정치적 압력으로부터 어느 정도 독립적으로 진행된다는 것이다. 둘째, 그러나 과학발전이 지향하는 방향이라든지 그 결과가 채택되고 활용되는 방식은 과학 영역 자체의 범주를 넘어서 사회적 요인의 강력한 영향을 받는다는 것이다.

과학임을 주장하는 의과학과 치과학이 국소감염설 같은 비과학적인 이론을 수용했다는 것은 의아한 일로 생각할 수 있으나, 20세기 초 국소감염설은 그 당시 최고의 선진적 과학에 의해 탄생된 이론이었다. 이 이론이 잘못된 것이었다면 경험적으로 거기에 대한 예외적 증례나 의문점들이 나타났을 것이지만, 국소감염원만을 제거하였기 때문에 부작용이 은폐되었다. 국소감염설이 처음에는 치과진료 영역을 더 넓고 풍부하게 하는 것처럼 보였겠지만, 후에는 과학적 반론 및 증명에 의해 예외나 문제점들이 드러나면서 이 과학적 모형이나 패러다임은 더 이상 설명력을 잃어버리게 되고, 그것이 기반했던 기초이론 자체도 과학사회에서 신뢰를 잃게 되었다.

20세기 말 이 이론은 보다 정밀한 과학적 근거를 배경으로 다시 부활하였으나, 무차별적 발치는 재현되지 않았다.

국소감염설의 부활

국소감염설의 소멸에도 불구하고 치과학에서 국소감염 이론이 사라진 것은 아니었다. 1986년 더닝(James M. Dunning)은 “국소감염설에 대한 인식이 쇠퇴했음에도 불구하고 우식치아와 전신질환의 연관성은 매우 심각하게 검토해야 할 필요가 있다”고 지적했다. 결국 국소감염설은 다시 고려되었고, 특히 세균성 심내막염(bacterial endocarditis)과 치과진료의 연관성에 대한 환자-대조군 연구가 시작되었다.

은밀한 병원체

1950년대의 항생제 도입으로 세균 병인론(bacterial etiology)을 통해 원인불명의 질병을 설명하려는 시도는 더 이상 없을 것으로 보였다. 그러나 1970년대에는 항생제가 박테리아의 변종을 유발할 수 있다는 것이 확인되었다. 전통적인 방법에 의한 의과학적 미생물 검출법 이외의 항목은 국소감염 이론에서 기대되었던 항목들이었다. 1980년대까지 그러한 연구자들은 희소성이 높았으며, 주로 적은 기금을 통해 연구가 이루어졌다. 프라이스(Weston Price)가 근관치료 치아에서 확인한 독소는 변종으로 20세기까지 세균학자들은 이들이 존재하지 않는다고 생각한 것이었다. 변종 미생물을 포함한 치아감염은 전신질환에 영향을 준다는 것이 분명해졌다.

변종 미생물

치주과학

1990년대에 오펜바허에 의해 다시 등장한 구강감염과 전신질환 사이의 역학적 연관성에 대하여 미국 치과학자들은 조심스럽게 주의를 기울였다. 일부 미국 치과학자들은 역학이 인과관계를 결정할 수 없다는 점을 강조하고 그 현상을 국소 조직의 질병 진행적 침입으로 분류하여 1940년대 국소감염 이론과 구별했다. 다른 학자들은 국소감염 이론의 과학적 증거가 여전히 약하다는 것을 발견했지만, 진화하는 과학이 그것을 입증할 수 있다고 인정했다. 그러나 일부 미국 학자들은 국소감염설의 재등장을 지지하였다.

국소감염설의 재등장

유럽의 연구 결과에 의하면, 구강감염이 전신염증을 유도하여 전신질환을 악화시키는 것이 확실하였다. 이는 다른 면역기전과 신체의 생체 분자와 항원의 상호 반응을 통한 분자 모방의 결과 또는 국소감염 이론과 양립할 수 있는 국소 조직의 질병 진행적 침입의 결과로 추정되었다. 구강감염과 전신질환의 인과관계를 설명하기 위해서 역학적 연관성을 넘어서는 생물학적 설명이 필요하였다. 이미 확립된 생물학적 연구로 치주염의 심혈관 질환에 대한 인과관계를 해석하는 생물학적 치주과학 생물학적 치주과학이 등장하였다.

구강은 면역 저하 상태의 숙주, 특히 악성 종양, 당뇨병, 류머티즘성 관절염으로 고통받는 사람들에게 먼 곳의 신체 부위에 병원성 유기체를 보급하기 위한 원산지로 작용할 수 있다. 치료되지 않은 고도 치주염은 박테리아, 박테리아 독소 및 다른 염증 매개체를 혈류로 방출하여 신체의 다른 부위에 영향을 미침으로써 전신에 상당한 전염병을 초래할 수 있다. 이 모두는 구강 및 전신 건강의 연관성에 대한 연구 패러다임 변화의 결과로 밝혀졌다.

근관치료에 대한 논쟁

1980년대에 치아가 발거된 부위 내에 치주인대를 남기고 이는 턱뼈에 궤저(gangrene)를 만들며 결국 감염과 독성물질을 형성한다는 주장이 있었다. 대체 의과학에서는 그 가능성을 인정하였으나, 치과학에서는 일반적으로 존재하지 않는 것으로 결론지었다.

근관치료 치과의사들은 근관치료를 받은 치아에 대한 프라이스의 발견을 일상적 감염원으로 생각하고 있었는데, 일반적으로 충전재가 주입되면 치아 뿌리에 접근 불가능한 부위 내의 미생물은 무해하다는 것이 치과계의 생각이었다. 1976년과 1977년에는 근관치료와 국소감염은 연관성이 없다고 보고되었다. 1994년 치과의사 마이니크(George Meinig)는 로제노우(Rosenow)와 프라이스의 과거 연구를 재검토하고 독립적으로 이에 대한 관심를 보였다.

치근치료로 뿌리가 채워진 치아에서 특히 높은 수준의 박테리아 독소가 발견되었으나, 이들의 부정적인 부작용을 입증할 근거는 여전히 부족하였다. 반대로 면역 장애, 혈당조절 장애 등이 치근관 치료를 악화한다는 일부 연구는 최근까지 무시는 되었지만 중요한 것으로 인식되고 있다. 그럼에도 불구하고 2010년 치과의사단체는 전신건강과 근관치료의 잠재적 연관성에 대하여 이의를 제기하고 있으나, 이 연관성에 대한 증거는 여전히 남아 있다. 근관치료 실패는 종종 발생할 수 있지만, 치과의사는 이 경우에도 국소감염을 일으키지 않는다고 주장하고 있다. 2010년까지 분자학 연구방법에서도 무증상 근관치료로 인한 균혈증(bacteremia)에 대하여 일치된 합의를 이루지 못했다. 전신질환을 치료하거나 예방하기 위해 근관치료를 하지 않거나 근관치료를 한 치아를 발치하는 것은 여전히 과학적이지 못하고 잘못된 것으로 남아 있다.

치주병과 전신질환

구강감염, 특히 치주염이 심혈관 질환, 세균성 폐렴, 당뇨병 및 저체중과 같은 여러 가지 전신질환의 진행 과정 및 발병 기전에 영향을 줄 수 있음이 인정되고 있다. 주요 구강감염인 치주염은 세 가지 경로로 전신질환에 대한 숙주의 감수성에 영향을 줄 수 있다. 첫째, 구

세 가지 경로

구강감염과 전신질환의 가능한 경로

구강감염	전신질환
구강 세균의 직접 전염에 의한 균혈증	감염성 심내막염, 급성 세균성 심근염, 뇌 농양, 혈전증, 부비동염, 폐 농양/감염, 루드비히 협심증, 안와 봉골염, 피부 궤양, 골수염, 인공관절 감염
미생물 독소 순환의 전이성 손상	뇌경색, 급성 심근경색, 비정상적 분만, 지속적 열병, 특발성 삼차신경통, 독성 쇼크 증후군, 전신성 과립구 세포 결핍, 만성 수막염
구강 미생물체에 의한 면역 손상으로 유발된 전이성 염증	베체트병, 만성 두드러기, 포도막염, 염증성 장 질환, 크론병

강 세균의 직접적인 전이성 전염에 의한 일시적인 균혈증, 둘째, 구강 내 미생물 독소의 순환으로 인한 전이성 손상, 셋째, 경구 미생물에 의해 유도된 면역학적 손상에 의해 유발되는 전이성 염증 등이 그것이다.

심혈관 질환

심혈관 질환

동맥경화증 및 심근경색과 같은 심혈관 질환은 복잡한 유전 및 사회환경 요인의 결과로 발생한다. 유전 요인에는 연령, 지질대사, 비만, 고혈압, 당뇨병, 혈소판 특이항원의 다형성 등이 있으며, 사회환경 요인에는 사회·경제적 지위, 운동, 스트레스, 식이요법, 비스테로이드성 소염제, 흡연, 만성 감염 등이 포함된다. 고혈압, 고콜레스테롤 혈증, 흡연과 같은 심혈관 질환의 고전적 위험 요인은 심혈관 질환 발생의 3분의 2까지 설명할 수 있다.

심혈관 질환의 다른 위험 요인으로는 만성 감염 및 염증의 축적 등이 있다. 치주염에 있어 그람 음성균의 존재, 염증성 사이토카인의 신속한 검출, 관련된 면역계 및 염증성 침윤물의 농도, 주변부의 피브리노겐과의 연관성 등을 고려할 때 치주질환 환자가 심혈관 질환에 걸리기 쉽다는 것이 분명하다. 우리나라 국민의 경우 치주염은 심혈관계 질환의 위험을 약 1.9배 증가시킨다고 한다.

구강 세균

치주염이 구강 세균의 직접 및 간접 효과를 통해 심혈관 질환을 유발할 수 있다는 증거로 다음과 같은 것들이 있다. 첫째, 생귀스(*S. sanguis*)와 진지발리스(*P. gingivalis*) 같은 구강 세균이 혈액 내로 들어가 혈소판 응집을 유도하여 혈전 형성을 유도한다는 증거이다. 둘째, 고농도의 전 염증성 매개체(PGE 2 , TNF-α, IL-1β)의 방출처럼 구강 내 세균 또는 독소에 대한 과장된 숙주 반응의 증거이다. 셋째, 치주염과 심혈관 질환의 세균성 및 염증성 매개체 생산 증가의 증거이다.

치주염은 간을 자극하여 염증 표시자인 C 반응성 단백질(C Reactive Protein, CRP)을 생성할 수 있으며, 이는 다시 손상된 혈관에 침전물을 형성한다. CRP는 손상된 세포에 결합하여 보체를 고정시키며 호중구를 포함한 식세포를 활성화시키는데, 이 세포들은 산화질소를 방출하여 아테롬 형성에 기여한다.

열충격 단백질

열충격 단백질(Heat shock protein, Hsp)은 심혈관계 위험과 숙주반응을 연결하는 것으로 보고되었다. 열충격 단백질은 정상세포 기능의 유지에 중요하며, 많은 박테리아 종에 대한 독성 인자로 역할을 할 수 있다. 열충격 단백질과 박테리아 감염에 의해 유도된 면역반응 사이의 상호작용은 초기 죽상경화성(atherosclerotic) 병변의 개시에 책임이 있다.

구강감염은 또한 치아손실을 일으킬 수 있다. 치아를 잃어버려 의치가 있거나 의치가 없는 사람들은 식습관이 변화된다고 하는데, 상실된 치아가 많은 환자에서는 식이요법으로 인한 혈청 저밀도 지질단백질 상승이 내독소에 대한 단핵구의 반응을 증가시키는 것으로 나타났다.

관상동맥 심장질환: 죽상 동맥경화증 및 심근경색

미국에서 사망자의 약 50%는 죽상 동맥경화증 및 심혈관 질환의 합병증에 의해서라고 한다. 최근 보고에 따르면, 죽상 동맥경화 플라크(plaque)는 그람 음성 치주 세균(*A. actinomycetemcomitans* 및 *P. gingivalis*)에 일반적으로 감염되는 것으로 나타났다. 우리나라의 경우 치주염은 초기 죽상 동맥경화증의 위험을 약 1.6배 증가시킨다.

뇌졸중

뇌졸중 혈전

뇌졸중은 뇌혈관에 영향을 주는 뇌혈관 질환이다. 산소와 영양소를 뇌에 전달하는 혈관이 파열되거나 국소 혈전 형성 또는 다른 출처의 박테리아와 피브린 응집체에 의해 혈관이 막히면 발생한다. 평균 인구에서 새로운 뇌졸중 발생 건수는 1,000건당 2건이다. 치주염은 염증성 사이토카인, 내독소 및 박테리아를 전신 순환계로 방출하여 죽상 동맥경화증을 촉진시키고 혈액 응고 및 혈소판의 기능에 영향을 주어 뇌졸중의 시작에 기여할 수 있다. 우리나라의 경우 치주염은 뇌졸중의 위험을 약 4배 증가시킨다.

동맥경화증

감염성 심내막염

심내막염

감염성 심내막염은 심장 판막 또는 심장 내피의 박테리아 감염을 말한다. 혈류의 박테리아가 비정상적인 심장 판막이나 손상된 심장 조직에 갇힐 때 발생한다. 심내막염은 정상적인 심장을 가진 사람들에게는 거의 발생하지 않지만, 심장에 결함이 있는 사람들의 경우 균혈증이 발생할 때 심내막염이 발생할 위험이 있다.

조산 및 저체중아 출산

임신은 치은 건강에 영향을 줄 수 있다. 임신 중 호르몬 수치의 변화는 임신성 치은염이라고 불리는 염증을 촉진시키며, 이러한 유형의 치은염은 치면세균막 수준의 변화 없이 발생할 수 있다. 경구피임약 또한 치은 건강에 변화를 일으킬 수 있는데, 일부 피임약 사용자는 치은 염증 수준은 높지만 치석 수치는 낮다.

저체중 출생

조산아와 저체중아는 영아 사망률의 중요한 원인이다. 치주염은 신생아의 저체중 출생에 대한 위험을 증가시킨다. 출생 체중이

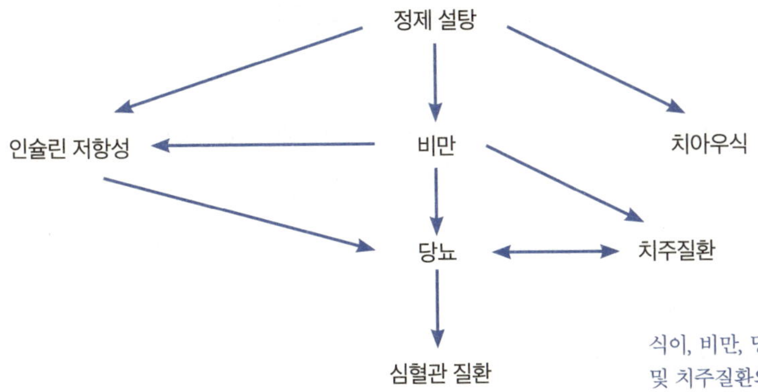

식이, 비만, 당뇨, 심혈관 질환, 치아우식 및 치주질환의 관계

2,500g 미만인 저체중아는 선진국과 개발도상국 모두에서 주요 공중 보건 문제이다. 미국의 경우 치주염은 저체중아 및 조산아 출산의 위험이 약 8배 높다. 1998년 오펜바허는 이전에 설명하지 못한 조산 및 저체중아 출산의 18.2%를 치주염으로 설명할 수 있다고 결론 내렸다. 그러나 치주질환 병원균이 존재한다고 모두 치주질환이 발현되지 않는다는 점에 유의해야 한다. 하지만 숙주의 염증반응에 대한 역할은 조산 및 저체중아 연관 경로의 감수성에 중요한 결정인자로 보인다.

조산

저체중아 출산

당뇨병

당뇨병은 인슐린의 절대적 또는 상대적 결핍으로 인한 고혈당을 특징으로 하는 질병으로, 미국에서 1,200만 명 이상에게 영향을 미치고 있다. 당뇨병은 대사이상, 눈, 신장, 신경계, 혈관계 및 치주 조직과 관련된 장기적 합병증을 유발하는 것을 특징으로 한다. 치주염은 종종 당뇨병을 심각한 상태로 악화시키며, 당뇨병 또한 심각한 치주염의 위험 요소이다. 한국의 경우 당뇨병은 치주염의 위험을 약 10% 증가시키고 있다.

당뇨병

치주염과 전신질환의 공통원인

구강감염과 전신질환의 관계에 관한 대부분의 연구는 가장 일반적인 구강감염인 치주염과 관련이 있다. 치주염은 치아의 부착 조직(치은, 치주인대, 치조골)의 염증 및 조직 파괴를 유발하는 일련의 상태로 정의된다. 치주염은 치석에서 발견되는 세균에 의해 발생하며, 이들은 주로 그람 음성균으로 추정되는 병원균으로 확인되었다. 치은 염증과 치주인대와 치조골의 파괴를 보이는데, 이는 뼈 손실과 상피세포의 정점 이동으로 이어져 치주 주머니가 형성된다.

역학 연구에서 치주염이 거의 없거나 전혀 없는 것과 비교하여 치주염 환자에서 더 자주 또는 더 높은 수준으로 나타나는 요인은 위험지표(risk indicators) 또는 위험조절자(risk modifiers)라고 하는 추정 위험요인(risk factor)으로 간주된다. 그러나 요인과 질병의 연관성은 인과관계를 입증하지 못하는데, 이는 인과관계는 입증하기 어려우며 일반적으로 종단 연구에서 이 요인이 질병에 선행한다는 증거가 필요하기 때문이다. 인과관계에 대한 추가 증거에는 질병에 대한 위험인자의 작용기전에 대한 지식도 포함된다. 또한 위험요인의 수정이 질병을 예방하거나 완화시킬 것이라는 증거는 진정한 원인을 밝히는 데 중요하며, 이러한 증거들이 확립되면 개인이나 집단의 위험요인 감소가 종종 정당화된다. 치주염과 심혈관 질환, 뇌졸중, 암, 당뇨병에 공통적인 수정 가능한 위험요인에 대해 치과진료에서 개입하여 치주염과 전신질환을 동시에 관리하는 효율적 전략이 가능하다.

위험요인

공통 위험요인

치주염에 걸릴 위험이 높은 요인은 심혈관 질환과 같은 전신질환의 위험과 유사하다. 치주염 및 심혈관 질환과 같은 전신질환에 의해 공유되는 요인 및 지표에는 흡연, 스트레스, 노화, 인종 또는 민족, 성별 등이 있다. 치주염과 심혈관 질환, 비만 및 골다공증에 의해 공유되는 유전적 요인이 존재할 가능성이 있으나, 이에 대한 연구는 아직 수행되지 않았다. 한국 성인에서 치주염에 관련된 유전 요인은 지질대사와 관련된 요인으로 보고되고 있다.

흡연

비만

유전

치주염과 전신질환의 공통 위험요인

위험요인	치주염	당뇨	심혈관 질환	뇌졸중	암
흡연	○	○	○	○	○
음주	○	○	○	○	○
비만	○	○	○	○	○
운동	○	○	○	○	○
지질이상	○		○	○	
고혈압	○		○	○	

공통 위험요인 관리

다른 주요 만성질환에 공통되는 위험요인의 관리에 치과진료도 통합하여 관리하는 방법을 '공통 위험요인 관리법'이라 한다. 동기유발 면담은 치과에서 사용되는 행동변화 접근법 중 하나이다. 예를 들어, 식이 설탕의 감소는 충치의 위험을 줄일 수 있을 뿐만 아니라 체중감량에 기여함으로써 당뇨병과 심장질환을 예방하는 데 효과적이다. 또한 흡연과 담배 의존성을 치료하는 것은 치주염에 많은 영향을 주며, 심장질환 및 일부 암 예방에도 중요하다.

공통 위험요인 관리법

치과에서 흡연 및 담배 의존성 치료

흡연은 암, 심혈관 질환, 치주염 등 대부분의 만성질환과 연관되어 있으므로 흡연을 함으로써 이러한 부담을 크게 줄일 수 있다. 우리나라에서 흡연은 치주염의 위험을 25% 증가시키고, 암 발생의 위험을 약 60% 증가시킨다는 보고가 있다. 미국 보건복지부에서는 금연 및 담배 의존성 치료 전략으로 5A 개입 모델(Ask-흡연력 질의, Advise- 금연 상담, Assess-금연 준비 평가, Assist- 금연 돕기, Arrange-전문가 의뢰)을 제시하였다. 미국 보건복지부 지침(Department of Health and Human Service Guidelines)에서는 "다양한 임상 유형에 의해 제공되는 담배 의존 치료는 금연 욕구를 증가시킨다. 따라서 모든 의사, 간호사, 치과의사, 심리학자와 상담요원은 금연 중단을 위해 개입해야 한다"라고 밝히고 있다.

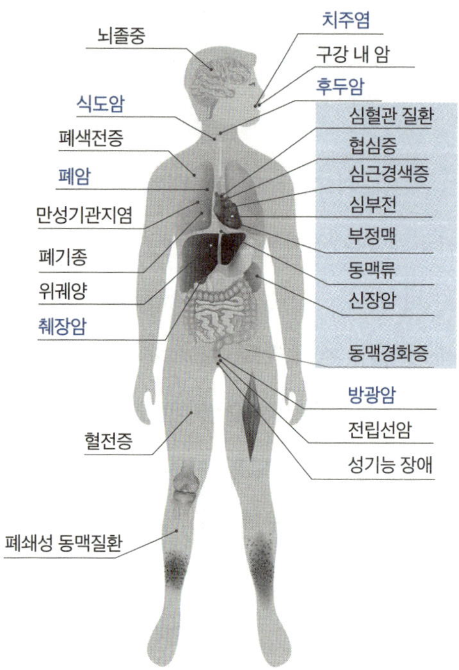

흡연과 질병의 관계

특히 치과에서는 흡연과 관련된 구강 병변, 치주질환 및 임플란트에 대해 확인해야 한다. 치과의사와 위생사는 담배 의존을 치료하고 예방하는 데 도움을 줄 수 있는 위치에 있는데, 지난 수십 년 동안 치과위생사가 중요한 역할을 한 치과 금연 프로그램이 성공한 것을 보면 그 중요성을 알 수 있다.

치과에서의 영양 조절

잘못된 영양은 당뇨병, 심혈관 질환, 골다공증 및 구강건강에 좋지 않은 위험요인이다. 잘못된 영양은 충치, 치주염 및 구강 수술 후의 치료에 영향을 미치기 때문에 식이상담은 치과진료에서 중요하다. 우리나라의 경우 비타민 C 부족은 치주염의 위험을 16% 증가시킨다는 보고가 있다. 또한 치아 손실로 인해 저작 기능이 감소된 환자는 영양 부족으로 인해 우식, 비만, 당뇨병 및 심장질환에 영향을 줄 수 있다. 비만에 대한 특정 식이상담은 당뇨병, 심혈관 질환, 특정 형태의 암, 치주염 및 충치의 위험을 줄일 수 있다. 식이상담

치과진료 시 두 가지 방식의 상담이 진행될 수 있는데, 하나는 특정 구강 상태에 초점을 둔 충치와 치주염에 대한 구강 상담이고, 다른 하나는 의사, 영양사, 간호사 같은 건강관리 전문가와 협력하여 수행하는 식이상담이다. 이러한 식이상담은 당뇨병, 심혈관 질환, 뇌졸중, 골다공증, 암, 섭식장애, 고혈압 또는 기타 전신상태로 고통받거나 위험에 처한 환자들에게 주로 수행된다.

정제 설탕 섭취 제한

많은 연구를 통해 정제 설탕이 치아우식증 발병의 핵심 요인임이 확증되었다. 설탕 섭취량이 7~10세의 경우 55g/일 미만, 4~6세의 경우 50g/일 미만, 1~3세 아동의 경우 32g/일 미만일 때 우울증이 더 낮았으며, 이는 성인에서도 유사하게 나타난다고 보고되었다. 불소가 우식 보호에 도움이 되는 것이 사실이지만, 식이 설탕의 제한은 우식 감소 효과가 있다. 한국 노인의 경우 단 음식 선호 식이는 치아우식증 위험을 50% 증가시킨다고 한다.

정제된 탄수화물의 일일 섭취량 제한은 탄수화물 전체 소비량을 줄여 준다. 특히 정제된 탄수화물에 대한 노출 횟수를 하루 3회 미만으로 제한함으로써 식이의 전체 우식 유발성을 줄일 수 있다. 참고로 파이 한 조각과 초콜릿 아이스크림 한 개에는 설탕 약 33g이 들어 있다. 탄수화물

정제 당의 전신건강에 대한 악영향 - '독성 설탕'

정제 당의 소비 증가와 비만 및 당뇨병과의 연관성에 대해서는 잘 알려져 있다. 연구에 따르면, 간의 변화와 췌장세포 사멸이 식이요법과 관련되어 있었고, 비만과 관계 없이 당뇨병 위험이 증가하는 것으로 나타났다.

175개국의 4천만 인구 중 설탕 이용과 당뇨병 유병률을 조사한 최근의 역학조사에 따르면, 설탕 노출 기간 및 정도가 당뇨병 유병률과 독립적으로 연관되어 있음이 나타났다. 이 연구는 설탕 이용의 감소가 당뇨병 유병률의 감소와 연관되어 있음을 보여 주었다. 따라서 설탕 소비의 차이가 비만으로 설명되지 않은 당뇨병 유병률의 차이를 설명하는 것으로 보인다. 특히 청량음료에 옥수수 시럽 등 대체당을 사용하는 국가에서는 당뇨병 유병률의 차이가 없었다.

설탕 소비

실험실 연구와 동물연구는 설탕이 인슐린 저항성에 관련되어 간 및 췌장에 영향을 미치며, 이러한 결과는 우리가 식이에 정제 설탕의 사용을 강력하게 제한해야 함을 보여 주었다. 식이 설탕을 제한하면 분명히 우식이 줄어들고 비만도 감소하며, 또한 당뇨병과 심혈관 질환 및 치주질환의 위험도 줄일 수 있다.

비만 및 식이 변화

한국인에서 비만은 치주질환의 위험을 약 2배 증가시키고, 죽상 동맥경화증 관련 혈관질환의 위험을 2.4배 증가시킨다. 따라서 비만 퇴치를 위한 영양상담이 치과진료에서 필요하다. 비만은 당뇨병, 심장질환, 암과 관련된 만성질환으로, 치과환자에서 비만을 줄이기 위한 영양상담은 특히 환자가 심장병을 앓고 있거나 당뇨병에 걸린 경우에 가장 효과적이다. 치과진료 시 비만상담에서 할 수 있는 권고 중 하나는 설탕 섭취를 제한하는 것이다. 건강한 식습관과 지속적인 체중 감량을 위한 식이 행태 변화 및 운동, 금연·절주 등 주요 생활습관의 변화가 필요하다.

체중감소

체중감소를 위해 추천할 식이 변화에는 운동 요법이 포함된다. 특히 치과환자의 라이프 사이클에 따라 다른 식이 변화가 고려되어야 한다. 영유아, 어린이, 청년, 임산부, 폐경 후 여성, 노인 모두 식이 요법에 있어 차별성이 요구되지만, 과체중은 공통적 문제이며 설탕 제한은 일부 노인을 제외하면 일반적인 권장 사항이다.

추가 읽기

국소감염설과 무차별적 발치

Asgis, Alfred J. *Clinical Oral Medicine: An Outline of Case Recording, Oral Diagnosis and Treatment: A Text-Workbook for Students and Practitioners*. New York: New York University, College of Dentistry, Department of Oral Surgery, 1953. Print.

Price, Weston A. *Dental Infections: Being a Contribution to the Pathology of Dental Infections, Focal Infections, and the Degenerative Diseases*. Cleveland: The Penton Publishing Company, 1923. Print.

국소감염설의 부활

Dunning, James Morse. *Principles of Dental Public Health*. Harvard University Press, 1986.

Offenbacher, S., H. L. Jared, P. G. O'Reilly, S. R. Wells, G. E. Salvi, and H. P. Lawrence, et al. "Potential Pathogenic Mechanisms of Periodontitis Associated Pregnancy Complications." *Ann Periodontol*. 1998; 3: 233-250.

치주병과 전신질환

Ahn YB, Shin MS, Byun JS, and Kim HD. "The Association of Hypertension with Periodontitis is highlighted in Female Adults; Results from the Fourth Korea National Health and Nutrition Examination Survey." *Journal of Clinical Periodontology*. Nov 14, 2015; 42(11): 998-1005.

Kim HD, Sim SJ, Moon JY, Hong YC, and Han DH. "Association between Periodontitis and Hemorrhagic Stroke among Koreans: Case-Control Study." *J Periodontol*. 2010; 81: 658-665.

Shin HS, Shin MS, Ahn YB, Choi BY, Nam JH, and Kim HD. "Periodontitis is Associated with Cognitive Impairment in Elderly Koreans: Results from the Yangpyeong Cohort Study." *Journal of the American Geriatrics Society*. Jan 19, 2016; 64(1): 162-167.

Sim SJ, Kim HD, Moon JY, Zavras AI, Zdanowicz J, Jang SJ, Jin BH, Bae KH, Paik DI, and Douglass CW. "Periodontitis and the Risk for Non-Fatal Stroke in Korean Adults. " *J Periodontol*. 2008; 79: 1652-1658.

치주염과 전신질환의 공통원인

Amar, S. and Han X. "The Impact of Periodontal Infection on Systemic Diseases." *Med Sci Monit*. 2003; 9(12): RA291-299.

Han DH, Lim SY, Sun BC, Paek DM, and Kim HD. "The Association of Metabolic Syndrome with Periodontal Disease is Confounded by Age and Smoking in a Korean Population: The Shiwha-Banwol Environmental Health Study." *J Clin Periodontol*. 2010; 37: 609-616.

Han DH, Lim SY, Sun BC, Paek DM, and Kim HD. "Visceral Fat Area-defined Obesity and Periodontitis among Koreans." *J Clin Periodontol*. 2010; 37: 172-179.

Han DH, Shin HS, Kim MS, and Kim HD. "Group of Serum Inflammatory Markers and Periodontitis-Metabolic Syndrome Co-Existence in Koreans." *J Periodontol*. May 2012; 83(5): 612-620.

6 의사와 치과의사

치과의사와 구강의사

로마시대에 치과진료를 하는 사람을 'dentatores' 또는 'dentispices'라고 부르고 있었으며, 중세에도 이탈리아의 'cavadenti', 프랑스의 'arracheur des dents', 독일의 'Zahnbrecher', 영국의 'kindhart'에 이르기까지 치과진료 관련 직업에 대한 다양한 호칭이 있었음을 확인할 수 있다.

이 빼는 사람

중세에는 길드 조직의 통제를 받는 이발사 외에도 구강병 처치를 담당했던 사람들에 대한 명칭이 다양했다. 사람들은 이들을 '이 빼는 사람(toothdrawer, toothpuller)', '돌팔이(quackery, charlatan, mountebank)', '떠돌이 시술자(itinerant practioner)' 등으로 불렀다. 이들은 주로 농촌지역을 떠돌아다니면서 시장에서 사람들을 모으고 지원자를 무대 위에 끌어올려 치아를 발거하면서 자신의 기술을 과시하였다. 당시 사회 하층인이 치과진료를 위해 만날 수 있는 사람은 바로 그들이었다.

반면 역사에 이름을 남긴 사람들은 대개 상층 계급을 담당했던 이발-외과의사(barber-surgeon) 출신이었다. 16세기 프랑스의 유명한 외과의 파레(Paré) 역시 이발-외과의사로 출발하여 수련을 쌓았다.

이발-외과의사

하나의 직업이 전문직으로 발전하는 데에는 몇 가지 조건이 필요하다. 우선 전문적 지식체계에 기초한 전문기술(치료)이 있어야 하고, 이를 위한 교육수련체계(대학)를 갖추고 있으며, 일정한 자격(면허)을 갖춘 구성원들만의 배타적 전문가 단체(조직)가 있어서 내부 관리가 가능해야 한다.

현재 세계적으로 치과의사(Doctor of Dental Surgery, DDS; Doctor of Dental Medicine, DMD)와 구강의사(Stomatologist)는 동일한 용어로 인식된다. 미국에서 치과의사 학위는 일반 박사학위에 포함되지 않는다. 치과의사 학위는 1840년 볼티모어 치과대학에서 DDS(Doctor of Dental Surgery, Chirurgiae Dentium Doctoris in Latin)로 시작되었으나, 1847년 하버드 대학에서는 치과학이 순수 학문이 아니라는 이유로 DMD(Dentariae Medicinae Doctor: Doctor of Dental Medicine)로 하였다.

DDS

DMD

러시아·중국 등 사회주의 국가에서는 치과학을 의과학의 일부로 인식하여 치과의사라는 용어 대신 '구강의사(stomatologist)'라는 용어를 사용하였고, 교육기관 명칭도 '구강학 대학(college of stomatology)'이라 부르고 있다.

치과의사의 직종 간 논쟁

약종상이 일반 잡화상에서 분리되어 나온 것은 17세기 초의 일이므로, 오늘의 약사와 일반의는 일반 상업에 그 뿌리가 있었다. 외과의사와 이발사가 분리된 것은 18세기 초의 일이다.

1850년대에 영국의 몇몇 임상의사들은 일반의학과 미국의 치과학이 그랬던 것처럼 일정 자격을 갖춘 자들만으로 단체를 결성하는 당시의 전형적 방법을 따랐는데, 우선 공식 교육의 이수를 요구하여 참여자격을 제한함으로써 궁극적으로 직업적 독점을 확립하고자 하였다. 치과의사들 사이에서도 왕립외과의사협회와의 유대를 유지·강화해야 한다는 주장을 옹호하는 구강의사(odontologist)와, 미국에서처럼 독자적인 직업 영역으로 분화시켜야 한다는 치과의사(dentist)로 나뉘어 대립하였다. 의과학 내부의 직업적 전문화 과정에서 그랬던 것처럼 이 과정에서 결정적 역할을 했던 것은 전통이었고, 결국 논쟁은 구강의사의 승리로 끝났다. 이로써 영국에서 치과의사는 훨씬 더 오랫동안 주변적 전문직업의 지위에 머물 수밖에 없었으며, 1956년까지도 완전한 자율성을 확보하지는 못하였다. 그러나 같은 시기에(1830~1860년) 미국에서는 치과학이 독립된 분야로 직업적 정체성(identity)을 확보하였다.

치과학이 내부에서 직업적 위계질서를 형성하는 과정은 약종상이 상인에서 출발하여 전문직종의 지위를 확보해 간 과정과 매우 유사하다. 당시 내과의사(physician)들은 귀족이나 부유한 도시 엘리트를 위한 진료만을 했으므로, 일반대중을 상대로 진료를 할 수도 없었고 그럴 뜻도 없었다. 따라서 17세기의 약종상들은 그들의 활동범위를 진료까지 확대할 수 있었다.

구강학

구강학(stomatology) 옹호자들은 전문적 지위를 확보하기 위해서는 의과적 자격을 가진 사람과 그렇지 않은 사람을 구분함으로써 숙련을 통해 기술을 배운 사람들을 배제해야 한다고 주장하였다. 이러한 주장은 1900년대 국제치과연맹(International Federation of Dentistry, FDI)을 분열시킨 주요 이슈였다. 미국에서 대부분의 치과의사들은 치과학 모형을 수용하였으나, 소수의 엘리트 그룹에 속하는 치과의사들은 구강학 모형을 주장하였다. 그들은 구강학을 통해 기술위주의 치과학

치과학

전통을 단절하여 치과학의 과학적 지위를 향상시키려고 하였다. 이탈리아·스페인·포르투갈·오스트리아·독일, 그리고 일부 프랑스와 벨기에 등 대부분의 서유럽에서는 이 구강학 모형을 수용하였다. 특히 소련에서는 대학의 치과학 강좌를 '구강학 강좌(chair of stomatology)'로 고쳐 부르면서 치과학을 의과학의 한 전문분야로 편입시켰다. 불가리아·중국·쿠바 등 많은 사회주의 국가는 소련의 구강학 모형을 수용하였다.

미국에서는 1920년대까지만 해도 모든 보철물을 치과의사가 직접 제작하였다. 독일이나 이스라엘은 도제교육을 받은 자격 미달 치과치료자들을 지위가 다소 낮은 하급 전문직으로 수용하여 시술행위를 허용하였고, 미국에서도 1960년대 이후부터는 기공 작업은 거의 전적으로 치과기공사가 맡게 되었다. 이 과정에서 치아기공사들이 자신들의 직업적 지위를 확보하기 위해 투쟁하였다는 것을 쉽게 짐작할 수 있다.

1920년대 미국에서는 19세기 말 코흐의 세사인 치과의사 밀러가 주창한 국소감염설(focal infection theory)의 영향을 받아 구강학이 활발하게 전개된다. 애스기스(Alfre J. Asgis)를 중심으로 하여 치과학이 의과학의 한 전문분야(구강학)로 자리잡아야 한다는 강한 신념을 가진 의사와 치과의사들이 미국구강학회(American Stomatological Association)를 창립하고 정력적으로 활동한다. 의학교육을 받은 구강의사만이 치과진료의 범위를 확대시키고, 진료의 질을 높일 수 있으며, 충치의 증가로 인한 무치악자 양산이라는 공중구강보건 문제를 해결할 수 있다는 것이 구강학 옹호자들의 주장이었다. 그들은 유럽을 순회하면서 국제적 차원에서 구강학 운동의 활성화를 위해 노력하였고, 이탈리아·프랑스·독일·폴란드·루마니아·체코슬로바키아·오스트리아·그리스·

애스기스

미국구강학회

러시아에서는 구강학 교육체계가 정립되었다. 그러나 정작 미국에서는 그들의 꿈이 실현되지 못하고 치과학 모형이 주도하게 되었다. 아이러니하게도 그 후 현재까지 세계 치과학을 발전시킨 것은 구강학이 아니고 구강학이 무시한 치과학이었다.

치과 / 구강과

우리나라에서는 해방 후 1949년에 '치과'라는 명칭을 '구강과'로 바꿀 것을 요구하는 치과의사들의 주장과 청원이 있었으나, 미국의 영향하에 치과학을 채택하여 치과진료를 하였고 한국의 치과학을 발전시켜 오늘에 이르게 되었다.

미국과 영국의 치과학 100년

1841년 영국에서 웨이트(George Waite)는 의과학의 한 분과로 치과를 포함시키고 왕립외과의사협회(Royal College of Surgeons)의 주관하에 시험을 통과한 자에게만 치과진료를 허용해야 한다고 의회에 청원하였으나 받아들여지지 않았다.

치과진료를 전문으로 하는 50여 명의 외과의사로 조직되어 있던 런던치과의학회(The Odontological Society of London)의 경우 이들이 구강의사(odontologicals)라고 불리웠는데, 이 단체는 왕립외과의사협회에 편입되는 것을 목적으로 하고 있었다. 다른 하나인 150여 명의 치과의사로 구성되어 있던 영국대학치과의사회(College of Dentists of England)에서는 조직과 치과학 교육의 관리, 자격증(면허) 제도를 통한 독자성 확보를 목적으로 하여 치과가 외과학의 한 분과로 종속되는 것을 반대하였다.

영국에서 이 두 단체가 서로 주도권을 다투는 와중에 치과학의 진로를 정해준 결정적 계기는 1858년 의료업자등록법(Medical Regestration Act) 제정이었다. 이 법은 최초로 치과를 외과의 한 분과로 공식 인정하고 자격증(Licentiateship in Dental Surgery, LDS) 제도를 도입하였으며, 런던치과병원(Dental Hospital of London), 런던치과대학(London School of Dental Surgery) 등의 설립을 허용하였다. 그러나 치과에 관계된 모든 권한은 왕립외과의사협회에 속해 있었다. 즉 왕립외과의사협회가 시험을 주관하고 합격자에게 자격증을 부여하는 주체였다. 전통적으로 기존 질서의 권위와 세력이 강한 영국사회에서 치과학이 독자적인 자율성을 확보하는 것은 허용되지 않았으며, 치과는 외과학의 한 분과라는 통제 가능한 상태로 규정되었다. 1863년에 두 조직은 대영제국치과학회(The Odontological Society of Great Britain)로 통합되었다.

1878년 영국에서 치과의사법(Dentists' Act)이 제정되지만 치과의사는 여전히 의과위원회(General Medical Council)의 감독을 받고 있었다. 미국에서는 1839년에 미국치과의사회(American Society of Dental Surgeons)가 조직되었는데, 영국에서도 40년 늦게 1880년 영국치과의사회(British Dental Association)가 결성되었다. 영국에서는 치과의사법에 따라 미등록자의 치과진료를 법적으로 금지하였으나, 실질적으로 치과의사의 독점적 진료(closed shop)가 완성되었던 때는 1921년 치과의사법 개정 이후였다. 그렇지만 치과의사가 의과위원회의 감독을 완전히 벗어나는 데에는 다시 30여 년 이상의 시간이 걸렸다. 1956년에 이르러서야 별도로 설립된 치과위원회(General Dental Council)에서 치과의사의 등록과 관리를 맡게 되었다.

치과의사법

치과위원회

치과진료 기술의 발전과 전문직 치과의사의 출현

치과의사들은 무엇보다도 특별한 지위와 권력을 가진 내과·외과 의사들의 그늘 아래에서 투쟁해야만 했다. 1840년대에 의과학로부터 의과학에 포함되고자 하는 요구를 거절당한 미국의 치과학는 자신들의 힘으로 자립하려는 노력을 기울였고, 1840년 최초의 치과대학을 설립하여 독립성을 확보하였다. 그러나 대부분의 나라에서는 치과학이 많은 부분에서 의과학에 의존해 있었기 때문에 치과학이 독립적 전문가 집단으로 성장하지 못하였다. 치과학 내부에서는 시장확대와 직업적 다양화 및 상호 경쟁을 추구하였으나, 의사들의 영향력 경쟁과 시장통제라는 어려움이 반복적으로 계속되었다. 그러나 의과학이 설정한 그들만의 보호벽을 허물기 위한 노력도 계속되었다.

최초의 치과대학

의과학 등 전문직업이 시장을 확보하기 위해서는 어느 정도 공식 자격을 갖추는 것이 매우 중요한 것처럼, 치과학도 배타적 독점을 제도적으로 보장받기 위해서 공식적으로 체계화된 치과진료를 제공할 능력을 입증할 필요가 있었다. 1840년대로부터 시작된 치과대학 설립, 마취, 아말감 충전, 경질고무(vulcanite) 틀니, 드릴, 치과진료 의자, 방사선 사진 등 일련의 기술적 혁신은 입법자와 일반대중에게 치과학에 대한 과학적 신뢰를 심어주었다. 이러한 일련의 노력들은 주로 미국을 중심으로 진행되었다.

한의학과 서양의학

아픈 곳이 생기면 주로 병원에 찾게 된다. 먼저 의사에게 불편한 증상을 말하고 진찰을 받은 후 의심되는 질환을 확인하기 위해 혈액검사, 소변검사, X선 검사, 심전도 같은 비교적 간단한 검사에서부터 필요하면 내시경, CT, MRI 등 비교적 고가의 검사도 받게 된다. 이에 따라 병을 진단받고 약이나 수술 등 처치를 하는 것이 일반적인 과정이다.

이에 반해 한의원의 경우 침이나 뜸 또는 한약으로 치료를 받기 전 한의사가 얼굴도 보고 맥이나 혀 상태도 보고 배도 진찰하지만, 이런 과정이 왜 필요한지, 이런 과정을 통해 어떻게 처방이 나오고 치료를 하게 되는지 알려주는 경우는 드물다. 대신 한의사들은 "기가 허하다", "심장에 열이 많다" 등 모호한 말을 하여 고개를 갸우뚱하게 하는 경우가 많다. 이는 한의학적 이론이 서양의학과 견주어 병을 바라보는 관점이 달라 치료도 달라지기 때문이다.

그동안 우리는 서양의학적 관점에서 의학을 바라보았기 때문에 여기에서는 특히 한의학적 주장에 대해 살펴보고자 한다.

서양의학은 병 중심, 한의학은 사람 중심

서양의학은 병 자체를 중요시하는 병 중심 의학이다. 환자가 가지고 있는 증상과 의심되는 원인들의 연관성을 찾고, 이들 중 인과관계가 증명된 원인을 찾아 이를 해결하기 위한 쪽으로 발전해 왔다. 사람들이 보이는 구토나 설사가 이들이 먹었던 물과 연관이 있고, 물에 있는 세균이 증상을 일으키는 원인이라는 것을 증명하여 세균을 없애기 위한 항생제가 개발되었다는 것이 그 예가 될 것이다. 또한 물리나 통계(수학) 등 다른 자연과학 분야를 이용하여 불과 200년 사이에 다양한 질병에 대한 원인을 규명하고 이에 대한 치료법을 개발한 것은 정말 눈부신 발전이었다.

이에 반해 한의학은 사람을 더 중요시한다. 외부의 나쁜 기운인 사기(邪氣)—여기에는 차고 더운 기운부터 음식물 등 많은 원인들이 있다—가 체내에 들어오면 내부 장기에 영향을 주게 되는데, 한의사

한의학의 중심 / 사람

들은 보고 듣고 만져보고 증상에 대해 물어보는 진찰 과정(사진(四診), 즉 네 가지 진찰법)을 통해 환자가 어떤 장기에 한열허실(寒熱虛實)이 있다고 판단하고 이를 균형잡힌 상태로 돌려놓기 위해 치료한다. 감기에 걸려 두통, 인후통, 콧물 등이 있게 되면 폐에 열이 있다고 진단하고 이에 맞는 한약이나 침 치료 등을 하게 된다.

서양의학과 한의학의 장단점

서양의학은 병에 대한 원인을 찾아내고 이를 치료하는 효과적인 약을 개발하여 의학의 주류가 되었지만, 병을 가지고 있는 사람들에 대한 인식이 부족했다고 본다. 그래서 요즘의 연구들에서는 병의 치료도 중요하지만 그 병에 취약한 사람들이 어떤 요인을 가지고 있는지 알아내고, 이에 따라 환자 개개인에게 맞는 맞춤형(customized) 처방을 개발하기 위한 연구가 진행되고 있다. 당뇨병에 취약한 사람들의 유전자형을 밝히고, 이에 따라 효과가 좋은 약을 개발하고 처방하도록 하는 연구가 그 예이다.

한의학은 동양철학을 바탕으로 병보다는 사람을 생각하는 이론에서 출발하여 몇천 년을 두고 이론적으로 발전하면서 다양하고 안전한 처방으로 한때 주류가 되기도 하였다. 그러나 서양의학에 밀려 대체의학으로 순위가 밀리고, 그나마 요즘에는 효과가 없는, 과학이 아닌 학문으로 치부되고 있는 것도 사실이다. 효과를 검증하기 위한 연구에 쓸 비용이 부족하고 음양·기혈 등 눈에 보이지 않아 증명하기 힘들다는 핑계로 한의학적인 치료 효과를 보여 주기 위한 노력을 미뤄온 결과라고 생각된다. 그나마 한의학적인 치료 효과를 증명하는 논문의 수가 증가하고 있는 현상은 다행이라고 할 수 있다.

음양·기혈

한의학은 인체의 생리를 자연변화와 연계하여 보이지 않는 기

(氣)의 현상을 관찰한다. 경락(經絡)은 인체 내 기혈이 흐르는 통로와 거기서 흩어져 나온 통로인 경맥(經脈)과 낙맥(絡脈)을 아울러 부르는 말로, 고대 및 한의학에서 인체 내 기혈의 통로로 인식되어 왔다. 기혈이란 신경이나 혈액 등 생존에 필요한 요소 또는 현대에서 말하는 ATP 에너지 대사 과정과 같은 기능의 중심체이다. 한편 경맥은 간선(幹線)으로 지선(支線)은 낙맥에 비유해볼 수 있다. 경맥은 오장육부(五臟六腑)에 심포(心包)를 더한 육장육부에 대응하여 분포하고 있는 12경맥과 오장육부 및 심포와 직접적인 관련이 없는 여덟 가지 종류의 경맥을 말하는 기경팔맥(奇經八脈)으로 되어 있다. 기(奇)는 봄이면 발생 기능이 항진되고, 여름이면 습(濕)의 영향을 받고, 가을이면 건조하여 몸이 가벼워지며, 겨울이면 수장(收藏) 기능으로 몸이 단단해진다. 그러나 서양의학은 자연현상보다는 해부학에 근거한 세포와 조직의 생리를 관찰한다.

경락

경맥 / 낙맥

진단상으로 볼 때 한의학은 위에서 설명한 생리와 여기에 순응하지 못한 이유로 인하여 생긴 질병의 원인을 찾아서 원인 치료를 한다. 이에 비해 서양의학은 병의 원인이 어떠한 세균에 의한 것인지를 규명한다. 한의학에서는 자연의 생약초를 처방하여 투약함으로써 병소(病巢)가 존재할 수 없도록 체내 환경을 변화시키고 저항력이 생기게 한다. 외국에서는 한약을 건강보조식품이라고 부르는데, 이는 한의학에 대한 이해 부족에서 비롯된 것이라고 할 수 있다.

한의학은 동양의 자연철학에 근거하여 발전된 학문으로, 인체를 소우주(小宇宙)로 보고 우주의 삼라만상을 음양오행으로 해석하는 관념적 방법에서 정리된 의학이다. 이에 비해 서양의학은 해부학적이고 세포학적인 시각으로 물질 중심의 분석적인 방법에 의하여 발전된 통계의학이라고 할 수 있다. 이와 같이 한의학과 서양의학은 생리, 병

자연철학

리, 진단, 치료에서 다르게 출발한 의학이므로 서로의 특성을 이해·존중하여 각각 다르게 제도화하고 육성·발전시켜야 한다.

서양의학과 한의학의 차이

한의학은 사람의 몸을 환원적인 개체의 모임으로 보는 것이 아니라 하나의 유기체로 본다. 한의학에서는 사람의 몸은 또 다른 우주라고 하여 서로 관계가 없어 보이는 기관 사이에도 흐름이 존재하고 이것이 질병을 치료하는 데 중요한 요소가 된다고 본다. 사람의 몸을 하나의 유기체로 보기 때문에 인체의 항상성을 유지하려는 치료방법을 주로 사용한다. 즉 서양의학이 국소적(미시적)인 관점을 위주로 인체의 생리 및 병리 현상을 살펴보았다면, 한의학은 전체적·통찰적인 관점(거시적)을 위주로 인체를 바라보려고 노력해 왔다.

거시적인 변화

치료 관점에서 본다면 서양의학이 미시적인 변화(병인)가 질환을 만들어낸다고 보고 이 변화를 되돌리고자 한다면, 한의학은 거시적인 변화가 질환을 만들어낸다고 보고 치료 또한 이 부분에 중점을 두고 있다.

사진(四診)

한의사는 망진(望診), 문진(聞診), 문진(問診), 절진(切診)의 사진(四診)을 통해 수집된 정보를 종합 분석함으로써 질병에 대해 전체적으로 이해하고 정확한 진단을 내리게 된다. 정확한 진단을 바탕으로 침, 뜸, 부항, 추나, 기공, 한약과 같이 전통적으로 내려오는 한의학을 기초로 한 한방 의료행위와 이를 기초로 하여 과학적으로 응용·개발한 의료행위를 통해 환자를 치료한다.

용어 차이

같은 질병으로 한방과 양방 병원을 모두 들렀던 환자라면 한의사와 의사로부터 들었던 질병의 진단명이나 설명을 듣고는 혼돈스러웠던 때가 있었을 것이다. 예를 들면 잠을 자지 못하는 환자가 한의사로부터 심장에 열이 있어서 그렇다는 진단을 받았는데, 양방 병원에서는 정신신경에 문제가 있어서 잠을 자지 못하는 것이지 심장에는 전혀 문제가 없다는 말을 듣게 된다. 이러한 혼란은 한의학과 서양의학 사이에서 사용하고 있는 같은 용어의 개념 차이에서 비롯된 것으로 볼 수 있다.

서양의학과 한의학은 인체와 질병을 파악하는 이론체계가 서로 다르다. 서양의학에서 생명의 기본단위는 세포이다. 동일한 기능을 가진 세포들이 모여서 기관(器官)을 이루고 유사 기능의 기관들은 다시 집합하여 장기(臟器)를 형성하는데, 이 장기가 생리활동의 기능적 단위가 되는 해부학적 관점에서 이론체계를 수립하므로 의사들은 질병이 있을 때는 해당 장기의 기능에 대한 이상(異常) 유무(有無)를 파악하기 위하여 장기와 관련된 각종 검사를 하며, 환자에게도 장기의 이상상태(異常狀態) 위주로 설명을 한다.

기본 생명단위

반면에 한의학에서는 살아 있는 몸 전체를 하나의 기본 생명단위로 설정한다. 이 전일(全一)한 생명체는 정신적 그리고 육체적으로 다양한 생명현상을 나타내는데, 이때 관찰된 생명현상은 일정한 속성에 따라 다섯 가지 계통으로 범주화된다. 이때 도출된 다섯 가지 생명현상계는 한의학에서 인체와 질병을 파악하는 기틀이 되므로 질병상태에서 한의사들은 이 다섯 가지 생명현상계의 변화를 파악하는 진단을 하며, 환자에게도 이들 생명현상계의 변화에 대하여 말한다.

이러한 배경에 근거해 한의학과 서양의학에서 동일하게 사용하는 의학용어를 살펴보면, 서양의학에서 말하는 심장은 가슴속에 있는 해부학적 심장 그 자체를 말하지만, 한의학에서 말하는 심장은 관찰

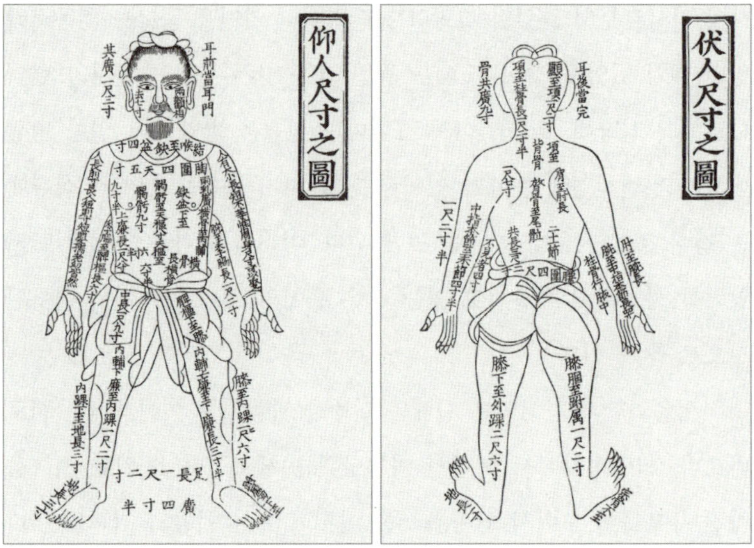

《십사경발휘(十四經發揮)》의 앙인척촌지도(仰人尺寸之圖)와 복인척촌지도(伏人尺寸之圖)
출처: 성보박물관

되는 생명현상 중에서 의식작용, 인지작용, 감성작용, 혈맥작용을 모두 포괄하는 하나의 상위적 개념을 의미한다.

따라서 심장에 열이 있다는 한의사의 말은 심장에 종속된 생명현상이 항성(亢盛)된 것을 말하며, 구체적으로는 의식작용이나 감성작용, 혈맥작용이 지나치게 항진(亢進)되었다는 것을 의미하는 것이다. 해부학적으로 말하자면 의식작용이나 감성작용, 혈맥작용을 조절하는 뇌를 비롯한 신체기관들을 심장이라고 할 수 있다.

오장육부

이런 관점에서 보면 한의학에서 말하는 오장육부(五臟六腑) 가운데 나머지 간장(肝臟)·비장(脾臟)·폐장(肺臟)·신장(腎臟)도 각자의 속성을 내포한 생명현상을 통합하고 그 현상을 발휘하는 최상의 추상적 심벌을 말하는 것이며, 실체적 조직으로 말하자면 각각 다른 뇌 영역을 비롯한 기관이라 할 수 있지만, 서양의학에서 말하는 간(liver)·비

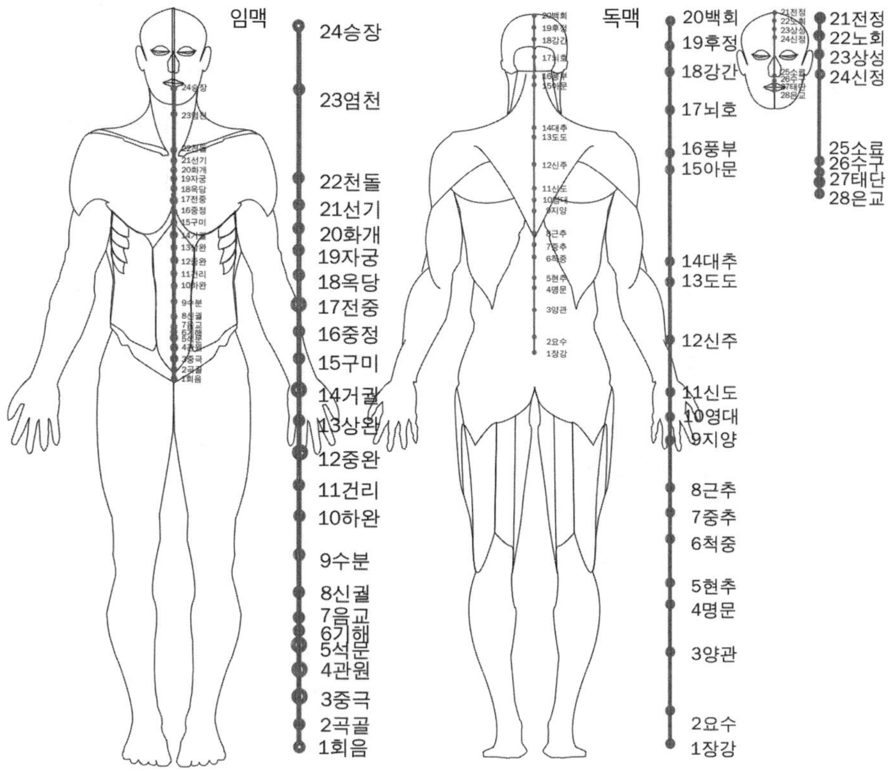

기경팔맥(奇經八脈) 중 임맥과 독맥의 경혈들
출처: 위키미디어

장(spleen)·폐(lung)·신장(kidney)을 그대로 말하는 것은 아니다.

그러면 서양의학에서 말하는 간에 염증이 있을 경우 한의학에서는 어떻게 표현할까? 이때는 비장(脾臟)에 습열(濕熱)이 있다고 한다. 간의 염증은 감각신경이나 혈액을 통해서 뇌를 비롯한 다른 조직이나 장기에 영향을 미쳐 병리적 생명현상을 나타내는데, 침울한 기분 상태로 나타나기도 하며 의욕이 떨어지고 밥맛이 없어지는 등의 비장과 관련된 생명현상의 과다발현으로 관찰되기 때문이다.

사실 지금 서양의학에서 사용하고 있는 심장이나 간이라는 용어는 실제로는 한의학 용어이다. 중국이나 우리나라에 서양의학이 도입되기 수천 년 전부터 한의학에서 한의사들이 말하는 의미로 심장이나 간을 사용해 왔고 한의학 서적에 기록해 왔다. 따라서 같은 의학 용어에 개념 차이가 발생하는 것은 서양의학이 우리말로 번역될 때 두 의학 사이의 상이한 이론적 배경을 고려하지 않고 한의학 용어를 무작정 차용(借用)하여 사용했기 때문이라고 할 수 있다. .

의치 일원화 주장

미국의 치과학과 유럽의 구강학

영국에서는 미국보다 40년 늦게 1880년 영국치과의사회(British Dental Association)가 결성되었다. 그러나 같은 시기에(1830~1860년) 미국에서는 치과학이 독립된 분야로 직업적 정체성(identity)을 확보하였다.

영국에서는 1921년 치과의사법 개정 이후 실질적으로 치과의사의 독점적 진료(closed shop)가 완성되었는데, 그 이전에는 치과의사법에 따라 미등록자의 치과진료를 법적으로 금지하였다. 그러나 치과의사가 의과위원회의 감독을 완전히 벗어나는 데에는 다시 30여 년 이상의 시간이 지나야 했다. 영국에서 치과의사가 완전히 독립적 진료를 할 수 있게 된 것은 1956년 치과위원회(General Dental Council)가 설립되어 치과의사의 등록과 관리를 맡게 되면서부터였다.

미국에서는 19세기 말 코흐의 제자인 치과의사 밀러가 주창한 국소감염설(focal infection theory)의 영향을 받아 구강학(stomatology) 운동이 활발하게 전개되었다. 애스기스(Alfre J. Asgis)를 중심으로 다수의 의사와 치과의사들은 치과학이 의과학의 한 전문분야(구강학)로 귀속되어야 한다는 신념을 가지고 미국구강학회(American Stomatological Association)를 창립하여 적극적으로 활동하였다. 이들은 완전한 의학교육을 받은 구강의사만이 치과진료의 질을 높일 수 있으며, 충치 증가로 인한 무치악자 양산이라는 공중구강보건 문제를 해결할 수 있다고 주장하였다. 이들은 유럽과 국제적 차원에서 구강학 운동의 활성화를 위해 노력하였고, 그 결과 이탈리아·스페인·포르투갈·오스트리아·독일 그리고 일부 프랑스와 벨기에 등 대부분의 서유럽에서는 '치의학' 대신 '구강학'이 정립되었다. 그러나 제2차 세계대전 후 구강학은 다시 치의학으로 대체되었다. 구강학

사회주의 국가인 러시아·중국·북한 등에서는 치과학을 의과학의 일부로 인식하여 치과의사라는 용어 대신 구강의사(stomatologist)라는 용어를 사용하였다. 21세기 들어 중국 등 사회주의 국가에서는 '구강학' 대신에 '치과학'으로 학문 명칭이 변화하고 있다. 구강의사

한국에서의 의치 일원화 주장

해방을 전후한 시기에 한국 치과학계에서 '의치 일원화 운동(醫齒一元化運動)'이 일어난 바 있다. 해방 이전의 의치 일원화 운동은 일본에서 먼저 시작되어 조선에서는 1942년 10월 치과의학전문학교 조선연합동창회의 이름으로 선언문이 발표되면서 공식화되었는데, 그 내용은 치과의사에게 1~2년의 의학교육을 시켜 일반의사 자격을 주도록 하자는 것이었다. 이는 사회주의가 시대적으로 영향력이 강했기 때문이기도 했다. 의치 일원화

1947년 6월 치과학계는 '의치일원촉성위원회'를 결성하고 서명과 청원운동을 전개하기에 이른다. 이 운동은 1949년까지 지속되었지만, 결국 의학계와 당국의 냉담한 반응에 부딪혀 무위로 끝났다.

우리나라의 경우 해방 직후 1949년에 '치과'라는 명칭을 '구강과'로 바꿀 것을 요구하는 치과의사들의 주장과 청원이 있었다. 그러나 미군정은 미국과 같은 치과학을 채택하여 치과진료를 하였고, 한국의 치의학은 의과와 독립적인 미국 치의학의 영향을 받았다. 이는 한국의 치의학이 현대 치의학 발전의 중심인 미국 치의학을 수용하여 치과학을 세계적 수준으로 발전시키는 계기가 되었다고 볼 수 있다.

추가읽기

치과의사와 구강의사

Koch, Charles R. E. et al. "History of Dental Surgery: History of the Development of Dentistry, Operative Dentistry, Prosthetic Dentistry, Orthodontia, Oral Surgery, Dental Literature, Dental Journalism, Dental Education and Dental Colleges, 1." National Art Publishing Company. 1910.

Prinz, Herman. "An Historical Review of the Evolution of the Therapeutic Concept." *Dental Cosmos*. 1930; 62(3): 31-41.

미국과 영국의 치과학 100년

Gies, W. J. *Dental Education in the United States and Canada: A Report to the Carnegie Foundation for the Advancement of Teaching*. New York: Carnegie, 1926.

O'Shea, R. M. and A. E. Fusillo. "The Dentist's Role and Patients' Expectations." *HSMHhealth Reports* vol. 86, 10(1971): 915-922.

Richards, N. D. and Lois K. Cohen. *Social Sciences and Dentistry: A Critical Bibliography*. London: Quintessence Publ, 1971. Print.

한의학과 서양의학

대한한의사협회. 〈한의학 정보〉. 29 Mar. 2009.

성강경. 〈한의학과 서양의학의 의학용어 차이〉. 《원대신문》 09 Jun, 2013.

의치 일원화 주장

조영수 등. 《사회와 치과학 편역》. 서울: 한울, 1994.

II

철학 속의 치과의료

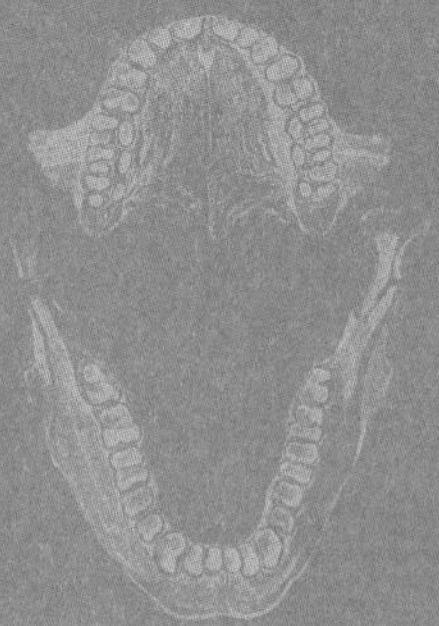

- 생명철학과 질병모형의 역사를 과학철학적 인식론과 병인론적 관점에서 평가한다. 고대의 생기설(vital theory), 중세의 접촉감염설(contagion theory), 19세기 말에 제기된 생의학 모형(bio-medical model) 등을 살펴보고, 1970년대에 제기된 사회경제 모형 및 2000년 이후 제기된 총체 모형(holistic model)을 과학철학적 인식론과 병인론적 관점에서 해석한다.

- 우식증 발생론의 역사를 과학철학적 인식론과 병인론적 관점에서 평가한다. 고대의 충설(worm theory), 19세기 말에 제기된 생의학 모형인 화학세균설(chemico-parasatic theory), 20세기에 제기된 화학세균 킬레이션설을 과학철학적 인식론과 병인론적 관점에서 살펴본다.

- 질병발생 원인론을 과학철학적 인식론과 병인론적 관점에서 평가한다. 피츠제럴드(Fitzgerald)와 키이스(Keyes)가 상호 다르게 제시한 병의 전파경로인 유전과 환경 간의 상호 확인 과정과 우식발생 시작 세균의 발견 및 질병발생 모형 확립 과정을 과학철학적 인식론과 병인론적 관점에서 평가한다.

- 사회복지와 구강보건의료를 역사철학 및 정치경제학적 관점에서 해석한다. 정치경제체계의 영향력을 구강보건진료제도로 평가하고, 비스마르크의 프러시아 건강보험(NHI) 설립 배경과 이에 따른 구강보건의료제도, 영국의 국가건강서비스(NHS) 변천 과정과 구강보건의료제도의 변화를 살펴본다. 또한 한국의 건강보험(NHI) 발전 과정과 구강보건의료제도의 변화를 역사철학 및 정치경제학적 관점에서 평가한다.

7 사회발전과 질병모형의 역사

체액설

체액(體液) 이론은 고대로부터 19세기까지 서양의학의 핵심 원리 중 하나였다. '체액'은 'humor'라는 라틴어에서 유래되었는데, 이 단어는 '유동성'을 의미한다. 인체에는 검은색 담즙(우울질이라고도 함), 노란색 또는 빨간색 담즙, 혈액 및 가래(점액) 등 네 가지 기본 체액이 있으며, 각 개인은 특정한 체액 구성으로 구별되고, 건강은 그 개인을 위한 적절한 체액 균형으로 정의되었다. 즉 체액의 불균형으로 인해 질병이 발생한다는 이론이다. 체액은 또한 네 가지 개인적인 심리적 기질을 나타내는 데 사용되었는데, 이것은 신체 건강과 개성이 같다는 전체 신체의 일부인 체액성 개념을 반영한다. 체액

체액 이론의 발달은 원래 히포크라테스(기원전 460~370년)와 관련이 있다. 이 이론은 갈레노스(Galenos)가 상세히 설명했으며, 9세기 아랍과 11세기 초 유럽에서 더욱 발전되었다. 1543년 베살리우스(Andreas Vesalius)의 《인체해부에 대하여(*De Humani Corporis Fabrica*)》와 1628년 하비

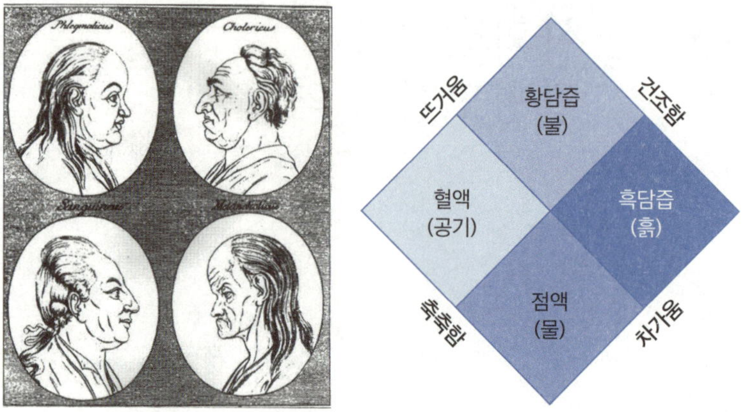

갈레노스의 4체액설
출처: 위키미디어

(William Harvey)의 《동물의 심장과 혈액운동에 관하여(*De Motu Cordis*)》와 같은 몇 가지 중요한 간행물이 체액 이론의 여러 측면에 도전했지만, 이 이론은 19세기에 걸쳐 의사와 대중 모두에게 지배적이었다.

각각의 체액은 사계절 중 하나와 관련이 있으며 뜨거움, 차가움, 건조함, 축축함이라는 특성을 가진 것으로 간주된다. 각 개인의 체액 균형은 기후, 식이, 직업, 지리적 위치, 행성의 정렬, 성별, 나이, 사회 계급 같은 다른 것들과 전체적으로 연관되어 있기 때문에 한 사람에게는 건강했던 것이 다른 사람에게는 그렇지 않을 수도 있다. 체액 처리 또는 처방은 유혈, 구토, 관장기 및 기타 제거로 적절한 체액 균형을 회복하기 위해 고안되었으며, 식이요법과 생활습관의 변화 및 사람의 체액 성향과 그 관계에 기반한 약물치료가 동반되었다. 계절이나 기후의 변화, 날씨의 갑작스런 변화, 사춘기의 발병과 같이 이러한 평형을 뒤흔들게 하는 모든 것이 건강상의 문제일 수 있다.

질병 및 체액 이론

채액 이론

체액 이론에서는 개개인의 질병이 오늘날 우리가 이해하는 방식으로 존재하지 않는다. 질병은 신체에서 분리된 힘이나 실체로 보지 못했지만, 대신 신체적 불균형의 상태로 이해되었다. 체액 이론 교육을 받은 의사들은 의학 텍스트에 대한 지식뿐만 아니라 환자에 대한 개인적인 이해에 의존했다. 신체에 의해 생성된 혈액, 소변 및 기타 체액 검사 그리고 환자의 증상에 대한 설명 등이 그것이다. 신체적 불균형

광범위한 신체검사는 드물었고, 예후는 훌륭하게 연마된 기술의 결과였으며, 20세기 이전에 의사가 출간한 연구 결과는 질병의 단계와 위기 기간에 대한 상세한 관찰을 포함하는 경우가 많았다. 저자는 일반적으로 피부상 병변의 분출, 신체를 통한 체액의 이동 및 막힘으로 인한 문제를 언급하였다. 예방적 진료 또한 중요성이 있었고, 19세기 초반에 개발된 공중보건 관행은 근본적인 체액 이론의 전제인 환경, 개인의 생활방식 및 건강과의 관계에 부분적으로 기반을 두고 있었다. 그러나 이러한 아이디어는 19세기 중반 이후에 종종 비판을 받았다.

방혈(防血)

치료로 피를 흘리는 것은 체액 이론과 밀접하게 관련되어 있다. 체액이 너무 많아 혈액을 내보냄으로써 신체가 보다 건강한 균형에 도달할 수 있다고 믿었다. 출혈이 얼마나 되는지, 혈액이 어디서 왔는지는 개개인의 상태와 개별 의사의 훈련 및 신념에 따라 달라질 수 있었다. 일부 환자는 위험한 극단적인 접근방식을 취했다. 방혈(bloodletting)은 강장제로 인식되어 계절적으로 행해졌으며, 19세기 초반 이후 유럽과 미국의 많은 지역에서 유혈 사고가 있었지만 그 관행은 20세기 중반까지도 계속되었다. 방혈

기타 전통

아유르베다 의학

인도의 아유르베다 의학(Ayurvedic medicine), 중국의 전통의학(traditional Chinese medicine), 미국의 원주민 의학(native American medicine)과 같은 다른 문화권에서의 의학 전통 또한 체액 이론을 기반으로 한다. 오늘날에도 건강은 소변 및 혈액과 같은 체액 분석의 측면에서 평가되는 경우가 많다.

19세기 이전의 질병 모형

특정 세균에 노출된 모든 사람이 아프지는 않으며, 일부 사람들은 다른 사람보다 병에 걸릴 가능성이 항상 높다. 특정 종류의 질병은 열대지방과 같은 특정 장소 또는 여름과 같은 특정 시기와 관련되어 있다. 일부 사회경제적 단체는 동일한 사회 내에서도 다른 사람들보다 매우 다른 질병 부담을 짊어지고 있다. 도시지역의 질병 부담은 농촌 환경의 질병 부담과 다를 수 있다. 병균에 감염된 사람은 다른 사람에게 전파할 수는 있지만, 질병의 징후는 보이지 않을 수 있다.

세균 이론을 수용하기 수백 년 전부터 공중보건 관리자, 과학자, 의사 들은 질병을 일으키는 미생물에 대한 인식 없이 건강과 질병의 발생률과 유행을 관찰하고 설명해 왔다.

나쁜 공기와 효소, 악취

19세기 이전 질병은 종종 썩어가는 식물과 동물의 오물, 부패 등에

불행

의한 것으로 추정되었다. 이러한 질병 현상은 때로 '불행'으로 알려져 있었다. 불균형은 지역적이거나 지리적 영역과 관련될 수 있다. 또 하나의 장애는 일시적인 장애물일 수도 있고, 늪과 같은 특정 장소와 영구적으로 연관될 수도 있다. 예를 들어, '나쁜 공기'를 의미하는 말

라리아는 오랫동안 늪지대 환경에 근접한 것과 관련이 있었다. 날씨, 계절, 습도 또는 건조상태의 변화, 토양 또는 식물의 구성에 의해 불행이 바뀔 수 있다.

효소성 질병은 개인 접촉을 통해 질병을 전염시킬 수 있는 '유기적 독'이라고 불리는 동물성 또는 식물성 물질을 생성할 수 있는 발효와 관련이 있다. 오물과 부패와 관련된 악취는 감염에 있어 필수적이라 간주되므로 악취의 원인을 제거하는 것은 질병의 근원을 제거하는 것과 관련될 수 있다. 감염되기 위해서는 체질이 불균형해져서 감염되기 쉬운 상태가 되어야 하고, 불균형은 개인의 신체뿐만 아니라 각자 처한 환경과의 관계도 포함한다.

우연한 전염병, 적응 및 기후

질병이 전염성이 있다고 간주된 경우도 있었지만, 그렇지 않은 경우도 있었다. 또한 개인이나 집단에만 전염성이 있다고 보일 수 있었는데, 이는 '우연한 전염병'으로 알려져 있다. 우연한 전염병

유럽의 식민주의와 미국의 서부 확장 시기(대략 15세기와 19세기 사이)에 '적응'이라는 개념이 생겨났는데, 특정 기후 또는 지역의 신규 이민자는 주어진 지역이나 기후에 오래 머물렀던 '적응한' 개인보다 더 쉽게 아픈 것으로 관찰되었다. 새 이주자가 '적응하게' 되면 더 이상 병에 걸리지 않게 된다는 것이다. 적응

죄와 도덕

병을 개인의 도덕성과 관련시켰던 아이디어는 유럽과 미국에서 오랫동안 중요했다. 유대-기독교 전통에서 병은 종종 죄에 대한 신성한 징벌로 간주되어 왔다. 매독을 포함한 성병 치료는 부도덕한 행동을 도덕성

조장할 것이라는 믿음으로 비판을 받았다. 성관계, 음식, 음료, 일, 감정과 관련된 도덕적·윤리적 문제는 질병을 앓거나 퍼질 가능성과 관련이 있다.

산욕 발열

산욕 발열

치명적인 패혈증을 일으키는 출산 후 감염인 산욕(puerperal, "child-bed") 발열은 19세기 후반까지는 전염성이 없는 것으로 인식되었다. 그러나 일부 병원에서는 거의 100%의 사망률을 보인 전염병임이 밝혀졌다.

1843년 올리버 웬델 홈즈(Oliver Wendell Holmes)는 손을 씻거나 옷을 갈아입지 않은 의사들이 환자에게서 환자로 질병을 전염시킨다는 지적을 했으나, 그의 생각은 인정받지 못했다. 1844년 제멜바이스(Ignaz Semmelweis)는 집에서 출산한 여성이나 의사가 아닌 조산사의 도움을 받아 병원에 입원한 여성의 경우 산욕 발열에 거의 걸리지 않았음을 알게 되었다. 그는 의사들이 고열로 사망한 환자의 부검을 마친 후 손을 씻지 않고 출산을 시행한 경우를 언급했다. 조산사는 부검을 할 수 없었기 때문이었다. 그는 다양한 세척 방법을 실험했으며, 이로 인해 병동의 산욕 발열이 유의하게 떨어졌다. 그러나 그의 노력 또한 인정받지 못했다.

유전과 인종

인종 및 민족과 관련된 사유는 왜 개인이나 집단이 병에 걸리거나 특정 질병에 저항력이 있는 것처럼 보는지 설명하는 데 오랫동안 사용되어 왔다. 인종과 민족은 또한 전염병을 일으키는 특정 집단을 희생양으로 삼기 위한 기초로 사용되었다.

감염설과 세균론

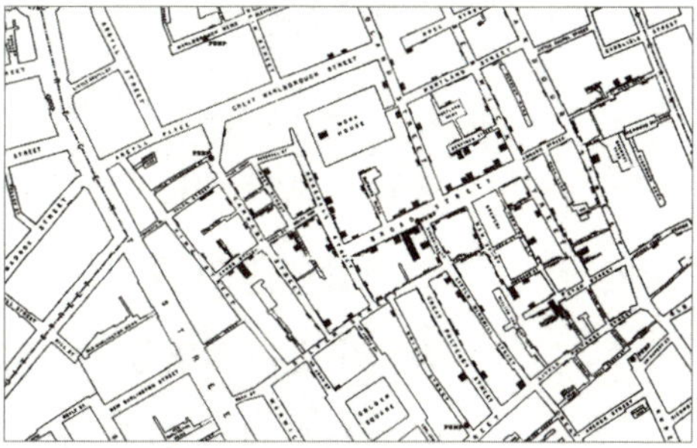

스노의 런던 콜레라 감염 지도(1854년)
(검은색 막대로 사망자 수를 표시함.)
출처: 위키미디어

'전염'이라는 개념은 '전염성'이라는 개념과 함께 그 의미가 시간이 지남에 따라 변했다. 전염병과 관련된 가장 오래된 질병 중 두 가지는 히브리어 성경에 언급된 나병과 천연두이다. 역사적으로 매독은 전염성이 있다고 믿었다.

19세기 후반 이전에 전염성이 있는 것으로 밝혀진 많은 질병들(예: 콜레라 및 결핵)은 교육받은 의사에 의해 비전염성으로 간주되었다. 실제로 많은 경우 전염에 대한 믿음은 민속전통이나 종교와 관련이 있었다. 그러나 1854년 스노(John Snow)는 당시 런던 소호에 크게 유행했던 콜레라가 식수 내 콜레라균 감염에 의한 전염병임을 규명하고, 수도꼭지를 막아 식수원을 중단함으로써 콜레라가 급격히 감소하는 것을 관찰하여 런던 및 이후 세계의 공중보건에 기여하였다.

스노
전염병

감염의 원인: 역사적인 견해

1870년에서 1900년 사이에 개발된 현대의 세균 이론은 대부분의 질병을 특정 개체와 연관시킨다. 그러나 이전의 의학 시스템은 한 질병이 다른 질병으로 변할 수 있거나 다른 사람들에게 다르게 나타날 수 있다고 믿었다. 질병은 개인과 전염병 모두 질병유발 인자에 의한 인체작용으로 인한 것이 아니라, 환경에 대한 개인적 감수성과 개인 간 상호작용의 결과로 인식되었다. 이러한 인식은 주로 그들이 살았던 사회의 교육과 도덕적 가치, 계급, 정치의 영향을 받았다.

세균 이론 1882년 코흐(Robert Koch)는 획기적인 결핵 연구 이후 '세균 이론'을 제안했다. 병든 조직과 유기체는 형태와 배열의 특이성으로 질병의 기생적 특성을 입증하였으며, 이는 실험적으로 증명되었다.

그 후 감염 시대(1880s~1930s)에 들어섰다. 감염 이론은 질병의 감염원을 보여 주는 실증적 방법으로, 이는 감염된 중개물에서 질병원인 세균을 보여 주고 이를 분리시키며 실험적 감염으로 확인하였다. 콜레라 같은 감염성 질환의 병인을 이해한 후 이의 전염을 막기 위하여 대도시 물 공급은 여과 방법의 적용으로 개선되었다. 특히 세균학의 진보는 감염병 관리의 토대를 제공했으며, 전염병 확산에 대한 과학적 통제 방법인 예방접종의 근거를 마련했다. 이후 근거 중심의 공중보건이 도입되어 국제적 협력이 이루어지고, 현대적 화학요법이 확립되었다.

예방접종

화학요법

세균 이론은 질병과 전염병에 대한 이해에 많은 근본적인 변화를 가져왔지만, 사회는 훨씬 더 오래된 병력의 관점에서 전염성 질병을 계속 평가해 왔다. 개인의 감수성, 청결, 도덕성, 사회적 환경, 인종, 유전, 성, 정치는 질병 및 전염병에 중요한 역할을 계속하였다.

세균 이론에서는 특정 미생물이 특정 질병의 원인이라고 말한다. 이 이론은 1850년에서 1920년 사이에 유럽과 북미 지역에서 개발, 증명 및 보급되었다. 그 의미가 수세기 전의 체액 이론과 너무 다르기 때문에 의학의 이론과 실천 및 질병 이해에 혁명적이었으나, 다행히 건강 특히 19세기의 위생 및 위생에 관한 기존의 아이디어와 양립할 수 있었다.

세균 이론은 건강과 질병에 대한 이전의 이해에 필수적인 환경적 영향, 식이, 기후, 환기 등에 대한 세심하게 주의를 기울일 필요 없이 미생물과 숙주 사이의 단순한 상호작용에 의해 질병을 감소시키도록 장려했다. 이 때문에 나이팅게일(Florence Nightingale)과 피르호(Rudolf Virchow)를 비롯한 일부 위생을 지지하는 사람들은 세균 이론의 수용이 공중보건 향상과 관련이 있다고 믿지 않았다. 나이팅게일

세균 이론은 대량생산, 대량소비, 표준화 및 효율성의 가치를 중심으로 한 사회적·문화적·경제적 환경에서 발전했다. 세균 이론의 성공은 실험실과 의학의 새로운 연관성과 함께 전통적인 의료 관행의 가치에 대한 대중의 의심이 있는 동안 의사와 의료 연구 및 관행의 사회적 지위 상승을 불러왔다.

자연발생과 효소적(zymotic) 질병

살아 있는 유기체가 무생물로부터 생길 수 있다는 우연한 생성 이론을 불식시킨 것은 세균 이론에서 중요한 초기 발견이었다. 우연한 생성 이론을 지지하는 사람들은 이 물질에서 발견된 미생물이 분해의 원인인지, 아니면 생성물인지 아는 것이 불가능하다고 주장했다. 병에 걸린 세균의 역할에 관한 논쟁은 다음과 비슷했다. 즉 아픈 사람들의 몸에서 발견된 세균이 그 질병의 원인이 아니라 결과라는 것을 증명하는 데 수년이 걸릴 것이라는 주장이었다.

1870년대 파스퇴르(Louis Pasteur)가 고기 국물의 분해가 실제로 미생물에 의해 일어났음을 입증했을 때, 질병이 미생물에 의해 유발되었는지 여부를 조사하는 것은 그리 오래 걸리지 않았다. 질병은 물질이 분해되어 방출된 입자에 의한 감염의 결과이기 때문에, 이 입자들은 때로는 일종의 씨앗이나 포자라고 인식되기도 했다. '세균(germ)'이라는 단어는 라틴어 동사 '싹이 나다(to sprout)'에서 파생되었다. 세균

리스터, 코흐, 파스퇴르

리스터

코흐 / 파스퇴르

생리학자이자 외과의사인 리스터(Joseph Lister)와 의사이자 과학자인 코흐(Robert Koch), 그리고 화학자인 파스퇴르(Louis Pasteur)는 세균 이론의 역사에서 가장 두드러진 인물이다.

리스터는 감염 살상률을 크게 줄이는 데 도움이 되는 방부성 외과기술의 발명가로 알려져 있다.

코흐는 1870년대에 그의 뛰어난 실험기법으로 유명해졌는데, 특정 세균이 탄저병과 콜레라 및 결핵을 일으킨다는 사실을 증명했다. 특정 세균이 특정한 질병을 일으키고 질병 세균이 질병을 다른 몸으로 전염시킨다는 것을 증명하는 코흐의 가정은 세균 이론의 기본이다.

한편 1860년대에서 1880년대에 이르는 동안 파스퇴르는 열이 미생물을 죽이는 방법('저온 살균'은 프랑스 와인 업계에서 처음 사용)으로 미생물 분해와 대부분의 실험실 백신 개발을 보여 주었다.

대중 인식

세균 이론은 세균이 질병의 원인일 뿐만 아니라, 세균이 한 사람에게서 다른 사람으로 퍼지는 방식에 대한 새로운 대중 인식을 요구했다.

위생

또한 이전에는 비전염성으로 여겨졌던 결핵의 경우 일상적인 위생에 대한 기본적인 변화가 필요했다. 같은 기간 동안 대량생산, 대중매체 및 국가 광고가 세균 이론과 함께 발전해 왔으며, 일반대중에게 전염병에 대한 정보를 제공하고 일반 세균 이론에 대해 사람들에게 알리기 위한 홍보 도구가 개발되었다.

생의학 임상모형

20세기까지 치아우식증에 대한 엄청난 양의 실험연구가 이루어졌지만, 동물실험을 통한 연구 결과를 그대로 적용하는 것에 대해서는 많은 의문이 제기되었다. 20세기 후반에는 치아우식 예방백신 개발에 대한 학문적 관심이 집중되고 많은 양의 연구비가 투입되었다. 만델(Mandel)이 주장하는 것처럼, 치아우식증의 원인에 대한 지식에 중요한 진전이 있을 수는 있지만, 그러한 지식이 반드시 시술 유형의 변화로 반영된다고 볼 수는 없다. 미국의 어느 생화학자에 의하면, 이런 영역의 연구는 잘 알지 못하는 문제까지도 해결할 수 있다는 헛된 희망을 갖게 한다. 이것은 어떤 병이든지 적절한 약물만 찾아낸다면 치유할 수 있다는 '알약 개념(pill concept)'에 기초한 것이다. 알약 개념

많은 사람이 건강한 치아를 보존하게 된 것은, 구강보건교육을 받거나 지속적으로 치과진료를 받을 수 있는 기회가 많아졌기 때문이라기보다는, 교육수준과 생활수준이 향상되고 치료에 대한 철학이 변화되었기 때문이었다. 특히 불소 사용이 늘어났기 때문으로 보아야 할 것이다. 즉 실험실 연구의 세계와 개인서비스업인 진료시술의 세계 사이에 존재하는 지적 격차를 연결시켜 주는 것이 치과학의 기본 원리라 할 수 있다. 이 기본 원리는 임상과학에 초점을 맞추고 있기 때문에 편의상 '임상모형'이라 불린다. 임상모형

임상모형이 근거하고 있는 일련의 기본 전제 중 가장 기본적인 것은, 구강질환은 임상적 목적에서 볼 때 특정 질병 과정의 산물로 이해해야 한다는 것이다. 구강질환을 특정 질병에 연관시킴으로써 치과 임상에서 끊임없이 만나게 되는 임상적 문제에 대한 해결책이 자연스럽게 주어진다. 즉 구강질환이 나타나는 것이 특정 질병 때문이

병인 / 질병의 통제

라면 그 질병의 병리 과정을 분석함으로써 병인(病因, etiology)을 밝힐 수 있으며, 그 질병의 통제와 관리를 위한 구체적 방법도 찾을 수 있다는 것이다. 자세한 내용은 다음과 같다.

첫째, 그것은 임상치과학의 활동을 치과학의 모(母)학문인 의과학과 연관시킨다. 이로써 질병치료에 관여하는 직업의 전체 구조에 그대로 편입할 수 있을 뿐 아니라, 대중으로부터의 의학에 대한 좋은 평판을 그대로 공유하게 된다.

적극적 개입 편의

둘째, 이러한 질병관은 질병에 대한 적극적 개입을 정당화한다. 어떤 질병이나 기능 부전이 있다면 반드시 거기에 개입하여 교정 내지 반전시켜야 한다는 것이다. 이러한 경향은 의료시술에서 '적극적 개입 편의(bias towards active intervention)'로 나타난다. 셰프(Scheff)는, 전문 의료인들은 일상적인 업무 중 가끔 판단을 내리기 곤란한 경우를 만나게 되는데, 그럴 경우 병이 있는 사람을 건강하다고 판단할 위험을 무릅쓰기보다는 건강한 사람을 환자로 판단하는 오류를 택한다고 했다. 이것은 건강한 사람을 환자로 판단할 위험이, 질병을 방치했을 때 발생할지도 모를 위험보다는 가볍다는 가정에 근거한 것이다. 이 '적극적 개입 편의' 외에, 무슨 수를 써서라도 환자를 낫게 해야 한다는 인도주의적 충동, 그리고 진료행위에 대한 경제적 통제의 느슨함도 적극적 개입이라는 치료방침에 큰 공헌을 하였다.

생의학적 기술

셋째, '임상모형'이 가지는 전제는 구강병의 관리나 치료를 위해서는 생의학적 기술을 사용하는 것이 가장 좋다는 것이다. 질병이란 생리적 부조화 상태라고 볼 수 있기 때문에, 그러한 부조화를 바로잡는 것이 생의학의 역할이라고 보는 것은 전혀 이상하지 않다. 생의학은 그 결과를 측정할 수 있고 잘 정리된 실체적 시술을 요구한다. 치과에서는 아말감으로 우식 부위를 충전하는 술식이, 그리고 일반 의료에서는 약의 처방이라는 술식이 이러한 시술형태에 속할 것이다. 레나우드(Renaud)는, 과학적 현대의학의 이론적 근거는 대부분 건강상의 수요를 단지 시장에서 구입하기 쉬운 상품의 형태로 가공하여 공급하는 것에 지나지 않는다고 했다. 생의학적 문제의식은 전문가들로 하여금 진료행위와 관계된 넓은 의미의 정치적·사회적 문제보다는 기술적 문제에 집중하도록 하기도 한다. 이러한 질병 개념은 의과학과 치과학에서 '적극적 개입 편의'을 부추기는 한편, 생의학 이론과 개념은 행동주의 철학에 입각하여 짧은 시간 안에 고객과 시술자 사이에 교환할 수 있는 서비스를 만들어 낼 수 있도록 한다.

질병 개념

넷째, 구강병 및 그 관리에 대한 지식과 기술은 전문적 영역이며, 이러한 전문 지식체계는 일상적 치과 진료행위에 대해 객관적이고 명확한 안내자 역할을 한다는 가정이다. 따라서 실험연구의 결과를 일상적 진료행위에 객관적으로 적용할 수 있다는 가정은, 전문교육을 받은 치과의사가 자신들은 구강병을 다룰 수 있는 특별한 자격을 갖춘 전문가이며, 또한 일상적 치과 진료행위에 있어 높은 수준의 전문성이 항상 그 근저를 이루고 있다는 전문가들의 주장을 일반대중이 그대로 받아들이도록 하는 전제이기도 하다. 객관성의 가정은 다른 어떤 것보다 중요한 것이라 할 수 있다. 보건의료 분야 전문가들이 높은 수준의 대중적 신뢰를 받는 것은 대중이 그러한 객관성을 신뢰하기 때문이다.

높은 수준의 전문성

치과의사들은 이 임상모형을 철저히 수용하지만, 대중은 그렇지 않다. 적절한 치료와 치과진료서비스의 합리적 이용에 대한 치과학 내부의 가정을 일반대중이 모두 그대로 받아들이는 것은 아니며, 그 수용 정도는 사회집단에 따라 엄청난 차이를 보인다. 치과시술 이론은 대부분 자연치아의 보존이 바람직하며 계속 관리를 위해 치과

치과시술 이론

를 정기적으로 방문해야 한다는 전제에 근거하고 있으나, 치과의사와 가까운 중산층과 상류층 이외의 계층에서 이러한 전제를 받아들이는 사람은 그리 많지 않다. 생의학적 질병 개념에 근거를 둔 임상모형의 가정은 치과의료는 건강보다는 심미적 기능에 중점을 두는 분야라고 생각하는 대중의 개념과 일치하지 않는다. 이러한 불일치는 특히 치열교정의 경우에 가장 뚜렷하게 나타나지만, 이는 교정 이외의 치과 진료에도 해당된다.

심미적 기능

또한 치과진료란 치아의 발거와 수복이라는 견해로부터 정교한 기능회복이라는 견해까지 다양한 치료철학이 실제로 존재하고 있다. 이렇게 치료철학이 다양하다는 점과 미용과의 깊은 연관으로 인해 질병 개념에 근거한 객관성의 주장은 상당부분 설득력을 잃게 된다. 정상 조건하에서 고객에게 제공되는 치과진료서비스의 종류는 과학적 평가 기준에 의해서만 결정되는 것이 아니라 사회적·경제적 요소에 많은 영향을 받는다. 경제적으로 하층에 속하는 부류의 사람들은 치아의 발거 여부를 결정하는 데 있어 순수한 임상적 기준보다 경제적 요소의 영향을 더 많이 받는다. 임상치과학에서 이론과 시술이 통일되어 있다고 하더라도 실제로는 조건에 따라 치료철학이 크게 달라질 수 있다. 서비스 제공에 있어서는 이와 같이 다양한 형태가 있을 수 있지만, 치과학 교육의 내용과 목표를 규정하고 전문직 정책을 이끌어가는 지배적인 전문가적 이상(理想)은 20세기 초 기스(Gies)의 주장인 전신건강에 대한 교육의 중요성에도 불구하고 여전히 기술위주의 치과학이다.

실제로 진료의 대부분은 예방, 교육, 치료 등 단순한 기능이 차지한다. 그럼에도 불구하고 치과학·의과학 등 의료 교육, 특히 의과학 교육은 이런 단순한 기능보다는 고도의 지식 및 숙련 기술에 초점을 맞추고 있다. 프랑켄버그(Frankenberg)가 지적한 '의사의 신비화'는 역사적으로 볼 때 전문화로 강화된 의사중심적 생각에 기인한다. 이와 같이 의사가 신비화되어 만들어지는 현상은 21세기 정보혁명 이후 감소되고 있으나, 지금도 존재한다. 20세기 후반 이후 만성질병 환자가 많아지면서 진찰의 양태도 변하고 있으며, 환자-의사 관계도 변하게 되었다. 특히 장기간 치료를 요하는 질병의 경우에는 환자 자신이 의사에 버금갈 정도로 진단이나 치료기술을 익히고, 진찰과 치료계획까지도 세울 수 있게 되었다.

의사의 신비화

하지만 이와 같은 '의사의 신비화'가 치과학에는 크게 영향을 미치지 않았다. 또한 치과 시술에는 일반의료 시술에서와 같이 극적으로 생명을 구해내는 요소가 없기 때문에 '신비화'의 요소도 별로 없다. 치과학에서 주로 취급하는 두 가지 만성질병인 치아우식증과 치주염의 속성 자체가 일반적인 관행적 의술에서와 마찬가지로 기본적으로 예방, 교육, 단순 치료기술의 수행만을 요하는 것이라 할 수 있기 때문이다.

환자-치과의사 관계

환자-치과의사 관계는 치과의료서비스의 이용방식을 결정하는 가장 중심적인 요인이다. 사람들은 어떤 증상을 느끼기 전에는 치과를 찾는 일이 드물기 때문에, 정기검사가 예방을 강조하는 성격을 가지고 있음에도 불구하고 불편함에 따른 진료행위(illness activity)의 범주에서 이해되어야 한다. 통증이나 다른 증상을 없애려는 목적의 치과 이용은 어떤 이유로든 대중의 치과의료체계와의 공식적 접촉으로 보아야 한다. 치과의료가 지닌 교육적·예방적 역할을 고려할 때, 환자-치과의사 관계는 더욱 중요해진다. 최근 정보혁명으로 대중적 매체를 통한 건강정보가 증가했으나, 사람들이 자신의 질병과 건강에 대한 올바른 건강정보를 얻는 기회는 주로 시술자와의 접촉을 통해 이루어지기 때문이다. 자기 자신이나 친지가 아팠던 경험이 더 중요하다고 하였으나, 코헨 등이 주장한 것처럼 의료체계와의 접촉은 건강정보를 얻는 주요 원천이며 장래의 의료기관 이용방식에 중요한 영향을 미친다.

구강위생, 식이조절, 정기적 구강검사의 중요성을 입증할 만한 과학적 증거는 아직까지 많지 않다. 치과의사와 대중은 문화적 경험으로 그렇게 믿고 있을 뿐이다. 실제로 일반인에게 알려져 있는 잇솔질과 세치제의 중요성, 비비(Bibby)가 주창한 음식의 우식 유발성, 치과치료와 잇솔질 방법, 치과진료 이용 빈도, 심지어 잇솔질 횟수의 기준 등 일반적 구강보건 관리법조차도 명확한 과학적 증거를 가지고 있는 것이 많지 않다. 우리나라의 경우 잇솔질 횟수의 기준에 대하여 '인접면 청소를 포함하여 3회 이상'으로 2018년 유럽치주학회지에 최초로 보고하였고, 이를 토대로 한 번 닦을 때 세 번 닦고 인접면 청소를 하는 "물(로 닦고)-실(로 닦고)-세(치제로 닦고)-물(로 닦는)"이란 방법을 개발하여 사용하고 있다.

사회경제 모형

지식-태도-행동

건강신념 모델: 지식-태도-행동 모형

건강신념 모델(health beliefs model: knowledge-attitude-practice[behavior] model)의 중심개념은 개인이 건강에 관련된 행위를 할 때는 대부분 여러 가지 선택 가능한 행위 유형에 대해 각각 그 비용과 이익을 따져보고 가장 유리한 행위(practice[behavior])를 하게 된다는 것이다. 즉 어떤 사람이 자신의 건강에 심각한 위협이 될 수 있다고 생각하는 상황에 처했을 때, 자신이 병에 걸리지 않을까 염려하는 경우 병원 방문이라는 행위를 선택할 확률은 아주 높아진다는 것이다. 신념이 구체적인 행위로 전화되기 위해서는 어떤 분명한 '동기' 또는 '촉발요인'이 있어야 하는데, '동기' 또는 '촉발요인'이 바로 통증이나 불편함 또는 건강에 대한 태도(attitude) 및 지식(knowldege) 등이라는 것이다.

이 모델은 본질적으로 개인 차원의 의사결정 모델이지만, 어느 정도 보편성을 가지고 있어서 선별적 집단검진(screening)이나 정기 건강검사 같은 전반적인 예방활동에 대해서도 응용할 수 있다. 어떤 증상을 느꼈을 때 병원을 찾아가야 할 것인지 여부를 결정하는 경우에도 이 모델을 적용할 수 있다. 일반의료 분야뿐 아니라 치과의료 분야에도 이 모델을 적용할 수 있다. 치과의료가 예방을 강조하는 특성을 가지기는 하지만, 일반의료에서와 마찬가지로 대부분 어떤 증상이 나타나야 비로서 진료기관을 찾게 되기 때문이다. 7개 국가의 여러 지역을 대상으로 실시한 WHO의 조사에 의하면, 치과 진찰의 24%가 정기검진을 위한 것이었던 반면, 일반의과 진찰의 경우는 정기검진 비율이 19%였다.

또한 자신이 구강병에 잘 걸리지 않을 것이라고 생각하고 있는 사람일수록 예방 목적으로 치과를 자주 찾아가는 것으로 나타났다. 구강병을 심각하게 받아들이는 사람일수록, 그리고 치과를 자주 찾아가는 것이 효율적이라고 믿는 사람일수록, 예방 목적으로 치과를 방문하는 비율이 높았다. 장애물로는 치료비와 통증에 대한 공포를 꼽을 수 있다.

예방이 아닌 치료 분야에 대한 건강신념의 영향을 취급한 연구들도 있다. 이 연구들에 의하면, 질병의 증상이 확실해지고 치료비 문제 등 수진(受診) 가능성이라는 장애물이 거의 없는 경우에는 진료를 건강신념

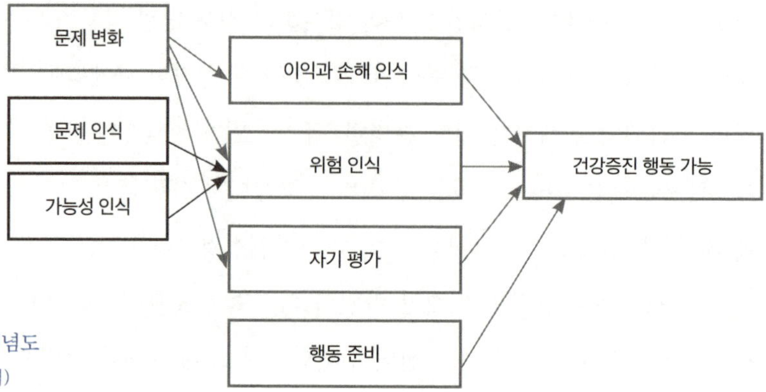

건강신념 모델의 개념도
출처: 위키미디어(번역)

받을 것인지 여부를 결정하는 데 있어서 건강신념이 미치는 영향이 보다 명료해진다.

그러나 해프너(Haefner) 등은 지금까지의 연구들에는 대부분 긍정적인 결과와 부정적인 결과가 섞여 있기 때문에, 건강신념이 구강병에 대한 예방적 행위에 영향을 준다는 분명한 증거를 제시하지는 못하고 있다고 본다. 자신이 구강병에 걸리기 쉽다고 느끼고, 구강병은 심각한 것이라고 생각하며, 정기적인 치과방문이나 잇솔질을 하는 것이 효율적일 뿐 아니라 자신에게 이익이 된다고 믿고 있는 경우, 이러한 신념과 생각이 치과를 방문하도록 하는 데 지대한 영향을 준다. 그러나 케젤스(Kegeles)는 자신이 우식증에 잘 걸린다고 믿고 있는 사람들에서 치과방문과 잇솔질은 우식증을 예방하는 것과는 전혀 관계가 없는 것으로 나타났다고 보고하였다.

건강신념 모델의 한계

사람들은 육체적 강압이나 경제적·심리적 보상, 체벌 등이 주어지지 않는 한 합리적인 결단을 내리는 방식으로 건강행위를 하지는 않는다. 건강신념 모델은 기본적으로 사회심리학에 기초한 이론이다. 알

사회심리학

고 있는 지식이 반드시 그에 상응하는 행위로 바뀌지 않는다는 것은 개인의 행위를 제약하는 외부적인 장애가 많다는 것을 의미한다. 치과의료의 경우 이러한 장애물로 치과진료 공포(dental phobia)라든지 진료서비스에 대한 접근도나 치료비용이 문제가 될 수 있다. 치과진료 이용에 대한 인구학적·사회심리학적 요인의 영향을 평가한 결과, 문화적 요인이나 접근도에 비해 건강신념이나 지식의 영향은 미미하였다.

치과진료 공포

10대 청소년을 대상으로 예방 목적의 치과방문 정도를 조사한 결과, 부모의 사회경제적 지위와 그 자녀가 예방 목적으로 치과를 방문하는 정도 사이에는 아주 강한 연관성이 나타났다. 그러나 치과에 대한 청소년 자신의 일반적 관심이나 태도, 신념 등은 치과방문 정도에 별 영향을 주지 않았다. 청소년의 치과방문 정도가 부모의 신념과 연관성이 있다면, 부모의 신념은 사회경제적 지위와 무관하지 않다. 자녀의 치과이용 유형은 부모의 영향을 많이 받기 때문이다.

문화적 속성

사람들의 구강보건이나 치과진료에 대한 태도는 여러 생활 영역의 행위 형태에 대한 공통적 이해의 틀이라는 측면에서 보아야 한다. 치아우식증이나 치주염과 같이 만성적이지만 치명적이지 않으며 어떤 의미에서는 불가피한 것이라고 생각되는 병은, 암이나 심장병같이 치명적일 수 있는 병에 비해 특별한 주목을 받지 않는다. 따라서 사람들은 치과학에 대해 특이하게 이해할 수 있는데, 이것을 '대중적 치과문화(lay culture of dentistry)'라고 부른다. 이런 치과문화는 명확하게 표현되기보다는 잠재적으로 존재한다고 해야 할 것이며, 집단의 문화적 배경에 의해 형성된 신념과 행위라는 넓은 맥락에서 해석해야 한다.

대중적 치과문화

치과문화의 핵심으로 치과방문이나 구강건강에 대한 신념과 행위 등을 들 수 있지만, 이들은 전신건강에 대한 관심과 가치관, 더 나아가 문화적 규범과 서로 중첩되고 결합되어 있다. 만일 현재의 보건의료라는 사회적 현실이 문화적으로 형성된 가치, 신념, 행위와 일치하지 않는다면, 이러한 신념이나 행위는 폐기되고 말 것이다. 저렴한 비용으로 높은 수준의 치과진료를 받을 수 있으리라고 기대하는 사람들은 거의 없다.

문화적 차이

어느 사회든지 치과의료에 있어서는 일정한 경향, 즉 대중적 치과문화로 부를 만한 특정한 신념이나 행위의 유형이 있다. 현대사회에서 잇솔질은 거의 보편화된 행위로서 사람들이 건강을 얼마나 의식하고 있는지 보여 주는 좋은 증거라 할 수 있다. 잇솔질이 널리 보급된 배경에는 외모에 대한 심미적 요구도 중요한 요인으로 작용했다고 볼 수 있다. 그러나 무엇보다도 상업적 이익집단의 역할이 없었다면 과연 잇솔질이 지금처럼 일반화될 수 있었을까? 가장 중요한 계기는 판매용 치약이 보급되었던 사실일 것이다.

보편화된 행위

입속이 깨끗한 것이 기분 좋고 즐거운 일이 되었던 것은 치약이 판매되기 시작한 이후의 일이다. 물, 세치제, 또는 소금과 소다로 치아를 닦는 각각의 경우에 대한 환자의 반응을 조사했는데, 환자들은 잇솔만 쓰는 경우나 분말 세치제를 쓰는 것보다 판매용 치약(세치제)을 사용하는 것을 압도적으로 선호하고 있었다. 환자들은 치약 사용에 크게 만족하고 있었기 때문에, 치아우식증을 예방하는 효과 역시 치약이 아주 월등하다고 믿고 있었다. 연구에 의하면 잇솔질의 치아우식증 예방 효과는 입증되지 않았다. 치주병의 경우 많은 사람들이 그 기본 증상은 잘 알고 있었지만, 알고 있는 지식을 적용해서 자신의 치주 상태를 정확히 평가하는 사람은 거의 없었다. 사실 치과의사가 아닌 일반인이 일반적 지식으로 치주 건강상태를 평가하는 것은 불가능하다. 아직까지는 질병 진단이 의료 전문가 영역에서 핵심적인 행위이기 때문이다.

이와 같이 일정 기간 동안 대중의 신념과 전문가의 견해 사이에는 상당한 정도의 '문화적 차이(cultural lag)'가 존재하게 된다. 문화적 차이

건강증진과 총체모형

건강증진

의학 분야에서 '건강증진(health promotion)'이란 건강을 위한 행동과 환경변화를 촉진하기 위해 고안된 건강교육 중재 및 관련 조직, 정치·경제적 개입을 의미한다. 건강증진의 세 가지 핵심 요소로 건강교육, 예방 및 보호를 들 수 있다. '건강증진'이라는 용어는 예방의학 시대의 유산으로 시거리스트(Henry Sigerist)가 의학의 주요 임무를 설명하기 위해 처음으로 사용하였다. 현재 건강증진은 그 임무와 관련된 직업 분야에서만 사용하는 것이 아니라 모든 분야에서 사용하고 있다. 건강증진

검역 관행은 건강보호 활동이 새로운 공중보건에 통합되는 방식을 보여 준다. 검역은 병의 원인을 전염병 전파를 막기 위한 수단으로 제한하면서 기본 기능을 계속 수행하지만, 개인의 자율권을 저해하는 것처럼 보이는 역사적인 유산은 현재보다 인간적이며 덜 강제적인 방법으로 대체되고 있다. 또한 과학적·법적 발전으로 인해 공중보건의 성격이 보다 잘 정의됨에 따라 세계보건기구(WHO)의 국제보건규정(International Health Regulations)은 지역사회에서 전염병의 종말을 세계보건기구의 국제보건규정

선언할 시기에 대한 명확한 지침을 제공하였다. 이로써 전염병이 발생하는 지역이란 낙인 찍기가 크게 개선되었으며, 격리된 개인과 집단의 자발적 협력을 촉진하고 있고, 검역과 관련된 개인의 자율성 또한 향상되었다. 2003년 호주에서 발표된 검역 수정안(건강증진) 법안에 따르면, 호주에서 검역을 받는 사람들은 건강상의 이유로 독립적인 의학평가를 요청할 권리가 있다.

건강의 사회적 결정 요인

현재 환경보호의 중앙집중식 시스템은 채드윅(Edwin Chadwick)의 노력에 많은 영향을 받고 있다. 나쁜 건강이 생물학적 특성보다는 환경 및 사회에 그 원인이 있다는 그의 이론은 '건강의 사회적 결정 요인'에 대한 현재 접근법의 기초를 제공한다. 채드윅의 시대와는 달리, 환경위생이 본질적으로 정부의 책임임을 인정한 현재는 책임을 개인과 사회, 정부가 공유한다. 현재 대부분의 정부는 개인 및 지역사회에 쓰레기 처리와 같은 환경위생서비스를 제공하고 있으며, 엄격한 처벌로 환경을 보호하고 있다.

사회적 결정 요인

전염병 시대는 특히 미생물 및 병인에 대한 이해의 향상을 통해 증거 기반 공중보건 실천을 위한 자극제가 되었고, 이러한 발전은 예방접종을 위한 과학적 근거를 마련했다. 그러나 새로운 공중보건, 사회적 마케팅 등은 예방접종 범위를 개선하는 법 집행을 위태롭게 하였다.

단일 원인균 이론

코흐(Robert Koch)와 채드윅은 '단일 원인균 이론(monoclonal doctrine)', 즉 백신에 대한 강력한 지지자였는데, 결과적으로 그들의 영향으로 새로운 관점에서 이론의 잘못된 측면을 수정하려는 노력이 어렵게 되었다. 그럼에도 불구하고 '건강의 사회적 결정 요인'에 대한 개념의 일반적인 수용과 현대 건강증진의 다분야적 성격 및 수평적인 계층 구조는 그들의 엄청난 영향력을 감소시켰다.

예방의학 시대의 의사들은 역학·통계학·약리학·영양학·세균학 및 병리학 분야의 혁신을 이루었고, 현대의 공중보건은 이로부터 엄청난 이익을 얻었다. 고위험군에 초점을 맞춘 예방의학 시대의 공중보건 접근법은 현재 수감자와 가난한 사람 등 열악한 건강상태 집단에 대해서만 적용되는 방법이 되었다. 특히 현대의 건강증진은 모든 대중을 대상으로 하여 예방의학 시대의 경우보다 더 건강의 사회적 결정 요인에 주의를 기울인다. 또한 예방의학 시대를 특징짓는 공중보건의 의학적 우월성은 사회학자, 건강 경제학자, 건강증진 전문가들이 공중보건의사들과 함께하는 집단적 협력으로 대체되고 있다. 예방의학 / 공중보건

치과에서의 적용

임상모형은 치과학 분야를 지배하는 가장 중심적인 체계이며, 치과시술이 기반하고 있는 이론과 관점 전체가 생물학적 과학의 세계에 완전히 부합하다는 생각에 근거하고 있다. 치과시술의 지배적 개념 속에서는 사회적 요인들이 개입할 여지가 거의 없다.

총체모형은 사람들이 자신의 건강에 대해 가지는 생각과 치과를 방문하는 행위 및 치료의 결과에 대한 판단을 일치시킬 수 있는데, 그 내용은 다음과 같다. 총체모형

첫째, 구강건강에 대한 보다 실제적인 기준을 채택함으로써 개입(치료)에 대한 사회적·경제적 우선순위를 결정할 수 있기 때문에, 임상모형으로는 도저히 할 수 없는 치과진료에 대한 수요와 공급의 격차를 줄일 수 있다. 외모에 관계된 치료보다는 동통의 완화가 더 시급하고, 자기관리를 확실히 할 수 있는 성인보다는 어린이에게 우

개념적 모델

	임상모형	총체모형
필요에 대한 정의	유사질병 개념에 근거	질병 및 불편함
개입을 결정하는 근거	상태에 대한 진단	대중의 필요
서비스의 결과	진단에 의존	임상/비임상적 요인의 영향

선순위를 두어야 하며, 발생된 병을 치료하는 것보다는 상수도수를 불소화하는 것이 훨씬 비용이 적게 들면서도 효과가 뛰어나다.

둘째, 서비스의 결과를 판단하는 데 있어 의료전달체계를 포함한 비임상적 요인의 역할을 인정함으로써, 인적 자원의 분배방식, 의료에 대한 접근과 용이도, 의료전달체계의 방향과 영향을 결정하는 제도적 장치 등에 주의를 기울일 수 있다. 이러한 요인들을 고려하지 않고서는 사회적 수요를 만족시키는 치과 의료전달체계를 만들 수 없다.

의료전달체계

근대 치과학이 체계화되는 과정에서 다양한 사회제도가 역할을 했으며, 이런 제도의 틀 속에서 자연스럽게 구강보건이나 구강관리의 필요성이 제기되어 왔다. 매킨리(McKinlay)는 이러한 사회제도를 치과학 자체, 치과 기자재 산업, 사회학자가 명명한 '질병의 제조자(manufacturer of illness)'인 설탕산업 등으로 주장하였다. 산업혁명 이후 식품공급이나 식생활, 영양상태가 상당히 개선되어 왔는데, 1977년 맥케운(McKeown)은 실제로 19세기 이후 산업사회에서 평균수명이 크게 늘어날 수 있었던 것은 다른 어떤 요인보다도 식품공급과 영양상태가 개선된 덕분이라고 주장하였다. 그러나 식생활 개선으로 평균수명은 늘어났지만 현대 산업사회의 특징인 만성 퇴행성 질병의 유병률 역시 증가하게 된 것은 다른 새로운 문제라 할 수 있다.

영양상태

현대 풍요병이 증가한 데에는 지방분과 설탕의 섭취는 증가하

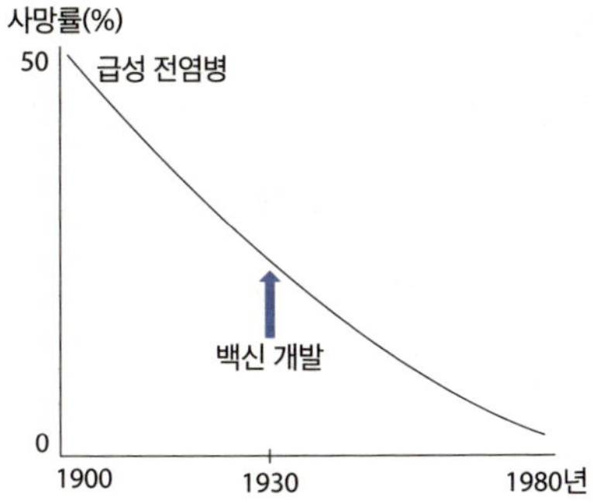

급성 전염병 사망률의 변화(1900~1980년)

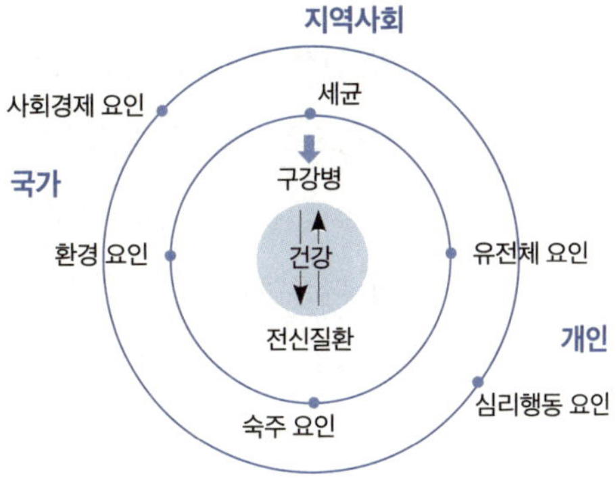

총체모형

고 식이성 섬유의 섭취는 줄게 된 식습관의 영향이 크다고 할 수 있다. 식생활에 있어서 포화지방산과 콜레스테롤 등 순환계통 질병 유발 식품과 당분의 섭취가 늘고 곡물류의 섭취가 줄어들고 있다. 전체 사망 중 동맥경화증에 의한 사망이 50%에 달한다. 섬유성 식품 섭취가 줄고 상대적으로 지방분 섭취가 늘면서 심장질환의 유형도 달라지고 있으며, 이는 암의 발생과도 연관이 있다. 사망이나 질병이 경제적 생산성에 미치는 파급효과의 측정이 가능하며, 특정 환경요소와의 연관도 밝혀낼 수 있다. 즉 질병이 개인의 사회생활에 미치는 영향을 직접적으로 측정할 필요가 있다. 원칙적으로 이러한 방법을 구강병에 적용하지 못할 이유는 없다. 단, 구강병은 사망이나 불구 등에 거의 영향을 미치지 않는 질병인 까닭에, 정부나 사회가 예방적 수단을 사회보장으로 채택하는 계기를 형성하기에는 일반 전신질병에 비해 다소 불리한 점이 있다.

1965년 이미 페인(Payne)은 의과학이나 치과학을 막론하고 임상가들의 관심이 질병의 원인보다는 질병의 진행 과정에 집중되어 있다고 주장하였다. 임상가들이 질병의 진행 과정에 집중하는 점이 이해는 된다. 질병의 원인에 대해서 아직 모르는 점이 많은 반면, 질병의 진행 과정이나 처치요법에 관해서는 많이 알려져 있기 때문에 그 방향으로 초점을 맞추는 것은 자연스런 현상이라 할 수 있다. 그러나 임상적 관점이 실험연구뿐 아니라 보건정책의 기조까지 주도하게 되면 다른 관점에 입각한 보건정책을 채택할 여지는 아예 원천적으로 봉쇄되고, 여러 가지 다양한 보건사업을 수행할 수 있는 선택의 폭도 좁아지게 된다.

현재 치과학 연구작업에서 주종을 이루고 있는 생화학적·병인론적 연구를 완전히 중단시키거나 적어도 크게 줄여야 한다. 그런 종류의 연구는 세계적 차원의 구강보건 문제를 이해하는 데 별 도움이 되지 않으며, 실제로는 몇 가지 구강 내 질병 진행 과정에 관해 우리가 이미 어느 정도 알고 있는 것에서 약간 더 진전된 세부 정보를 정리해 주는 것만이 필요할 뿐이다. 이와는 대조적으로 사회과학적 요인들인 식습관, 여가와 근무 중의 위해 요인, 건강관리, 진료기관 이용 정도 및 유형 등에 영향을 미치는 사회적 요소들을 우선적으로 강조하는 정책적 전환이 이루어진다면, 치료의존적 성격을 줄이고 보다 더 예방지향적으로 치과시술의 방향을 전면적으로 변화시킬 수 있을 것이다.

추가 읽기

체액설

Harvey, William. *On the Motion of the Heart and Blood in Animals: A New Edition of William Harvey's Exercitatio Anatomica De Motu Cordis Et Sanguinis in Animalibus*. 2016. Internet resource.

Vesalius, Andreas, Daniel H. Garrison, and Malcolm H. Hast. *De Humani Corporis Fabrica: On the Fabric of the Human Body*. Evanston, IL: Dept. of Classics, Northwestern University, 2003. Internet resource.

감염설과 세균론

Crookshank, Edgar M. *Manual of Bacteriology*. London: Lewis, 1890.

Evans, A. S. "Causation and Disease: The Henle-Koch Postulates Revisited." *Yale Journal of Biology and Medicine*. May 1976; 49(2): 175-195.

Koch, Robert. "Die Aetiologie der Tuberkulose." *Mittheilungen aus dem Kaiserlichen Gesundheitsamte* 2. 1884.

Pasteur, Louis. (translated from French) [On the extension of the germ theory to the etiology of certain common diseases]. "Comptes Rendus de l'Académie des Sciences." XC. H. C. Ernst (trans). May 1880.

Snow, John. *On the Mode of Communication of Cholera*. London: J. Churchill, 1849.

생의학 임상모형

Annandale, Ellen. *The Sociology of Health and Medicine: A Critical Introduction*. Polity Press, 1998.

Lee JH, Shin YJ, and Kim HD. "Association of Toothbrushing and Proximal Cleaning with Periodontal Health among Korean Adults: Results from Korea National Health and Nutrition Examination Survey in year 2010 and 2012." *J Clin Periodontol*. 2018; 45: 322-335.

Renaud, M. "On the Structural Constraints to State Intervention in Health." *International Journal of Health Services*. 1975; 4: 559-572.

사회경제 모형

Hochbaum, G., I. Rosenstock and S. Kegels. *Health Belief Model*. United States Public

Health Service, 1952.

Janz, Nancy K. and Marshall H. Becker. "The Health Belief Model: A Decade Later." *Health Education & Behavior*. 1984; 11(1): 1-47.

건강증진과 총체모형

Gordon, J. S. "Holistic Medicine: Toward a New Medical Model." *The Journal of Clinical Psychiatry*. 1981; 42: 114-119.

Minkler, M. "Health Education, Health Promotion and the Open Society: An Historical Perspective." *Health Educ Q*. 1989; 16(1): 17-30.

The Ottawa Charter for Health Promotion. First International Conference on Health Promotion, Ottawa, 21 November 1986. Archived 20 March 2012 at the Wayback Machine Accessed 2009 Feb 4.

8 우식증 발생론

치아우식증은 인류에서 가장 영향력이 큰 구강병으로 치아상실의 가장 큰 원인이었다. 치아 표면에 부착되어 있는 세균막(plaque)에서 세균의 대사산물인 산성물질로 인해 무기질이 탈회(脫灰)되고 내부의 유기물질이 파괴되면서 치아의 법랑질(enamel)과 상아질(dentin)이 파괴되는 질병이다. 치아우식이 비가역적으로 진행되는 경우에는 필연적으로 후유증을 남기며 전 세계적으로 빈번하게 발생하는 만성질환이다. 이를 방치할 경우 치아상실로 이어질 수 있으며 여러 가지 다양한 질병을 일으킬 수 있으므로 예방적인 치료와 조기치료가 필요하다. 치아우식증

치아우식증의 원인을 명확하게 파악하지 못했던 옛날에는 이 질환을 외형만으로 추측하여 구강 내의 벌레가 치질(齒質)을 파먹어 생기는 것으로 생각했다. 때문에 '벌레 먹은 치아'라고 이를 칭하였고 '충치(蟲齒)'의 어원이 바로 여기서 비롯되었다. 그러나 시간이 지남에 따라서 치아우식증은 벌레와는 무관하며, 세균의 대사산물에 의해 발생한다는 논지가 입증되어 충치가 아닌 치아우식증(齒牙齲蝕症)으로 지칭하게 되었다. 충치

치아우식증은 2세부터 6세 사이의 유치열 시기에 급격히 발생하고, 10대에 이르기까지 이러한 추세를 유지하다가, 20대에는 감소하기 시작하여 30대에 이르면 상대적 안정기에 접어든다. 이러한 연령 관련 현상을 어떻게 해석해야 할까? 산(酸)에 대한 노출 시간이라든지 치아 법랑질 자체의 질적 변화와 같은 생물학적·생리학적 과정으로 설명해야 할 것인가? 아니면 10대들은 식사습관이 불규칙한 경향이 있지만 성인이 되면 안정된 생활습관 등 행동의 양상이 사회적 역할에 따라 달라진다는 점으로 설명해야 할 것인가?

청소년기에 치아우식증 발생이 높은 이유 중 하나는 이 단계에서 감성적·육체적 변화가 특히 급격히 일어나기 때문이라는 주장도 있다. 한편 치과방문과 잇솔질은 우식증 예방과 전혀 관계가 없는 것으로 나타났다. 1960년 불소의 우식증 예방효과가 밝혀지기 이전까지 설탕 사용량이 증가함에 따라서 치아우식증은 계속 증가하였다. 그러나 불소의 우식증 예방효과 발견 이후 대부분의 개발국에서 치아우식증이 감소하여, 2015년 우리나라를 비롯한 OECD의 평균은 12세 아동에서 우식경험 영구치 지수(DMFT index)가 1.8 정도이다.

고대 충설에서 산업혁명 이후 세균설까지

치아우식 발생에 대한 최초의 기록은 기원전 5000년 수메르(Sumerian) 책에서 확인되었다. 이 기록에서 치아우식은 치아의 피와 턱에 있는 뿌리를 먹으며 사는 벌레에 의한 것이라고 했다. 그리스의 의사 갈레노스(Galenos)는 체액설(humoral theory)을 주장했는데, 체내 네 가지 구성요소인 혈액, 점액, 황색 담즙과 흑색 담즙(blood, phlegm, yellow bile,

벌레

체액설

black bile)의 부조화가 모든 질병의 근원이며, 특히 부적절한 상태의 혈액이 치아우식의 원인과 관련되어 있다는 것이 그 내용이다.

이어서 헌터(Hunter)는 1778년 치아우식병은 추후에 치수감염을 유발할 수 있다고 생기설(vital theory)을 주장했다. 팜리(Parmly)는 치아우식병이 특정한 화학물질과 연관이 된다고 1820년 화학설(chemical theory)를 제안했는데, 이는 1835년 로버트슨(Robertson)이 치아에 붙어 있는 음식물 잔사에 의해 생성되는 산성물질이 치아우식병과 관련이 있다고 밝혀 화학설을 구체화시켰다.

생기설

화학설

1843년 어들(Erdl)은 실 모양의 기생충을 확인했는데, 이는 식물세균(*Parasitische vegetabil*)이었으며 이것이 치아우식을 유발하는 원인물질이라고 생각하여 감염설(septic theory)을 주장했다. 감염설은 1847년 치아우식 병소의 법랑질층에 덴티클(denticlae)이라는 실 모양의 유기물이 확인된다는 피치누스(Ficinus)의 연구와, 1867년 치아우식증의 시작을 알리는 법랑질층의 파괴는 렙토트릭스 부칼리스(*Leptothrix buccalis*)라는 세균에 의해 촉진된다고 주장하는 레버(Leber)와 로베르트손(Robertson)의 연구로 입증되었다,

감염설

이어 치아우식에 관한 연구는 이러한 균들과 산이 복합적으로 작용하여 유발된다는 언더우드(Underwood)와 마일즈(Miles)의 1881년 연구로 발전되었다.

밀러의 화학세균설과 그 이후

베를린 대학의 유명한 세균학자 코흐(Robert Koch)의 지도하에 연구한 밀러(Willoughby D. Miller)는 구강 박테리아는 치아 주변 틈에서 발효된

밀러

전분과 당 성분 조각으로부터 젖산을 생산한다고 결론지었다. 따라서 치아우식은 잔유 유기물 매트릭스의 탈회, 감염, 부패의 단계로 일어나며, 결국 치아우식은 전염성 질병임을 규명하였다. 이후 등장한 이

화학세균설

론이 1890년 밀러의 화학세균설(chemico-parasitic theory)이다. 이 이론은 화학설(chemical theory)과 세균감염설(septic theory)를 병합하여 만든 것으로, 치아우식은 두 단계의 과정을 거쳐 진행된다고 밝혔다. 먼저 음식물이나 당분의 발효에 의해 발생하는 산으로 인해 탈회(decalcification) 혹은 경조직 연화(softening of tissue)가 일어나며, 이어서 연화된 잔사들이 용해된다는 것이다.

밀러는 이 주장을 입증하기 위해 간단한 실험을 했다. 빵과 설탕, 그리고 타액을 37℃에서 치아와 함께 배양했는데, 48시간 만에 치아

탈회

의 치관 법랑질 전면에서 탈회가 일어난 것을 확인할 수 있었다. 빵과 설탕 대신 고기를 넣거나 침을 끓인 후 넣었을 때는 탈회를 관찰할 수 없었다.

다음은 밀러의 화학세균설을 뒷받침하는 근거들이다. 타액 내 우식 세균의 양과 치아우식 활성도는 서로 관련이 깊다. 뿐만 아니라 무균 배양된 쥐에 우식 세균을 접종하여 탄수화물 식단을 준 결과 치아우식 병소를 확인할 수 있었고, 우식 병소의 치아는 정상치아보다 pH가 낮은 것을 알 수 있었다. 또한 단당류, 이당류 용액이 들어간 지 불과 1~3분 만에 pH가 6.5에서 4.5~5.0으로 떨어지는 것을 확인할 수 있었으며, 이는 10~30분이 지난 후에야 정상 pH로 복구되었다.

로드리게스

1921년 2월에 육군 군의관학교는 로드리게스(Fernando E. Rodriguez)를 치과질환 세균학 연구원으로 지정했다. 일부 학자들은 여러 종류의 생물들이 충치를 발생시킨다고 생각한 반면, 로드리게스는 일정한 박테리아 종이 관계된다고 믿었다. 로드리게스는 우식의 깊은 층에서

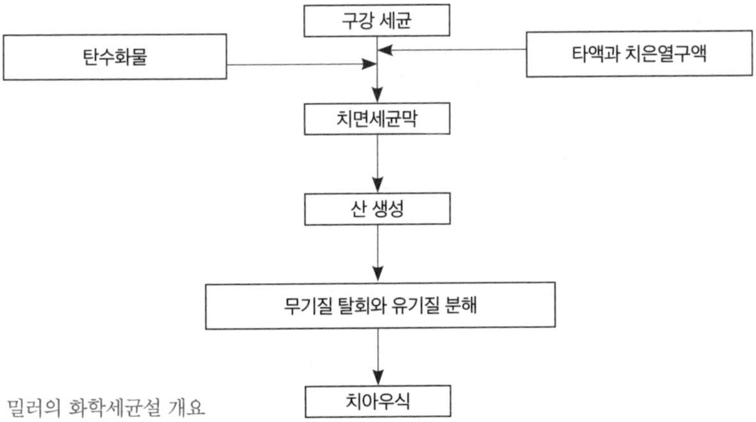

밀러의 화학세균설 개요

산 생성 박테리아

특이하게 많은 '산(acid) 생성 박테리아' 집단을 발견했다. 그가 정상의 그리고 소독된 치아를 그 박테리아에 노출시키자 우식과 유사한 병변이 발생했고, 그는 이 그룹을 '락토바실러스 오돈토리쿠스(*Lactobacillus odontolyticus*)'라고 명명했다. 로드리세스의 연구는 영국팀이 1922년 8월에 발표한 유사한 연구의 결과와 일치했다. 로드리게스는 1922년 12월 미국세균학회에 자신의 연구 결과를 보고했다. 국가연구위원회 집행이사회는 그가 1922년에 발표한 박테리아 실험에 대한 존중의 의미로 1923년에 그를 국가연구위원회 의학분과 치과학 위원으로 임명했다.

로드리게스가 1932년에 44세의 나이로 사망한 후에 육군은 제2차 세계대전 종전까지는 산발적으로 이루어지는 치과학 연구만을 지원했다. 종전 직후에 정부는 1918~1919년 동안 약 50만 명의 사망자를 발생시킨 유행성 인플루엔자 문제를 다루어야 했기 때문이었다.

단백용해설

단백용해설

1944년 고트리브(Gottleib)는 단백질 가수분해효소가 치아우식병 초기에 법랑질 기둥인 라멜라(lamellae)와 상아세관(dentinal tubules)을 공격한다는 단백용해설(proteolytic theory)을 주장했다. 그는 치아우식병의 연화조직에서 관찰되는 황색은 스타필로코쿠스 아우레우스(*Staphylococcus aureus*) 때문이라고 밝혔다. 한편 1944년 프리스비(Frisbie)는 치아우식이 중합파괴 과정(depolymerization)과 액화(liquefaction)를 포함하는 단백용해 과정임을 주장했고, 분해된 무기염은 산성 세균에 의해 파괴된다고 했다.

1949년 핀쿠스(Pincus)는 단백용해에 의해 법랑질 프리즘 막(prism sheath)이 제거된 후에 프리즘이 기계적으로 떨어져 나간다고 주장했다. 그람 음성균이 법랑질의 황화 뮤코이틴(mucoitin sulphate)과 상아질의 황화 콘드로이틴(chondroitin sulphate)을 가수분해하고 황산(sulphuric acid)를 생선하며, 이렇게 생성된 산은 칼슘과 결합하여 칼슘이 법랑질과 상아질로부터 탈락된다고 했다.

1956년 맨리(Manley)와 하드윅(Hardwick)은 탄수화물이 우선적으로 가수분해되며, 탄수화물이 없을 경우 단백용해가 일어난다고 밝혔다. 법랑질 라멜라 내부에 세균이 존재하며, 치아우식 연화병소의 황색은 단백용해에 의해 형성된 멜라닌(melanin) 때문이라는 사실은 단백용해설은 뒷받침한다. 이어서 샤츠(Schatz)와 마틴(Martin) 및 그의 동료들은 1954년에 단백용해 킬레이션설(proteolytic-chelation theory)을 제시한다. 이들 연구에서는 단백질 분해산물들이 치아 내 칼슘이온을 킬레이팅하는 매개체로 작용하여 복합체를 구성한다고 밝혔다. 이 과정을 통해서 통상적인 pH에서 발생하는 치아우식병을 설명할 수 있다. 실제로 구강과 치면세균막(dental plaque) 내에 킬레이터로 작용할

단백용해 킬레이션설

수 있는 아미노산, 젖산, 구연산 등이 존재하는 것을 확인할 수 있고 체외에서 실험한 사례가 있어 이들의 이론을 뒷받침해 준다. 단백용해설과 단백용해 킬레이션설은 치아우식의 시작 기전을 설명할 수 없지만, 치아우식병의 진행 과정은 설명할 수 있다.

설탕 인산염 킬레이션설

설탕 인산염 컬레이션설

1948~1968년 에가스-루라(Eggars-Lura)가 제안한 설탕 킬레이션설(sucrose-chelation theory)은 설탕(sucrose)이 킬레이션 물질(chelating agent)로 작용하여 칼슘 당산염(calcium saccharate)을 형성하고, 이로 인하여 법랑질의 칼슘이온이 제거된다는 내용이다. 그러나 설탕은 산과 다당류로 빠르게 대사되므로 킬레이션에 충분한 시간이 없으며, 특히 칼슘 당산염은 높은 알칼리에서만 존재하므로 킬레이션이 용이하지 않다. 따라서 에가스-루라는 1967년 인산염 격리 이론(phosphate sequestration theory)을 제안하였다. 세균이 치면세균막의 인산염을 섭취하는 과정에서 이들의 화학적 평형을 붕괴시켜 법랑질이 파괴된다는 이론이다. 그러나 지속적으로 생성되는 타액에는 이미 무기질이 포함되어 있으므로 용해도가 낮은 법랑질으로부터 무기질을 섭취하는 것은 용이하지 않다.

1972년 잭슨(Jackson) 등은 자가면역 이론(autoimune theory)을 주장하였다. 특정한 부위에 위치한 상아아세포(odontoblast)가 자가면역에 의해 손상을 받으며, 그로 인해 상아질이 파괴된다고 주장했다. 그러나 상아아세포가 손상받았다는 조직학적인 근거가 불충분하여 아직까지는 전적으로 수용되지 않고 있다.

위험요인설

식이와 불소 등 위험요인설

최근에는 치아우식 병소가 유전적인 영향을 받는다고 주장되며, 크게 다음과 같은 네 가지 요인이 치아우식 병소와 관련이 있다고 알려져 있다. 첫째, 숙주 요인인 유전과 치아 및 타액, 둘째, 우식성 음식, 셋째, 치면세균막 내 세균, 넷째, 불소가 그것이다.

숙주 요인에는 크게 치아와 타액이 포함된다. 세부적으로 치아에는 치아의 형태, 크기, 구조, 위치와 치열궁, 치아 무기질 성분 등이 포함된다. 타액에는 면역 단백질 등의 구성요소와 타액 유출량, 점조도, 완충능력 등의 요소들이 복합적으로 작용한다. 특히 음식물 섭취가 치아우식 병소와 관련이 있다는 것은 이전부터 꾸준히 알려진 사실이다. 당질은 크게 두 종류로 분류될 수 있다. 기존의 타액에 존재하는 당 성분은 단백질에 붙어서 작용하므로 치아우식을 유발하는 원인으로 보기에 무리가 있다. 따라서 음식물로 섭취된 당질이 치아우식병을 유발하는 주된 요인이라고 볼 수 있다. 음식물이 부드러워 치아 부착력이 강할수록 치아우식을 많이 일으키며, 단당류와 이당류 같이 구조적으로 단순하거나 쉽게 단당류로 분해될 수 있는 당류가 치아우식을 일으키기에 유리하다. 그리고 당질의 섭취빈도 또한 치아우식 병소를 일으키는 것과 밀접한 관련이 있다고 알려져 있다. 무기질 중 현재까지 그 인과관계가 명확히 규명된 것은 불소가 지배적이며, 이 외의 다른 치아 성분 혹은 무기질과의 관계는 그 관련성이 입증된 바가 없다.

불소

추가 읽기

고대 충설에서 산업혁명 이후 세균설까지

Prinz, Herman. *Dental Chronology. A Record of More Important Historic Events in Evolution of Dentistry*. Philadelphia: Lea & Feiber, 1945.

밀러의 화학세균설과 그 이후

김종배 외 6명. 《공중구간보건학》. 서울: 고문사, 2013.

Black, G. V. *Special Dental Pathology*. Medico-Dental, 1920.

Miller, W. D. "Presence of Bacterial Plaques on the Surface of Teeth and their Significance." *D. Cosmos*. 1902; 44: 425-446.

Subramanyam, R. V. *1 Dental Caries*.

9 구강병 발생의 과학적 접근

우식발생 주요 세균의 발견

치아우식과의 싸움

불소화 영향이 확산되기 시작했지만, 치과에서는 치아우식증 방지를 위한 대책을 내놓지 못했다. 그러나 오랫동안 이어진 과학적 연구에 의해 1960년대에 치과학회에서 항우식(anticaries)에 대한 노력을 촉발시켰다.

치아우식 퍼즐

레이우엔훅(Leeuwenhoek)과 밀러(Miller)는 치아우식 과정에서 현미경으로만 볼 수 있는 미세한 물질을 발견하였다. 그들의 후계자들은 충치에 있는 미생물을 식별하고, 작은 생물체가 충치를 만들어 내는 역할을 설명하였다.

1920년대에 치아우식증을 일으키는 박테리아의 역할에 대해 치과학자들 사이에서 균열이 발생하였다. 미국의 몇몇 과학자들은 식이 요법이 충치에서 가장 중요한 요인이라고 생각했다. 영양상의 논쟁을 이끌어온 보스턴 포사이스 연구소(Boston Forsyth Dental Infirmary)의 호웨(Percy Howe) 박사는 충치의 원인은 주로 식습관에 기인한 것으로 보았다. 호웨는 박테리아를 이전에 손상된 조직의 2차 침입자로 인식하였다. 식습관

영국의 과학자 고드리(Sir. Kenneth Goadly)가 주장한 것처럼 치아우식증은 다양한 미생물에서부터 발생하는 것일까? 1922년에 영국의 맥킨토시(James McIntosh)와 제임스(W. W. James), 라자루스-바로우(P. Lazarus-Barlow)와 미국 육군의 로드리게스(F. E. Rodriguez)는 우식된 치아에서 박테리아와 원형 모양의 미생물들을 분리해냈다. 또 다른 영국 과학자인 클라크(J. K. Clarke)는 1924년부터 치아우식 초기에 존재하는 미생물을 확인하기 시작하였다. 1924년 클라크는 둥근 형태의 미생물을 이상한 콜로니로 발견하였는데, "불투명하고, 갈색빛이며, 둥글고, 중간이 밝으며, 털이 많은 질감"이라고 표현하였다. 클라크는 이들의 이름을 '다형 연쇄구균(*Streptococcus mutans*)'이라고 하였다. 이후 20년 동안 미국의 치과학자들은 치아우식와 바실러스 애시도필러스(*Bacillus acidophilus*)의 관계에 집중하였다. 다형 연쇄구균

1930년대까지 세 학파가 충치 연구에서 지배적이었는데, 첫째, 치아 그 자체의 구조나 저항성이 가장 중요하다고 주장한 영양학 집단, 둘째, 입속에서 산-유도 유기체가 가장 중요하다고 주장한 과학자들, 마지막으로 충치 진행에서 타액 성분이 가장 중요하다고 생각한 연구자들이 그들이다. 타액 성분

영국의 멜란비(Lady May Mellanby)는 비타민 D 결핍이 매우 중요한 요인이라고 강조하였고, 호웨는 비타민 C에 관한 자신의 연구를 기초로 비타민 C 결핍의 중요성을 주장하였다. 볼티모어에서는 맥코룸

(Elmer V. McCollum)과 미국의 치과의사인 클라인(Henry Klein)이 인 결핍을 지적하였다. 딘(Dean)은 미시간 대학교 치과대학 '미시간 그룹'의 연구를 가장 중요한 것으로 판단했다. 미시간 그룹은 당시 바실러스 애시도필러스에 중점을 두며 충치의 영양학적·세균학적 면들을 모두 검토하고 있었다.

과연 누가 옳았을까? 1930년대에는 누구도 알지 못했다.

충치 연구와 국립보건원

충치의 병인학

1938년 딘은 이러한 혼란을 끝내고 충치의 병인학에 관한 해답을 찾고 충치의 원인에 대해 연구할 수 있도록, 그리고 국립보건원에서 보통 규모의 조직화 연구를 확립할 수 있도록 공중위생국 의무감을 설득하였다.

딘의 연구범위 확장에는 구강세균학 연구를 지속적으로 실시한 몇몇 미국 학회 중 하나인 미시간 대학교 치과대학 과학자들과의 협

락토바실러스 애시도필러스

력이 포함되었다. 미시간 그룹이 락토바실러스 애시도필러스에 집중하였기 때문에 연방정부의 불소 연구에서는 초기에 바실러스 유기체를 대상으로 하였다. 타액에서 락토바실러스 애시도필러스의 양이 충치의 정도를 암시하였다고 믿었던 주창자인 미시간 그룹의 제이(Philip Jay)는 딘의 직원들과 함께 이들이 검사한 아동의 타액에서 이러한 미생물의 존재에 관한 몇 가지 연구에 참여하였다.

한편 비비(Basil Bibby) 등은 산 생성이 높은 연쇄상구균이 가장 중요하다고 지적하였다. 반대로 헤멘스(E. S. Hemmens)는 락토바실리(유산균)가 가장 중요하다고 주장하며, 초기 아동기에서 유산균이 충치를 증가시켰음을 관찰하였다. 딘의 연구팀은 충치 진행 과정을 더 잘 이해하기 위해서 몇 가지 다른 접근법을 사용하기 시작하였다. 예를 들

어 전자현미경 연구에서는 치아 에나멜 성분에 대한 새로운 정보를 제공하였다.

스콧(Scott)은 덴마크의 치과의사인 우싱(Marie Ussing)과 협력하여 수년간 과학자들을 괴롭혔던 '치아 에나멜에 유기물이 포함되었는가?'라는 질문에 답하려 하였다. 스콧은 치아 상아질과 에나멜 미세구조에 대한 연구를 인정받아 국가의 젊고 뛰어난 공무원들 중 10명에게 연간 수여되는 프레밍(Arthur S. Flemming) 상과 국제치과연구협회(IADR) 상을 받았다. 국제치과연구협회는 우싱에게 해부학 부문 이삭 스카우트 상(Issac Scout Memorial)을 수여하였다.

1965년 진너(Doran D. Zinner)와 마이애미 대학교의 그의 동료들은 피츠제럴드(Fitzgerald)와 키이스(Keyes)가 햄스터와 쥐에서 충치와 관련시켰던 연쇄상구균 균주를 인간의 충치로부터 분리시켰다. 스웨덴 우메아(Umea) 대학교의 카를슨(J. Carlsson)과 스웨덴 룬드(Lund) 대학교 치과학과의 에드와르드손(Stig Edwardsson)은 연쇄상구균이 1924년 클라크(Clarke)가 논의한 스트렙토코쿠스 뮤탄스(*Streptococcus mutans*)와 매우 닮은 것을 발견하였다. 1968년 스웨덴의 과학자들은 왕립치과병원의 병리학자인 심스(W. Sims)가 1950년대 영국 미생물보존센터에 맡긴 스트렙토코쿠스 뮤탄스 균주를 추적하였다. 카를슨과 에드와르드손이 분리한 균주는 심스가 영국에 맡긴 것과 일치하였으며, 피츠제럴드가 분리한 햄스터와 쥐의 충치 균주와 밀접한 관련이 있었다. 1924년 클라크의 단독 연구인 '스트렙토코쿠스 뮤탄스'를 치아우식 원인균으로 확인하는 증거를 만들어내는 데는 거의 40년이 걸렸다. 이 연구는 미국치학연구소(NIDR) 기초연구팀과 치과학의 승리였다. 이 연구로 치과학은 주요한 과학의 한 분야로 인정받았고, 이후 수많은 연구의 문이 열렸다.

치아우식 원인균

충치는 유전인가? 환경적 감염인가?

충치 쥐(rat) 모델

쥐 모델

인간에서 발견된 충치와 유사한 충치 연구를 위한 최초의 쥐(rat) 모델이 개발되었다. 이러한 발전이 있기 전, 거친 질감의 식이활동을 하는 쥐는 인간에서 나타나는 것과 같은 충치를 만들어내지 않았기 때문에 인간의 충치 조사에는 적합하지 않은 것으로 여겨졌다. 항생제는 쥐의 실험용 충치에 어떠한 영향을 미쳤을까? 피츠제럴드 그룹은 항생제가 실험용 충치에 미친 영향을 검사하였다.

피츠제럴드

피츠제럴드는 미국치학연구소(NIDR) 기초연구팀에 미생물학과 약리학에 관한 전문지식을 들여왔다. 어린 시절 보았던 '미생물 사냥(The Microbe Hunters)'과 같은 글에서 영감을 얻은 그는 과학 연구로 진로를 선택하게 되었다. 1945년 공중위생국에서 처음 업무를 배정받은 그는 결핵과 유사한 히스토플라스마를 연구하였다. 1946년 빌(G. I. Bill)은 피츠제럴드가 듀크(Duke) 대학교에서 박사학위를 위한 연구를 할 수 있도록 해 주었으며, 이후 그는 딘의 불소 관련 영양학 연구에 힘썼던 레온(Nicholas Leone)을 만나게 되었다. 피츠제럴드가 약리학과 미생물학에서 박사학위를 취득한 후 레온은 그를 딘에게 소개하였으며, 딘은 1948년 피츠제럴드를 그의 연구에 합류하도록 설득하였다.

피츠제럴드는 세균원이 충치를 야기한다는 가설에 관한 자신의 연구를 근거로 하여, 먼저 염색 실험에 대한 반응에 따라 명칭이 지어진 그람 양성 및 그람 음성 세균을 검사해야 했다. 실험실 쥐를 모델로 하여 그는 병의 원인(causal agent)을 식별하기 시작하였다. 병인에 대한 의문과 스테판(Stephan) 그룹과의 연구에서 영감을 받아 피츠제럴드는 실험을 진행하였다. 그는 조르단(Harold V. Jordan)과 협력하고 풀(William L. Poole)의 도움을 받아 그람 양성 항생제가 그람 음성 항생제보다 더 효과적이었음을 관찰하였다. 그람 양성 항생제

무균 동물실험

1954년과 1955년 노트르담 대학교의 생명과학 로분트(Lobund) 연구기관에서의 실험은 충치 연구의 과정에 변화를 가져왔다. 해군 연구소는 시카고 대학교와 노트르담 대학교와의 접촉을 통해 '충치 무균 동물실험 연구'를 지원하였다. 연구 결과, 시카고 대학교의 졸러(Zoller Memorial) 치과클리닉의 소장 오르랜드(Frank Orland)는 로분트 연구기관에서 사육된 무균 동물들이 세균에 감염되지 않은 사료를 공급받았을 때 치아에서 충치가 발생되지 않았음을 보여 주었다. 오르랜드의 실험은 피츠제럴드의 오래 지속된 가설들을 확인시켜 주었다. 무균 동물실험

미국치학연구소(NIDR)의 스테판(Stephan)과 해리스(Rachel Harris)는 충치 관찰을 위한 쥐의 효용성을 확장시켰다. 1955년 그들은 쥐의 치아에서 충치 병변이 대구치에서만 나타난다는 이전의 주장들이 틀렸음을 입증하였다. 4년간의 실험이 정점에 달하면서 이들은 노르웨이 쥐의 다양한 치아 표면 중 부드러운 표면에서 충치가 발생되었음을 관찰하였다.

피츠제럴드의 무균 쥐는 충치유발성 식이를 공급받은 후 충치가 발생되지 않았다. 그러나 다양한 우식성 미생물을 접종한 동물로 실험을 하였을 때, 이 동물들은 충치유발성 식이를 공급받은 후 충치가 발생되었다.

피츠제럴드와 연구자들은 충치를 발생시키게 만드는 세균 요인으로서 연쇄상구균을 지목하였다. 그러나 피츠제럴드는 미생물을 식별할 수 없었으므로 "현재 알려진 세균 속 중 어떠한 유형에도 쉽게 연쇄상구균

속하지 않는" 것으로 설명하였다.

치아우식증의 전염성·감염성

키이스

1959년 키이스(Keyes)의 연구에서는 실험동물에서의 충치가 전염 및 감염병이었음을 보여 주었다. 그는 항생제로 이러한 감염을 막고, 모계 감염이 없던 동물이 충치에 감염된 동물과의 접촉으로도 우식 질환이 생길 수 있다는 '충치의 감염성'을 관찰하였다.

충치의 감염성

키이스는 다른 과학자들이 자신의 연구 결과를 자세히 살펴보도록 기관 회의에 요청하였다. 키이스의 발표에 감명을 받아 연구팀장인 크레시오버(Kreshover)의 지원을 받는 셰르프(Scherp)는 피츠제럴드와 키이스가 충치 과정에 대한 조사에 협력하도록 설득하였다.

1959년 피츠제럴드와 키이스는 함께 햄스터를 대상으로 충치의 원인이 되는 구체적인 세균원을 식별하는 연구를 시작하였다. 이들은 충치를 전염시키기 위한 모델과 세균원을 고안하였으며, 스트렙토마이신에 대한 저항성을 만들어 서로 다른 미생물에 꼬리표를 붙였다. 이후 그들은 스트렙토마이신-저항성 연쇄상구균과 다섯 가지 밀접한 관련이 있는 균주를 햄스터 가족의 입에 주입시켰고, 충치가 없던 각각의 햄스터는 이후 치아에 충치가 생겨났다.

이들의 1960년 실험은 충치를 전염성 질환으로 특징지은 키이스의 설명을 지지하였다. 세균학자 로고사(Morrison Rogosa)와 그의 팀은 연구를 위해 락토바실리를 분리시켰다. 추가 실험에서 피츠제럴드와 키이스는 연쇄상구균이 치아에서 군집화되어 자당(설탕)과 함께 미생물이 치아에 부착되게 하는 점액질의 세포 외 물질인 플라크(치면세균막)를 형성하였음을 입증하였다. "우식 플라크는 당류와 함께 산을 형성하여 충치를 유발한다"가 연구의 결과였다. 피츠제럴드와 키이스

치면세균막

우식 플라크

가 충치가 없는 어린 동물들에게 우식 플라크를 접종하였을 때 이러한 동물들은 충치가 생겼으나, 우식 병소에 감염이 되지 않은 대조군 햄스터들에서는 어떠한 충치 징후도 보이지 않았다.

충치예방제 개발 시도

1960년대 초 과학자들은 실험동물의 결과가 또한 인간에게도 적용이 되는지 아직 확신할 수 없었다. 충치를 유발하는 원인을 확인한 후, 연구자들은 피츠제럴드와 키이스의 연구 결과를 인간에게 적용할 수 있는 방법을 찾아보기 시작하였다.

이러한 세균 억제제를 찾아보기 위해서 1960년 집킨(Zipkin) 등은 테트라사이클린(tetracycline)이 간접적으로 충치 발생에 불리한 작용을 하는 것임을 발견하였다. 항생제는 부모로부터 자손에게 감염된 충치를 유발하는 장내 세균을 억제시켰다.

다음으로 피츠제럴드와 키이스는 충치 예방 백신을 개발하기 위한 실험에 착수하였다. 이들은 먼저 충치를 유발하는 연쇄상구균 중 하나의 균주를 포함하는 '죽은 균' 백신을 햄스터에게 주사하였지만, 주사를 맞은 어떠한 동물도 충치에 대한 면역력을 갖지 못했다. 충치 예방 백신

1962년 면역학적인 방법 이외의 조치들이 충치 통제에 필요할 수도 있다는 제안이 있었다. 충치를 유발하는 세균을 통제하기 위한 제제를 탐색하는 데 도움을 주면서, 치학연구소 팀은 식이를 통한 새로운 충치를 감소시키기 위한 연구를 후원하였다. 1960년대에 매클루어(McClure)는 충치를 억제하기 위해서 식이의 인산염 광물 사용을 조사하였으며, 집킨과 라르센(Zipkin & Larson)은 충치 통제의 수단으로

서 식이를 실험해 보았다. 집킨과 라르센은 이러한 식이 요인 중 하나를 변경하는 것이 충치 발생을 감소시킬 것인지 궁금했다. 그들의 연구 결과 우식성 식이의 빈도수와 충치 형성 사이의 관계가 분명해졌다.

우식성 식이 빈도수

1964년 피츠제럴드와 키이스 및 역학/생물계 측 전문가인 엥그란더(Harold R. Englander)는 새로운 젤라틴성 국소적 불소제제뿐 아니라 항생제 사용이 햄스터에서 충치 및 치주질환 진행을 통제시켰음을 발견하였다. 그 결과 국립치과연구소는 400명의 뉴욕 소재 학교 학생들에게 불소-인산염 겔이 포함된 신축성 있는 마우스피스를 착용하도록 하는 2년에 걸친 실험을 시작하였다. 이 연구는 충치의 80% 감소라는 놀라운 결과를 달성해 성공적으로 끝났다.

불소-인산염 겔

추가읽기

우식발생 주요 세균의 발견

Zinner, D. Doran, James M. Jablon, Ana P. Aran, and Milton S. Saslaw. "Experimental Caries Induced in Animals by Streptococci of Human Origin." Proceedings of the Society for Experimental Biology and Medicine. New York: Society for Experimental Biology and Medicine. 1965; 118: 766-770.

충치는 유전인가? 환경적 감염인가?

Fitzgerald, R. J. and P. H. Keyes. "Ecologic Factors in Dental Caries. The Fate of Antibiotic-resistant Cariogenic Streptococci in Hamsters." *American Journal of Pathology* vol. 42-6(1963): 759-772.

충치예방제 개발 시도

Englander, H. R. and P. H. Keyes. "Failure to Induce Dental Caries in Hamsters by Transfer of Plaque and Carious Debris from Humans." *J Dent Res*. 1964; 43: 626.

10 사회복지와 구강보건의료

치과의료서비스의 사회적 조직이라는 문제는 유럽과 북미의 산업화에 수반한 특이한 역사적 상황 속에서 이해해야 한다. 이 시기에 치과의사들은 개인서비스 시장에서 나름의 위치를 차지하려고 경쟁하는 다양한 집단 가운데서 직업 조직을 결성했다. 직업적 경쟁과 고도로 숙련된 화이트칼라 노동의 조직화라는 역동적 과정 속에서, 치과계에는 전문치과의사와 일반치과의사 그리고 다양한 보조인력으로 이어지는 전형적인 위계질서가 확립되었다.

설탕과 식품업계의 이해관계는 치과전문가들이 치과학의 예방적 측면보다 치료와 수복 측면의 시술형태를 선호하도록 만드는 분위기를 조장한다. 치과 재료와 기자재를 생산하는 업체들도 치과적 수복과 재건을 위해 개발된 신상품의 구매를 유도하기 위해 고도기술을 요하는 시술유형으로 분위기를 몰아간다.

한때 치과의료에 대한 국가의 역할은 치과의사가 전문가적 지위를 획득하는 데 필요한 법률적 동의를 해주는 것에 한정되었지만, 그 이후로 국가는 경제의 전반적 관리라는 경제적 이유와 전문적 서비스의 공평한 분배라는 정치적 이유 때문에 치과의료 시장에서 보다 적극적인 역할을 하게 되었다. 특히 국가의 균형적 개입을 강조하는 현대사회에서 치과의료는 전체 보건의료의 한 분야로 균형적인 공급과 소비를 위하여 건강보험이나 건강세를 통한 가격통제와 적용범위 조정을 통한 수요조절, 그리고 새로운 인력공급을 통제하는 인력공급 정책 등을 통하여 국가의 적극적 개입하에 있다.

국가의 균형적 개입

정치경제체계와 구강보건의료

보건서비스 부문의 성장

보건의료 재정에 대한 국가개입의 원칙은 1883년 비스마르크에 의해 시행된 사회보장적 보건정책에서 적용되기 시작한 이래, 유럽 국가에서는 제1차 세계대전 발발 시까지, 남미의 여러 나라에서는 1940년대까지 적용되었다. 1916년 미국에서도 미국의학협회(AMA)는 강제적 의료보험 계획에 동의한 바 있다. 그러나 1922년에 미국의 전문가 집단은 이러한 성격의 입법에 제동을 거는 강력한 힘을 행사하게 되었다.

비스마르크

사회보장

1916년에서 1918년 사이에 미국 16개 주에서 강제성을 가진 의료보험법안이 제출되었지만, 어느 곳에서도 통과되지는 못했다. 1935년의 사회보장법(Social Security Act)은 그 적용범위를 소득이전 부분에만 한정하고 보건분야를 거의 완전히 제외시킴으로써 크게 퇴보하게 되었다. 1966년에서 1971년까지의 5년 동안 전체 의료비 지출 중 공공부문이 차지하는 비중이 22%에서 36%로 증가한 사실에서 드러나듯이, 국가개입의 정도는 결코 줄어들지 않았다. 그러나 이때에 치과진료 부문의 재정은 대부분 공공부문이 아닌 민간부문에 의해 충당되었다.

서유럽 국가들은 사회보장에 소요되는 비용이 대체적으로 국민총생산(GNP)의 15% 수준이며, 이 중 치과부문에 할당되는 비용은 보건부문에 투자되는 액수의 10% 정도를 차지한다. 영국의 국가보건서비스(National Health Service, NHS)는 국가 의료비를 국민의 세금에 의한 재정으로 충당하는데, 전체 보건예산 중 치과부문은 5% 정도를 차지한다.

국가보건서비스

보건부문에 대한 국가재정 지출이 증가하게 된 것은 좌파 정당을 중심으로 한 유권자 집단의 압력에 의한 것이기도 하지만, 국가개입이 늘어났던 결정적 이유는 국가가 경제 특히 인플레이션을 통제하는 데 있어 많은 책임을 지게 되었기 때문이다. 두 번째 중요한 요인은 선진 산업사회에서 삶에 대한 열망과 기대수준이 높아짐에 따라 건강문제에 대한 관심이 고조되었다는 점을 지적할 수 있다. 이런 점에서 폭스(Renee Fox)는 현대의 보건문제가 과학기술적 의미의 의학적 과제 이상으로 더 광범위한 문화적 중요성을 갖는다고 주장했다.

문화적 중요성

보건수요와 시술유형

세계보건기구(WHO)에 따르면, 1969년 유럽의 선진 산업국가에서 심장병과 뇌졸중, 암에 의한 사망은 전체 사망 중 60~70%를 차지하였다. 만성 기관지염과 당뇨를 합치면 70~80%에 이른다.

치과학은 언제나 만성병 및 행동/식사습관과 밀접한 관계를 가지는 치아우식증과 치주병의 치료에 중점을 두어 왔다. 치아우식증은 확실히 현대적 식사습관과 생활양식에 따른 질병이며, 따라서 선진 산업사회형 퇴행성 질병의 대표적 사례이다. 노년기까지 자연치아를 가지고 있는 인구가 늘어남에 따라 치아상실의 원인 중 치주병이 차지하는 비중이 점차 높아졌다. 치주병도 적절한 방법으로 예방이 가능하긴 하지만, 치아우식을 인공재료로 충전하는 것처럼 원상태로 회복시키는 것은 어렵기 때문에 수복과 치료라는 전통적 치과치료의 개념과는 맞지 않는 측면이 있다.

치아상실의 원인

치주병은 30세 이상의 연령군에서 치아상실의 주요 원인이 되고 있다. 성인의 구강병 양상이 치아 질병으로부터 그 지지조직인 치주 질병으로 바뀌고 있음에도 불구하고, 전문적 치과의료시술의 대부분은 예방, 구강위생과 일상적 건강유지를 위한 교육보다는 여전히 기계적 수복 위주로 흐르고 있다. 유럽 국가의 30%가 치과기공사와 진료보조원을 허용하고 있고, 많은 나라에서 치과위생사 등의 예방사업 인력을 가지고 있지만, 그러한 인력을 실제로 고용하여 본래적 예방 임무를 수행하도록 하고 있는 나라는 별로 없다. 코헨(Cohen) 등의 보고에 의하면, 치과시술의 대부분은 충전 등 수복치료 위주이고, 진단과 건강교육 등에 투여하는 시간은 6~7%에 불과하며, 치주치료에 투여되는 시간도 그 정도였다. 치과의사는 주로 구강병 예방보다는 기계적이고 수복적인 치료를 담당하는 사람으로 인식되고 있다.

수복치료

구강병 예방

심장병에 대해 심장전문의들이 가지고 있는 개념과 치료기술은 주로 급성 상태에 대한 것이며, 치료위주의 시술에 중점을 두고 있다. 반면 치과학은 실제 적용되고 있지는 않지만 예방 개념에 근거하고 있으며, 정기적 건강관리에 중점을 두고 있다. 북유럽 국가들은 풍부한 구강보건관리 사업을 운영하고 있는데, 이는 그러한 사업에 드는 막대한 비용을 충당할 만한 경제적 능력이 있기 때문이기도 하지만, 이처럼 치아우식증이 엄청나게 만연했던 역사적 경험 때문이기도 하다. 선진 산업사회에서는 신체부위 중 하나에 불과한 구강의 건강

관리에 전체 보건비용의 5~10%를 지출하고 있으며, 대학에서 교육받은 보건인력 중 치과의사가 15~30%를 차지한다. 치과학의 전문화 정도가 일반의학의 전문화 정도보다 뒤진다는 것은 이론의 여지가 없으며, 전문화가 가장 많이 진행된 미국에서조차 치과의사의 90%가 일반치과의사(general practitioner)임에도 불구하고, 치과의사 1인당 보조인력의 수는 일반의사 1인당 간호인력의 수와 크게 다르지 않다. 인력이나 장비 면에서 치과가 차지하는 비중은 극히 일부에 불과하며, 일반의료 부문은 치과의료 부문보다 훨씬 많은 자원을 사용할 뿐 아니라 훨씬 많은 행정요원의 지원을 받고 있다.

치과의료서비스의 분배 문제

공중보건과 영양에 관한 법적·제도적 장치가 마련된다면 예방사업에 획기적인 진전이 있을 것이다. 이에 대해서 다음과 같은 두 가지 공통된 주제가 있다. 첫째, 기존의 전통적 시장경제 원리는 인간 서비스를 분석하는 데 적절하지 않다. 시장의 이윤 동기보다는 사회적 필요라는 원칙에 따라 이루어지는 것으로 보아야 하기 때문이다. 둘째, 서비스 제공자와 그 서비스를 받을 권리를 가진 사람 사이의 관계라고 볼 수 있다. 서비스의 구성이나 전달체계가 갖춰 나가는 과정에 큰 영향을 미치는 것은 국가나 소비자 집단의 조직적 압력이라기보다는 주로 자신의 직업 이익을 보호·증진하려는 직업 집단의 작용이었다. 프라이드슨(Freidson)은 전문직업인이 해당 직업분야의 사회적 조직을 형성하는 과정에 지배적 영향력을 행사하는 현상을 '전문가 지배(occupational dominance)'라고 지칭했다.

사회적 필요

전문가 지배

구강건강 문제의 해결을 위해서는 예방적이고 점진적인 접근법이 적합함에도 불구하고, 실제 치과의료 행위는 수복치료가 주를 이루고 있으며, 이러한 현상은 치과대학 교과과정과 개업의의 지배적 시술방침에도 그대로 나타난다. 이러한 치료방침에 내재해 있는 것이 소위 '수복 개념의 치료철학(restorative philosophy)'이다. 사회주의적 사회보장의 개념을 도입하더라도 현재의 지배적인 치료 개념을 바꾸지 않은 채 수요를 바로 진료서비스 공급으로 연결하는 공중서비스의 방식을 취한다면, 보건부문에 투여되는 재정을 전부 치과진료에 쏟아부어도 모자랄 만큼 많은 재원을 필요로 하게 될 것이다. 수복 치료철학

사회 및 국가와 구강보건의료

페러데이(Fereday)에 의하면, 독일에서는 건강보험기관이 치과의사를 고용하여 치과의료기관이 없는 지역사회에서 일하도록 하였는데, 1930년에는 독일 치과의사의 10%가 이와 같은 방식으로 고용되어 200개의 진료소에서 근무하였다고 한다. 이러한 방식은 한때 치과의료의 확대에 많은 공헌을 할 것으로 생각되었지만, 나중에는 치과전문인의 독립성을 저해하고 위협하는 것으로 간주되었다. 따라서 이러한 서비스 방식은 점차 줄어들게 되어 1970년에는 그와 같은 진료소는 10개만 남게 되었다.

이와 비슷하게 영국치과의사회(British Dental Association)는 국가의 역할에 대해 회의를 품고 1948년 국가보건서비스(NHS)에 등록하기를 거부한 적이 있었다. 치과계 지도자들은 자신들의 직업적 독립성을 잃느니 차라니 국가보건서비스에 등록하기를 거부할 만큼 정부의 역할에 대해 강한 의심을 가지고 있었던 것이다. 그러나 3개월 후에는 치과의사의 75%가 국가보건서비스에 등록을 하고 말았는데, 그것은

단지 경제적으로 살아남기 위한 것일 뿐이었다.

미국의 의료인 단체는 정부의 지원을 받는 것이든 사적인 것이든 의료인이 소비자 단체와 연합하여 일하는 것에 강력히 반대하는 입장을 가지고 있었다. 그리하여 1970년까지도 미국 17개 주에서는 소비자 단체가 진료비 선지불 방식(pre-paid payment system)의 진료시스템을 운영하는 것을 법으로 금지하고 있었다.

선지불 방식

역사적으로 볼 때, 국가는 전문가 집단이 폐쇄적 시장을 독점적으로 장악하는 것을 법적으로 보장해 주는 데 있어 매우 중요한 역할을 했다. 국가는 서로 다른 정치적 구성인자들의 경쟁적이고 모순되는 요구들을 수렴·조정하지 않으면 안 되기 때문에, 국가지원을 공평하게 분배하는 것뿐만 아니라 인플레이션, 실업문제, 그리고 전반적으로 경제를 운영하는 데까지도 깊숙이 관여하지 않으면 안 된다. 따라서 경제운영의 문제도 결국은 국가의 정치적 기능을 반영하는 것이다. 요즘에는 여러 가지 의료술식의 효과에 대해서 그리고 보건의료 부문에 투자되는 막대한 재원의 효과에 대해 의문을 품는 사람이 많아지기는 하였지만, 보건의료 공평성 또는 의료서비스 접근 용이도라는 정치적 문제의 중요성이 감소하기보다는 오히려 더욱 증가하고 있다. 지금까지는 보건의료 부문의 자원이 대중의 필요에 따라 생산·분배되었다기보다 특정 질병을 가진 여유 있는 중산층에게 집중된 감이 없지 않았다. 그러나 현대의 대중적 사회에서는 사회구조상 공평한 대우를 받지 못했다고 생각되는 계층에 집중적으로 투자해야 한다는 인식이 높아지고 있다.

보건의료 공평성

미국에서 의료의 불공평 문제가 치과의료 부문에서 가장 두드러지게 나타난다는 것은 매우 흥미로운 사실이다. 미국에서 빈곤층과 상부계층 간 일반의료서비스 이용도의 차이는 가난한 사람들의 재정적 부담을 덜어주려는 적극적 노력으로 인해 상당히 감소한 반면, 치과의료 부문에서는 그와 같은 노력이 없었을 뿐 아니라 빈곤층과 상부계층의 치과의료서비스 이용도 차이가 과거 어느 때보다 커져 있는 상태이다. 지역 간 치과의료인력이 불균등하게 분포되어 있는 것은 미국이나 영국이나 마찬가지다. 이미 50년 전 기스(Gies)는 미국의 상황에 대해 보고하면서 흑인과 농촌인구에서 적절한 치과의료서비스가 제공되고 있지 못하다고 지적한 바 있는데, 그와 같은 상황은 기본적으로 지금까지도 지속되고 있다. 치과인력 분포

전문직업인의 분포는 자유경쟁의 원리가 적용되는 자본주의적 서비스 시장의 구조와 연관되어 있어 불평등하게 분포할 수밖에 없다는 것은 두말할 나위도 없다. 하트(Tudor Hart)는 이를 진료서비스를 가장 많이 필요로 하는 자가 가장 적은 서비스를 받는 현상인 '진료역진 법칙(inverse care law)'이라 언급하였다. 이러한 진료역진 현상에는 순수한 시장의 원리로 설명할 수 없는 요소들이 있다고 추정된다. 사회주의 국가에서도 농촌지역에서 일할 보건의료인력을 확보하는 데 많은 어렵움을 겪고 있다는 사실이 이를 입증한다. 진료역진

사회계급과 국가

미국에서는 노동운동이 유럽처럼 대중의 투표성향으로 이어지지는 못했지만, 보건의료에 대한 정치적 투쟁의 사회계급적 성격은 여전히 유지되고 있었다. 주요 정당들이 확고한 사회계급적 지지기반을 가지고 있지는 못했지만, 자유주의자(liberals)와 보수주의자(conservatives)를 구분하는 주요 주제 중 하나는 앞으로 보건의료서비스 재정을 어떤 방식으로 조달할 것인가라는 것이었다. 또한 역사적으로 노동조합들이 전반적인 사회개혁을 추진하고자 할 때 가장 강도 높게 주장한 것 자유주의자 / 보수주의자 보건의료서비스 재정

역시 보건서비스의 사회적 보장이라는 주제였다.

이와 같은 변화와 관련하여 치과의료 부문에서 벌인 사회적 투쟁의 정도는 다른 부문에서 벌였던 사회적 투쟁에 비하면 훨씬 약한 것이었다. 치과의료서비스는 일반의료서비스에 비해 우선순위에서 뒤질 수밖에 없으며, 경제적 중요성도 미약하기 때문이다. 노동자 조직은 정치 강령에 치과의료서비스에 대한 제3자 지불방식을 도입하도록 강력히 요구한 바 있다. 1950년대에 국제항만창고노동조합(International Longshoremen and Warehouse Union)과 워싱턴과 캘리포니아 치과의사협회(Washington and California State Dental Association) 사이에 이루어진 합의가 그 첫 예이다. 그 후로도 이와 유사한 강령들이 많이 채택되었다. 아직도 이 점에 대해 냉소적 편견을 가지고 있는 사람들이 있다. 치과의사 중에는 노동조합이 치과진료서비스를 주장하여 시행하는 것이 합법적인 것인지, 또는 그것이 '사회주의적 치과의료'로 가는 전단계가 아닌지에 대해 의심하는 사람이 많다고 한다. 모든 종류의 보건서비스에 대한 보장을 원하는 정치적 집단들이 있고, 이러한 집단은 사회적으로나 경제적으로 불이익을 받고 있는 집단이라는 점을 인정한다면, 이 문제는 사회계급이라는 축을 통해서 가장 명확하게 그리고 가장 강력하게 해결될 수 있다고 생각하는 것이 논리적일 것이다.

우선순위

사회주의적 치과의료

이러한 압력의 영향으로 국가는 보건의료서비스의 조직과 분배에 더 깊이 개입하지 않을 수 없게 되었다. 따라서 국가는 서비스의 제공에 직접적으로 관여하거나, 여러 가지 재정적 메커니즘을 통해 소비자에게 돌아가는 부담을 감소시키는 등의 간접적인 방법을 사용하기도 한다. 코스트란(Kostlan)에 따르면, 정치적 이슈가 사회계급이라는 축을 통해 표출되는 나라일수록, 사회민주주의적 전통을 갖는 나라일수록, 국가는 치과의료서비스를 포함한 보건부문에 좀 더 적극적으로 개입하는 경향이 있다.

영국의 국가건강서비스와 구강보건의료

전문직과 국가

유럽 대륙의 국가들에서는 일찍부터 국가가 치과의료서비스의 제공과 분배 과정에 개입하고 있었다. 그 개입의 형태는 독일처럼 보건의료서비스에 필요한 재정을 지원하거나, 제1차 세계대전 이전의 북유럽 국가들처럼 국가가 직접 학교치과진료서비스를 제공하는 형태, 또는 제2차 세계대전 이후 동유럽 국가들처럼 모든 치과의료서비스를 국가가 제공하는 형태에 이르기까지 매우 다양하였다.

영국은 1832년의 콜레라 유행, 보어 전쟁과 제1차 세계대전 등과 같은 국가적 위기상황을 겪으면서 공중보건의 문제가 비로소 정치적 문제로 인식되게 되었다. 영국에서 의료서비스에 대한 국가의 역할은 1911년까지만 해도 극빈자에게 최소한의 의료서비스를 제공하는 것에 한정되어 있었다. 1911년 국민의료보험법(National Health Insurance Act)이 통과된 뒤로 보건의료에 대한 사회보험과 국가개입의 정도가 점차 증가하여 1946년 국민보건서비스법(National Health Service Act)이 제정되었으며, 1948년에 이르면 국가보건서비스(NHS) 제도가 전반적으로 실시되었고 공중보건에 대한 국가의 역할도 천천히 확대되어 갔다. 1973년 국민보건서비스 개혁법(NHS Reorganisation Act)이 발의되어 지역보건국(Local Health Authorities)이 지부보건국(Regional Health Authorities, RHA)으로 확대되어 보건의료서비스 제공 및 재정관리 기능 국가보건서비스을 부여받아 강력한 정부의 역할을 수행하였다.

인두제 국민보건서비스는 전반적으로 인두제(capitation system) 방식의 등록제를 운영하고 있고, 2차 이상의 의료기관 소속 의료인력은 대부분 공무원으로서 봉급을 받는다. 재원의 85% 이상은 조세로 충당되는데, 전체 정부예산 중 사회보호(social care) 다음으로 두 번째로 큰 규모이다. 최근에는 기존 방식인 치료를 제공하고 거기에 상응하는 비용을 지불하는 단순지불 방식에서 국가기관(National Institute for Health and Clinical Excellence, NICE)을 통해 근거중심의 진료 표준안을 개발하여 진료의 질을 관리하고 있다. 2012년 의료 및 사회서비스 개혁법(Health and Social Care Bill, HSCB)이 통과되어 2013년부터 커다란 틀에서의 전반적인 개혁이 시작되었다. 이 개혁은 국민건강서비스와 사회복지서비스의 통합, 국민건강서비스 행정체계의 개편과 제도 내부에 경쟁원리를 도입하는 것이다. 치과의료 보장도 이러한 변화에 발맞추어 전면적인 개혁을 진행하였다.

국가보건서비스와 치과의료서비스

학교보건서비스 치과의료가 처음에는 학교보건서비스(School Health Service) 및 국민의료보험(NHI)의 법제화 과정에서 시작되어 결국은 국가보건서비스에서 제공하는 보다 포괄적인 서비스로 자리잡게 되기까지에는 치과의사들의 자발적 노력도 있었지만, 당시 사회적 배경이 큰 역할을 했다고 할 수 있다. 1948년 영국 국가보건서비스의 일부로 일반치과서비

일반치과의사 스(General Dental Service, GDS)가 설립되었고, 일반치과의사(General Dental Practitioners, GDPs)가 이를 운영하였다. 일반치과의사는 국가보건서비스와 민간부문의 치과의료서비스를 함께 제공하며, 국가보건서비스와 환자 본인으로부터 보상을 받는다. 보건소와 같은 지역치과서비스

(Community Dental Service, CDS)는 봉급제 치과의사로 운영되었다. 전문적 치과의료를 제공하는 병원치과의료서비스(Hospital Dental Service, HDS)는 봉급제 치과전문의로 운영되며, 대학생과 전공의 교육도 수행하였다. 영국 국가보건서비스 치과의료는 1951년에 환자 본인부담금제(patient charge), 1990년에 등록제(registration)를 도입하였다. 본인부담금은 아동이나 저소득층 등 취약 계층은 예외였고, 치료 항목에 따라 책정되었다. 등록제가 도입된 이후 환자는 등록한 치과를 통해서만 치과진료를 받았다.

환자 본인부담금제

등록제

2000년 의료 현대화를 위한 국가보건서비스 개혁 방침에 따라 치과의료서비스도 중앙 국가보건서비스가 중앙 일반치과서비스와 일괄 계약을 체결하는 기존의 방식과 다르게, 지역 일차의료트러스트(Primary Care Trusts, PCTs)가 중앙으로부터 계약의 권한을 위탁받아 일반 지역사회 병원 치과서비스와 계약을 진행하였다. 2006년에는 본인부담금 상한액을 줄이고 등록 여부와 상관없이 환자를 정기적으로 관리하는 대책이 포함되었는데, 이러한 방식도 인두제가 아닌 행위별 수가제의 또 다른 유형이라는 비판도 있었다. 개혁의 결과, 국가보건서비스 소속 치과의사 수와 진료의 양이 줄어들고 있으며, 새로운 본인부담금제가 저소득층의 서비스 이용을 제한하고, 전문가에 대한 제약이 질 높은 치과진료를 저해한다는 것이 영국 국회의 주장이었다.

행위별 수가제

영국 구강보건의료는 사람들이 치과의료서비스가 필요할 때 자신의 구강건강 상태와 병력을 잘 알고 있는 치과를 방문하도록 하는 등록제를 기반으로 출발하였으나, 2006년 잉글랜드에서는 비용 등의 문제로 등록제가 폐기되었다. 그러나 최근 영국 정부는 치과의료에 등록제를 다시 도입하려고 한다. 특히 일차진료 중심의 구강건강평가를 통한 위험요인 관리를 시도하였으나, 치료중심 치과교육진료가 예

일차진료

치료중심 / 예방중심

방중심 치과교육진료로 변화되지 않는 한 아직 그 결과를 평가할 수는 없다. 또한 치과보상체계에 인두제 행위별 수가제와 성과보상제를 혼합하였으나, 행위별 수가제로 변화하였다는 비판이 높다. 치과의료 개혁의 가장 큰 문제는 국가보건서비스에 참여하는 치과의사 수가 줄어들고 있다는 사실이다.

영국에서 치과진료가 국가보건서비스에 편입되자 치과진료에서 많은 많은 문제점이 발생하였다. 오전 9시부터 오후 5시까지 국가보건서비스 진료 시간에 치과에 수많은 환자들이 대기함으로써 진료의 질이 저하되어, 결국 오후 5시 이후 또는 국가보건서비스가 적용되지 않는 공휴일이나 주말에 스스로 진료비를 부담하여 치료받는 환자들이 늘어나게 되었다. 이후 영국 경제가 악화되어 국가보건서비스를 개편하게 되었을 때인 2000년, 영국 국민들은 국가보건서비스에서 치과의료서비스를 상당부분 제외하고 대신 고가의 일반 건강진단 검사(CT, MRI)를 선택하였고, 이에 영국의 많은 치과의사들은 국가보건서비스를 이탈하였다. 영국 정부는 저소득 계층을 위한 공공치과의료체계를 구축하였고, 이를 위해 영연방 소속의 치과의사들의 유입을 법적으로 허용하였다. 이러한 영국의 사례는 현실에 근거하지 않고 이상적 제도를 기반으로 한 기형적 국가개입이 초래한 치과의료의 단면을 보여 주었다.

영국의 이러한 경험을 통해 서서히 치과의료 보장을 확대해 가는 우리나라의 방법이 치과의사들에게 동기를 부여하고 국민들에게 만족감을 주는 바람직한 제도 변화일 수 있을 것 같다.

한국의 치과치료와 구강보건의료

한국의 옛 속담 "이 없으면 잇몸으로 먹는다"라는 말이 요즈음 "이 없으면 임플란트 한다"로 바뀌었다. 이는 한국의 사회·경제·문화의 발전상을 시사적으로 표현해 주는 변화이다. 이러한 변화의 중심에는 한국의 건강보험에서 65세 이상 노인의 경우 2개의 임플란트를 보험으로 보장해 준다는 정책이 있다.

자연치아가 남아 있는 사람에 있어서 구강병을 가진 사람 중 일부만이 치과를 방문한다는 사실은, 구강건강상의 필요라는 단순한 질병 개념에 근거한 치료지향적 방식을 채택한 치과의료체계가 지금까 치료지향적 방식 지 살아 남을 수 있었던 이유가 된다. 임상적으로 정의된 필요의 대부분이 치과의료서비스에 대한 유효 수요로 전환되었다면 치과의료체계는 유지될 수 없었을 것이다. 치과의료에서 수복위주의 치료철학이 과학적 근거가 약함에도 불구하고 살아남을 수 있었던 것은, 이와 같이 임상적 판단에 의한 필요와 유효 수요의 격차가 너무나 컸기 때문이다.

한국의 치과진료는 이러한 치료철학에 기반해 있다 해도 틀린 말은 아니다. 물론 이러한 현상은 한국만의 문제가 아니고 러시아·폴란드·중국·몽골 등 과거 사회주의 국가에서도 동일한 현상이다. 이러한 치료철학은, 환자가 정기적으로 치과를 방문하여 치료를 받는다면 더 이상의 손상과 기능 상실을 막을 수 있다는 가정에 근거하고 있다. 이것은 환자가 정기적으로 치과를 방문할 의지가 있고 계속적으로 치료를 받을 만한 시간적·경제적 여유가 있을 때에만 유효한 것이다. 치료비를 지불할 생각과 능력이 있는 개인환자와 치과의사의 개별적 계약에 의한 치과진료 행위가 정당화되는 것은 이러한 한계

내에서이다.

구강병은 심각한 신체증상이나 기능상의 부조화를 초래하지는 않지만, 당뇨와 같은 다른 만성질병과 마찬가지로 평생 동안 병원에 다니면서 치료를 받아야 하는 질병 중 하나이다. 이런 만성질병을 가진 사람들은 통상적인 환자와는 다른 성격을 갖기 때문에, 시술자와의 관계에 있어서도 의사의 권위가 존중되는 통상적인 환자-의사의 관계보다는, 상호존중과 상호협조가 강조되는 고객-상담자 관계의 성격을 더 많이 갖는다. 따라서 구강건강상의 문제를 가진 많은 사람들이 환자로서 치과의료체계에 편입되기는 하지만, 대부분의 다른 만성질병에서와는 달리 그들 자신이 심각한 경강상의 문제를 가진 것으로 생각하지는 않는다. 의료서비스의 이용에 대한 통상적 개념으로는 자신이 질병을 가지고 있다는 사실과 자기가 환자라는 것을 구분하지 못한다. 최근 한국의 의료분야는 공공부문과 민간부문에서 비만 크리닉이나 식이 크리닉 등이 활성화되고 있으나, 아직 치과에서는 기존의 치료적 서비스 범주를 벗어나고 있지 못하다. 이는 한국인의 경우 치료받지 못한 부분이 아직 많아서 예방을 하지 않고 치료만으로도 치과가 유지될 수 있기 때문이라는 주장도 있다.

예방적 시술방법

니페르트(Nipeert)는 독일의 의료보험을 예로 들면서, 치과시술과정에 적용할 수 있는 예방적 시술방법이 있음에도 불구하고 의료보험체계 내에서는 좀처럼 시술되지 않는다고 지적했다. 그것은 가시적이고 측정 가능한 수복치료에 대한 경제적 유혹 때문인데, 환자의 기대도 그런 방향이기 때문에 이러한 경향은 더욱 강화된다. 이런 성격을 갖는 치과치료 중 대표적인 것은 가장 비용이 많이 드는 보철치료이다. 이는 보철치료가 단순한 서비스라기보다는 상품생산의 성격을 더 많이 갖기 때문일 것이다.

스웨덴의 치과의료보험제도가 치과의료서비스 이용방식에 미치는 영향을 연구한 바렌틴(Barenthin)은 보험 실시 후 보철치료서비스의 이용이 가장 많이 증가했다는 사실을 발견하였다. 이것은 영국의 국가보건서비스 실시 초기에 틀니 제작을 위해 마구잡이로 발치가 시행되었던 경험과 일치하는 결과이다. 그러나 하워드(Howard) 등의 연구에 의하면, 환자중심의 예방치료술식도 그 안에 포함된 서비스적 요소를 줄이고 제조업적 요소를 늘이면 얼마든지 수지가 맞는 술식이 될 수 있다고 한다. 로젠(Rosen)은 치과부문에 인두제에 의한 진료비 지불방식을 도입함으로써 예방위주의 시술형태를 발전시키고 불필요한 충전을 줄여 보다 개선된 구강건강 상태를 얻을 수 있다고 주장하였다.

인두제

한국의 건강보험은 세계적으로 잘 정비된 체계로 유명하여 대만이 이를 모방하였고, 아랍과 러시아 및 몽골에서도 관심이 높다. 한국의 의료보험에서는 치과의 경우 의과 및 한방과 같이 포괄수가제를 적용하지 않고 행위별 수가제를 도입하고 있으나, 점점 그 보장범위가 넓어지고 있다. 1977년 치과의료보장이 시작되었고, 2000년대 후반부터 급여분야가 일부 확대되었다. 2009년 12월 6세 이상 14세 이하 제1대구치에 대한 치아 홈 메우기가 보험 급여되었고, 2012년 7월 75세 이상 노인 완전틀니 및 단순 치석제거를 위한 스케일링, 2013년 75세 이상 노인 부분틀니, 2014년 7월 75세 이상 노인 임플란트가 보험 급여되었으며, 2018년부터 12세 이하 소아에 대한 광중합형 레진치료가 급여되었다. 향후 한국의 치과의료보험에서 치과의료보장 범위가 확장되고 선택적 인두제와 동일진단명에 포괄적 동일진료비를 지급하는 포괄수가제(Diagnosis Related Group, DRG) 및 행위별 수가제가 병용된다면, 우리 국민과 치과의사 모두에게 보다 바람직한 결과를

행위별 수가제

치과의료보장

포괄수가제

이룰 수 있을 것이다.

일반의료에서와 같이 의료전달체계와 넓은 의미의 사회적·경제적 요인들은 치과의료서비스의 방식과 형태, 그리고 그 양에 결정적 영향을 미친다. 그럼에도 불구하고 이것은 치과학에 대한 전문가적 사고 속에 적합한 자리를 차지하지 못하고 있다. 치과대학에서 가르치고 있고 치과의료 전문가들이 공개적으로 존중하고 있는 임상모델에 따르면, 치과진료 시술에 적용할 수 있는 과학적이고 객관적인 지식과 기술의 실체가 존재한다. 그러나 일반의료 분야의 연구에서 명백히 밝혀졌듯이, 사회적·조직적·경제적 요인들은 전문적 개입의 정도와 방식을 경정하는 데 있어 중요한 역할을 한다. 현재 한국에서 3단계 의료전달체계는 무의미하다. 구강진료의 경우는 더욱더 그러하다. 이를 정비하려면 치과학 교육 및 구강보건진료제도의 개선은 물론, 기존 방식에 익숙한 국민교육도 함께 이루어져야 한다. 특히 치과의료는 절대적으로 국민대중에 기반하고 있다는 점을 분명히 인식해야 할 것이다.

치과학 교육 / 구강보건진료제도

추가 읽기

정치경제체계와 구강보건의료

Fox, R. C.. "The Medicalization and Demedicalization of American Society." *Daedalus*. 1977; 9-22.

Holloway, P. J. "The Success of Restorative Dentistry?" *Int Dent J*. 1975; 25(1): 26-30.

사회 및 국가와 구강보건의료

Julian Tudor Hart. "The Inverse Care Law." *The Lancet*, Volume 297, Issue 7696. 1971; 405-412.

영국의 국가건강서비스와 구강보건의료

류재인, 정세환. 〈영국 NHS의 치과의료보장 개혁 동향〉. 《대한구강보건학회지》. 2017; 41: 144-153.

Gill, D. G. "The British National Health Service: Professional Determinants of Administrative Structure." *Int. J. Hlth. Serv. 1* 1971; 342.

한국의 치과치료와 구강보건의료

Nippert, R. P., et al. "[Preliminary results of the WHO international study on: "Dental Manpower Systems in Relation to Oral Health Status" - Evaluation of dental care in the Hannover area]." *Methods Inf Med Suppl*. 1978; 11: 371-392.

III 사회 속의 치과의료

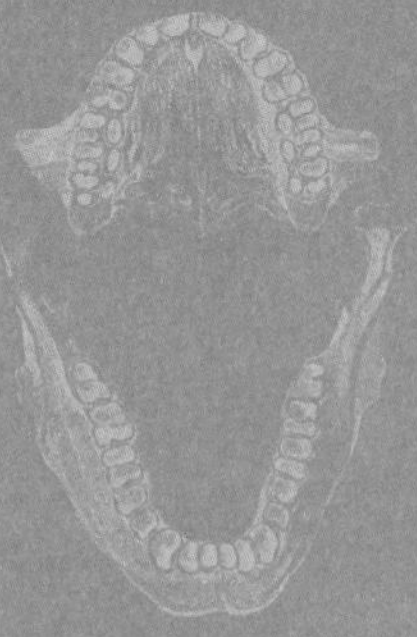

- 우식증(충치) 예방제인 불소의 발견과 실용화 과정을 사회적 관점에서 평가한다. 맥케이(Mckay)가 제시한 갈색 치아가 사회적 문제인 우식치와 관련성이 있음을 검토하고, 불소로 우식치 문제를 해결한 딘(Dean)의 노력을 사회적 관점에서 해석하며, 식수 이외의 다른 방법으로 불소를 사용하는 방법인 불소국소도포법 개발 및 확산 과정을 사회적 관점에서 검토한다.

- 사회문화적 전통과 구강건강의 관련성을 사회적 관점에서 평가한다. 음식의 산(酸)이 우식증과 관련성이 있음을 밝혀낸 스테판(Stephen)의 연구 이후, 음식 섭취 및 조절로 우식증을 예방하려는 연구인 스웨덴의 비페홀름(Vipeholm) 연구, 호주의 호프우드(Hopewood) 연구 등을 사회적 관점에서 평가하고, 설탕 대용 감미료의 대두 및 건강한 간식 섭취법의 제시 등을 사회적 관점에서 검토한다.

- 전쟁과 구강건강을 사회적 관점에서 평가한다. 미국 남북전쟁 당시 군인 징병에 구강건강 상태를 기준으로 한 점을 살펴보고, 미국 해군의 구강건강 관리를 위해 공중구강보건사업이 시작된 점을 사회적 관점에서 검토한다.

- 미국의 공중구강보건사업을 사회적 관점에서 평가한다. 미국의 공중구강보건사업(Public Health Service, PHS)과 국가우식증사업(National Caries Program, NCP) 및 국립치과학연구소(National Institute of Dental Research, NIDR)의 설립 등을 사회적 관점에서 검토한다.

11 우식증과 불소

우리나라뿐만 아니라 세계적으로 우식치아가 감소하고 있으나, 이를 유지하기 위해서는 지속적인 불소의 활용이 필요하다. 불소의 활용 중 가장 효과적이고 효율적인 방법은 불소복용사업이다. 수돗물불소농도조정사업은 그 어떤 다른 방안보다 비용효과 면에서 월등하다는 사실은 의심의 여지가 없다. 마탈러(Marthaler) 등에 의하면, 수돗물불소농도조정사업에 버금가는 유일한 방안이 있다면 소금불소농도조정사업을 꼽을 수 있을 뿐이다.

수돗물불소농도 조정사업

소금불소농도 조정사업

그러나 불소화 사업의 혜택을 받는 인구는 극히 제한되어 있다. 특히 한국의 경우 2017년 수돗물불소농도조정사업의 혜택을 받는 사람이 전 인구의 5%에 불과하였는데, 2020년 들어 그나마 수돗물불소농도조정사업이 완전히 중단된 상태에 이르렀다. 불소농도조정사업에 투입하는 가용자원이 부족한 것은 우리 사회가 고도로 정교한 치과치료에 치중하기 때문인가? 현상적인 면에서 보면 이 대답이 정확하다. 공중구강보건사업을 시행하는 경우 어떤 장애물이 있는지 파악하는 데 필요한 사회과학적 연구가 부족하다는 점이 또 하나의 이유가 될 수 있다. 수돗물불소농도조정사업이 더 이상 유지되거나 확대되고 있지 못하는 주된 이유는 자원분배 방침의 잘못이라기보다는 정치적·사회적 문제 때문이다. 한국의 경험에서 보면 수돗물불소농도조정사업의 장애물은 불소반대론자의 반대와 보건당국의 사업에 대한 무관심, 공중구강보건학 전공 치과의사를 제외한 일반 치과의사들의 방관 등이었다.

갈색 치아와 사회적 문제인 우식치

맥케이

이거(John Eager)와 맥케이(Frederick S. Mckay)는 1901년 최초로 각각 이탈리아와 콜로라도 스프링스에서 이들이 검진하였던 사람들로부터 흉한 치아 변색을 발견하였다. 이거와 맥케이는 서로 만난 적이 없으며 서신을 주고받은 일도 없었지만, 같은 해에 이러한 발견이 우연히 동시에 일어나게 되었다.

해군병원청 의사인 이거는 이러한 치아를 "강하고 쓸 만하지만 검거나 갈색의 반점이 있는" 것으로 묘사하였다. 1902년 해군병원청의 뒤를 이어 설립된 공중보건서비스청(Public Health Service, PHS)은 이 기관 최초의 치과 논문으로 이거의 관찰을 출간하였다. 그러나 논문 출간 후 10년간 이 기관은 이러한 '치아의 반점'에 관해서 어떠한 조치도 취하지 않았다.

공중보건서비스청

펜실베이니아 대학교 치과대학을 막 졸업한 맥케이는 콜로라도 스프링스에서 자신의 환자들 중 대다수가 영구적으로 반점이 생긴 치아로 고생을 한다는 사실을 발견하였다. '갈색 반점', 이는 1908년 맥케이가 유명한 블랙(G. V. Black)의 관심을 끌어낸 주제였다. 맥케이는

갈색 반점

블랙

1909년 콜로라도주 치과의사회 컨벤션에 블랙을 초청하도록 설득하는 데 성공하였다. 블랙은 이러한 변색에 '반점치(mottled enamel)'라는 이름을 붙였으며, 이후 맥케이와 함께 준비한 여러 논문에서 이러한 용어를 사용하였다. 그러나 블랙과 맥케이는 그 원인에 대해서는 의견이 달랐다. 맥케이는 식수 공급에 있어서 어떠한 성분이 이러한 반점을 야기하였다고 주장하였다. 반면 블랙은 물이 원인이라는 데에는 의심을 하였으나, 맥케이가 미관적 치아손상이 발생한 지역의 물을 분석해 보도록 권하였다. 반점치

1914년까지 이러한 보기 흉한 반점에 대한 관심이 치과의사 사이에서 확산되었다. 당시 인디언 서비스청의 현장 치과의사였던 로드리게스(Fernando Rodriguez)는 1915년 9월 파나마 퍼시픽 치과회의(Panama Pacific Dental Congress)에서 이에 대하여 발표하였다. 로드리게스는 반점치를 영양과 식수에 연관시켰다. 한편 맥케이는 물 분석을 위해서 물 샘플을 제출하였는데, 어떠한 분석에서도 이러한 미관 손상의 원인에 대한 단서를 제공해 주지는 못했다. 맥케이는 물 분석에 관해서 콜로라도 대학교 화학금속공학과 교수인 스트리비(William Strieby)와 논의하였다. 스트리비는 맥케이에게 물에 함유된 희귀 성분들의 흔적을 찾아보기 위해 분광검사와 같은 정교한 기법들을 이용하도록 조언하였다. 맥케이는 공중위생국(PHS)의 외과의사였던 스미스(F. C. Smith)의 주목을 끌게 되었다. 스미스는 추후 조사가 필요하다는 스트리비와 맥케이의 권고사항을 반복하였다. 공중위생국은 스미스의 보고서에 따라 바로 추적연구를 한 것이 아니라, 맥케이의 조사내용을 수동적으로 방관하였다.

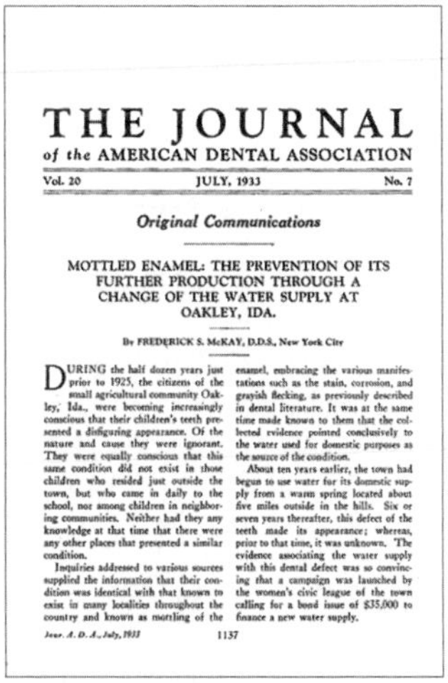
THE JOURNAL
of the AMERICAN DENTAL ASSOCIATION

Vol. 20 JULY, 1933 No. 7

Original Communications

MOTTLED ENAMEL: THE PREVENTION OF ITS FURTHER PRODUCTION THROUGH A CHANGE OF THE WATER SUPPLY AT OAKLEY, IDA.

By FREDERICK S. McKAY, D.D.S., New York City

DURING the half dozen years just prior to 1925, the citizens of the small agricultural community Oakley, Ida., were becoming increasingly conscious that their children's teeth presented a disfiguring appearance. Of the nature and cause they were ignorant. They were equally conscious that this same condition did not exist in those children who resided just outside the town, but who came in daily to the school, nor among children in neighboring communities. Neither had they any knowledge at that time that there were any other places that presented a similar condition.

Inquiries addressed to various sources supplied the information that their condition was identical with that known to exist in many localities throughout the country and known as mottling of the enamel, embracing the various manifestations such as the stain, corrosion, and grayish flecking, as previously described in dental literature. It was at the same time made known to them that the collected evidence pointed conclusively to the water used for domestic purposes as the source of the condition.

About ten years earlier, the town had begun to use water for its domestic supply from a warm spring located about five miles outside in the hills. Six or seven years thereafter, this defect of the teeth made its appearance; whereas, prior to that time, it was unknown. The evidence associating the water supply with this dental defect was so convincing that a campaign was launched by the women's civic league of the town calling for a bond issue of $35,000 to finance a new water supply.

Jour. A. D. A., July, 1933 1137

맥케이의 오클리 식음수 교체에 대한 논문(*JADA* 1993; 20(7): 1137-1149)

맥케이는 치아에 반점이 생긴 아이들의 반점이 있는 부위에서 충치가 발생하지 않았음을 관찰하였다. 그러나 1920년대 맥케이의 관심사는 충치가 아니라 보기 흉한 반점이었다. 1925년 아이다호 오클리에서 미관을 해치는 반점치가 사회적 문제가 되었을 때, 맥케이는 이 마을의 식수를 변경하는 것을 이 문제의 해결방안으로 제시하여 이를 받아들이는 것을 마을 주민의 투표로 결정하기로 하였다. 이렇게 하여 오클리는 미국에서 불소로 인한 치아의 결함인 반점치를 없애기 위해 식수 공급을 바꾼 최초의 마을이 되었다.

아이다호 오클리

불소 검출

공중보건청 위생실험실(Hygienic Laboratory)의 화학 부서장이었던 클라크(William Mansfield Clark)는 법랑질 형성과 유지에 있어서의 불소의 중요성을 인지하였으며, 식이에 불소를 추가시킨 후 흰쥐에서 잘못된 치아 상태를 관찰한 맥콜럼(E. V. McCollum)과 그의 동료들이 1925년 발표한 실험 보고서를 언급하였다. 클라크는 반점이 생긴 아동의 생활방식과 식이공급에 관해 먼저 조사해 보자고 제안하였다. 그는 이러한 연구에서 미흡한 것으로 드러난다면 “법랑질 형성에 특히 필수적인 성분 결핍에 관해서 식이공급과 물공급이 모두 조사되어야 한다”고 권고하였다. 1926년 맥케이는 켐프(Grover A. Kempf)로부터 수질 분석에 대한 더 견고한 입증 자료를 넘겨받았는데, 켐프는 더욱 정교한 검사를 권장하였다. 1927년 4월에 맥케이와 켐프, 클라크는 수질 검사를 위한 지역을 선택하기 위해서 워싱턴에서 만났다.

수질검사

1928년 켐프는 아칸소주 보건소 직원으로부터의 반점치 연구에 대한 공식 요청에 응답하기 위해 맥케이를 데리고 아칸소주의 보크사이트(Bauxite)로 갔다. 보크사이트는 미국 알루미늄 회사(Aluminum Company of America) 소속의 알루미늄 광산 지역으로 이 지역 500명의 어린이에서 모두 반점치가 발견되었다. 그러나 보크사이트로부터 5마일 정도 떨어진 벤턴(Benton)에서의 아동의 치아는 정상적인 모습이었다. 맥케이와 켐프는 1930년 11월 공중보건 보고서(Public Health Report)에서 조사 결과를 발표하였으며, 위생실험실 수질분석에서 반점치의 원인을 밝히지 못했다고 언급하였다.

맥케이와 켐프의 논문이 미국 알루미늄 회사의 화학 부서장인 처칠(H. V. Churchill)의 사무실에 도착하자, 처칠은 보크사이트 지역의 치아 반점에 관한 이야기가 알루미늄 주방도구에 독성이 있다는 소문을 악화시킬 수도 있다고 생각했다. 보크사이트 지역의 물 샘플을 얻은 뒤, 처칠은 실험실의 검사실장인 페트리(A. W. Petrey)에게 수질분석에서 일반적으로 검사되지 않는 물질이나 물속의 희귀원소들에 관해서 추적해볼 것을 지시하였다. 이후 보크사이트 지역 물에 대한 페트리의 분광(spectrography) 연구에서 할로겐 원소 계열 중 가장 가볍고 가장 활성을 지닌 불소 화합물의 양이 13.7ppm으로 비정상적임을 밝혀냈다. 맥케이의 제안에 따라 처칠은 반점치가 발견되지 않는 지역의 물 샘플도 분석하였다. 처칠은 물속의 불화물 함량과 반점치 사이에서 '어떠한 정확한 상관관계'도 확립되지 않았지만, 치아 결함의 심각성이 물의 불화물 농도와 우연히 일치하는 결과를 보였음을 강조하였다. 1931년 1월 20일 처칠은 맥케이에게 그의 평가를 알려주었고, 3월 21일 분석 결과를 미국 화학협회에 보고하였다.

처칠

분광

불소

물의 불화물 농도

한편 애리조나주의 다비드(St. David) 마을에서 3명의 농업 과학자인 마거릿 스미스(Margaret C. Smith)와 그녀의 남편 및 란츠(Edith M.

Lantz)가 불화물과 반점치 사이의 상관관계를 확인해 주었다. 1931년 6월 불화물이 포함된 식이가 실험동물의 치아에서 반점치를 유발하였다는 보고가 발표되었다. 이로써 반점치의 원인은 고농도의 불화물 섭취로 확정되었다. 맥케이는 공중위생국에 기금을 마련하여 추가 현장조사 계획을 세울 것을 촉구하였다.

반점치의 원인

불소로 우식치 문제 해결

딘

1921년 38세의 딘(Henry Trendley Dean)은 미국 공중보건청(Public Health Service, PHS)에서 수행한 최초의 치과 조사인 미국인의 반점치 조사를 위한 최초의 치과학자로 임명되었다. 딘은 공중보건청에 입사하면서 인생에서 큰 변화가 일어났다. 딘은 1921년 메스너(Clinton T. Messner)를 만났는데, 그는 공중보건청의 수석 치과의사이자 미국치과의사회 연구위원이었다. 딘은 1924~1925년 보스턴 대학교에서 연구하였는데, 1929년까지 그는 치과연구에 대한 성향 때문에 50건의 하악골 골절 사례를 분석한 논문에 집중하였다. 1930년 딘은 공중위생국에서 치과담당관(dental surgeon)의 자격을 갖추게 되었다.

메스너

딘과 뉴욕의 치과의사 맥케이와의 오랜 우정은 1931년 4월 회의부터 시작되었다. 딘은 반점치 조사에서 많은 주민이 효과를 보았다는 정보를 수집함으로써 점점 증가하는 역학 증거와 전염병의 원인 및 통제에 관한 연구를 적용하려 하였다. 그는 맥케이의 조언이 필요했는데, 맥케이는 기꺼이 멘토로서 연구에 동참하였다. 1931년 9월 12일 그는 국립보건원 최초의 치과 담당자로 임명되었다. 딘은 맥코이(George W. McCoy)뿐 아니라 메스너로부터 조언을 받았는데, 특히 반점치 조사에 관하여 맥케이와 정기적으로 서신을 주고받았다.

딘의 첫 번째 과제는 미국에서 반점치가 있는 지역이 어디인지와 반점치의 원인을 찾는 것이었다. 1931년 기관의 화학자인 허드슨(Claude Hudson)은 활용할 수 있는 증거만으로는 반점치의 원인으로서 불화물을 확정짓기에 불충분하다고 생각했다. 딘은 공식적으로 관련성을 언급할 때는 허드슨의 평가를 이용하였다. 1931년 딘은 반점치를 '불소증(fluorosis)'이라고 지칭하였으며, 1ppm 이상의 불화물을 이 질환의 가장 유력한 원인으로 파악하였다. 딘은 반점치 조사를 계획하면서 다음과 같은 몇 가지 문제에 대한 풀이에 착수하였다.

불소증

- 불화물이 반점치의 유일한 원인인가, 아니면 그 밖의 물질이 포함되는가?
- 얼마나 많은 사람들이 불화물이 너무 많이 함유된 식수를 사용하는가?
- 미국에서 식수에 불화물이 과도하게 함유된 지역은 어디인가?
- 식수에 함유된 불화물은 치아 결함에 얼마나 많은 영향을 미쳤는가?
- 식수에서 과도한 불화물을 어떻게 제거할 수 있는가?
- 식수에서 불화물을 제거하는 데 드는 비용은 얼마인가?

반점치는 13개 주의 67개 카운티에서 확인되었다. 딘은 아동의 치아를 검진하고 물 샘플을 수집하여 공중위생국 직원 및 현지 치과의사들과 이를 논의해 보기 위해서 자신이 '가죽신 조사(shoe leather survey)'라고 칭했던 이러한 조사 결과를 정리하였다. 프로젝트에 착수한 지 4개월 만에 딘은 반점치와 치아우식 사이의 관계를 감지하였으며, 이러

가죽신 조사

한 가능성 때문에 연구를 지속할 것을 결심하였다. 이미 1928년 번팅(Russell W. Bunting)과 그의 미시간 대학교 팀은 고질적으로 반점치를 보이는 지역에서 치아우식에 대한 최초의 연구를 한 후, "식수에서 어떠한 원리가 … 치아우식의 활성을 억제하거나 치아를 손상으로부터 보호해 준다"고 언급하였다. 이러한 배경하에 딘은 1932년 2월 6일 자신의 첫 번째 연례보고서에서 다음과 같이 관찰 사실을 밝혔다.

반점치 치아우식 관련성

> 반점치는 치아우식과 중요한 관련성이 있다. 반점치가 있는 지역은 우식이 적다. 따라서 법랑질 반점에 관한 연구가 중요한 사회문제인 치아우식에 적용할 수 있는 매우 유용한 방안을 제시해 줄 수 있다.

1933년 딘은 자신의 첫 번째 결과를 발표하였다. 반점치는 24개 주의 74개 카운티에서 확인되었고, 의심이 가거나 확인이 필요한 곳은 9개 주의 25개 카운티였다.

불화물 측정 비색법과 우식경험 영구치 지수 및 반점치 진단기준

엘보브

딘은 엘보브(Elias Elvove)의 노력으로 불화물 측정 기법을 비색법으로 개선하였다. 1933년 엘보브의 불화물 측정 비색법은 지르코늄-알리자린 시약을 사용하여 색상의 차이로 물에서 0.1ppm의 정확도로 불화물 농도를 확인하는 방법이었다. 딘은 엘보브의 비색법을 이용하여 샘플 수집 8시간 내에 물의 불소 농도를 확인할 수 있게 되었다. 미국 공중보건청은 엘보브의 기법을 불화물을 측정할 수 있는 공식적 방법으로 인정하였다.

딘

1934년 딘은 반점치를 의심이 가는 수준에서 심각한 수준까지 7단계의 심각도로 분류하였다. 4년 후 그는 '중등도의 중증' 단계를 제외

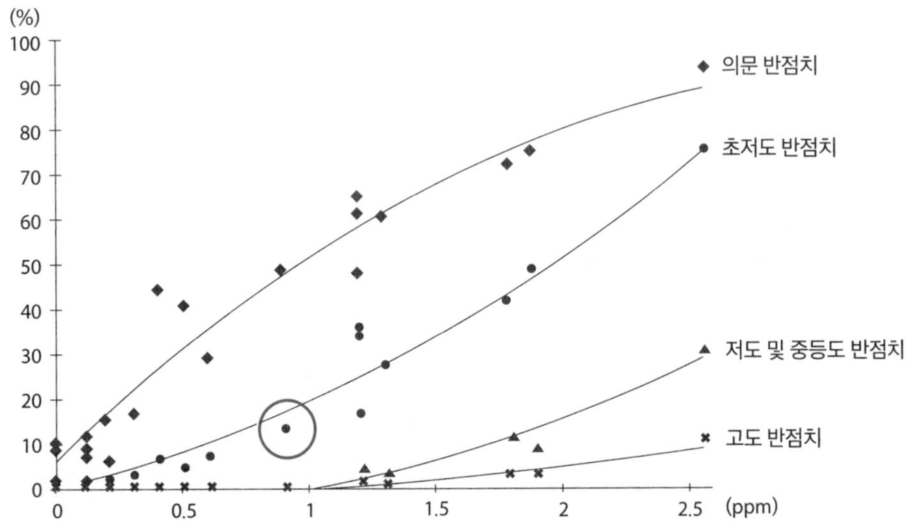

불소농도와 우식증(점) 및 반점치(선) 유병률
출처: Dean et al.(1939).

시키고 대부분의 사례를 '중증' 범주에 포함시켰다.

1937년과 1938년 공중보건 부서의 아동위생조사 소속 과학자들은 주민들의 치과건강을 평가하기 위해서 우식치아 지수 및 명명법을 개발하였다. 클라인(Klein)과 팔머(Palmer), 크너트슨(John W. Knuston) 등은 우식·우식경험충전·우식경험상실을 포함하는 우식경험 영구치 지수(DMFT index)를 개발하였다. 이 지수는 우식경험을 평가하는 대표적인 지수로 아직까지 널리 사용되고 있다.

클라인

우식경험 영구치 지수

딘은 1936년까지 엘보브의 비색법 및 자신의 반점치 진단기준을 사용하여 충분한 증거를 수집하였고, 평균적인 기후의 안전한 불소농도로서 1ppm의 불화물이라는 수치에 도달하게 되었다. 그는 불화물이 함유된 물을 지속적으로 사용한 후 사용자들의 10%가 1ppm의 매우 경미한 형태의 불소증(초저도 반점치)을 얻게 되며, 이는 미관상 큰 영향을 미치지 않는다고 보고하였다. 딘은 식수공급에 변화를 주기보

안전 불소농도 / 1ppm

초저도 반점치 / 10%

다는 식수로부터 불화물을 제거할 수 있는 방법이 필요했다. 이후 미국 특허청은 엘보브의 '식수 내 불화물 제거법'에 대해 특허를 출원해 주었다.

불화물의 전신적 영향

1936년 7월 딘은 일리노이 대학교에서 '불화물의 독성 효과'에 관한 박사학위 논문을 발표한, 미국 중서부 출신의 맥클루어(Frank McClure)를 고용하였다. 보조 약리학자로서 이 기관에 합류하게 된 맥클루어에게는 신체가 불화물을 어떻게 다루는지 알아보는 임무가 주어졌다. 맥클루어의 역할은 불화물이 인간에게 미치는 독성을 평가하는 것이었다. 그는 또한 불화물이 청소년 남성과 징집된 군인들의 뼈 구조에 미치는 영향에 관한 연구를 하였다. 맥클루어의 연구에서는 1.0ppm의 불화물이 함유된 식수를 사용하는 인간에게서 어떠한 유해한 효과도 발견하지 못하였다.

맥클루어

타액 내 세균 분야의 전문가인 제이(Jay)는 치아우식의 발병률과 락토바실러스 애시도필러스(*L. acidophilus*) 양의 상관관계를 밝히기 위해 자신이 개발한 지수를 사용하여 아동의 타액에서 우식과 관련된 유기체인 락토바실러스 애시도필러스를 평가하였다. 그러나 연구자들은 우식 발병률과 햇빛의 양, 식이의 전반적 차이, 물의 경도와 같은 그 밖의 요인들 사이에서 어떠한 상관관계도 관찰하지 못하였다.

1946년에서 1950년에 걸쳐 맥클루어와 그의 동료들은 불소화된 물의 생리적 영향에 대한 실험을 계속하였지만, 질병이나 사망률이 자역적으로 불소화된 물의 공급원과 연관되어 있다는 증거는 없었다.

질병 / 사망률

1942년 딘은 우식을 줄이기 위해서 물에 1.0ppm 정도의 불소를 포함시켜도 인체에 거의 해가 없었다는 결론을 내렸다. 즉 "불소가

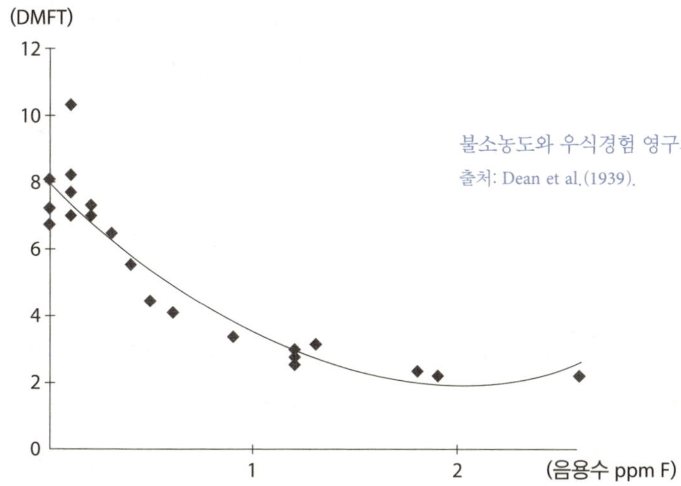

불소농도와 우식경험 영구치 지수
출처: Dean et al.(1939).

1.0ppm 정도 함유된 식수에서는 불소증 발생 요인이 제거될 수 있으며, 치아우식의 감소도 효과적일 수 있다"는 것이었다. 딘은 미국인의 치아건강을 향상시키기 위해 이러한 결과를 미국인에게 적용하고자 하였다.

수돗물불소농도조정사업

1942년 9월 딘은 오하이오 신시내티 전문가들과의 면담에서 물에 불화물을 첨가하여 식수 불소농도를 1.0ppm으로 조정하여 치아우식을 감소시키는 공중보건사업에 대하여 긍정적 의견을 들었다. 그러나 이후 그가 만났던 첫 번째 반대는 "불소는 독이다"라는 주장이었다. 이후 그는 인공 불소농도 조정을 지칭할 때 '불소(fluorie)' 대신 '불소화(fluorination)'라는 용어를 사용하였다. 이 계획은 미국과 캐나다에서 긍정과 부정의 두 가지 반응을 불러왔다. 불소화

로체스터 대학교의 저명한 치과학자인 하지(Harold Hodge)는 처음

에는 불소화 승인을 보류하였다. 캐나다 당국에서는 불소화 실험을 진행하기로 결정하였으며, 뉴버그 지역의 뉴욕의회 의원들은 뉴욕의 물 공급에 있어서 불소화하는 것을 의무로 규정하기 위한 입법을 원했다. 이후 애스트(David Ast)의 석사학위 논문에서 발표된 제안에 힘입어, 뉴욕주 보건당국은 뉴버그와 킹스턴에 인공 불소화 사업 수행을 결정하였다.

불소화 처리된 물에 장기적으로 노출되는 효과를 평가하기 위해서, 1943년 딘과 치과 및 의학 당국은 8ppm 불소 식수를 1901년 이후부터 사용해온 텍사스주 바틀레트와 0.4ppm 불소 식수를 1895년 이후 사용해온 카메론 지역 300가구 이상에 대해 조사하였다. 이러한 조사로부터 연구팀은 두 지역에서 어떠한 위험한 부작용도 관찰하지 못하였으며, 이 조사는 인공 불소화 연구의 일부가 되었다. 텍사스 및 맥클루어의 연구 결과는 딘이 제안한 인공 불소농도 조정 프로젝트의 진로를 명확하게 해주었다.

미시간주 공중보건국의 파우스트(Ray Faust)는 그랜드래피즈(Grand Rapids)와 머스키건(Muskegon)을 포함한 4개 도시에 이 프로젝트를 권고하였다. 미시간 위생국의 치과 부서 담당자와 보조 담당자인 다비스(W. R. Davis) 및 테일러(C. R. Taylor)와 파우스트는 재원을 투입하기 전에 고려 대상이 되는 도시의 치과의사 및 수자원 공학자들과 함께 이 프로젝트에 대해 논의하기로 합의하였다. 1944년 7월 딘과 아놀드(Arnold)는 취학인구가 많고 안정적이며 1912년 이래 거의 불화물이 첨가되지 않은 식수를 사용하고 있는 그랜드래피즈를 인공 불소농도 조정사업 도시로 선택하였고, 불화물이 첨가되지 않은 식수를 사용하는 대조군 도시로 근처의 머스키건을 선택하였다. 켈로그(W. K. Kellogg) 재단은 이 예비 보건 프로젝트의 후원자로서 비용을 지원하기로 하였

그랜드래피즈

머스키건

다. 미시간 공무원들과 딘의 연구팀은 도시위원회, 도시관리자, 학교의 교육감, 의학 및 치과학 전문직 대표자들과 회의를 하며 프로젝트의 기반을 마련하였다. 1945년 1월 25일 오후 4시 불화소다(sodium fluoride)를 사용한 인공 불소농도조정사업이 세계 최초로 시작되었다. 연구팀은 3년 후인 1949년 인공불소농도조정사업의 치아우식증 예방효과 평가를 위한 치아검사를 수행하였고, 1950년에 딘 등은 그랜드래피즈에서 어린이들의 치아우식이 현저히 감소한 것을 보고하였다.

불화소다

수돗물불소농도조정사업: 성공과 논란

1945~1948년 동안 진행된 그랜드래피즈 프로젝트의 시작은 1945년 세계 최초의 인공적 수돗물불소농도조정사업이었다. 미시간주 그랜드래피즈에서의 첫 번째 시도는 공중구강보건사업의 주력이 되었다.

수돗물불소농도조정사업

1950~1952년 동안 불소화는 정치적 압박을 받았다. 불소화 반대자들은 공공의 안전을 보장하기 위해 불소화가 매우 유독하다는 주장을 전 미국사회에 전파했다. 특히 텍사스 대학교의 과학자들은 식수 내 1ppm 농도의 불소농도가 실험 쥐에서 종양의 발달을 촉진한다는 사실을 관찰하여 보고하였다. 어떤 쥐 사료의 경우 최대 45ppm까지 많은 양의 불소를 함유하고 있었다. 이 실험을 보고한 테일러(Alfred Taylor)는 두 번째 시험에서 그 결과를 확인할 수 없었으며, 따라서 실험 결과를 발표하지 않았다. 이는 2000년대 초 하버드 치대 더글라스(Chester Douglass) 교수의 유의한 연관성이 없다고 보고한, 인체에서 불소와 골육종 연구까지 이어진 논쟁의 시작일 뿐이었다. 불소화 반대론자들은 더글라스 교수가 1ppm의 불소와 골육종의 연관성이 밝혀진 초기 연구 결과를 은폐하려 했다고 주장했다. 이에 더글라스 교수는 초기 연구 결과는 부족한 자료로 인한 왜곡된 분석 결과이

실험 쥐 종양

더글라스

불소와 골육종

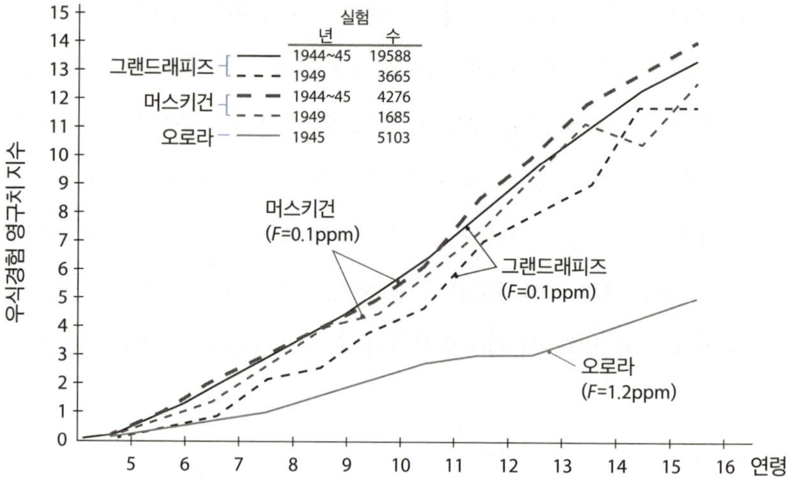

불소농도조정사업 5년 후 치아우식 감소 효과 및 경험도 비교
출처: Dean et al., *Public Health Reports*, 1950; 65(43): 1403-1408.

며, 전체 자료를 사용한 최종 분석에서는 연관성이 없었다는 수편의 논문을 지속적으로 발표하여 반박하였다. 특히 불소농도조정사업은 골육종 발생과 어떠한 관련도 없었다는 논문을 2020년에 발표하였다.

규산불화나트륨

1960~1961년에는 규산불화나트륨(sodium silico fluoride)이 불화소다와 동일한 효과가 있음이 밝혀졌다. 1958년에 그랜드래피즈는 규산불화나트륨을 사용하여 불소농도조정사업을 수행하기 시작했다. 1954년과 1959년에 그랜드래피즈 불소농도조정사업이 지속적으로 평가되었고, 우식예방 효과가 10~15년에서 약 55~60%인 것으로 나타났다.

불소국소도포법의 개발

불소농도조정사업 성공 이후

브루드볼드(Finn Brudevold)는 치아 맹출 후 10년 넘게 불소가 치아의 결정체 표면에 붙어 상당한 양의 불소가 치아에 작용하여 이로 인해 법랑질이 강화된다고 하였다. 수돗물불소농도조정사업은 사회적·정치적 문제를 안고 있었기 때문에 불소를 사용하는 방안에 대한 지속적 연구가 수행되었다. 연구 주제는 불소화의 우식 방지가 얼마나 유지되었나, 고령자들에게도 효과가 있었으나, 임산부의 불소 섭취가 아이들의 치아우식 저항성을 키웠나 등이었다.

1960대에 국립치학연구소의 기금으로 일리노이 대학교의 엥글랜더(Harold R. Englander)와 왈라스(Donal A. Wallace)가 불소의 중요성을 밝힌 논문을 발표하였다. 그중에서도 불소의 효과가 중년기까지 유지된다는 것을 입증한 왈라스의 작업이 가장 의미가 있었다. 태아기 때 불소 섭취 시 치아우식이 10% 감소하였으나, 카를로(Carlo)의 뉴욕주 뉴버그 어린이 연구에서는 별다른 효과를 보이지 않았다. 국립치학연구소의 호로위츠(Herschel Horowitz)와 하이페츠(S. B. Heifetz) 등은 이후 카를로의 연구를 확인하였다. 그러나 미국식품의약국(FDA)은 불소가 들어간 태아용 치아부식 방지 약을 임산부나 태아에 무해함에도 불구하고 판매 금지하였다.

1960년대에 연구원들은 세계인구의 상당 부분이 불소가 함유된 물을 사용할 수 없기 때문에 충치예방을 위해 불소를 주입하는 다른 방법을 모색했다. 남아메리카 콜롬비아에서 소금을 이용하여 인체에 필요한 불소를 공급하는 소금불소농도조정사업의 농도 기준을 세우기 위한 연구가 진행되었다. 그리고 불소정제와 불소치약이 개발되었

소금불소농도조정사업
불소치약

다. 케네디와 존슨 행정부는 국제적으로 불소화를 촉진시키는 데 주도적 역할을 했다. 국제치과연맹과 세계보건기구는 불소의 우식예방 효과를 인정하였고, 1963년 아일랜드는 불소농도조정사업을 시작하였다.

한편 1975~1985년 미국 정부는 식수의 불소화 의무 법안을 마련하였다. 1979년 보건, 교육 및 복지부는 1989년까지 미국의 모든 공동생활 수자원을 불소화하겠다는 목표를 세웠다. 1985년까지 국민의 절반 이상이 불소화된 공공 식수를 사용했다.

불소 국소도포

비비

불소 국소도포

크레스트

1940년대 초반 볼크너(J. F. Volker) 등의 연구팀은 액체 속의 불소가 법랑질 분말과 결합되었을 때 화학반응을 일으킴을 알아냈다. 1941년 터프츠(Tufts) 치과대학의 비비(Basil Bibby)는 2% 불화나트륨으로 실험을 하였다. 인디애나 대학교의 체인(V. D. Cheyne)은 불소 국소도포로 새로운 치아우식의 50% 감소 효과를 보고했다. 1942년 미네소타의 크너트슨(Knutson)과 암스트롱(Amstrong)은 치아우식의 40% 감소를 확인했다. 1948년 미시간주 보건부의 공중구강보건 부서장인 베르트하이머(Fred Wertheimer)는 불소의 국소도포 효과에 대한 긍정적 의견을 발표했다. 이후 1960년 미국치과협회 협의회는 공식적으로 불소 함유 치약인 크레스트(Crest)가 효과적인 우식 억제제임을 인정했다.

추가 읽기

갈색 치아와 사회적 문제인 우식치

Eager, J. M. "Denti di Chiaie(Chiaie teeth)." *Public Health Reports*. 1901; 16: 2576.

Mckay, Frederick S. "Mottled Enamel: The Prevention of Its Further Production Through a Change of the Water Supply at Oakley, IDA." *JADA* 1933; 20(7): 1137-1149.

불소 검출

Churchill, H. V. "Occurrence of Fluorides in Some Water of the United States." *Ind Eng Chem*. 1931; 23(9): 996 – 998.

McCollum, E. V., N, Simmonds, J. E. Becker, and R. W. Bunting. "Effect of Additions of Fluorine to Diet of Rat on Quality of Teeth". *J Biol Chem*. 1925; 63: 553-562.

Smith, M. C., E. M. Lantz and H. V. Smith. "The Cause of Mottled Enamel." *Science* 1914; 74: 244.

불소로 우식치 문제 해결

Dean, H. Trendley et al. "Domestic Water and Dental Caries, Including Certain Epidemiological Aspects of Oral L. Acidophilus." *Public Health Reports(1896-1970)*, vol. 54, no. 21, 1939; 862-888.

Kim F. M., C. Hayes, P. L. Williams, G. M. Whitford, K. J. Joshipura, R. N. Hoover, C. W. Douglass and the National Osteosarcoma Etiology Group. "An Assessment of Bone Fluoride and Osteosarcoma." *J Dent Res*. Oct 2011; 90(10): 1171-1176.

McClure, Frank J. *Water Fluoridation: The Search and the Victory*. Bethesda: NIDR, 1970.

불소국소도포법의 개발

Bibby. B. G. "The Use of Fluorine in the Prevention of Dental Caries. II. Effect of Sodium Fluoride Applications." *J Am Dent Assoc*. 1944; 31: 317-321.

Englander, Harold R. and Donald A. Wallace. "Effects of Naturally Fluoridated Water on Dental Caries in Adults: Aurora-Rockford, Illinois, Study III." Public Health Reports(Washington D. C., 1896) vol. 77, 10(1962); 887-893.

12 사회문화적 전통과 구강건강

19세기에 공중보건과 역학의 선구자들이 제시했던 이론 모델은 오늘에 이르기까지 급성 감염성 질병의 기전에 대한 연구의 전제가 되고 있다. 파스퇴르의 연구를 비롯하여 전염병을 옮기는 미생물들이 속속 발견되면서, 질병 발생 과정에서 가장 중요한 것은 환경으로부터 숙주에게 질병을 옮기는 병원체(infective agent)로 보았다. 이에 따라 간단하고 명료한 역학 모델인 숙주(사람)-병원체-환경(host-agent-environmental triad) 모델이 설정되었고, 보건정책도 이에 근거해서 수립되었다. 숙주에 대한 접종(immunization)이라든지 유해한 환경조건의 제거 등이 이러한 정책이다.

감염성 질병의 경우 특정한 질병은 특정한 세균에 의해 발생된다. 그러나 구강병에서는 이 원칙이 적용되지 않는데, 그 이유는 구강병은 단일세균 질환이 아니고 여러 세균이 작용하는 다세균 질환이기 때문이다. 전통적 역학 모델은 단일세균 질환인 급성 감염병에 근거하여 만들어졌지만, 치과학의 주요 질병인 치아우식증이나 치주병과 같은 다세균·다요인 만성질병에 변형시켜 적용했다고 볼 수 있다.

다세균 질환

이는 일반 의과학 분야보다 앞서서 향후 단계를 미리 예견했던 것으로, 만성 퇴행성 질병에서도 치과학과 마찬가지로 이 모델을 변형시켜 적용하고 있다.

오늘날 의과학 분야의 연구는 이 변형 모델에 근거하여 소위 풍요병인 비만·당뇨·고혈압·고지혈증 등을 대상으로 하여 이루어지고 있다. 19세기 세균학의 시대로부터 현대 문명병의 시대로 넘어오면서 사고의 틀(conceptual framework) 자체가 엄청나게 달라졌다. 현대 산업사회에는 환경개선에도 불구하고 대부분의 사람들에게 유해인자나 질병 매개체는 어디에나 존재한다. 그러므로 현대 산업사회에서는 유해인자나 질병 매개체를 줄이는 환경개선과 함께 병원체(pathogen)에 대한 숙주(사람)의 저항성이 중요한 요소이다. 이는 건강에 대한 책임은 각 개인과 사회에 함께 있음을 강조한 것이다. 이 점은 미국뿐 아니라 영국도 마찬가지이며, 치과학 분야에서도 상황은 비슷하다. 사고의 틀

생활양식에 대한 연구가 많아진 것은 학문적으로 사회심리학의 영향을 받았기 때문이기도 하지만, 이처럼 건강한 사회적 조건을 형성하기 위한 사회적 개입(intervention)인 공중보건사업에 치중하는 경향을 반영하는 점도 있다. 이러한 움직임은 의료전달체계 자체를 변화시킴으로써 의료 소외계층의 건강 불균형을 해소하기보다는, 의료 소외계층의 건강 불균형을 저소득층 자체에 초점을 맞추어 그들의 능력이나 가치체계에 어떤 결함이 있는 것으로 보기도 한다. 의료 영역에서는 생명의 문제가 걸린 경우 대개 돈이 문제가 되지 않는다고 한다. 소비자가 자신이 구매하는 임상의료 상품에 대한 정확한 지식이 없으므로 수요와 공급 간에 '자연적인 균형'이 이루어지지 않으며, 공급이 수요를 창출한다. 따라서 보건의료 분야에는 경제이론이 반드시 들어맞지는 않는다. 사회적 개입

구강병에 대한 사회문화적 접근도 이러한 맥락에서 검토되어야 한다. 치아우식증에 대한 밀러의 화학세균설에 근거하여 당분에 의한 산(acid)에 의한 치아 표면의 탈회를 입증한 스테판(Stephan)의 연구와 당 섭취에 의한 치아우식증의 증가를 보여준 스웨덴의 비페홀름(Vipeholm)의 연구, 정제 당의 섭취를 금지한 자연식의 치아우식증 감소 효과를 보여준 호주의 호프우드(Hopewood)의 연구를 통해 구강건강과 전신건강에 대한 문화적 접근을 시도해 본다.

스테판 곡선

치과학 학자들은 1세기 이상 동안 치아우식의 주요 원인으로 구강 내 세균에 의한 산(acid) 생성에 초점을 맞추어 왔다. 이 연구는 1890년 밀러에 의해 제안된 치아우식증의 병인 기전에 대한 화학세균설에서 근거하여 시작되었으며, 이후 치아우식증의 병인 및 진행에 관한 연구의 핵심이었다. 이는 "치아 탈회는 산에 의해 발생하고, 이 산은 구강 내 세균에 의해 탄수화물로부터 발생한다"는 이론이다. 치아 탈회에 관여하는 산 이외의 물질이 있음에도 불구하고, 이 이론은 치아우식 이론으로 일반적으로 받아들여지고 있다.

밀러는 우식 상아질에 접촉했을 때 리트머스 종이가 파란색에서 붉은색으로 변하는 것만을 보여 주었다. 따라서 치과학자들은 우식 위험군(caries-susceptible)과 우식 안전군(caries-immune)에서 세균과 탄수화물이 만들어낸 산도의 차이를 확인하고자 하였다. 1944년 당시까지 구강 내 수소이온 농도와 치아우식의 연관성은 규명되지 않았다.

우식 위험군

산도의 차이

스테판

시카고 대학병원 치과의 스테판(Robert M. Stephan)은 우식의 병인

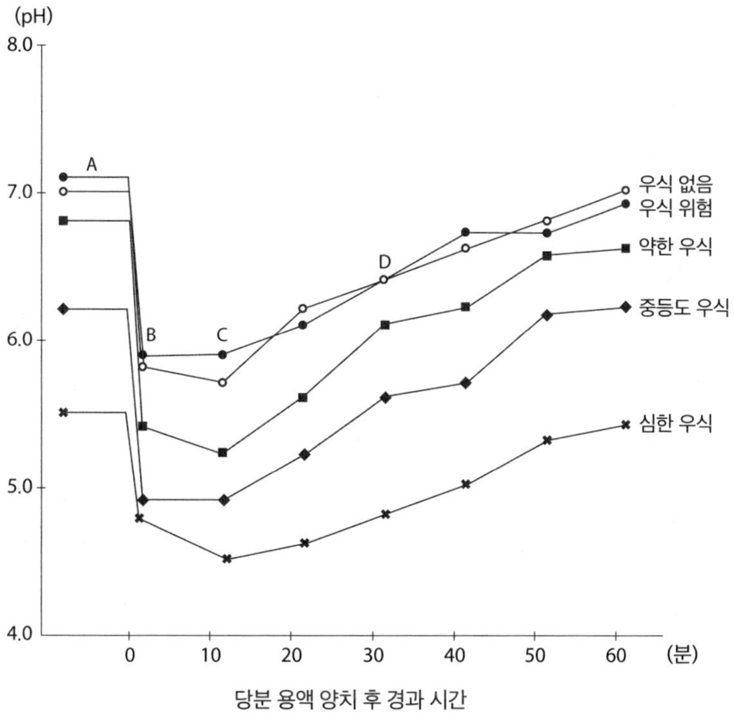

우식 활성에 따른 전치부 순측 표면 플라크의 pH 곡선(A. 휴지기, B. 초기 감소기, C. 위험기, D. 회복기)

출처: Stephan(1944).

에 있어서 산의 중요성을 주장한 선도적 지지자였다. 그는 초기 연구에서 치아 표면에서 제거된 플라크로 산 생성을 조사했다. 이러한 초기 관찰은 치아 표면에서 일어나는 과정과 산 생성의 역동성에 대한 이해에 그다지 기여하지 못했다. 그럼에도 불구하고 우식과 산도의 영향력을 배제하지 않았다. 이후 미세전극의 개발에 따라 치면세균막의 산도를 pH로 측정하는 것이 가능해졌다. 1944년 그는 시간이 지남에 따라 변하는 치면세균막의 산도 수소이온농도(pH) 데이터로 스테판 곡선(Stephan curve)을 정립했다.

위험 산도

위험 산도

'위험 산도(critical pH)'의 개념 역시 스테판에 의해 소개되었다. 그는 pH 변화를 다른 그룹의 우식활동과 관련시키는 가장 중요한 방법은 '가상의 위험 산도'에 따라 값을 분류하는 것이라고 했다. 흥미롭게도 스테판은 pH 5.0에 가까운 값을 제안했다. 소위 '위험 산도'는 에나멜이 플라크에서 pH 5.5에 도달할 때까지 급속하게 용해되기 시작하지 않는다는 개념에서 출발했다. 그러나 '위험 산도' 개념이 마치 진리처럼 인식되었다는 것은 불행한 일이었다. pH 5.5의 위험 산도는 타액 중 에나멜의 이론적 용해도에서 유래되었으며 플라크 유체는 아니다. 다위스(Dawes)는 에나멜이 용해되는지 여부를 결정하는 많은 다른 요소들이 있음을 지적하였다. 플라크 액에서 칼슘, 인 및 불소의 수준 등이 주요 결정 인자이다. 스테판이 지적한 바와 같이, 그것은 사람마다 다르며 치아마다 다를 수 있다. 위험 산도는 조건에 따라 변하며, 플라크의 경우 pH 5.1 정도로 낮을 수 있다. 상아질과 백악질의 위험 산도는 미네랄 함량이 낮기 때문에 에나멜에서 제시된 것보다 훨씬 높을 수 있다.

우식 위험 영역

스테판 곡선은 전체 모양이 기본적으로 유사하더라도 다른 패턴이 자주 관찰된다. 몇몇 연구자들은 최저 pH 값과는 달리 '곡선 아래 영역'에 특별한 주의를 기울였다. 이는 pH 값이 위험 산도 이하로 유지되는 곡선의 면적을 나타낸다. pH 값이 낮고 길수록 더 많은 우식를 일으킬 수 있다. 그러나 이를 지지하는 증거는 거의 없다. 우식 활동성 어린이와 비우식 어린이를 대상으로 한 임상 연구에서, 개인의 충치 상태와 치면세균막 pH와는 관련이 없었다. 그러나 비우식 치아에 있는 치면세균막은 우식 활동성 치아에 있는 세균막에 비해 pH 값이 훨씬 더 빨리 회복되었다.

치면세균막 내 지속적으로 낮은 pH 값은 산성 미생물의 선택을 향상시키는 결과를 가져올 수 있다. 내산성 미생물은 플라크의 잠재적 우식성을 증가시킨다. 따라서 설탕을 섭취하는 빈도가 많을수록 우식 유발력이 높은 플라크가 될 수 있다.

정상 pH 값으로 돌아오는 플라크

스테판은 설탕에 노출된 후 플라크의 pH 값이 시간이 지남에 따라 정상 값으로 되돌아옴을 관찰했다. 플라크는 다양한 메커니즘을 통해 알칼리를 생성하고 산을 중화할 수 있는 능력을 가지고 있음이 분명하다. 스테판은 설탕 시험 용액에 요소(urea)를 포함시키면 pH 값이 떨어지는 것을 막을 수 있음을 보여 주었다. 요소는 입안에서 주요한 암모니아 원천이 될 수 있다. 살리바리우스 균(*S. salivarius*)은 구강 내 요소 분해효소의 주요 공급원이고, 내스룬디 균(*A. naeslundii*)과 비스코우스 균(*A. viscouse*)도 요소 분해효소의 원천이다. 정상인의 타액에서는 3.7ug/dl 정도의 낮은 수준의 요소가 검출되고, 요소는 암모니아와 이산화탄소로 즉시 분해된다. 요소는 신장투석 환자의 치면세균막에서는 상당히 높은 양(6.75ug/mg)이 검출되었으나, 정상인의 치면세균막에서는 발견되지 않았다. 고돈(Gordan) 등은 우식 무경험자(caries-free)의 치면세균막에서 요소 분해효소 활성이 높은 것을 확인했고, 아르기닌으로부터 유의하게 높은 수준의 암모니아를 생성한다는 것을 관찰했다. 우식 무경험자의 타액에서 저분자 펩티드의 수치가 높았고, 이 펩티드는 신속하게 대사되어 암모니아가 형성될 수 있다는 보고도 있다.

요소

임상적 의미

글루칸은 뮤탄스 균(*S. mutans*)에 의한 우식성 발현에 필수적 요소이다. 따라서 pH가 5.5 미만으로 떨어지지는 않지만, 플라크의 글루칸 형성이 강화되면 잠재적 우식성이 증가된다. 알칼리로 우식이 조절될 수 있을까? 지금까지의 연구는 그 가능성을 보여 주었고, 이는 우식증 관리를 위한 미래의 연구가 될 것이다.

당분과 우식의 연관성 연구

스웨덴의 국립치과서비스는 1938년에 시작되었다. 당시 스웨덴에서는 치과건강이 잘 관찰되지 않았고 우식치의 사례가 널리 퍼져 있었다. 설탕이 풍부한 식이가 충치를 일으키는 것으로 의심되었지만, 과학적 증거는 없었다. 1945년 당시 의료위원회가 연구의 필요성을 결정했으며, 이것이 비페홀름(Vipeholm) 임상실험 연구의 시작이었다. 이 실험은 스웨덴 룬드에 있는 비페홀름 정신병원 환자를 대상으로 과량의 과자를 먹여 치아우식증을 유발한 일련의 인간실험이었다. 실험은 탄수화물이 치아우식에 영향을 미치는지 여부를 확인하기 위해 설탕업체와 치과의사단체가 후원했다.

비페홀름

룬드 외곽의 비페홀름은 '교육할 수 없는 장애자'를 위한 스웨덴 최대 규모의 시설로, 그 당시 스웨덴에서 인간을 대상으로 한 가장 큰 실험장소로 선정되었다. 1947년까지 비페홀름 직원도 실험에 일부 참여했지만, 과자 섭취량을 측정할 수 있는 방법이 없다는 사실이 곧 발견되어 실험이 중단되었다. 1945년 스웨덴 정부가 승인한 비타민 시험이 정부가 알지 못하는 사이에 1947년 치아우식 연구로 전환되었다. 연구진은 의료위원회와 협의하여 설탕 대신 달콤하고 끈적끈적한 음식인 토피(toffee) 등을 식단에 넣어 치아우식을 증가시키기로 결정했다. 1차 실험 기간인 1947~1949년에 정신병 환자 그룹이 충치를 일으키기 위해 고안된 본격적인 실험에서 피험자로 선정되었다. 그들은 많은 양의 사탕을 먹었고, 일부는 상업적으로 사용할 수 없었지만 특별히 더 잘 만든 토피를 먹어서 치아가 완전히 파손되었다. 그럼에도 불구하고 연구자들은 과학적으로 실험이 대성공이라고 생각했다. 설탕 실험은 2년간 더 지속되었다. 1949년에는 탄수화물이 풍부한 '정상적인' 식단을 테스트하기 위해 식단과 섭취 방법이 다시 수정되었다. 그때까지 실험에 참여한 660명 중 약 50명의 모든 치아가 완전히 망가졌다.

토피

정신병 환자

이 연구의 실제 결과 중 하나는 아이들의 치아건강을 위하여 일주일에 한 번 사탕을 먹는 것이 더 낫다는 권고안이었다. 이는 1957년 의료계의 대대적인 캠페인을 통하여 스웨덴 어린이를 위한 새로운 간식 문화인 '뢰르닥스고디스(lördagsgodis)', 즉 '토요일 사탕'이 되어 사탕을 토요일에만 먹는 문화를 만들었다. 이제 그 문화는 없어졌지만, 아직도 '뢰르닥스고디스'라는 상표로 사탕을 판매하고 있고, 공중구강보건서비스에서도 이를 추천하고 있다.

토요일 사탕

치아우식증과 식생활

스웨덴의 비페홀름 연구는 의사이며 역학자인 구스타프손(Gustafsson)에 의하여 수행된 당분섭취와 치아우식증의 연관성에 대해 밝힌 독보적 연구이다. 실험실에서 이루어진 것이 아님에도 불구하고, 음식물 중에 설탕을 여러 가지 형태로 제공하여 그 우식 유발 효과를 분리하여 측정했던 유일한 연구이다. 정규 식사과 음료에 포함된 설탕의 양, 간

구스타프손

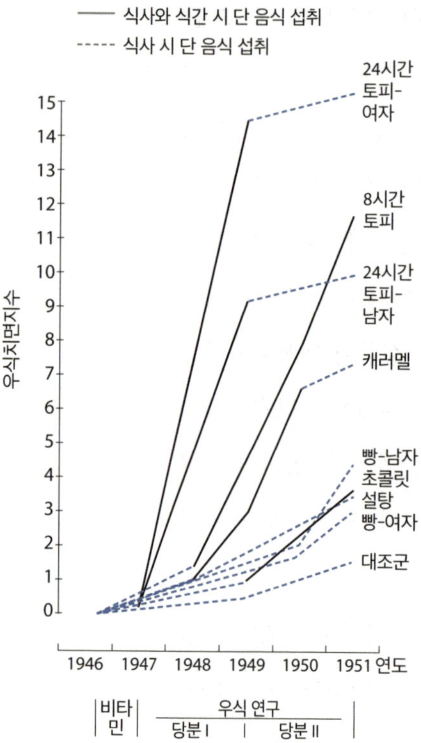

비페홀름 치아우식 연구(436명 대상 치아우식 경험치 변화의 5년간 차이)

출처: Gustafsson et al.(1954).

식으로 제공하는 과자의 양과 형태, 간식의 빈도 등을 서로 다르게 하여 4년에 걸쳐 새로 발생하는 우식증의 차이를 관찰하였다. 이를 위하여 연구 참여자를 9개 군으로 나누었고, 음식 섭취 방법은 ① 식사와 식간 시 단 음식 섭취와 ② 식사 시 단 음식 섭취 두 가지였다. 음식과 음료에 포함된 설탕이 330g/day일 때 새로 발생되는 우식치면은 연간 0.43였다. 그러나 하루 300g 중 180g을 점착성 과자 형태의 설탕 간식을 섭취하는 경우에는 연간 4.02 치면에 새로운 우식이 발생했다.

식사 사이의 설탕 소비량

비페홀름 연구의 주요 결론은 다음 두 가지이다. 첫째, 식사와 식사 사이의 설탕 소비와 치아우식 증가 사이에 양의 상관관계가 있으며, 둘째, 설탕을 하루에 네 번 먹어도 식사 사이의 설탕 소비량은 식사 중 설탕 소비량보다 치아우식 증가에 더 큰 영향을 미친다는 것이다.

다른 결론은 다음과 같이 세 가지이다. 첫째, 치아우식 활성도(carious activity)는 설탕이 많은 식품의 섭취에 의해 영향을 받으며, 둘째, 식품의 끈적거림은 우식 증가에 영향이 있고, 셋째, 우식 증가량이 초콜릿 그룹에서 가장 적다는 것이다.

식사 사이에 설탕이 많은 음식을 섭취한 환자들 중 우식 증가량이 초콜릿 그룹에서 가장 적었는데, 이는 캐러멜 및 토피에 비해 초콜릿 성분의 높은 지방 농도 및 낮은 당 농도의 결과일 수 있다. 설탕이 풍부한 식품의 끈적거림은 우식 증가에도 영향을 미쳤으나, 이것은 식사 사이에 섭취한 경우에만 해당되었다.

건전 치면에서 연구기간 동안 증가된 우식치아 면수는 식간·식사 시 모두 단 음식을 섭취한 경우의 실험군은 대조군에 비해서 급속히 증가하지만, 식사 시에만 섭취한 경우는 모든 실험군이 대조군과 비슷한 증가를 보였다. 식간·식사 모두 단 음식 섭취 시 24시간 토피-여자, 8시간 토피, 24시간 토피-남자, 캐러멜 순으로 우식 치면이 증가했다. 반면 초콜릿은 식사 시 빵, 설탕 섭취와 유사한 증가 추세를 보여 치아우식에 안전한 단 음식으로 추정되었다. 이렇게 볼 때, 식사와 식사 사이에 치아에 잘 붙어 치아 잔류시간이 긴 단 음식을 섭취한 경우에 우식 유발력이 높았다는 점을 알 수 있다. 우식 유발력

연구의 유산

제과업계에서는 비페홀름 연구의 실험자금으로 거액의 돈과 토피, 초콜릿 및 캐러멜을 기부했다. 그러나 실험 결과 설탕 섭취와 치아우식증 사이에 명확한 연관성이 있었기 때문에 업계는 그 결과에 만족하지 않았으며 연구자들은 발표를 연기했다. 연구 결과가 1953년 공개되었을 때, 보고가 지연된 이유에 대한 비판적인 논쟁이 벌어졌다. 과학자들은 제과업계의 지원에 대하여 비난받았으나, 당시 실험 자체의 윤리에 대한 공개 토론은 없었다. 비페홀름 연구의 참가자였던 크라제(B. Krasse)는 50년 후인 2001년 "오늘날 연구윤리위원회는 비페홀름 연구와 같은 프로젝트를 수락하지 않을 것이다"라고 평가했다. 그는 "이 연구의 필요성은 치과의사로서 우리에게 분명했다"라고 말하면서 치과 연구윤리의 과거와 현재의 태도는 매우 다르다고 했다. 스웨덴 의회와 언론매체는 1953년 비페홀름 연구의 윤리에 관해 토론했 연구의 윤리

다. 2000년 스웨덴 장애인 옴부즈맨은 비페홀름 연구를 결과에 의해 정당화되지 않는 비윤리적 연구로 평가했다.

단 음식 통제와 우식 감소

호주에서 실시된 15년간의 고전적 개입 연구인 호프우드(Hopewood) 연구에서는 4~9세 어린이들에게 정제당을 금지한 식이요법의 임상 효과를 평가했다.

정제당 금지

1942년 자연건강학회의 설립자인 베일리(Leslie Owen Bailey)는 사회 실험을 시작했다. 그는 1942~1951년 사이에 미혼모에서 태어난 어린이를 입양하기로 결정했다. 아이들의 거주지는 뉴사우스웨일스주에 있는 고아원인 호프우드 하우스(Hopewood House)가 되었고, 아이들은 베일리가 추진했던 것과 동일한 자연건강 원칙에 따라 성장하였다. 1970년 아이들이 성인이 되자 호프우드 하우스는 문을 닫았다. 역사는 이제 그들을 '호프우드 어린이(Hopewood children)'로 인식하고 그들의 이야기는 자연과 조화를 이루는 삶의 중요성에 대한 증거가 되었다. 그러나 한편 강제적 식단과 관리로 어린이들의 자율성을 침해했다는 문제제기도 있었다.

호프우드 하우스

연구 개요

호주 뉴사우스웨일스주 보랄(Bowral)에 있는 어린이집 호프우드 하우스에서 15년(1947~1961년)간 이루어진 이 연구는 가정에서 생활하는 아이들의 식이가 평균 호주 가정의 아이들과 비교하여 상당히 다른 경우 식이가 치아우식에 영향을 주는지 알아보기 위해 수행되었다. 기

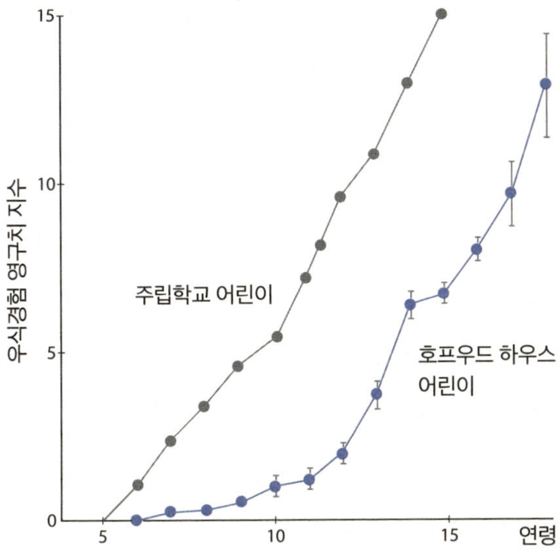

호프우드 하우스 어린이와
주립학교 어린이의 우식경험 영구치 지수
자료: Harris(1967).

록된 자료에는 구강 상태, 유산균 수치와 우식치아, 식이요법 및 일반적인 생활패턴이 포함되었다. 관측과 보고는 매 5년마다 수행되었다.

- **피험자** 82명의 유전적으로 이질적인 어린이들이 불우한 지역 사회에서 추방되어 출생 직후에 호프우드 하우스로 입양되었다.
- **식이** 정제된 탄수화물을 거의 무시할 수 있는 우유 채식주의자의 식단에 최소한의 동물성 단백질이 포함되었다. 탄수화물의 주원료는 통밀빵, 콩, 밀, 귀리, 쌀, 감자 등이었다. 대다수의 음식은 조리하지 않은 채로 먹었다. 설탕, 흰 밀가루 및 이 제품으로 만든 음식은 거의 식사에 포함되지 않았다. 물과 음식물에 함유된 불화물 함량은 중요하지 않았고, 음식과 간식은 규칙적으로 섭취되었다.

우유 채식주의자의 식단

- **검사 및 시료 채취** 치과의사에 의한 치면단위 구강검사가 이루어졌고, 검사 결과는 추가 연구를 위해 기록되었다. 방사선 검사는 상악

전치부 및 구치부에 표준 치근단 필름을 사용하여 시행하였다. 재현성을 보장하기 위해 노출 및 처리 절차가 표준화되었다. 파라핀 블록을 씹고 타액을 시험관으로 배출하는 방법을 사용하여 아침식사 전에 5분 동안 타액을 채취했다.

- **결과** 주립학교 어린이들과 비교했을 때 호프우드 하우스 어린이들의 충치 발생률이 훨씬 낮았다. 호프우드 하우스 15세 어린이들의 우식경험 영구치 지수는 6.46으로 주립학교 어린이의 13.91에 비하여 절반 수준이었다. 10~15세 연령대 어린이들의 경우 호프우드 하우스에서 충치 무경험(caries-free) 어린이의 비율은 71.4~6.1%였고, 주립학교 어린이에서는 4.6~0.0%였다.

충치 무경험

정제당 제한

- **결론** 정제당이 제한된 식이는 치아우식을 줄인다.

모유 수유가 없었다는 초기 단점에도 불구하고 입양된 어린이의 대부분은 산양, 우유, 귀리, 유기농 과일, 채소, 달걀, 콩 등의 식단으로 자랐다. 그들은 많은 양의 물과 자연식품을 섭취하도록 계획되었고, 디저트는 코코넛, 원시 꿀, 말린 과일, 캐롭으로 만들어졌다. 그들은 고기를 많이 먹지 않았고 예방접종도 받지 않았다.

자연식품 섭취

1940년대였지만 호프우드 하우스 어린이들의 식이요법은 호주에서 흔한 것이 아니었다. 10년 동안 농약 및 제초제가 대륙 전역에서 인기를 얻었고, 수많은 질병에 대한 백신 접종은 표준 의료 절차였으며, 공공 수돗물은 화학물질에 의해 소독되었다. 호프우드 하우스 어린이들은 대부분의 다른 호주 어린이들에게는 없었던 자연스러움을 즐겼다. 이것이 어떻게 그들의 건강에 영향을 주었을까?

약간의 기적?

아동복지 담당관은 어린이의 자유로운 생활방식과 채식 식단에 관심을 갖고 수차례 방문하여 혹시 발생할지 모르는 부작용에 대하여 지속적으로 관찰 및 조사하였다. 호프우드 하우스의 모든 어린이는 모든 면에서 우수한 건강을 보였다. 심각한 질병은 발생하지 않았으며, 의학적 개입이 필요하지 않았다. 아주 드물게 수두와 같은 질병에 감염되었지만, 빠른 속도로 후유증 없이 회복했다. 어린이들은 단백질, 탄수화물, 지방, 미네랄에 결함이 없었다.

수많은 전문가들이 호프우드 하우스 어린이들에 관심을 가지고 그들의 건강을 관찰 및 조사(monitoring)했다. 아동 심리학자 벤저민(Zoe Benjamin)은 독립적인 성격과 조화로운 협력으로 하나의 집단을 이루는 그들을 보고 놀랐다. 아드레날린과 편도선을 조사한 후 시드니 대학교의 아동영양학자 두 명은 어린이들에게 의료 문제가 전혀 없다고 보고했다. 가장 큰 찬사는 시드니 치과연구소의 소장인 골드워티(N. E. Goldsworthy)의 조사 결과였다. 그는 1947년에 호프우드 하우스 어린이들의 치아건강을 면밀히 조사한 결과, 그들에서 치아우식이 동일 연령의 보통 호주 어린이들보다 엄청나게 적었음을 발견하였고, 이 자연식품 섭취 결과에 대하여 '기적은 없다'라고 언급했다.

우식치아 증가

호프우드 하우스 어린이들의 구강위생은 좋지 않았지만, 뉴사우스웨일스 주립학교에 다니는 비슷한 연령의 어린이들보다 충치가 훨씬 적었다. 12세 호프우드 하우스 어린이들의 66%는 거의 모든 주립학교 어린이들의 영구치가 썩었을 때 건전한 영구치를 가지고 있었다. 건전한 영구치
그러나 아이들이 나이가 들고 임금을 받기 시작하면서 엄격한 저(低)

정제당 식이를 일반식이로 바꾸었고, 그 결과 이들의 우식치아 수준은 18세까지 급격히 증가하였고 구강건강은 악화되었다.

호프우드의 유산

호프우드 하우스의 경험은 건강, 특히 구강건강을 증진시키기 위해 식이에서 정제된 탄수화물을 줄이는 방법를 뒷받침하는 근거의 일부가 되었다. 현재 설탕에 대한 토론은 비만을 줄이는 데 중점을 두고 있으며, 이는 선진국과 개발도상국에서도 마찬가지이다. 정제된 탄수화물 섭취를 줄이면 일부 그룹에서 높은 구강건강 수준을 유지할 것으로 예상된다. 그러나 그 효과는 불소가 광범위하게 퍼지기 전의 시대에 살았던 호프우드 하우스 어린이들의 경우만큼 놀라운 영향을 미치지 않을 것이다.

설탕세

설탕에 대한 논쟁은 우리 사회에서 과체중과 비만의 증가에 영향을 줄 수 있는 효과에 초점을 맞추고 있다. 그러나 과당 또한 구강건강에 영향을 미치며, 일부 인구집단에서는 현재 충치율이 높아지고 있다. 현재 기준에 의하면 윤리적 문제가 제기될 수 있지만, 호프우드 하우스 연구는 설탕이 충치에 미치는 악영향에 대해 알려주며, 설탕세(sugar tax)와 같은 현재 공공정책 문제에 관한 논쟁의 근거가 되고 있다.

설탕세

설탕 대용 감미료

설탕 대용 감미료

설탕 대용 감미료(sugar substitute)는 설탕과 같은 단맛을 제공하면서 식품 에너지를 현저히 적게 함유한 식품 첨가물이다. 일부 설탕 대용물은 대체로 식물에서 자연적으로 생산되지만, 합성으로 생산되는 것들도 있다. 자연적으로 생산되지 않는 것들은 일반적으로 인공 감미료라고 한다.

중요한 종류의 설탕 대용물은 고강도 감미료로, 이들은 대부분 수십 가지의 단맛이 있는 화합물이다. 따라서 아주 적은 양으로 충족되며, 에너지 기여도는 종종 무시할 정도이다. 이 화합물에 의해 유발된 단맛은 때로는 설탕과는 분명히 다르므로 가장 자연스러운 맛을 얻기 위해 복잡한 혼합물을 종종 사용한다. 이는 감미료로 맛을 낸 청량음료 또는 감미료 차 또는 만족할 만한 맛을 얻기 위해 강렬한 감미료를 섞은 대용품에서 볼 수 있다.

미국의 설탕 대용품

미국식품의약국(FDA)은 인공 감미료를 식품 첨가물로 규제하고 있다. 식품 첨가물은 FDA의 승인을 받아야 하며 일반적으로 안전성(GRAS)의 첨가제 목록에 포함되어야 한다. 스테비아는 1958년 이전에 널리 사용된 자연 물질이기 때문에 FDA의 정책에 따라 면제되며, FDA는 이를 근거로 스테비아 사용을 승인했다. 미국에서는 7종의 설탕 대용품이 사용 승인되었는데, 스테비아, 아스파탐, 수크랄로스, 네오타메, 아세설팜 칼륨, 사카린, 아카데미가 그것이다. 시클라메이트는 미국 이외 지역에서 사용되었지만 1969년 이후 미국에서는 금지되었다.

미국식품의약국(FDA)

스테비아

식용으로 승인된 대다수의 설탕 대용품은 인위적으로 합성된 화합물이다. 딸기, 과일, 채소 및 버섯에서 발견되는 소르비톨과 자일리톨을 비롯한 일부 천연 대용품도 있다. 그러나 과일과 채소에서 이들 제품을 추출하는 것은 상업적으로 실용적이지 않기 때문에 적절한 환원당을 촉매로 수소화함으로써 생산된다. 예를 들어 자일로스는 자일리톨로, 락토오스는 락티톨로, 글루코오스는 소르비톨로 전환된다. 다른 자연 대용품도 있지만 아직 식용으로 공식 승인을 얻지 못했다.

소르비톨 및 자일리톨

소르비톨

소르비톨 및 자일리톨은 당 알코올의 예이다. 이들은 일반적으로 설탕보다 단맛이 적지만 비슷한 성질을 가지며 광범위한 식품에 사용할 수 있다. 때로는 단맛 프로파일을 고강도 감미료와 혼합하여 미세 조정한다.

탄수화물과 설탕은 보통 치아 법랑질에 달라붙어서 박테리아가 섭취하여 빠르게 번식한다. 박테리아는 당을 치아를 썩게 하는 산으로 전환시킨다. 설탕과 달리 설탕 대용품은 플라크의 미생물에 의해 발효되지 않기 때문에 치아를 썩게 하지 않는다. 자일리톨은 설탕을 먹는 박테리아에 의해 발효될 수 없기 때문에 세균이 번창하기가 어려워 플라크의 우식성을 막아준다.

자일리톨

사카린

사카린

사카린은 최초의 인공 감미료로 1887년 렘센(Ira Remsen)과 팔베르크(Constantin Fahlberg)가 합성했다. 그 단맛은 우연히 발견되었는데, 톨루엔 유도체를 사용한 실험에서 만들어졌다. 무수프탈산으로부터 사카린을 생성하는 과정은 1950년에 개발되었다. 사카린의 단맛은 설탕의 300~500배로 식품 및 음료의 맛을 향상시키는 데 종종 사용된다. 사카린의 쓴맛은 다른 감미료와 혼합하여 최소화할 수 있다.

1960년 설탕업계에서 의뢰한 연구에서 사카린 함량이 높으면 실험 쥐에서 방광암을 유발할 수 있다는 결과가 밝혀지면서 사카린에 대한 두려움이 증가했다. 1977년 캐나다는 이 동물연구 결과로 인해 사카린을 금지했다. 미국식품의약국(FDA)은 1977년에 사카린 금지를 고려했으나, 미 의회는 이 쥐 실험연구의 문제점을 지적하고 사카린 금지에 대한 유예를 선언했다. 유예기간에는 경고 표시가 필요하고 사카린 안전성에 대한 추가연구가 요청되었다.

후속 연구 결과, 사카린은 인간에서 발견되지 않는 메커니즘에 의해 수컷 쥐에서 암을 유발한다는 것이 밝혀졌다. 세계보건기구(WHO)의 일부인 국제암연구소(International Health Agency)에 따르면, 사카린과 그 염은 인체에 대한 발암성은 분류할 수 없지만 동물에서는 발암성이 있다. 인간과 쥐 사이의 소변 조성의 중요한 종간 차이 때문에 인간과 관련이 없는 비 DNA 반응 메커니즘에 의해 쥐에서만 발암성이 있다. 이를 근거로 미국식품의약국은 1991년에 사카린 금지를 해제했다.

2001년에 미국은 미국식품의약국 금지조치 위협이 1991년에 해제된 후 10년 동안의 경고 표시 요구사항을 철회했다. 대부분의 다른 국가에서도 사카린은 허용되지만, 일부 국가에서는 사용 수준을 제한하고 있다. 미국환경보호국(EPA)은 사카린과 그 염을 유해성분 및 상업용 화학제품 목록에서 공식적으로 제거했다. 2010년 12월 14일에 환경보호국은 사카린이 더 이상 인체건강에 위험으로 간주되지 않는다고 발표했다.

미국환경보호국 (EPA)

자일리톨 임상실험 연구

자일리톨(xylitol)은 감미료로 사용되는 에너지 없는 대체당이다. 이 용어는 그리스어에서 파생되었는데, 나무에서 추출된 당을 뜻한다. 자일리톨은 당 알코올(알디톨)로 분류된다.

자일리톨

당 알코올

자일리톨은 자연적으로 딸기, 귀리, 버섯에서 추출할 수 있으며, 옥수수 껍질과 사탕수수 섬유에 포함된 자일로스(xylose)에 효모의 작용에 의해 수소화하여 제조할 수 있다. 자일리톨은 일부 사람들의 경우 위장문제, 설사 및 과민성 대장 증후군을 일으킬 수 있지만, 많은 경우 부작용은 무시할 수 있다.

헝가리에서 976명의 시설 내 아동을 대상으로 자일리톨 임상실험이 2년간 수행되었다. 2년 동안 설탕군 35명, 과당군 38명, 자일리톨군 52명을 대상으로 우식경험 치아면의 증가를 평가하였다. 2년 후 우식 치아면의 증가는 설탕군에서 7.2, 과당군에서 3.8, 자일리톨군에서 0.0이었다. 즉 자일리톨이 가장 우식성이 약하고, 과당은 설탕보다 우식성이 약함이 발견되었다. 자일리톨의 저(低)우식성은 주로 미생물 대사 및 타액에서의 물리화학적 효과에 기인하는 것으로 밝혀졌다.

저우식성

1970년대 핀란드의 초기 연구에서 설탕 껌을 씹는 것과 비교해 볼 때 자일리톨은 충치가 거의 발생하지 않는 것으로 나타났다. 박테리아는 6설탕 또는 이당류를 선호하지만, 자일리톨은 비발효성이어서 에너지원으로 사용할 수 없고 세포에 흡수되어 박테리아의 번식을 방해한다. 미생물은 자일리톨이 존재할 때 굶어 죽는다. 하루에 적어도 6g의 자일리톨이 치아우식 억제에 필요한 것으로 예상된다. 단맛이 나는 자일리톨을 섭취하면 플라크 미생물에 의해 생성된 산성 환경에 대한 완충제 역할을 하는 타액 분비를 촉진한다. 타액에서 침전의 증가는 자일리톨 소비 후 몇 분 내에 타액 pH를 중성 범위로 상승시킬 수 있다.

그러나 여러 임상시험 결과, 자일리톨이 소르비톨과 같은 다른 폴리올보다 우수하거나 항(抗)우식 효과가 있는 국소 불소와 동일하다는 결정적인 증거를 찾을 수 없었다. 성인 대상 우식 33개월 자일리

항우식 효과

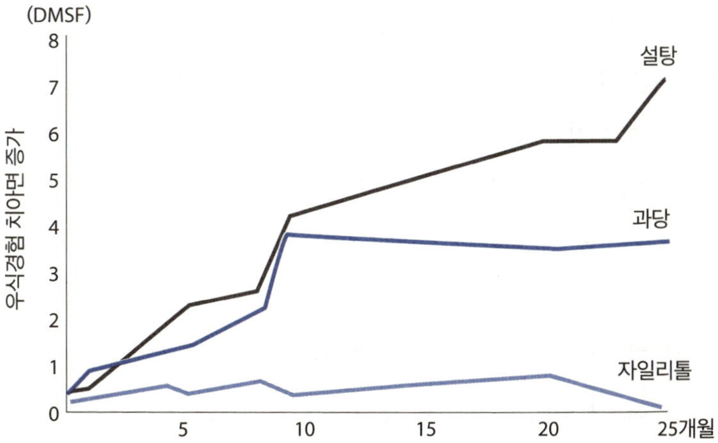

자일리톨 임상실험
출처: Scheinin et al.(1985).

톨 실험에서 충치발생 위험이 높아진 성인에서 33개월 후 충치의 통계적으로 유의한 감소를 발견하지 못했다. 2015년 3월 《코크레인 리뷰(*Cochrane Review*)》에서 자일리톨을 함유한 불소치약은 불소만을 사용하는 치약과 비교했을 때 충치를 줄일 수 있다는 다소의 증거는 있지만, 다른 자일리톨을 함유한 제품이 유아·노인·성인의 충치를 예방할 수 있는지 여부를 판단하기에는 부족하다고 발표하였다. 자일리톨은 미국식품의약국에 의해 식품 첨가물로 분류되었는데, 다른 당 알코올 감미료와 같이 설탕보다 치아우식을 촉진시키지 않는다고 할 수 있다.

건강한 간식 섭취법

역학적 연구 결과는 식생활과 우식의 관계에서 문화적 관점이 중요하다는 것을 분명하게 보여 준다. 그러나 러셀(Rusell)이나 쉰펠트 문화적 관점

(Schonfeld)에 의하면, 치주병에는 치아우식증과 달리 식생활이 그다지 중요한 요소가 아니다. 악셀슨(Axelsson) 등은 국소 불소도포를 하지 않고 통상적인 치면세균막 관리만 한 경우에는 우식활성도가 오히려 증가한 것으로 보고하였다. 호로위츠(Horowitz) 등의 연구 결과, 학생들에서 잇솔질로 구강위생을 개선하였을 경우 치아우식은 일시적으로 줄어들었으나, 그 사업이 종결된 후까지 우식감소 효과가 지속되지는 않았다. 미국에서 시행된 일련의 구강보건교육사업인 '이 지키기(toothkeeper)' 사업이 바로 그런 것이었다. 이 사업은 이미 많은 학교에서 실시하였고, 스탬(Stamm) 등은 그 효과를 조사·평가하여 "이 지키기 구강보건교육사업은 확실한 우식예방 효과를 주지 못했다"고 보고했다. 프레지어(Frazier)는 구강보건교육에 관련된 문헌들을 폭넓게 검토하여 학교 구강보건교육사업에 대하여 비관적인 결론을 보고했다. 애디(Addy)와 에드문즈(Edmunds) 등은 집단 구강보건교육사업이 다소나마 효과가 있었다 하더라도, 일단 사업이 끝나고 나면 그 효과는 급속히 떨어진다고 주장했다. 따라서 구강보건교육보다는 구강보건 행동변화를 위한 실제적 방법에 대한 검토가 필요하다.

집단 구강보건 교육사업

구강병에 미치는 문화적 영향이란 것은 주로 개인의 의식적인 행위에 국한되어 있다. 따라서 이 분야에 관한 사회행동을 분석하려면 치주병과 우식증은 서로 전혀 다른 접근방식을 취해야 하며, 두 질병에 관한 보건정책의 전략도 서로 달라야 한다. 일반대중이 구강건강이나 치과진료에 대해 잘못 알고 있는 것이 많은데, 그중 대표적인 것이 잇솔질로 충치가 예방된다는 것이다. 이는 지금은 오류인 것이 판명되었지만, 한때 전문가들조차 옳다고 굳게 믿고 있던 것이 일반대중에게 많이 알려졌기 때문이었다. 이렇게 볼 때, 과거 보건교육에 쏟았던 노력은 실패한 것이 분명하다. 따라서 건강에 대한 올바른

잇솔질로 충치 예방 (오류)

정보를 널리 확산하는 것이 중요함을 알 수 있다.

대다수 사람들은 잇솔질로 '충치와 싸워 이길 수 있다'고 믿고 있다. 이는 광고에 의해 끊임없이 조장되었고, 또한 한때 전문가의 생각도 그러했다. 그러나 코헨(Cohen) 등의 연구 결과에 따라 그것이 잘못된 것으로 판명되었다. 또한 사람들이 잇몸병에 대해서 알고 있다고 생각하지만, 그것이 전신건강과 연관이 있다는 점은 잘 모르고 있다. 이것은 전문가들조차 확실한 답을 모르고 있던 시절의 '무지의 수준'을 반영하는 것이다. 테리스(Terris)는 영국에서 간경화증이 미국에 비해 엄청나게 줄어든 것은 영국 정부의 주류가격 인상정책 덕분이었다고 보고하였다.

이와 같이 문화적 행동양식에 깊게 뿌리박고 있는 건강행위라 하더라도 법적·제도적 장치, 경제적 보상, 벌칙 등 다양한 방법과 문화적 행동의 변화를 통해 구강건강 행동이 조금씩 또는 단기간 내에 바꾸어질 수 있으며, 건강한 간식 문화도 그중 하나가 될 수 있다.

구강건강 행동

설탕 함유 간식

식사 사이에 설탕을 함유한 간식을 자주 먹으면 구강 내 pH가 5.0 이하로 떨어지면서 충치 위험이 증가한다. 반면 식사 사이에 설탕을 함유한 간식을 적게 먹으면 구강 내 pH가 5.0 이상으로 나타나 충치 위험이 줄어든다.

5년 추적 비페홀름 연구를 24시간으로 축소하여 실제 치아우식 대신 우식 유발 가능성이 있는 구강 내 산도를 위험 수준인 pH 5.0 미만의 기간으로 평가하여, 식사 시간 사이에 단 음식의 섭취 횟수가 우식 유발에 중요함을 확인하였다(330쪽 그래프 참고). 단 음식 섭취는 30분 동안 구강 내 산도를 위험 수준인 pH 5.0 미만으로 낮추어 우식

식간 단 음식 섭취 횟수

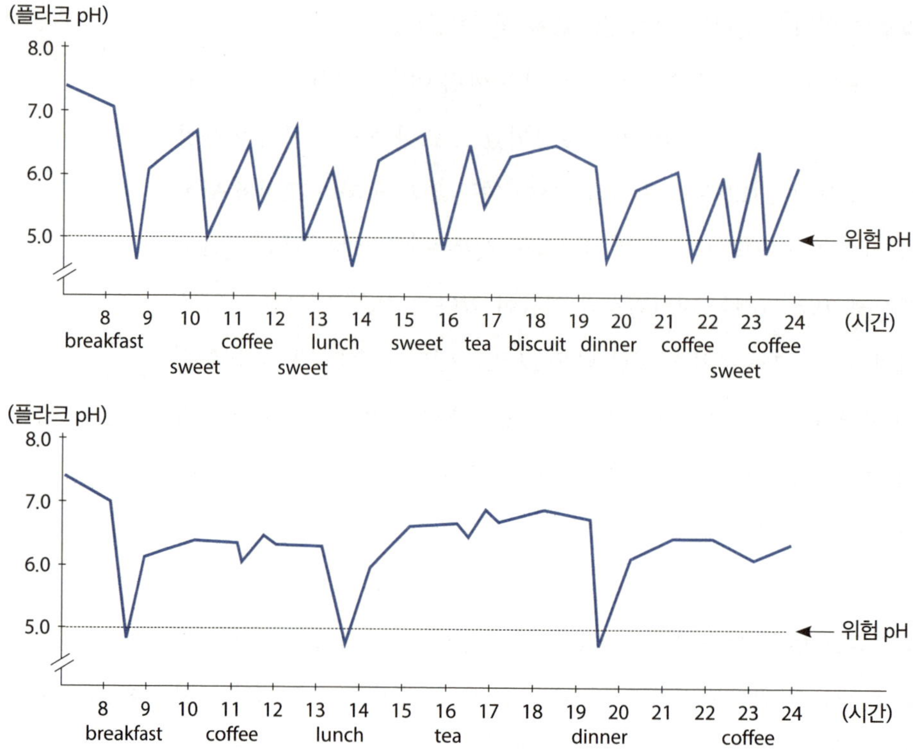

식이와 타액 산도의 변화
출처: Marsh and Martin(2009).

위험도를 높인다. 특히 식사 시간 사이에 단 음식의 섭취 횟수를 줄이는 것이 우식증 위험도는 낮추는 데 중요하다.

견과류

10대 건강식품

《타임》지가 선정한 '10대 건강식품'에 속해 있는 견과류는 항산화 물질, 폴리페놀, 비타민, 미네랄 등 각종 영양소가 듬뿍 들어 있는 건강 음식 중 하나이다. 미국식품의약국(FDA)에서도 매일 견과류를 먹으면 심장질환의 위험을 줄일 수 있다고 발표했다.

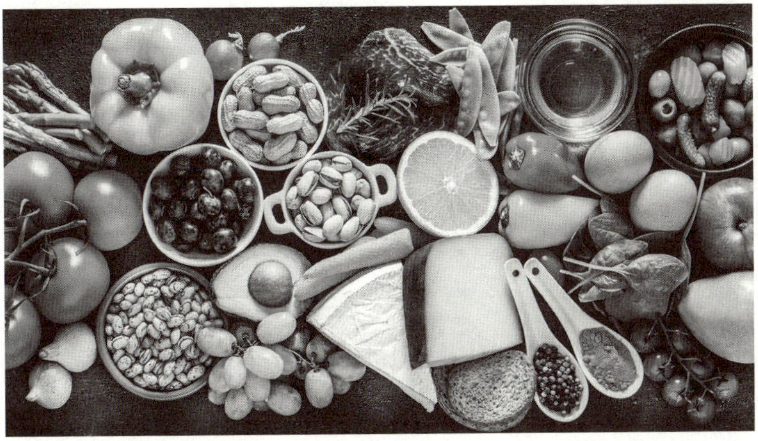

항암성 음식

견과류

견과류는 고지방 식품이지만 대부분 불포화 지방산, 특히 나쁜 콜레스테롤로 알려진 저밀도지단백(LDL) 콜레스테롤을 낮춰주는 오메가 3 지방산이 많이 함유되어 있다. 따라서 동맥경화증 예방뿐 아니라 당뇨병 합병증 위험도 낮춰준다.

맑은 물

대다수 사람들은 몸이 필요로 하는 만큼의 물을 마시고 있지 않다. 수분이 부족할 경우에는 세포의 신진대사 기능이 저하되어 몸속에 노폐물이 쌓일 뿐 아니라, 쉽게 피로감을 느끼게 되어 집중이 잘 되지 않는다. 체내에 수분이 부족할 경우 뇌가 목마름을 배고픔으로 잘못 알고 평소보다 더 많은 음식을 먹게 되어 졸음을 유발하는 악순환이 발생할 수도 있다. 식사와 식사 사이에 물을 자주 마시는 습관을 기르면 건강과 구강건강에 모두 좋다.

물을 자주 마시는 습관

잇솔질

잇솔질은 간식 후 치아의 플라크를 제거하여 치주건강을 유지하고

잇솔질

예방 단계별 개인 구강건강관리

단계	1차 예방		2차 예방	3차 예방
내용	건강증진	특별방호	조기진단 및 치료	재활
개인지침	• 식이조절 • 예방행위 • 주기적 치과방문	• 불소 식용수 음용 • 불소 세치제 사용 • 구강보건용품 사용	• 자가검사 • 치과검사	• 의치, 보철, 임플란트 • 기타 치과진료

피곤할 때 잇솔질

치은을 마찰해 혈액순환을 촉진하여 몸에 활력을 준다. 피곤할 때 잇솔질은 물로만 해도 좋다. 피곤할 때 잇솔질 하는 습관을 만드는 것도 건강한 문화 중 하나이다.

추가 읽기

스테판 곡선

Stephan, R. M. "Intro-oral Hydrogenion Concentrations Associated with Dental Caries Activity." *J Dent Res*. 1944; 23: 257-266.

당분과 우식의 연관성 연구

Gustafsson, B. E. et al. "The Vipeholm Dental Caries Study: The Effect of Different Levels of Carbohydrate Intake on Caries Activity in 436 Individuals Observed for Five Years." *Acta Odontal Scand*. 1954; 11(3-4): 232-264.

단 음식 통제와 우식 감소

Harris, R. "The Biology of the Children of Hopewood House, Bowral, N. S. W. VI. The Pattern of Dental Caries Experience." *Aust Dent J*. 1967; 12(3): 220-227.

설탕 대용 감미료

Scheinin, A., K. Pienihäkkinen, J. Tiekso, J. Bánóczy, J. Szöke, I. Esztári, P. Zimmermann and E. Hadas. "Collaborative WHO Xylitol Field Studies in Hungary. VII. Two-year Caries Incidence in 976 Institutionalized Children." *Acta Odontol Scand*. Dec. 1985; 43(6): 381-387.

건강한 간식 섭취법

Lee JH, Shin YJ, Lee JH, and Kim HD. "Association of Toothbrushing and Proximal Cleaning with Periodontal Health among Korean Adults: Results from Korea National Health and Nutrition Examination Survey in year 2010 and 2012." *J Clin Periodontol*. 2018; 45: 322-335.

Marsh, P. D. and M. Martin. *Oral Microbiology*. 5th ed. London, UK: Churchill Livingstone Elsevier, 2009: 12.

13 공중구강보건사업

미국에서 전쟁과 구강건강

제2차 세계대전 당시 진주만 공습이 있기 전까지는 미군의 징집 신체검사에서 불합격되는 단일 원인 중 가장 큰 것이 구강병이었다.

해군병원청

1798년 의회와 애덤스 대통령은 아픈 선원을 돌보기 위한, 영국에 의해 제도화된 서비스의 연속으로 해군병원청의 설립을 승인했다. 1812년에는 전쟁을 위해 건립된 병원을 제외하고도 육군과 해군은 환자들을 위해 근거지에 소규모의 병원을 만들었다. 남북전쟁을 거치면서 육군이나 해군은 어떠한 종류의 연구도 수행하지 않았고, 어떠한 치과의사도 고용하지 않았다. 1846년 영국 국민의 기부금을 통한 스미스소니언 협회(Smithsonian Institution)의 설립은 과학에 대한 정부의 관심을 환기시켰다.

남북전쟁

남북전쟁 당시 북부군은 지원자들에게 "탄약통을 물기 위해" 6전치를 가지고 있을 것을 요구하였는데, 1863년 지원자의 약 7%가 이로 인해 불합격되었고, 1864년에는 10%가 치과적 요구사항을 만족하지 못해 탈락되었다. 남북전쟁 동안 미국치과협의회의 간부와 회원들은 미군 의무감과 링컨 대통령에게 보조 외과의사로 치과의사를 임명할 것을 강력히 권고하였다. 북부군의 의무감과 군대의 의료부분 장군들은 경제적인 이유와 전문가적 이유로 보조 외과의사로서 치과의사의 추가를 반대하였다.

남부군은 북부군보다 치과학에 좀더 긍정적이었다. 애틀랜타의 치과의사에 의해 발전된 치간 고정을 사용한 안면과 악관절 상처치료기술에 감명받아 남부군 의무감은 치과치료를 위한 단독병동을 설립하였다. 치과학에 대한 연방정부의 첫 번째 인정은 남북전쟁 후에 있었다. 빌링(John Shaw Billing) 장군은 치과학에 대한 중요성을 인정하여 1872년 군 의무감들에게 기존의 치과 간행물과 새로운 치과 발행물을 얻기 위해 문의했다. 그는 또한《덴탈 코스모스(*Dental Cosmos*)》창간호를 얻기 위하여 치과 기자재 공급회사(S. S. White Dental Supply Company)의 사무엘(S. Samuel)과 서신을 교환했다.

해병대 병원

빈센트병(참호구내염)

공공구강진료를 행하는 유일한 정부기관은 해병대 병원이었다. 1874년 병원은 내원 환자에서 발견된 특별한 치과질병을 발표하였다. 후에 빈센트병 혹은 참호구내염으로 알려진 구내염은 이러한 서비스에 의해 인정된 첫 번째 치과질병이었다. 1881년 이 기관은 치아우식과 치조농양을 포함한 환자에게서 나타나는 다양한 치과질병을 발표했다.

육군치과부대

해군치과병과

1902년 루스벨트 대통령은 해군병원청의 명칭을 '공중보건 및 해군병원청'으로 변경하고 그 임무를 확대하는 법안을 승인했다. 1911년 3월 3일 미국은 육군 의료진의 일부로서 육군치과부대를 설립하는 법을 제정하였고, 이로써 미국의 공중구강보건은 주요 돌파구를 마련하였다. 그 후 1912년 8월 22일 태프트 대통령은 미국 해군치과병과를 인가하였다.

공중구강보건사업

공중보건의 유산

구빈법위원회

영국에서 1832년에 유행했던 콜레라는 구빈법위원회(Poor Law Commission)가 만들어지는 계기가 되었다. 이러한 공중보건의 초기활동으로부터 전통적 임상의학 방법과 다른, 질병의 원인과 치료에 대한 새로운 개념이 자라나기 시작했다. 그들은 도시의 불결한 환경으로 인해 병에 걸린 사람들에게 필요한 것은 의학적 치료가 아니라 적절한 영양과 주거환경을 마련해 주는 것이라는 사실을 알게 되었다. 그럼에도 불구하고 구빈위원(Poor Law Guardians)들은 가난한 사람들을 구호하는 데 사용할 지방세를 증가시키기는커녕 오히려 삭감하고 말았다. 따라서 적절한 음식과 식수의 공급이 질병관리로 받아들여지지 못했고, 예방보건의 초기사업은 좌절되었다.

19세기 중반까지 영국과 미국에서는 공중보건에 관한 중요한 보고서들이 출판되었는데, 이 보고서들은 몇 개 법안의 입법 과정에 중요한 역할을 하였다. 그러나 개인을 대상으로 질병 과정에 개입하는 것을 위주로 하는, 당시의 건강관리에 대한 개념과 철학을 바꿔놓지는 못했다. 위생개혁 주장자들은 건강에 대한 개념과 철학을 바꾸려 하기보다는, 이 문제를 행정적으로 해결하려고 하였다. 이러한 빈약한 노력마저도 성공을 거두지 못했던 이유는, 국가가 예방과 치료를 해야 할 역할과 책임이 점차 커지고 있음에도 불구하고 이러한 업무를 전담할 책임 있는 기관이 없었기 때문이었다. 특히 예방보건적 측면은

위생개혁

국가나 지방자치단체가 관장하는 위생공학(sanitary engineering)적 접근뿐이었다. 의과교육에서는 주로 병원에서의 임상시술 위주로 가르쳤고, 예방보건적 활동들은 현대 의과학 및 치과학의 주류에서 벗어난 외곽에 있었기 때문이기도 하였다.

독일에서는 피르호(Virchow) 등의 활동으로 임상의학적 사고방식을 벗어난 새로운 보건의료철학을 발전시킬 수 있었다. 그러나 이와 같은 순조로운 출발에도 불구하고 그 효과가 오래 지속되지는 못했다. 독일의 과학이 발전하고 특히 실험의학 분야에서 괄목할 만한 성장이 이루어진 19세기 후반에 이르러서야 독일 역시 치료에 훨씬 더 높은 과학적 지위를 부여하게 되었다.

역학

채드윅

스노

질병과 사망의 분포 및 그 결정요인에 대한 연구에서 현재의 역학(疫學, epidemiology)이 이루어낸 중요한 지적 성과들은 그 당시에 형성된 이론적·방법론적 개념에 토대를 두고 있다. 19세기 중반의 채드윅(Chadwick)과 섀턱(Shattuck)의 보고서는 보건문제의 사회적 근거를 이해하는 데 큰 도움을 주었고, 보건문제에 대한 비임상적 해결전략을 제시하였다. 콜레라 유행에 대한 스노(John Snow)의 고전적 연구 — 콜레라의 전파양식에 대한 연구(On the Mode of Communication of Cholera) — 는 보건위생을 실용화하는 데 있어 과학적 정당성을 제공해 주었다.

맥케이

치과분야에서도 이와 유사한 사건이 있었는데, 불소가 포함된 식수의 반점치에 대한 맥케이(McKay)의 탐구적 연구는 훗날 수돗물불소농도조정사업을 실용화하는 데 필요한 최소한의 근거를 제공해 주었다.

핀란드의 학교구강보건서비스에 대한 최근의 연구에 의하면, 높은 수준의 치료서비스를 제공해 준다 하더라도 그 효과가 그리 오래 지속되지는 못했다. 반면에 덴마크에서의 연구에 의하면, 학교구강보건서비스에 대한 학교에서의 경험은 사회계층 간에 나타나는 구강건강 수준의 차이를 줄이는 역할을 하였다.

1978년 세계보건기구에서 평가한 바에 의하면, 한 사람의 치과의사가 1년 동안 온전한 치주치료서비스를 제공할 수 있는 환자의 수는 400~500명에 불과하다. 이것은 잠재적 수요에 비해 현실적으로 인력이 엄청나게 부족하다는 것을 의미한다. 로젠탈(Rosenthal) 등은 개인에 대한 건강서비스(personal health service)에 최소의 기준을 적용해야 실현 가능하다는 주장을 하였다. 실현 가능성 없이 지금의 분배체계가 가지고 있는 불평등의 속성을 모호하게 하는 이론적이고 이상적인 기준보다는, 전 인구를 대상으로 실현할 수 있는 최소한의 기준을 설정해야 한다는 것이다. 필요로 하는 치료의 양은 많고 자원은 한정되어 있는 지역사회에서 초기단계의 치과의료서비스는 통증의 해소에 한정시키고, 전체 인구가 최소한의 구경건강 수준을 유지하는 것을 목표로 하는 정책과 체계를 가져야 한다는 것이다.

건강서비스 / 최소의 기준

독일에서는 건강보험기관이 치과의사를 고용하여 치과의료기관이 없는 지역사회에서 일하도록 하였는데, 1930년에는 독일 치과의사의 10%가 이와 같은 방식으로 고용되어 200개의 진료소에서 근무하였다. 이러한 방식은 한때 치과의료의 확대에 많은 공헌을 할 것으로 생각되었지만, 나중에는 차과전문인의 독립성을 저해하고 위협하는 것으로 간주되었다. 따라서 이러한 서비스 방식은 점차 줄어들게 되어 1970년에는 그와 같은 진료소는 10개만 남게 되었다.

이와 비슷하게 영국치과의사회(British Dental Association)는 국가의 역할에 대해 회의를 품고 1948년 국가보건서비스에 등록하기를 거부한 적이 있었다. 그러나 3개월 후에는 치과의사의 75%가 국가보건서

국가보건서비스

비스에 등록하였는데, 그것은 단지 경제적으로 살아남기 위한 것일 뿐이었다. 치과계 지도자들은 자신들의 직업적 독립성을 잃느니 차라니 국가보건서비스에 등록하기를 거부할 만큼 정부의 역할에 대해 강한 의심을 품고 있었던 것이다.

미국의 의료인 단체는 정부의 지원을 받는 것이든 사적인 것이든 의료인이 소비자 단체와 연합하여 일하는 것에 강력히 반대하는 입장을 가지고 있었다. 1970년까지 미국의 17개 주에서는 소비자 단체가 진료비 선지불 방식(pre-paid payment system)의 진료시스템을 운영하는 것을 법으로 금지하였다.

진료비 선지불 방식

구강보건사업

1906년 헨리 롬브(Henry Lomb)는 뉴욕 로체스터에 첫 번째 소아 치과 검사소를 설립했다. 1911년 메리트(Arthur Merritt)는 치과질환 억제를 위해 구강을 깨끗이 하고 치아유지를 위해 전국적인 대중 캠페인을 실시할 것을 촉구했다.

해군병원청 공중보건과는 1910년 오하이오 클리블랜드에서 구강검진과 위생 프로그램을 외과의사를 통하여 수행하였고, 에버솔(Ebersole)은 97%의 아이들이 건강하지 않은 구강상태에 있다고 보고하였다. 1912년 해군병원청의 보건사령관인 블루(Rupert Blue)는 전국치과학협회, 컬럼비아치과협회, 새로 결성된 구강위생협회와 공동 회의를 열었다. 블루는 치과의사들이 의과와 치과 학위를 모두 취득한 경우에만 공중보건사업에 참여하는 것을 인정하였는데, 향후 5년 동안 치과의사를 고용했다는 증거는 없었다.

캔자스 주의회는 1915년에 공립학교들이 무료 치과검사를 실시하도록 하는 법안을 통과시켰다. 1916년 버지니아는 보건국에 치

버지니아 보건국

과의사를 포함시킨 첫 번째 주가 되었다. 노스캐롤라이나 보건국은 1918년에 첫 번째 구강보건팀을 조직하였다.

1918년 10월 28일 윌슨 대통령은 공중위생국이 의과 학위 없는 치과의사와 다른 전문가를 포함하는 예비단을 설립할 수 있도록 하는 법안에 서명했다. 이로써 치과의사도 공중보건사업에 독자적으로 참여할 수 있는 기회를 갖게 되었다. 미국 정부는 미국-스페인 전쟁에서 미군의 치과문제에 대해 인식함으로써 미군에 치과의사를 포함시키게 되었다. 이후 해군, 인디언보건서비스(Indian Health Service, IHS), 주 보건국은 치과의사를 공중보건사업에 포함시켰다.

미국-스페인 전쟁

세계대전이 끝난 후에야 비로소 미국 보건부는 공공보건의 의무를 떠맡기 시작하였다. 1919년 3월 3일에 발표된 전쟁위험보험법은 보건부가 신속하게 치과의사를 고용하고 동시에 이동 치과 클리닉을 열도록 했다. 그 결과 6월 9일에 보건부는 최초의 치과의사 공무원으로 미네소타 대학 치과대학의 부엘(Ernest Eugene Buell)을 발탁했다. 부엘은 해군병원에 치과를 설치했고, 신문 구인광고를 통하여 치과의사를 공개적으로 모집하였다. 1920년 말 공중보건 치과에는 전국에 걸쳐 100명의 공무원, 68명의 치과의사, 그리고 약 5,000명의 민간 치과조사관이 소속되어 있었다. 이 첫 해에 공중보건 치과는 100만 달러의 비용으로 17,000명 이상의 환자를 치료했다. 특히 1922년 5월에는 참전용사의 치료가 새로 설치된 재향군인국(Veterans' Bureau)으로 이관되었다. 그 후 보건부 소속 치과의사들은 선원의 치료 및 공중보건에만 집중하였다.

이동 치과 클리닉

메스너

메스너

1923년 5월 1일 보건부 공중위생국은 메스너(Clinton T. Messner)를 공중보건 치과서비스 책임자로 임명하고 많은 지원을 하였다. 1927년 7월 6일 메스너는 "인류에서 가장 유병률이 높은 질병은 치아우식이다" 라고 주장하면서 공중위생국에 치아건강활동을 조율할 수 있고 연구를 수행할 수 있는 독립적인 치아부서 설치를 강력하게 요청했다. 같은 해 8월 3일 미국치과의사회 회장인 반자프(Henry L. Banzhaf)는 재무부 예산실장인 로드(Herbert M. Lord)에게 치과 연구를 위한 약 4만 달러의 예산의 지원을 호소했다. 1928년 메스너는 어느 정도 성공을 거두었다. 그는 11월에 위생학 연구소 소장 및 기타 보건부의 주요 과학자들을 만나 향후의 치과학 연구에 관해 논의했다. 메스너는 치아우식 발병과의 관계를 중심으로 하는 병리 연구 및 정상 법랑질(enamel)의 화학적 조성에 관한 연구 등을 제안했다. 과학자들은 위생학 연구소 화학과가 기초 치과학 연구를 수행해야 한다는 점에 대해 동의했지만, 기초 치과학 연구에 적절한 과학자의 배치가 어려울 것이라는 점을 우려했다.

치아우식

한편 아동위생국(Division of Child Hygiene)에서 치과 조사가 시작되었다. 아동위생국은 국립보건원이 설치되기 전까지는 유일하게 치과 연구를 수행했다. 루이지애나 민주당 의원인 란스델(San Joseph E. Ransdell)은 위생학 연구소에 대한 예산을 확대하고, 명칭을 국립보건원(National Institute of Health)으로 개정하며, 인간질병의 원인·예방·치료 연구에 대한 후원금을 받을 수 있도록 허용하는 법안을 제안했다. 1930년 4월 위생학 연구소 자문위원회는 국가보건자문위원회(National Advisory Health Council)로 개명했으며, 재무부 장관에게 위생학 연구소 내 새로운 과의 신설 권한을 부여했다. 이 법은 또한 보건부 보건의 과학 책임자라는 지위로 국립보건원 원장직을 신설했다. 국립보건원은 후버 대통령이 1930년 5월 26일 란스델법에 서명하여 설립되었다.

국립보건원

1931년 말 정부 외부의 치과학 과학자 5명은 치과학 연구에 관한 건설적 프로그램 수립에 관해 조언하는 자문위원으로 보건부에 위촉되었다. 자문위원들은 치아우식, 치아감염 및 반점치를 치과학에서 가장 중요한 세 가지 연구주제로 선정했다. 보건부 관리들은 자격을 갖춘 인력을 확보한 즉시 치아우식과 치아감염 문제에 대한 연구를 시작할 것이라고 말했다. 국립보건원에서는 이미 아동위생 분과를 통해 반점치에 관한 연구를 시작했고, 보건부의 아동위생팀은 역학(epidemiology)을 이용해 치과학 연구를 시작했다. 이러한 연구들로 인해 군인과 학령기 아동들의 구강보건 문제가 줄어들었고, 치과 군의관과 보건부 의사들을 도울 수 있는 수단이 마련되었다.

반점치

역학

치과학 연구가 보건부에 도입된 배경은 다음 두 가지였다. 첫 번째는 아동 건강을 책임지는 의사들이 구강보건 문제의 중요성를 인식했다는 사실이며, 두 번째는 메스너 박사와 미국치과의사회의 성공적 로비였다.

국가우식증사업(NCP)

치아우식 태스크포스팀

1963년 암살되기 전, 케네디 대통령은 미국국립보건원(NIH)에 양적 연구보다는 질적 연구를 제안하였다. 취임 직후 부통령 존슨은 케네디의 권고사항을 수행하고자 하였다. 그는 응용의학 연구의 열정적인 후원자였던 래스커(Mary Lasker)와의 개인적 우정 때문에 전국의 보건 문제에 특히 관심을 쏟았다. 이러한 업무 수행를 요청하면서 존슨은 "건강한 시민들은, 전통적으로 이 나라의 가장 중요한 목표 중 하나이다"라고 설명했다.

1964년 존슨은 과학·기술·교육 분야의 선도자 집단에게 국립보건원 운영을 평가할 것을 요청하였다. 1965년 2월 보고서에서 위원회는 대중의 지원을 얻기 위해서는 이 기관의 장기 계획, 자금 활용, 활동들이 강화되어야 한다고 촉구하였다. 여러 비판에도 불구하고 울드리지(Wooldridge) 위원회는 국립보건원이 기초연구를 계속해서 수행해야 한다고 주장하였다. 1965년 9월 국립치과학연구소 공보관은 피츠제럴드와 키이스(Fitzgerald-Keyes)의 업적을 먼저 나열한 후, 이들의 응용 잠재성에 대해서 설명하였다.

피츠제럴드
키이스

한편 래스커(Lasker)의 관점은 보고서의 권장사항과 달랐는데, 그녀는 국립보건원 연구의 실용적 결과를 내세우도록 압력을 행사하였다. 이에 대응하여 1966년 6월 27일 존슨은 '전투 전략(battle strategy)'이라고 칭한 위원회를 소집하였다.

전투 전략

1966년 11월 위원회는 대통령에게 "앞으로 10년 동안의 연구 가속화 프로그램에서 사실상 충치를 근본적으로 제거할 수 있는 수단을 합리적으로 제공할 수 있다"고 하였다. 1967년에 피츠제럴드와 키이스는 충치 발생의 주요한 세 가지 원인과 각각의 치료를 통해 충치를 통제할 수 있는 전망에 대해 위원회에 설명하였다. 숙주인 치아의 저항성을 높이기 위한 불소 사용, 식이에서 충치원성 세균을 줄이기 위한 탄수화물 섭취 조절, 충치원성 연쇄상구균이 플라크를 형성하지 못하게 하기 위한 덱스트란 분해효소의 사용 등이 그 내용이었다.

불소
탄수화물 / 연쇄상구균

그러나 1969년까지 태스크포스팀은 운영되지 않았다. 응용 및 역학 연구에 대한 국립치과학연구소와 구강보건 부서 사이의 경쟁 및 정치적 문제가 이 기관의 충치예방 노력을 불확실하게 만들었다. 이후 닉슨 대통령은 치아우식 태스크포스라는 개념을 지원해 주었다.

1969년 6월 그린(Greene)에서 열린 제1회 운영위원회에서 구강건강 부서의 부회장은 패널들이 이 부서의 지역사회 및 학교 불소처리 홍보를 지지해 달라고 설득하였다. 특정한 불소처리 제안과 그런 지역 부서의 프로그램을 지지하면서, 자문그룹은 태스크포스팀의 임무가 수돗물불소농도조정사업과 대립적인 것이 아니라 이를 보완해 주는 것임을 명확히 하였다. 태스크포스팀의 연구에는 효소, 설탕 대용품, 항균제, 백신, 실런트(치아 홈 메우기), 국소적 불소도포 개선 등 가능한 연구 대상들도 포함되었다.

수돗물불소농도조정사업

국가치아우식사업

마침내 1969년 가을 국가치아우식사업(National Caries Program)이 시작되었다. 국가치아우식사업에서는 다음과 같은 네 가지 치아우식 접근법에 집중하였다.

충치 유발 미생물 — 1. 충치를 유발하는 미생물을 예방한다.

우식 저항성 — 2. 우식에 대한 치아의 저항성을 높인다.

식이성분 변경 — 3. 충치를 유발하는 식이성분을 변경한다.

충치 예방법 전달 — 4. 충치를 예방하는 기법들을 전달하고 대중의 수용을 높인다.

한편 기관에서 후원하는 2년간의 연구에서 부오노코어(Michael Buonocore)가 개발한 실런트가 치아 씹는 면의 골짜기 부분을 보호해 준다고 밝혔다. 실런트가 치아 골짜기 틈을 메우면 치아 골짜기가 우식되지 않음을 증명하면서 실런트의 성공 가능성을 보여 주었다. 1964년 이래 그는 국립치과학연구소(NIDR)의 지원을 받아 실런트에 대해 조사하였다. 1976년 연구자들은 실런트를 연구 단계로 여겼지

실런트

만, 국가치아우식사업은 치과의사들이 환자들에게 실런트를 사용할 것을 권장하면서 이 실런트 연구를 마무리하였다.

국가치아우식사업 초반에는 그 밖의 예방조치들이 문제를 보이기도 했다. 항균제 연구의 실용 가능성에 대한 문제도 있었다. 카를로스(Carlos)는 비용이 비싼 제제의 전임상 및 임상 검사에 대한 식품의약국의 요구 때문에, 이러한 치과 예방조치들을 개발하는 데 있어서 제약업계의 제한적인 관심에 대해 우려하였다. 그럼에도 불구하고 그는 프로그램에 충치 백신을 만들 수 있는 가능성에 관한 연구를 포함시켰다. 프로그램이 시작된 지 처음 4년 동안 큰 문제는 주로 정치적인 문제였다. 부서의 혼란 때문에 국가치아우식사업는 추가인력이나 적절한 물리적 공간 지원이 부족했다. 한편 개인 부문과의 협력을 통해 국가치아우식사업 직원은 제약업체들이 항균제를 실험하도록 장려하였다.

충치 백신

물론 국가치아우식 프로그램에는 식수 불소화를 대신할 수 있는 대규모의 대안적 불소도포 사용 연구에 대한 자금 지원도 포함되었다. 라르손(Larson)의 사외 동물실험에서는 상대적으로 희석된 불소 용액에 대한 정기적이며 잦은 노출이 학령기 아동의 충치를 예방하는 효과적이며 용이한 방법을 제공해 줄 수 있음을 보여 주었다. 국가치아우식사업과 관계가 없는 스칸디나비아의 연구에서는 희석시킨 불소에서 이러한 좋은 효과를 확인하였다. 카를로스는 이들이 통제가 쉽고 아이들에게 충치를 예방할 수 있게 하는 저렴한 방법이기 때문에, 학교에서 입을 헹구는 시범을 보일 것을 제안하였다. 이 외에 국가치아우식사업에 의한 우식유발 음식 검사시스템의 개발은 카를로스가 식품 스크리닝 기술에 크게 기여한 성과였다.

우식유발 음식 검사시스템

1975년 국가치아우식사업에서는 실행 가능성, 비용, 대중의 수용을 검사해 보기 위해 17개 지역사회에서 75,000명의 학생을 대상으로 3년간 매주 0.2%의 불화나트륨 용액으로 입을 헹구는 불소용액 양치 시범사업을 수행하였다.

불소용액 양치

국가치아우식사업 연구에서는 불소처리를 촉진시켜야 함을 강조하였다. 1979년 의회는 추가로 435개 지역사회의 급수시설과 추가 100개 학교의 급수시설에 불소처리를 하도록 기술 및 재정적 지원을 제공하는 법안을 통과시켰다.

1980년 보우엔(Bowen)과 그의 팀은 고도로 통제되고 재현 가능한 쥐 사료 공급기술은 고안해냈다. 우식을 포함한 치과질병을 예방하기 위한 식이요법과 영양 사이의 관계에 대한 연구는 1985년 초 기관에 의해 지원되었다. 동시에 어린이의 치아우식을 예방할 수 있는 산전 불소의 효능을 측정하기 위한 다른 연구 또한 준비되었다.

1983년 국립치과학연구소의 새로운 책임자인 뢰(Harald Loe)는 국가치아우식사업 연구를 검토한 후에 확장된 역학 및 구강질병 예방 프로그램으로 국가치아우식사업을 대체하고, 정규 프로그램에 연구소 내부와 외부의 우식 연구를 통합했다. 1985년 44개 주 학교에서는 아이들의 충치를 줄이기 위한 노력의 일환으로 연구소가 추진한 불소용액 양치 프로그램을 시행하고 있었다. 치주과학의 국제적 권위자인 뢰는 우식증 예방 연구에 대한 전문적 지식을 다른 질병, 특히 치주질환의 예방 및 관리에 대한 연구로 다시 집중하고자 했다.

회고

1930년대 몇몇 이슈들이 1960년대에 박테리아, 식이요법 및 우식 감수성 등을 치아우식의 핵심으로 밝혀냈다. 기관의 여러 연구자들은 그들의 개인적 재능을 다른 연구자들의 역량과 결합하여 엄청난 연구 성과를 낳았다. 크레소버(Kreshover) 국립치과학연구소 소장은 피츠제럴드와 키이스가 존슨의 신념을 실현시키는 역량을 가지고 있음을 깨달았다. 그는 10년 내에 치아우식을 근본적으로 근절시킬 방법들을 만들기 위해 신속하게 국가적 충치관리 및 예방사업을 시작하였다. 닉슨 대통령 행정부가 국립보건원이 목표 질환 연구로 급격히 이동했을 때, 크레소버의 제안으로 구강병은 행정부의 목표 질병에 포함되었다.

1980년 국가치아우식조사에서 국가치아우식사업은 치아우식의 상당한 감소에 기여하였다고 평가되었으나, 감소가 어떻게 발생했는지 자세히 판단하는 것은 불가능하였다. 국가치아우식사업은 그 사업 설립의 목표치에는 미치지 못했지만, 그럼에도 불구하고 학교 학생들을 대상으로 한 구강 양치를 통한 국소적 불소 적용을 장려하는 데 성공했다.

치아우식사업이 설명하듯이, 정치는 단지 연구에 대한 격려와 금전적 지원을 제공하는 것이고, 그 결과는 자연을 이해하고 활용하는 인간의 진보적 노력에 달려 있는 것이다.

국립치과학연구소(NIDR)

1916년 7월 윌슨 대통령의 명령으로 미국국립과학원(NAS)이 설립되었고 그 내부에 미국국립연구회의(NRC)가 설치되었는데, 이 기관은 구강생물학 연구를 증진하기 위한 첫 번째 정부기관 중 하나였다. 1919년 이 연구회의는 치과학 연구를 장려하기 위해 치과학 조사위원회를 설치하고 하르첼(Thomas B. Hartzell)을 초대 위원장으로 임명했다. 그러나 직업적 편견이 하르첼이 이끄는 위원회의 어려움을 가중시켰다. 1920년에 의과분과 위원장인 크리스티안(Henry Christian)은 치과분과 연구의 역량을 비웃고 치과조사위원회의 해체를 주장하였다. 그러나 1924년에 국가연구위원회 소속단체인 카네기 재단이 캘리포니아 치과대학에 "여러 학문 분야의 많은 사람들의 협력을 통해 치조농루증(pyorrhea) 및 그것과 다른 질병과의 관계에 관한 연구를 수행한 연구"에 대하여 85,000달러를 시상하자 변화가 일어났다. 1928년에 의과분과 내 치과 대표인 아서 블랙(Arthur D. Black)이 미국치과협회를 대신해 제출한 제안을 받아들여 치과연구위원회를 부활시켰다. 이 분과는 블랙(G. V. Black)의 아들이자 노스웨스턴 치과대학 학장인 아서 블랙을 치과연구 자문위원회 의장으로 임명했다. 1929년에 부수석 연구원인 파펜바르지(George Paffenbarge)는 이 팀의 최초 상근 치과의사가 되었다. 이어 미국치과의사회 소속 과학자들은 치아 소재 연구의 범위를 확장시켜 치과용 시멘트에서부터 치약에 이르기까지의 제품들에 대한 국내 및 국제 표준을 발표했다.

치과연구위원회

국제 표준

종전 직후 정부는 1918~1919년 동안 약 50만 명의 사망자를 발생시킨 유행성 인플루엔자 문제를 다루어야 했다. 이때 "다른 모든 물리적 결손의 총합을 훨씬 초과하는 치아 결손"을 확인한 후, 아동위생분과 의사들은 이동치과팀을 구성해 현장에서 구강위생 문제를 조사하기로 결정했다. 이 최초의 이동치과팀은 휴대용 치과장비, 구강위생에 관한 영화, 미국적십자회가 기증한 잇솔과 치약 등을 구비하고 있었다. 각 주의 보건 기관들로부터의 도움 요청에 대한 대응으로 이동치과팀은 학령기 아동들의 구강상태를 조사했으며, 현지 기관들이 후원자금을 통해 운영되는 학교 치과 클리닉을 설치하도록 도왔다.

학교 치과 클리닉

1930년 초반까지 딘(Dean)은 충치 연구가 "다소 혼란 상태"라고 생각했다. 1938년 딘은 이러한 혼란을 끝내고 충치의 원인에 대해 연구하고 국립보건원에서 보통 규모의 조직화된 연구를 수행할 수 있는 독립된 조직을 설립하도록 공중위생국 의무감을 설득하였다. 1939년 딘은 치학연구소(Dental Research Institue) 제안서를 제출함으로써 루스벨트 대통령의 사회개혁에 제안하였다. 딘과 미국치과의사회장인 캐마리어(Camalier) 박사의 노력으로 1940년 몬태나주 머레이(Murray) 상원의원은 공중보건사업에서 치과연구 프로그램을 독립시키자는 법안을 제출하였으나, 성공하지 못했다. 지속적인 노력으로 1944년 최고 치과 책임자(chief dental officer)가 공중보건청 부청장(assisstant surgeon general in Public Health Service)으로 임명되었으나, 구강보건과(Division of Dentistry)는 설립되지 않았다. 1945년 공중보건청 청장(surgeon general in Public Health Service)인 패란(Parran)은 국립보건원 생리학 분과 치학연구팀(Dental Research Section, Division of Physiology of NIH)을 설립하고 초대 분과장으로 딘을 임명하였다. 1947~1948년 치학연구소 설립법안이 메레이 상원의원의 주도하여 다시 제출되었으나, 반대가 있었다. 패런과 캐마리어(미국치과의사회 워싱턴 사무소 담당 비서), 와시번(Washburn, 당시 미국치과의사회장) 등이 트루먼 대통령을 면담하여 설득한 결과, 1948년 6월 24일 트루먼 대통령은 국립치학연구법(National Dental Research Act)에 서명하였고, 9월 16일 딘이 소장으로 임명되었다. 당시 연구소의 주요 임무는 다음과 같았다.

치학연구소

딘

1. 구강병의 원인, 예방, 진단 치료의 증진 및 활성화
2. 다른 기관과의 협력 증진 및 강화
3. 미국 및 외국의 전문가 자문

4. 구강병 예방 및 관리에 주 보건기관과 협력
5. 구강병의 원인과 예방, 진단 및 치료를 위한 연구소 내부와 외부의 훈련 및 지도 제공 등

이제 세계 최초의 국립치과학연구소가 탄생되었다. 이 연구소는 미국인과 세계인의 구강건강을 향상하는 데 놀라운 기여를 하게 되었고, 현대 치과학 및 구강 진료를 이끌었다. 이후 대부분의 OECD 국가는 자국민의 구강보건을 위하여 국립치과학연구소를 설립하였다. 그러나 2020년 현재까지도 대한민국은 국립치과학연구소를 설립하여 운영하고 있지 않다.

추가 읽기

미국에서 전쟁과 구강건강

Harris, R. R. *Dental Science in a New Age: A History of the National Institute of Dental Research*. Rockville: Montrose Press, 1989.

공중구강보건사업

Harris, R. R. *Dental Science in a New Age: A History of the National Institute of Dental Research*. Rockville: Montrose Press, 1989.

Snow, John. "On the Mode of Communication of Cholera." *Edinburgh Medical Journal* vol. 1, 7. 1856: 668-670.

국가우식증사업(NCP)

Harris, R. R. *Dental Science in a New Age: A History of the National Institute of Dental Research*. Rockville: Montrose Press, 1989.

National Caries Program Evaluation Project. Evaluation of the National Institute of Dental Research National Caries Program. [Bethesda, Md.]: U. S. Dept. of Health, Education, and Welfare, Public Health Service, National Institutes of Health, 1980.

국립치과학연구소(NIDR)

Harris R. R. *Dental Science in a New Age: A History of the National Institute of Dental Research*. Rockville: Montrose Press, 1989.

National Institute of Dental and Craniofacial Research(NIDCR), NIH, Last reviewed on July 26, 2018. 〈https://www.nih.gov/about-nih/what-we-do/nih-almanac/national-institute-dental-craniofacial-research-nidcr〉

IV

대중 속의 치과의료

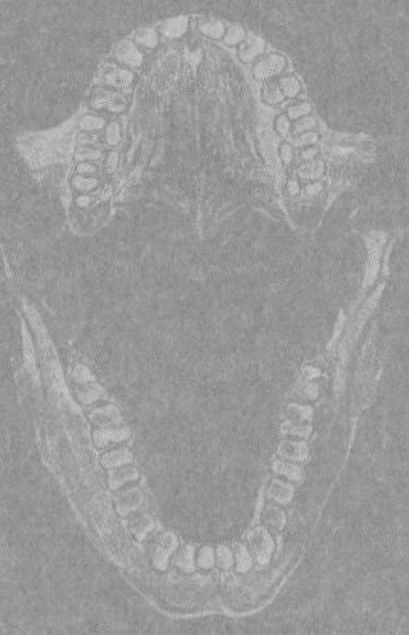

- 임상치과학(clinical dentistry)의 정립을 대중적 관점에서 평가한다. 치과진료의 중심인 치아보존학, 구강외과학, 치아보철학, 치주치료학, 소아치과학 및 치열교정학, 공중구강보건학 등을 대중적 관점에서 살펴보고, 최근에 등장한 심미치과학과 스포츠치과학 등을 대중적 관점에서 평가한다.

- 치약과 잇솔의 개발과 일반화를 대중적 관점에서 평가한다. 제2차 세계대전 때 시작된 잇솔의 대중화 및 치약의 개발과 발전, 이실 사용과 구강세정제의 등장 등 구강건강용품의 일반화를 대중적 관점에서 평가한다.

- 치주염의 예방과 관리를 대중적 관점에서 평가한다. 특히 치주염의 원인과 발생 경로 및 감염과 면역 등의 관계를 제시하여 대중적 이해를 돕는다. 또한 치주염의 구체적인 관리법을 제시하여 대중적 실천을 유도한다.

- 타액 진단과 건강을 대중적 관점에서 평가한다. 건강평가물질인 혈액과 소변, 타액 중 타액의 유용성 및 타액을 사용한 자가 신속진단을 대중적 관점에서 살펴보고, 이를 통해 외과 중심의 구강진료가 내과 중심으로 변화되는 점과 암·치매·동맥경화증의 선별검사에 타액 진단이 적용되는 점을 대중적 관점에서 평가한다.

- 미래의 구강보건의료에 대해 대중적 관점에서 평가한다. 인구 노령화 추세에 따라서 사회보장적 구강보건의료, 유전체와 구강건강, 타액과 질병예방, 타액은행의 유용성 등을 대중적 관점에서 평가한다. 국민대중을 위한 공중보건사업을 수행할 구강보건행정 및 보다 광범위한 국민을 위한 사회과학적 구강보건진료를 검토하며, 남북한의 통일과 구강보건의료의 역할 등을 검토한다.

14 임상치과학의 정립

치과진료는 치아의 발거와 틀니로 상징되던 초기 단계로부터 보존수복의 단계로, 그리고 보철수복과 재활, 그리고 예방 및 공중구강보건 단계로 발전하였다

한국에서 치과진료는 일반치과와 치열교정과, 소아치과, 치주과, 구강악안면 외과, 치아보철과, 구강악안면 병리과, 공중구강보건과, 근관치료과, 영상치과, 구강내과 등 10개의 임상 전문분야로 세분화되어 있다. 치과의사의 전문화를 위한 세부 진료 영역은 다음과 같다.

- **치열교정과** 치아 배열 및 악안면의 교정
- **소아치과** 어린이 치과
- **치주과** 치주질병의 연구 및 치료, 비수술 및 수술
- **구강악안면 외과** 턱·입 및 얼굴의 이식 및 수술
- **치아보철과** 상실 치아 및 일부 귀·눈·코 등 누락된 안면구조의 구강악안면 보철
- **구강악안면 병리과** 구강악안면 관련 질환의 병리학적 연구 및 진단

미국의 전문치과의 현황

구분	공중구강 보건과	근관 치료과	구강 악안면 병리과	구강 악안면 방사선과	구강 악안면 외과	치열 교정과	소아치과	치주과	보철과
설립 연도	1950	1956	1948	1979	1946	1929	1940	1940	1946
ADA 인정 연도	1951	1964	1950	2000	1948	1950	1948	1948	1948
활동 회원수(명)	164	1,189	301	169	5,305	3,504	5,169	2,926	1,026

※ 2016. 12. 31. 기준, ADA: 미국치과의사회

- **공중구강보건과** 구강건강과 관련된 역학 및 사회건강정책 연구 및 시행
- **근관치료과** 치근관 치료와 치수 및 치근단 조직 질환 연구 및 치료
- **영상치과** 구강 및 악안면의 방사선적 해석 및 진단
- **구강내과** 악관절 질환 진단 및 치료

또한 다음과 같은 분야가 새로이 부상되고 있다.

- **법치과** 법적 치과 증거 수집 및 해석, 연령 감정 및 신원 확인
- **노인치과** 노인대상 치과 예방 및 치료
- **심미치과** 미용을 위한 치과진료
- **스포츠 치과** 스포츠 관련 구강 영역의 부상과 질병의 예방 및 치료

치아보존과

치아보존과

치아보존과는 주로 충치, 외상 및 치아 마모로 인한 치아 복구에 중점을 둔다. 일반적으로 치료는 인접한 조직과의 조화로운 관계에서

치아의 생리적 기능을 유지하면서 적절한 형태, 기능 및 심미성을 복원하는 것이다.

진료 분야는 생활치수 보존을 위한 치수치료, 아말감 충전, 주조금 충전, 복합레진 충전, 글라스아이오노머(Glass Ionomer, GI) 충전 및 도재 수복, 치아변색 치료, 근관치료, 치근단 병소 조직의 외과적 적출, 치근단 절제, 치근 분리 및 치근단 절단, 자연치아 및 인공치아의 재식 및 이식 등이다.

- **보존치료** 자신의 치아를 보존하여 사용할 수 있도록 충치 및 치아 파절 등의 원인으로 발생한 치아 결손부를 회복시킨다. 보존치료
- **심미수복** 결손된 치아 부위를 최대한 자연치와 유사하게 심미적으로 수복하는 것을 목표로 한다. 심미수복
- **근관치료** 심한 충치, 치주염 등의 원인으로 치아의 신경조직인 치수까지 세균에 감염되었을 때 이를 제거하고 그 자리를 특수한 재료로 충전한다. 근관치료
- **미세치근단 수술** 일반적인 신경치료에 실패했거나 재발한 경우 치아를 빼지 않고 미세현미경을 통해 치아 뿌리 끝부분과 주위의 염증 조직을 외과적으로 잘라내고 밀폐한다. 미세치근단 수술
- **치아 재이식** 다른 치료가 불가능한 경우 치아를 빼서 구강 외에서 치료한 후 다시 심어 회복하거나, 사용하지 않는 사랑니 등을 상실된 치아 부위로 옮겨심어 대체한다. 치아 재이식
- **치아외상 치료** 외상으로 인한 치아 및 치아 뿌리의 파절, 치아 주위 조직의 손상을 치료한다. 치아외상 치료
- **치아미백** 변색된 치아를 치아 삭제 없이 약제를 이용하여 변색을 없애준다. 치아미백

악안면구강외과

악안면구강외과

악안면구강외과는 악구강계 질환, 즉 턱과 얼굴 부위에 관련된 전문적인 진료를 수행한다. 주요 진료 분야로는 구강암의 치료, 악골(위턱, 아래턱, 얼굴뼈) 골절 재건, 얼굴 기형증(두개악안면 기형, 주걱턱 기형) 성형, 구순구개열(언청이) 수술, 악관절증(턱관절 질환) 치료, 인공치아(임플란트) 식립, 안면 미용성형, 침샘질환과 구강 및 안면 신경질환 진료, 사랑니 발치 등이 있다.

악교정 수술

- **악교정 수술** 위턱뼈나 아래턱뼈의 성장이 정상에서 벗어나 과잉(주걱턱), 부족(무턱), 혹은 비대칭과 이로 인한 치아의 부정교합이 있을 때 미적인 면과 기능적인 면을 함께 고려하여 수술적 치료(예: 양악수술)를 한다.

구강 종양 및 낭종 수술

- **구강 종양 및 낭종 수술** 턱뼈, 잇몸, 혀 등 구강과 관계되거나 인접한 얼굴 부위에 발생한 여러 종류의 악성 종양(암)과 양성 종양 및 낭종(물주머니)에 대해 수술적 진료를 한다.

악안면 재건 수술

- **악안면 재건 수술** 교통사고 등의 외상이나 양성 혹은 악성 종양으로 인해 생긴 턱 및 얼굴 부위의 골조직 및 연조직 결손을 재건하는 수술적 진료이다. 연조직은 피부 및 점막 이식을 비롯하여 국소피판, 미세현미경 수술을 이용한 원거리 유리피판 재건술을 시행하며, 뼈의 결손은 엉치뼈·갈비뼈·종아리뼈 등을 이용하여 재건한다.

구순구개열 수술

- **구순구개열 수술** 구순열은 얼굴 부위에서 가장 빈번하게 발생하는 선천성 기형으로, 입술이나 입천장의 갈라진 모습을 진료한다.

복잡발치 수술

- **복잡발치 수술** 제3대구치(사랑니)의 발치, 매복치 및 과잉치들을 외과적으로 발치한다.

- **악안면 외상 치료** 사고로 인한 얼굴 부위의 골격(위-아래 턱뼈, 광대뼈)과 연조직(피부와 구강점막) 등이 손상되었을 때 미적인 면과 기능(저작, 개구 등)적인 면을 함께 고려한다. 악안면 외상 치료
- **임플란트 매식** 임플란트(인공치아) 매식과 임플란트 식립 전 뼈조직 이식, 상악동 거상 등을 진료한다. 임플란트 매식
- **악안면 감염증 치료** 충치나 치주염으로 인한 턱뼈의 골수염이나 악안면 부위의 심한 동통과 부종을 동반하는 농양(고름집) 등 다양한 종류의 감염질환에 대해 치료한다. 악안면 감염증 치료
- **침샘질환 치료** 안면부에 있는 3개의 대타액선(귀밑샘, 턱밑샘, 혀밑샘) 및 구강 내 점막에 다수 존재하는 소타액선에서 발생하는 침선 골, 염증, 양성 및 악성 질환에 대해 치료한다. 침샘질환 치료
- **턱관절 질환 치료** 턱관절에 생기는 여러 질환을 구강내과와 협의하여 진단하고 필요 시 수술한다. 턱관절 질환 치료

치열교정과

부정교합의 한계는 주로 치아와 악골의 배열에 이상이 있는 것(부정교합)을 '질병'으로 규정하는 전문가적 개념과, 부정교합을 개인의 외모와만 연결시켜 생각하는 대중적 개념이 일치하지 않는 데 있다. 더구나 대부분의 교정치료가 건강을 위해서라기보다 주로 미용 목적으로 행해진다는 점을 생각하면 교정치료에 있어서의 주관성은 보다 명백하다.

- **치열교정** 치아 배열을 가지런히 하여 심미성과 기능성을 증진시키 치열교정

며 치아와 악골 크기의 부조화를 개선하는 진료이다.

턱교정 진료

- **턱교정 진료** 위턱과 아래턱의 성장과 발육의 부조화로 인한 주걱턱, 위턱의 돌출, 왜소한 턱, 긴 얼굴, 짧은 얼굴, 비대칭 얼굴 등으로 진단되거나 진행될 것이 예측되는 성장기 어린이에게 턱의 성장방향과 성장량을 악정형 장치에 의해서 조절하는 교정 진료이다.

치주교정

- **치주교정** 잇몸이 좋지 못한 환자들에게 교정을 통해 심미적인 치열 형태를 만들어 주는 진료로, 위생관리에 적합한 치아 배열을 형성해 장기적인 치주관리에 도움을 준다.

안면기형 교정

- **안면기형 교정** 안면 비대칭, 주걱턱 등의 안면기형에 대한 교정 또는 수술을 동반한 교정 진료이다.

코골이 교정

- **코골이 교정** 코골이 및 수면 무호흡 환자에서 바로 누울 때 중력의 영향으로 혀와 연구개가 늘어지면서 기도가 좁아지는 현상을 방지하기 위하여 아래턱을 전방으로 이동시키는 구강 내 장치를 착용함으로써 코골이와 수면 무호흡을 진료한다.

공중구강보건과

공중구강보건과

공중구강보건과는 구강건강의 예방 및 전략를 다루는 임상 전문 치과이다. 공중구강보건과는 집단의 치아건강 필요성을 평가하고 개인보다는 인구집단의 치아건강을 향상시키는 효과적인 해결책을 고안하는 데 관여한다.

미국에서는 이미 1934년 교과과정위원회(Curriculum Survey Committee)에서 정규 수업시간의 5%를 이 주제에 할당해야 한다고 제안한 바 있지만, 대부분의 치과대학은 이러한 최소한의 기준마저도 지키지 않고 있다. 치과대학 교과과정에서 할당된 시간이 적다는 것은 바로 공중보건 문제에 대한 무관심으로 나타난다.

공중보건치과(Public Health Dentistry)에서는 일반대중에게 구강위생 및 구강병 예방에 대해 알리기 위해 공립학교 어린이에게 정부후원 프로그램을 시행한다. 불소 사용과 구강위생에도 불구하고 충치는 여전히 많은 사람들에게 영향을 미치는 질환이다. 잇몸질환인 치은염과 치주염은 치아에 축적되는 특정 유형의 박테리아에 의해 발생하며, 그 정도는 개인의 전신건강에 크게 좌우된다.

미국 공중보건치과 전문의위원회(ABDPH)는 공중구강보건 전문의가 따라야 할 역량 목록 열 가지를 제안했는데, 이들 중 몇 가지를 정리하면 다음과 같다.

- **공중구강보건의 원칙** 구강건강은 전체 인구의 건강증진과 관련이 있으며, 개별적인 임상적 접근보다는 지역사회 차원에서의 행동에 중점을 둔다. 구강보건 원칙
- **공중구강보건 문제를 결정하는 기준** 지역사회 구강건강 문제를 적절하게 관리하기 위해서는 공중구강보건 문제가 지역사회의 건강 문제로 관리되어야 한다. 구강보건 문제
- **예방에 초점을 맞춘 진료** 구강병 예방은 현재 많은 치과의사들이 초점을 두고 있으며, 구강병 예방에 대한 교육 및 진료가 현재 질병치료보다 우수한 해결책이다. 예방
- **구강건강 증진** 구강건강 증진(oral health promotion)은 현재 구강건강을 개선하고 유지하는 조건을 전략적으로 국민대중에게 전달하는 방법이다. 구강건강 증진
- **구강건강 결정요인** 공중구강보건사업은 구강건강 결정요인을 조절 구강건강 결정요인

하는 것으로 지역사회의 절주·금연 등 행동규범, 잇솔질·치실질 등 사회문화적 행태 및 불소환경 요인에 중점을 둔다.

지역사회 참여

- **지역사회 참여** 지역사회의 참여는 공중구강보건 전략의 핵심 요소이다. 지역사회 부문 간 협력은 지역사회의 구강건강 문제를 파악하고 구강건강을 향상시키는 전략적 방법을 구현하기 위해 필수적이다.

미국치과의사회(ADA)는 2011~2014년 전략 계획에서 "치과의사회는 공중구강보건 및 구강보건서비스 전달의 전 범위에 걸쳐 소통하고 협력할 수 있는 역량을 제공한다"라고 언급하고 있다. 모든 치과의사가 미국치과의사회의 회원으로서 모든 미국인의 구강건강에 영향을 미치는 공중구강보건 전략이 논의될 때 공중을 위한 구강보건의 목소리를 중요하게 생각해야 한다.

> 대중은 우리 직업에 모든 사람을 위한 구강보건서비스 제공자가 될 권리와 의무를 부여했다. 우리가 직업으로서 그 의무를 이행하지 못하면 대중의 신뢰를 잃을 수 있다. 따라서 우리는 구강보건에 지식과 관심이 적은 사람들을 위해 문호를 개방할 수 있어야 한다.(미국치과의사회)

치아보철과

치아보철과

치아보철과는 치아가 빠지거나 결핍된 구강 및 구강악안면 조직에 생체 적합성 대체물을 사용하여 상실된 구강 기능과 편안함, 외모를 재활하는 치과진료 분야이다. 고정성 보철물은 일단 삽입되면 입을 떠나지 않는 것으로 크라운과 브리지가 그 예이다. 이에 비해 탈착식 인공 보철물은 전형적으로 구강 내외로 이동할 수 있는데, 부분의치(partial denture)와 전부의치(complete dentures)가 그 예이다. 치아 임플란트는 크라운 및 의치를 지지하는 데 사용할 수 있다. 보철과는 미국치과협회에서 인정하는 9개의 치과 전문분야 중 하나이다.

- **일반보철** 치아 및 치아 주위 조직의 손상이나 결손이 있는 경우에 금니나 틀니 등의 치료로 환자의 심미 기능과 편안함을 회복시켜 주는 보철 진료 일반보철
- **악안면 보철** 외상이나 질병 등으로 인한 구강 및 구강악안면 부위의 결손에 대해 심미 기능과 편안함을 재건해 주는 보철 진료 악안면 보철
- **치주보철** 치주질환(또는 잇몸질환)이 있는 환자의 심미와 기능을 회복하기 위한 치료 후 치주 조직의 건강을 고려한 심미적·기능적 보철수복 진료 치주보철

치주과

치주과는 치주질환인 잇몸에 생기는 치은염과 잇몸뼈에 생기는 치주염을 진료한다. 잇몸이나 잇몸뼈에 염증이 생기는 병을 흔히 '풍치'라고 한다. 염증의 깊이에 따라 잇몸에만 한정되는 치은염과 잇몸뼈를 녹게 하는 치주염으로 분류된다. 염증이 깊지 않은 치은염의 경우에는 스케일링과 같은 비수술적 진료법이, 염증이 깊은 치주염의 경우에는 잇몸수술과 같은 수술적 진료법이 사용된다. 수술 전에는 반드 치주과

시 올바른 잇솔질이 선행되어 치면세균막이 10% 미만 정도 남아 있어야 한다.

심미치주진료 • **심미치주진료** 잇몸성형술로 잇몸의 형태를 자연스럽고 아름다운 형태가 되도록 외과적으로 재형성해 준다. 미용 목적뿐 아니라 치료 목적으로도 많이 이용되며, 최근에는 레이저를 이용하여 시술하기도 한다. 웃을 때 잇몸이 많이 보이거나 치아 길이의 부조화로 인해 고민이 있을 경우 유용하다.

임플란트 • **임플란트** 치아를 상실한 경우 주변 치아나 조직에 추가적인 손상이 없도록 인공치아를 잇몸뼈에 직접 심어서 치아 뿌리 역할을 하게 한다.

치조골 재생술 • **치조골 재생술** 잇몸질환으로 잇몸뼈가 없어진 경우 인공뼈를 삽입하여 잇몸뼈의 재생을 도와준다. 식립한 임플란트 주변에 충분한 뼈가 없을 때, 또는 임플란트를 시술할 부위의 잇몸뼈가 부족할 때 뼈가 형성되도록 유도하는 술식을 포함한다.

치주조직 재생술 • **치주조직 재생술** 잇몸치료 후 치아 뿌리에 치주인대라는 조직이 붙어야 성공적으로 회복할 수 있는데, 이를 위해 치아 뿌리면에 치주인대가 잘 붙게 하여 치아 주위 조직의 재생을 유도한다.

소아치과

소아치과 소아치과는 출생 시부터 청소년에 이르는 연령층을 대상으로 하여 진료를 하는 임상치과학의 한 분야이다. 성인 치과질환의 대부분은 소아·청소년 시기의 구강상태와 밀접하게 관련이 있으므로, 이 시기의 집중적인 관리는 일생을 통해 구강건강을 유지하는 데 있어 매우 중요하다.

소아·청소년기는 정신적인 성숙이 완전히 이루어지지 않아 치료 시 환자의 협조가 어려울 수 있으므로 성공적인 진료를 위해서는 환자의 행동조절이 필요하다.

- **소아 일반진료** 치과질환 전반의 예방치료 및 치아우식증(충치) 진료와 구강 및 치아 발육장애와 구강조직 및 치아의 외상을 진료한다. 소아 일반진료
- **어린이 수면진정 치료** 어린이의 불안과 공포의 정도가 매우 심하여 양질의 치과진료가 불가능할 경우 약물을 이용하여 진정시킨 후 시행한다. 어린이의 스트레스를 줄일 수 있고, 총 내원 횟수도 줄일 수 있는 장점이 있다. 어린이 수면진정 치료
- **어린이와 청소년의 성장기 교정** 어린이와 청소년에게 턱의 부조화나 삐뚠 치열이 생기지 않도록 미리 예방하는 진료로, 이미 부정교합이 발생한 경우에는 성장과 발육에 맞춰 턱을 조화롭게 발달시키고 가철식 장치나 고정식 장치를 이용하여 고른 치아 배열을 만들어 준다. 어린이와 청소년의 성장기 교정
- **어린이와 청소년의 치아외상 치료** 어린이와 청소년의 치아가 다치거나 빠진 경우 치아의 수복, 재건 혹은 유지 등을 도와 치아 손실을 최소화할 수 있도록 돕는다. 어린이와 청소년의 치아외상 치료

구강내과

구강내과에서는 턱관절 장애 환자를 비롯한 만성 구강안면통증 환자 구강내과

와 코골이 및 수면 무호흡증 환자, 치과에 내원한 초진 환자를 진단하고 적절한 치료계획을 수립하며, 구강내과적 처치가 필요할 경우 이에 대한 진료를 한다.

턱관절 구강안면 통증 클리닉

- **턱관절 구강안면통증 클리닉** 턱관절 장애 환자 및 만성 구강안면동통 환자를 진단 및 치료하고, 개구장애, 개구 시 통증, 관절잡음, 저작장애 등의 증상이 나타나는 턱관절 장애 환자와 이갈이 환자 등을 진료한다.

구취 클리닉

- **구취 클리닉** 구취 환자의 진단 및 치료를 위해 구취의 원인물질인 휘발성 황화합물을 측정하고, 타액 분비율 검사, 혈액검사, 간이정신진단검사(SCL-90-R)와 구강검사 및 치과 방사선 검사를 하여 구취 원인의 진단 및 원인에 따른 진료를 한다.

코골이 클리닉

- **코골이 클리닉** 코골이 및 수면 무호흡 환자의 진단과 치료에 구강내 장치를 이용하여 진료한다.

구강점막 치료

- **구강점막 치료** 세균감염(곰팡이 감염, 바이러스 감염 등), 면역성 질환(재발성 구내염, 편평태선 등), 혀점막 질환(혀가 갈라지거나 맛유두의 위축 등)을 치료한다.

보톡스 치료

- **보톡스 치료** 이갈이가 심하거나 만성 턱근육 질환이 일반적인 치료방법으로 잘 해결되지 않은 경우 씹는 근육 부위에 보툴리눔 독소(보톡스)를 주사하여 치료한다.

영상치과

영상치과

영상치과에서는 다양한 의료영상을 이용하여 치아우식증(충치), 치주질환(잇몸질환), 부정교합, 뼈질환, 낭종(물혹), 종양(양성 및 악성), 골절, 침샘 질환, 턱관절 질환, 연조직 질환 및 각종 선천성/후천성 질환 등을 진단하고 치료계획 수립에 필요한 필수 정보를 제공한다.

임플란트 식립을 위해 남아 있는 치조골(잇몸뼈)이 적합한 크기와 형태인지 임플란트 전산화단층(CT) 촬영이나 임플란트 콘빔 전산화단층 촬영을 이용하여 검사한다.

저작근, 림프절, 침샘 등의 연조직 병변을 진단하기 위하여 초음파검사 및 침샘조영검사 등을 실시하며, 특히 영상치과의 침샘영상클리닉에서는 최근 급증하고 있는 국내 침샘 관련 환자를 대상으로 초음파 장비를 이용한 진단은 물론 보존적 타석제거술을 시행하고 있다.

구강병리과

구강병리과에서는 현미경 관찰 등 다양한 검사를 통하여 각 과로부터 의뢰받은 생검 조직에 대해 정확히 진단함으로써 신속하고 적절한 치료가 이루어질 수 있도록 한다. 구강병리과

- **외과병리검사** 조직을 육안 검사한 후 고정을 거쳐 표본을 제작하고 헤마톡실린(hematoxylin–eosin) 염색을 시행한 다음, 병리 진단을 한다. 필요 시 연속절편 제작, 특수염색, 면역조직 화학염색 및 형태계측분석을 시행한다. 외과병리검사
- **동결절편검사(frozen biopsy)** 구강암 수술 시 동결절편의 현미경 관찰을 통해 수술 경계 부위에서의 암세포 존재 여부를 판단하고 병소가 적절하게 절제되도록 정보를 제공한다. 수술 도중 진단이 필 동결절편검사

요하거나 외래에서 급하게 진단이 필요한 경우 동결절편을 제작하여 진단한다.

특수염색

- **특수염색(special stain)** 헤마톡실린 염색만으로 질병의 원인이 되는 미생물의 종류를 밝히기 어려울 경우, 혹은 조직의 특성이 불분명하여 확진을 할 수 없을 경우 시행한다.

면역조직 화학염색

- **면역조직 화학염색(immunohistochemical stain)** 헤마톡실린 염색이나 특수염색만으로 진단이 어려운 경우 세포 내 단백질, 효소 등 특수물질의 확인 및 미분화 종양의 감별진단, 전이성 종양의 기원을 판단하기 위하여 시행한다.

면역형광검사

- **면역형광검사(immunofluorescence assay)** 형광물질이 부착된 특정한 형광항체를 사용하여 조직 내 항원의 존재와 분포를 관찰한다. 주로 구강 내 발생하는 수포성 점막 질환을 진단하기 위해 면역형광검사를 이용한다.

심미치과

심미치과

심미치과는 치아와 미소에 긍정적 변화를 일으키는 것을 목표로 한다. 사람들은 대부분 치아미백 또는 베니어(veneer) 등을 이용한 변화를 생각하지만, 치과의사는 자연스러운 조화를 목표로 한다. 심미와 미용은 다른 개념으로, 심미란 발음이나 저작, 삼키는 기능의 손상 없이 자연스러움을 보장하는 진료이다. 숙련되고 경험 많은 치과의사는 자연스러움으로 외모, 미소, 자존감, 자신감을 향상시키는 데 도움을 줄 수 있다. 따라서 심미치과 진료는 모든 진료에 녹아들어 있다.

- **치아와 잇몸의 관계** 치과에서 심미란 '흰 치아'와 '붉은 잇몸'으로 전자는 '이의 자연스러움', 후자는 '잇몸의 자연스러움'이며, 이와 잇몸의 조화가 자연스러운 심미이다. 치아와 잇몸의 관계
- **치아의 심미** 치아의 심미에는 투명감과 자연스러움이 필요하다. 단지 희기만 한 치아는 부자연스럽고 인공임을 알리는 입가는 오히려 늙어 보일 수 있기 때문에, 개인의 특성을 자연스럽게 살려주는 심미치료가 중요하다. 치아의 심미
- **치열의 심미** 치열이 좋은 이는 기능적일 뿐만 아니라 심미성도 높다. 심미적으로 아름다운 치열로 회복할 수 있도록 치료한다. 치열의 심미
- **심한 치주병 치료 후의 심미수복** 치주병이 심하다 하더라도 뼈와 잇몸을 재생시키는 치주 외과수술을 하면 심미적인 치료 효과를 최대한 얻을 수 있다. 심한 치주병 치료 후의 심미수복
- **의치를 이용한 심미치료** 의치를 이용하는 경우 인공 잇몸을 심미적으로 맞추어 기능과 심미 효과를 모두 얻을 수 있다. 의치를 이용한 심미치료

스포츠 치과

스포츠 치과의 가장 중요한 역할은 구강 및 악안면 운동 상해 및 관련 구강증상의 예방이다. 현재 많은 사람들은 다양한 스포츠 활동에 참여하고 있다. 축구, 럭비, 아이스하키, 무술, 농구, 야구와 같이 빠르게 움직이는 접촉 스포츠에서는 치아나 얼굴을 손상시킬 가능성이 있다. 스포츠 치과 진료에는 두 가지 주요 영역이 있다. 첫째는 스포츠 관련 악안면 영역 부상의 예방이고, 둘째는 악안면 부상의 치료이다. 스포츠 중에 발생하는 가장 흔한 치과 부상은 치아 파절 및 탈 스포츠 치과

락이다.

치과 및 얼굴 외상의 경우 대부분 스포츠 관련 부상이다. 전국청소년스포츠재단(National Youth Sports Foundation)에서는 경기가 진행되는 동안 선수가 얼굴이나 입에 부상을 입을 확률이 10%라고 추산하였다. 한 연구에 따르면, 모든 치과 부상 중 13~39%가 스포츠 관련 부상으로, 스포츠 사고 중 11~18%가 상악 얼굴 손상이고, 남성은 여성보다 2배나 많은 외상을 입었으며, 상악 중절치는 가장 흔히 손상이었다. 특히 소아에서는 스포츠 활동이 전체 구강 외상의 13%를 차지한다.

잭슨(Jackson)은 운동분야에서 치과의사와 스포츠계가 상호 작용하는 접근 방식을 제안하였고, 특히 초·중·고등학교 및 전문 팀에 '팀 치과의사'가 필요하다는 점을 강조했다. 또한 파딜라(Padilla)는 치과의사가 운동선수를 돕는 세 가지 주요 방법으로 사전 구강건강검진 실시, 맞춤형 마우스가드 제작, 응급치료 등을 언급했다.

치과의사는 부상을 예방할 뿐만 아니라 건강관리 비용을 줄이기 위해 스포츠 활동을 위한 구강 및 치아 보호장비 사용에 대한 일반대중의 교육에 적극적으로 참여해야 한다.

- **치과의사의 전문적인 책임** 치과의사는 스포츠 치과 관련 문제, 특히 스포츠 관련 안면 외상의 예방과 관련하여 자신과 대중을 교육할 전문적인 책임이 있다. 즉 치과의사는 교육, 예방진료 및 공공봉사 활동을 주도해야 한다.

마우스가드

- **마우스가드** 운동을 즐기는 대중의 10.9%는 일종의 치과적 외상을 경험했고, 12.5%는 응급처치를 위해 치과의사를 찾았다. 그중 34.5%는 빠진 치아를 다시 이식하였고, 25.3%는 소금물 용액에 넣

어 보존한 치아를 이용하여 치아를 유지하였다. 41.1%는 스포츠 연습 중 구강 부상의 가능성을 알았고, 55.4%는 마우스가드에 대해 알고 있었지만 이들 중 11.2%만이 마우스가드를 사용했다. 이는 구강 부상 예방을 위해 마우스가드가 의무화될 필요성을 보여 준다.

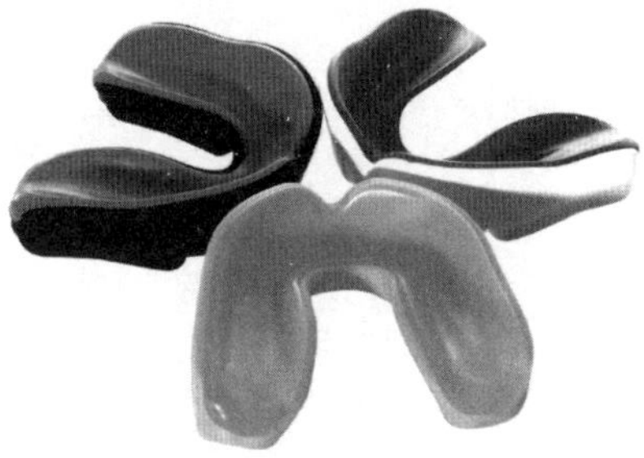

마우스가드

추가 읽기

치아보존학

대한치과보존학회. 《치과보존학: 치아보존수복학》. 서울: 신흥인터내셔날, 2015.

악안면구강외과학

대한구강악안면외과학회. 《구강악안면외과학 교과서》. 서울: 의치학사, 2013.

치열교정학

전국치과대학·치과학전문대학원 치과교정학 교수협의회. 《치과교정학》. 서울: 대한나래출판사, 2014.

공중구강보건학

김종배 등. 《공중구강보건학》. 서울: 고문사, 2016.

치아보철학

전국고정성치과보철교수협의회. 《고정성 치과보철학》. 서울: 덴탈위즈덤, 2014.

치주치료학

전국치주과학교수협의회. 《치주과학》. 서울: 군자출판사, 2015.

소아치과학

대한소아치과학회. 《소아·청소년치과학》. 서울: 덴탈위즈덤, 2014.

구강내과학

김광수 외. 《구강내과학》. 서울: 고문사, 2018.

영상치과학

대한영상치과학교수협의회. 《영상치과학》. 서울: 나래, 2015.

구강병리학

임창윤 외 저. 《필수구강병리학》. 서울: 참윤, 2003.

심미치과학

Dale, Barry G. and K. W. Aschheim. 신동훈 역.《심미치과학(*Esthetic Dentistry*)》. 서울: 국제치의학출판사, 1994.

스포츠 치과학

스포츠 치과학 교재 편찬위원회.《스포츠 치과학》. 서울: 명문출판사, 2018.

15 구강보건용품

잇솔

잇솔은 치아, 잇몸 및 혀를 청소하는 데 사용되는 구강 도구이다. 입안에 도달하기 어려운 부위의 청소를 가능하게 하는 손잡이에 붙어 있는 밀집된 털로 구성되며, 치아에서 세균막과 음식물 찌꺼기를 제거하고 구취를 억제한다. 잇솔은 다양한 질감의 털과 크기 및 형태로 제공된다. 대부분의 치과의사는 치아와 잇몸을 손상시킬 수 있는 단단한 잇솔이나 너무 약해서 잘 닦지 못하는 부드러운 잇솔보다는 중간 정도의 잇솔을 권한다.

치약

치약은 잇솔과 함께 치아의 건강을 유지하기 위해 사용되는데, 페이스트(paste) 또는 젤(gel) 형태이다. 불소 함유 치약은 치아우식증을 예방하는 데 도움이 되는 불소를 치아에 전달하는 역할을 한다. 소금과 베이킹소다는 잇몸질환인 치은염에 효과가 있다. 치약은 불소가 함유되어 있지만, 실수로 소량을 삼킨 경우 해가 되지 않는다. 단, 비정상적으로 많은 양을 삼킨 후에는 치료를 받아야 한다.

이실

이실은 잇솔이 도달할 수 없는 치아 사이에서 음식과 치석을 제거하기 위해 사용되는 얇은 실이다. 치아 사이의 세균막이 치주질환과 치아우식증 같은 구강병의 주요 원인이기 때문에 이러한 상태가 발생하지 않도록 이실 사용이 권장된다. 올바른 이실 사용법을 습득해야 하지만, 현재 구강관리로 이실 사용이 가장 주목을 받고 있다. 미국치과의사회에서는 이실 사용으로 플라크의 80%까지 제거할 수 있다고 보고했다. 그러나 잇솔질만 하는 것보다 이실 사용의 분명한 이점을 찾지 못했다는 리뷰도 등장하고 있다.

치간잇솔

이실 사용이 곤란한 사람은 치간잇솔을 권한다. 손가락 관절 문제 또는 손동작으로 고통받는 사람들은 특히 치아를 청소할 때 이실보다 치간잇솔이 조작하기가 쉽다는 것을 알 수 있다. 치간잇솔은 이실을 사용하기가 어려운 고령자에게도 좋다. 이는 틀니, 브리지, 임플란트, 치열교정 치료 시 및 잇몸 사이의 공간도 깨끗이 해준다.

구강세정제

충치, 잇몸 염증, 입이 마른 경우 치과의사는 특정 유형의 구강세정제를 권장하거나 처방한다. 구강세정제는 입안을 청소하여 미생물을 줄인다. 특히 구강수술이나 치주치료(예: 스케일링 또는 치주소파)에 따라 특별한 구강세정제를 처방할 수 있다. 이 외에도 많은 치료 목적의 구강세정제가 장애로 인해 치아를 닦을 수 없는 사람들에게 권장되고 있다.

잇솔의 대중화

치면세균막 관리는 치은건강을 유지하여 치주질환을 제한하는 가장 중요한 방법이다. 이에는 개인이 일상적으로 스스로 할 수 있는 것과, 치과에서 치과의사 등 구강보건 전문가에게 도움을 받는 것 두 가지 방법이 있다. 그중 대표적인 방법이 잇솔질이고, 이를 위한 기본 도구가 바로 잇솔이다. 잇솔질에서 가장 중요한 것은 잇솔의 선택보다는 잇솔질 시간을 포함한 잇솔질 방법이다.

잇솔(칫솔)

치면세균막 관리 / 잇솔질

가장 기본적인 치면세균막 관리 방법은 잇솔질이다. 잇솔질은 유치가 나기 시작하면서부터 일상적으로 이루어져야 한다. 부모나 보호자는 첫 번째 치아인 젖니(유치)가 나오면서부터 20개의 유치가 다 나는 약 2세까지 치약 없이 아이의 치아를 닦아주어야 하고, 이러한 이닦기는 아이가 스스로 이를 닦을 수 있는 나이인 약 10세 때까지 지속되어야 한다. 즉 부모나 보호자는 아이가 치아를 잘 닦을 수 있도록 약 7세까지 계속해서 자녀의 치아를 닦아주어야 하고, 그 이후부터 약 3년간 이닦는 방법이 완성되는 시기인 약 10세까지 잇솔질을 도와주고 점검해 주어야 한다. 특히 첫 번째 영구치인 어금니가 나타나는 6세 때 이 어금니가 잇솔질 과정에 반드시 포함되도록 한다. 또한 6세에 아래 앞니가 새로 날 때는 첫 번째 영구치인 어금니가 났는지 확인해야 한다. 나이에 따라 치아 수와 종류가 변하므로 잇솔질 기술은 연령대별로 다르게 가르쳐야 한다.

스스로 이닦는 나이

잇솔의 역사

씹는 막대기

잇솔의 전신은 씹는 막대기이다. 씹는 막대기 한쪽에는 잔털이 있고, 다른 한쪽은 이쑤시개로 사용되었다. 최초의 씹는 막대기는 수메르 메소포타미아에서 기원전 3500년경에 발견되었으며, 기원전 3000년경의 이집트 무덤과 기원전 1600년경의 중국 기록에도 언급되어 있다. 그리스인과 로마인은 이쑤시개를 사용했으며, 진나라 무덤에서는 나뭇가지와 같은 이쑤시개가 발굴되었다. 씹는 막대기는 아프리카 지역에서 흔하게 볼 수 있으며, 이슬람 세계에서는 씹는 막대기인 미즈왁(Miswak) 또는 시왁(Siwak)을 사용하는 것이 경건한 행동으로 여겨서 하루에 다섯 번씩 기도하기 전에 사용하였다. 미즈왁은 7세기부터 무슬림들에 의해 사용되어 왔다. 시왁

현대의 잇솔과 비슷한 첫 잇솔은 중국에서 발견되었다. 이는 당나라 시대(619~907년)에 사용된 돼지털로 된 잇솔이었다. 추운 기온으로 더 단단한 강모(剛毛)가 제공되었는데, 강모는 시베리아와 중국 북부에 사는 돼지에서 나온 것이었다. 이 강모를 대나무 또는 뼈로 만든 손잡이에 부착하여 잇솔을 만들었다. 1223년 일본의 선(禪) 학자 도겐 기겐(希玄道元)은 중국의 수도승들이 소뼈 손잡이에 붙인 말 꼬리털로 만든 잇솔로 치아를 닦는 것을 보았다고 기록했다. 강모 잇솔은 중국에서 유럽으로 전파되어 17세기에 유럽에서 정착되었다. 가장 초기에 영어로 '잇솔(toothbrush)'이라는 단어를 사용한 것은 1690년 잇솔을 구입했다고 기록한 우드(Anthony Wood)의 자서전에서이다. 유럽인들은 중국에서 수입된 돼지털 잇솔이 너무 단단하여 말털로 만든 더 부드러운 잇솔을 사용했다. 말이나 멧돼지 털로 만든 잇솔은 20세기 중반까지 중국에서 영국으로 계속 수입되었다.

유럽에서는 1780년에 영국의 아디스(William Addis)가 최초의 대량생산 잇솔을 생산했다. 1770년 아디스는 폭동을 일으켜 감옥에 수감되었는데, 감옥에서 그는 치아에 그을음과 소금을 넣은 헝겊을 사용하는 것이 이닦기에 효과적이지 않아 이를 개선하고자 했다. 그는 음식물에서 얻은 뼈에 작은 구멍을 뚫고 간수에게서 얻은 털을 뼈의 구멍을 통과시켜 뼈대에 묶고 아교로 고정하여 잇솔을 만들어 사용했다. 그는 석방 후 잇솔 제조사업을 시작하여 부자가 되었고, 이 사업은 1996년까지 그의 가족 소유로 남았다. 위스덤 투스브러시(Wisdom 위스덤 투스브러시

Toothbrushes)라는 이름의 이 회사는 현재 영국에서 연간 7천만 개의 잇솔을 생산하고 있다. 1840년까지 이 잇솔은 영국·프랑스·독일·일본 등에서 대량 판매되었다.

잇솔에 대한 최초의 특허는 1857년 미국 왜즈워스(Wadswort)가 취득했지만, 미국에서 잇솔의 대량생산은 1885년까지도 시작되지 않았다. 개선된 디자인에는 구멍이 뚫린 뼈 손잡이가 있었다. 그러나 동물의 털은 잘 건조되지 않아 박테리아를 보유하고 있었고, 잇솔모는 고정틀에서 종종 빠져나갔다. 손잡이는 뼈나 나무 및 상아로 만들어졌다. 미국에서 제2차 세계대전이 끝날 때까지 잇솔질은 일상적 행위가 아니었다. 그러나 제2차 세계대전 중 미국 군인들은 매일 잇솔질을 해야 했다.

매일 잇솔질

1900년대에 서서히 뼈 손잡이를 대체해 셀룰로이드가 이용되었다. 1938년 듀폰(DuPont)이 제조한 나일론 합성섬유가 동물 털을 대체하였는데, 나일론 원사로 만든 최초의 나일론 잇솔은 1938년 2월에 판매되었다. 1954년 스위스에서 우그(Philippe Guy Woog)는 브록소(Broxo S. A.) 사에서 최초의 전동잇솔인 브록소 전동잇솔을 발명하였다. 전동잇솔은 손동작 장애자와 치열교정 환자용으로 고안되어, 1959년 미국 시장에 브록소덴트(Broxodent)라는 상표로 판매되었다. 1960년대 미국 GE도 니켈 카드늄 축전지를 사용하는 휴대용 전동잇솔을 개발하여, 1992년 울트라소넥스(Ultrasonex)라는 상표로 초음파 잇솔을 판매하였다.

브록소덴트

의료용품 회사인 존슨 & 존슨(Johnson & Johnson)이 1977년에 '리치 잇솔'을 출시했고, 다른 회사의 모델들도 곧 뒤를 따랐다. 이들 잇솔들은 이전 디자인보다 더 효과적으로 이를 닦도록 고안된 독특한 디자인을 갖추고 있었다. 21세기에 들어서면서 나일론은 강모에 널

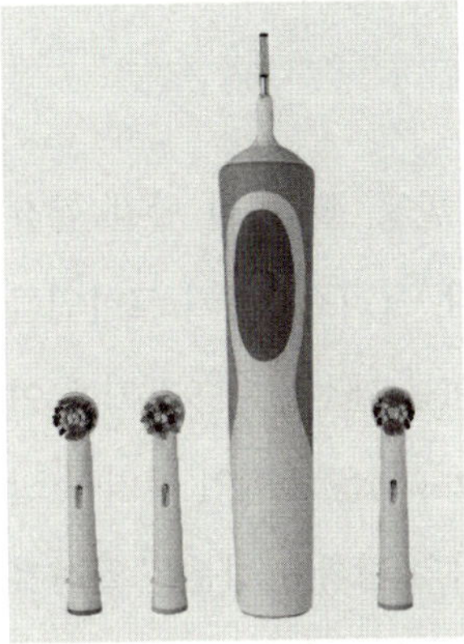

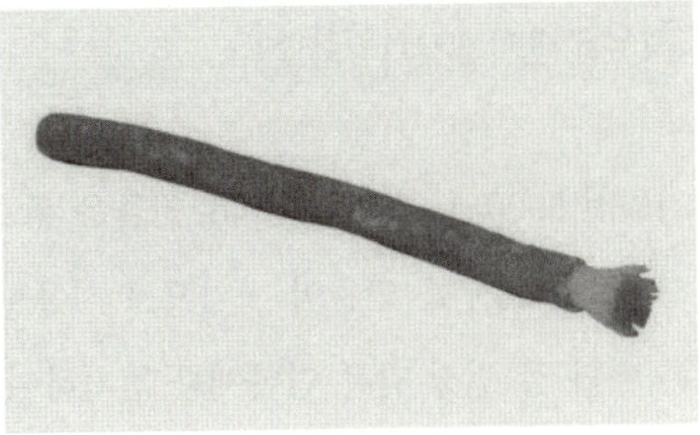

전동잇솔(왼쪽)과 시왁(오른쪽)

리 사용되었고, 손잡이는 일반적으로 열가소성 플라스틱으로 만들어졌다.

2003년 1월 미국인들은 러멜슨-MIT(Lemelson-MIT) 발명지수로 잇솔을 일상생활에 필수적인 최고의 발명품으로 선정하였다. 최고의 발명품

추천 잇솔

치아에서 플라크를 제거하기 위한 간단하고 부드러운 이닦기 기술은 대부분의 사람들에게 효과적이며 배우기도 쉽다. 중간 정도의 질감을 지닌 끝이 둥근 합성 필라멘트 강모로 된 잇솔을 사용하여 부드럽고 꼼꼼하게 이를 닦는 것이 플라크 제거에 효과적이다. 성인 남성의 경우 상악중절치(위 앞니) 2개 크기의 작은 머리에 2줄의 강모가 식립된 205(2줄 5칸) 잇솔이 권장되는데, 작은 머리가 대형 머리보다 구강 뒷면 및 치아 표면에 더 잘 접근할 수 있기 때문이다. 205 잇솔

대부분의 연구에서는 전동잇솔이 수동잇솔과 성능이 같다고 보고하고 있다. 전동잇솔은 표준 전동잇솔, 음파잇솔 또는 초음파 잇솔과 같이 운동속도에 따라 분류할 수 있다.

세치제

치약(세치제)의 발전

기원전 5000년 이래로 이집트인들은 황소 발굽, 몰약, 탄 달걀 껍질, 경석으로 가루를 만들어 치약으로 사용했다. 그리스인들과 로마인들은 뼈와 굴 껍질 같은 연마제를 첨가하여 이를 개선했다. 9세기에 이라크 음악가이자 패션 디자이너인 지르얍(Ziryab)은 스페인 전역에 널리 보급된 일종의 치약을 발명했다. 이 치약의 정확한 성분은 알려져 있지 않지만 기능적이며 맛이 좋았다고 보고되고 있다. 이 초기 치약이 단독으로 사용되었는지, 넝마로 치아에 문질렀는지, 초기 잇솔인 씹는 막대기와 함께 사용되었는지는 알려지지 않았다. 치약이나 분말은 19세기 이르러 일반적으로 사용되었다.

가루치약

가루치약

잇솔과 함께 사용하기 위한 가루치약은 영국에서 19세기에 일반적으로 사용되었다. 대부분은 분필가루, 벽돌가루 또는 소금이 그 재료였다. 1866년 백과사전(Home Encyclopedia)에서는 숯가루을 권장했으며, 상업적으로 많이 판매되는 특허된 가루치약이 좋다고 했다. 암 & 해머(Arm & Hammer) 사는 미국에서 약 2000년까지 베이킹소다 기반 치약을 판매했다.

반죽치약

반죽치약

18세기 미국과 영국에서는 치약 제조에 베이킹소다가 필요했다. 1900년까지는 과산화수소와 베이킹소다로 만든 반죽치약(tooth paste)을 잇솔과 함께 사용하도록 권장되었다. 미리 혼합된 치약은 19세기에 처음 판매되었지만, 제1차 세계대전 때까지는 가루치약의 인기를 능가하지 못했다. 1880년 코네티컷의 뉴런던(New London)에 거주하는 의사 셰필드(Washington Sheffield)가 접을 수 있는 튜브 치약을 제조했는데, 셰필드 크림치약(Dr. Sheffield's Creme Dentifrice)이 그것이다. 화가가 튜브 물감을 사용하는 것에서 아이디어를 얻었다고 한다. 1896년 콜게이트(Colgate)는 이를 모방하여 치약을 접을 수 있는 튜브에 포장하였는데, 이 최초의 접을 수 있는 치약 튜브는 납으로 만들어졌다.

밀러(Willoughby D. Miller)와 함께 젠킨스(Newell Sill Jenkins)는 소독제를 함유한 최초의 치약을 개발하여 '콜리노스(Kolynos)'라고 명명했다. 이 이름은 '질병 예방'을 의미하는 그리스어 콜리오 노소스(Kolyo nosos: κωλύω νόσος)에서 유래한다. 젠킨스는 예일대학교의 셰필드 화학실험실(Sheffield Chemical Laboratory)에서 화학교수 푸테(Harry Ward Foote)와 실험을 계속했다. 17년간 콜리노스의 개선 및 임상시험을 진행한 후, 젠킨스는 아들(Leonard A. Jenkins)에게 회사를 물려주고 은퇴했다. 레오나르드(Leonard)는 1908년 4월 미국시장에서 처음으로 튜브치약을 판매하였고, 몇 년 후 북아메리카·라틴아메리카·유럽 및 극동으로 진출하였다. 1937년 콜리노스는 22개국에서 생산되어 88개국에서 판매되었다. 콜리노스는 아직까지 주로 남아메리카와 헝가리에 널리 퍼져 있다. 콜게이트 팔모리브(Colgate-Palmolive) 사는 1995년에 콜리노스의 미국시장 생산권를 10억 달러에 인수했다.

콜리노스

튜브치약

불소치약

불화물은 1890년대에 처음으로 치약에 첨가되었다. 활성 성분으로 칼슘플루오라이드(calcium fluoride)를 함유한 '타나그라(Tanagra)'는 화학자 데닝거(Albert Deninger)의 초기 작업을 기반으로 독일 브레멘(Bremen)에 있는 퇼러(Karl F. Toellner) 사에 의해 판매되었다.

그러나 미주리주 캔자스시티의 크로스(Roy Cross)가 만든 유사한 발명품은 1937년 미국치과의사회(American Dental Association, ADA)에 의해 최초로 비판을 받았다. 1950년대에 개발된 불소치약(fluoride toothpastes)은 미국치과의사회의 승인을 받았다. 프록 & 갬블(Procter & Gamble) 사에서는 불소치약 개발을 위해 1940년대 초에 연구 프로그램을 시작했다. 1950년 이 회사는 인디애나 대학교의 뮬러(Joseph Muhler) 박사에게 불소가 함유된 새로운 치약을 연구하기 위해 공동연구 프로젝트 팀을 제안했고, 1955년 이 회사의 크레스트(Crest)에서는 임상적으로 입증된 불소 함유 치약을 출시했다. 1960년 8월 미국치과의사회에서는 "크레스트는 우식치아 방지에 효과가 있는 치약을 개발했다"고 보고했다. 불소의 우식예방 기전은 불소가 법랑질의 구강물질인 하이드록시아파타이트(hydroxyapatite)를 화학적으로 불소 아파타이트(fluoro-apatite)로 바꾸어 법랑질의 산에 대한 용해도를 낮추는 것이다.

불소치약

크레스트

2006년 바이오리페어(BioRepair)가 불소의 대안으로 합성 하이드록시아파타이트를 함유한 최초의 치약으로 유럽에 등장했다. 유사 하이드록시아파타이트(biomimetic hydroxyapatite)는 치아 주위에 합성 에나멜의 새로운 층을 만들어 치아를 보호함으로써 우식을 예방하는 것으로 알려져 있다.

치약 성분

치약은 20~42%의 물과 세 가지 주요 성분인 연마제, 불화물 및 세제로 구성된다.

연마제

- **연마제** 연마제는 일반적인 치약의 50% 이상을 구성하는 불용성 입자로 치아에서 플라크를 제거하는 데 도움이 된다. 대표적인 연

마제로는 수산화 알루미늄, 탄산칼슘, 다양한 인산수소칼슘과 실리카 및 제올라이트, 수산화 인회석 등이 있다. 일부 브랜드는 가벼운 연마제 역할을 하는 백색 분말 운모를 함유하고 있으며, 화장용으로는 반짝임을 더한다. 치아 연마는 치아 표면의 얼룩을 없애지만, 플라크 제거 효과 이상으로 치아 건강을 개선하지는 않는다. 치약의 연마 효과는 상대 상아질 마모력(Relative Dentine Abrasivity, RDA) 값으로 표시한다. 너무 높은 RDA 값은 치아에 손상을 주므로, 매일 RDA
사용하는 치약의 RDA 값이 50을 넘지 않도록 해야 한다. 그러나 우리나라에서 현재 판매되는 국산 세치제의 마모력은 대부분 RDA 50 이상이다.

- **불화물** 다양한 형태의 불화물은 충치를 예방하기 위해 치약에서 불화물
가장 널리 사용되는 활성 성분이다. 불화물은 식물, 동물 및 일부 천연 수원에 소량으로 존재한다. 치약의 추가 불화물은 치아 법랑질과 뼈의 형성에 효과가 있다. 불화나트륨(NaF)은 불소의 가장 일반적인 공급원이지만, 불화주석 및 불화인산염도 사용된다. 불화주석은 치아우식증의 발생을 감소시키고 치은염을 조절하는 데 불화나트륨보다 효과적이지만 표면 얼룩이 발생한다. 미국에서 판매되는 많은 치약에는 1,000ppm 정도의 불소가 함유되어 있고, 어린이용 치약에는 500ppm의 불소가 함유되어 있다. 영국 등 유럽 국가에서는 불소 함량이 더 높아 1,450ppm이 일반적이다.
- **세제(계면활성제)** 치약에는 소듐라우릴설페이트(sodium lauryl sulfate) 세제
와 같은 세제가 포함되어 있다. 소듐라우릴설페이트는 샴푸와 같은 다른 제품에서도 발견되는데, 주로 치약의 균일한 분포를 가능하게 하는 거품 작용제이며 치아 표면을 깨끗이 하여 세정 효과를 향상시킨다.

치약의 다른 구성 성분

치약에 포함된 다른 성분에도 불구하고, 최근 메타 분석에 의하면 다른 성분의 유무에 관계없이 잇솔질의 플라크 제거 수준에 영향을 미치지 않는다고 보고되고 있다.

트리클로산

- **항균제** 트리클로산(triclosan)은 영국에서 사용하는 치약의 일반적인 성분이었다. 치약의 유효성분 인이 수돗물 내의 염소와 결합하여 클로로포름을 형성할 수 있다고 보고된 바 있는데, 미국환경보호청(United States Environmental Protection Agency, EPA)은 트리클로산을 인간 발암가능성 물질로 분류했다. 동물실험을 통해 트리클로산이 호르몬 조절을 변형시킬 수 있다는 사실이 밝혀졌으며, 다른 많은 연구 결과 박테리아가 항생제에도 저항할 수 있는 방식으로 트리클로산에 대한 내성을 나타낼 수 있음이 입증되었다. 따라서 최근에는 트리클로산을 치약에 사용하지 않는다.

디에틸렌글리콜

- **디에틸렌글리콜** 감미롭고 맛있지만 독성이 강한 디에틸렌글리콜(diethylene glycol)을 중국제 치약에 포함시켰기 때문에, 2007년 여러 국가에서 중국산 치약 브랜드에 대한 리콜이 있었다. 이후 중국에서는 치약에 디에틸렌글리콜 사용을 금지하였다.
- **미백 치약** 많은 치약은 미백 효과를 내세우고 있는데, 이들 치약 중 일부는 치아표백 젤에서 발견되는 것과 동일한 성분인 과산화물을 함유하고 있다. 치아미백제를 하루에 두세 번 사용할 경우 치아를 희게 보이게 하는 데 일반적으로 2~4주가 소요된다. 미백 치약의 과도한 사용은 치아 법랑질을 손상시킬 수 있다. 미백 공정이 에나멜로 보호된 치아 외층을 약하게 탈회하여 치아의 강도를 영구히 감소시킬 수 있기 때문이다.

치아미백제

• **자연 치약** '메인주의 톰(Tom's of Maine)'과 같은 회사는 자연 치약과 허브 치약을 제조하여 일반 치약에서 흔히 발견되는 인공 성분을 피하고자 하는 소비자들에게 판매하고 있다. 많은 허브 치약에는 불소나 소듐라우릴설페이트가 포함되어 있지 않다. 천연 치약에 함유된 성분은 베이킹소다, 알로에, 유칼립투스 오일, 몰약, 딸기 추출물 등 식물 추출물 및 정유가 포함된다. 그러나 인도 델리연구소(Delhi Institute of Pharmaceutical Sciences and Research)의 연구에 따르면, 인도에서 판매되는 허브 치약의 대부분은 니코틴(nicotine)으로 불량화되었다고 한다. 자연 치약

이실과 사이솔: 잇몸병 예방

문학소설에서 이실 사용에 대한 가장 초기의 묘사 중 하나가 1918~1920년 연재된 제임스 조이스(James Joyce)의 유명한 소설 《율리시스(*Ulysses*)》에서 발견되었지만, 제2차 세계대전 이전에는 이실 사용이 많지 않았다. 의사 바스(Charles B. Bass)는 제2차 세계대전 중 나일론 이실을 개발했다. 나일론 이실은 내마모성이 뛰어나고 길이가 길고 다양한 크기로 생산될 수 있어 실크보다 우수하다.

이실

이실(floss)은 뉴올리언스 출신의 치과의사 팜리(Levi Spear Parmly)가 처음 발명한 것으로 알려져 있다. 1819년 그는 왁스가 먹여진 실크 실을 잇몸과 잇몸 사이로 통과시켜 구강병의 원인인 자극적 물질을 제거할 것을 권고했는데, 그는 이것이 구강건강 관리의 가장 중요한 부 이실 / 팜리

분으로 생각했다. 이실은 코드만 수르트레프트(Codman and Shurtleft) 사가 실로 사용하지 않는 실크 이실을 생산하기 시작한 1882년까지는 상업적으로 사용할 수 없었다. 존슨 & 존슨(Johnson & Johnson) 사는 1898년에 외과수술용 실크 소재로 만든 이실에 대해 최초로 특허를 받았다.

이실 고정기

1935년 도너(F. H. Doner)는 오늘날 '와이(Y)' 자 이실 고정기로 알려져 있는 이실 고정기를 발명했으며, 1963년 커비(James B. Kirby)는 오늘날의 '에프(F)' 자 모양의 이실 고정기를 발명했다. 한편 1972년 카츠(Harry Selig Katz)는 일회용 이실을 제안했다. 1980년대 말 이실은 여러 형태로 대량 판매되었다.

이실의 종류

이실에는 밀납형(waxed), 비밀납형(unwaxed), 단실형(monofilaments) 및 다실형(multifilaments) 등을 포함하여 다양한 형태가 있다. 왁스로 코팅된 밀납형 단실로 만들어진 이실은 치아 사이에서 쉽게 미끄러져 고정성 보철물 사이에 주로 이용되며, 대개 코팅되지 않은 것보다 비싼 편이다.

이실의 가장 중요한 차이점은 두께이다. 연구에 따르면 왁스칠 및 무향료 이실의 효과에는 차이가 없다고 한다. 이실을 선택할 때 고려해야 할 요소에는 치아 사이의 공간과 사용자 선호도가 포함된다. 치과용 테이프는 기존 이실보다 넓고 평평한 이실로, 치아 표면이 더 큰 사람들에게 이 치과용 테이프가 권장된다.

이실 사용법

깨끗한 손으로 약 45cm의 이실을 떼어낸다. 한 손의 가운뎃손가락으

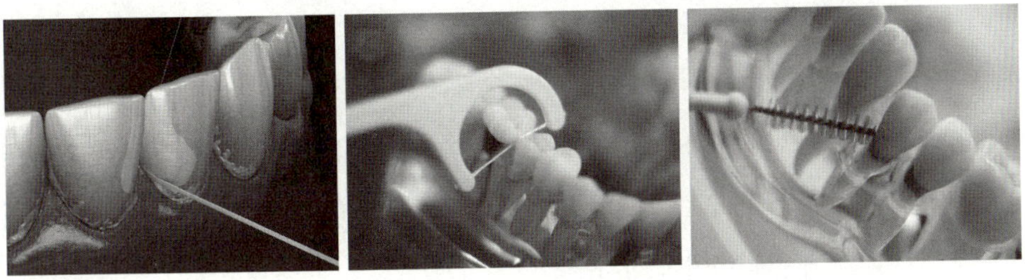

이실과 사이솔

로 이실의 한쪽 끝을 감고, 다른 쪽 끝과 대부분의 이실을 다른 손의 같은 손가락에 감싸고 손 사이에 7~10cm 정도만 남긴다. 실을 감은 한 손가락을 입안에 넣고 치아와 치아 사이에 이실을 부드럽게 쓸어 넣는다. 이실이 잇몸에 도달하면 치아 하나에 대해 '시(C) 자' 모양으로 커브를 만들고 이를 잇몸과 치아 사이의 공간으로 부드럽게 밀어 넣는다. 이실이 치아 측면에 단단히 고정된 상태에서 이실을 위아래로 가볍게 쓸 듯이 닦은 다음 치아 사이에서 이실을 빼낸다. 모든 치아가 깨끗해질 때까지 이 과정을 반복한다. 이실이 닳거나 지저분해지면 한 손에서 사용하지 않은 이실을 풀고 다른 손에 사용된 이실을 감는다. 이실질(flossing) 후 손을 다시 씻는다.

이실 고리

이실 고리(floss threader)는 치열 교정치료나 고정의치 보유 시 치간 및 의치 바닥 청소에 필요한 도구이다. 즉 이실이 씹는 면에서 잇몸 쪽으로 들어가지 못할 때 바늘(threader)을 사용하여 이실을 잇몸 쪽으로 넣을 수 있도록 하는 이실 보조도구이다. 이실 고리

사이솔(치간솔, 치간잇솔)

오늘날 시장에 나와 있는 수많은 치간 세척장치는 환자의 구강건강 관리를 도와준다. 치과전문의는 이러한 장치의 적절한 선택과 사용에 관해 환자 선호도와 치간 세척제품 사용 시 예상 가능성을 고려하여 제시해 주어야 한다.

이상적인 치간 세척장치는 사용자에게 친숙하고, 플라크를 효과적으로 제거하며, 연조직 또는 경화조직에 손상이 없어야 한다. 모든 치간 세척장치가 모든 환자, 모든 유형의 치열 및 치아 사이 공간에 맞는 것은 아니다. 따라서 치과전문의는 환자의 특정 요구에 맞는 최적의 장치를 안내해야 한다. 구강위생을 위해서 치아 사이에 접근할 수 있는 장치를 이용하여 치아와 잇몸 주위를 청소하는 것이 중요하다. 많은 사람들이 치아 사이를 청소하기 위해 이실을 사용하지만, 사이솔이 가장 쉽고 실용적인 대안이라 할 수 있다. 사이솔의 구강청결 효과는 잇솔 단독 사용에서보다 잇솔 동반 사용에서 플라크 제거에 유리한 효과를 보였다. 그러나 잇몸 출혈에서는 유의한 효과 차이가 없었다.

사이솔

사이솔질은 치아 사이의 간격이 좁은 정상적 치은 윤곽을 가진 치아 측면의 청결을 위해 가장 자주 권장되는 청소 방법이다. 유두공간(embrasure space)이라는 용어는 2개의 치아 접촉면 바로 아래에 있는 삼각형 모양 공간의 크기를 말하는데, 이 공간의 크기에 적합한 사이솔을 선택할 때 공간의 청결에 가장 효과적이다.

사이솔 형태

보통 얇고 둥글거나 원뿔 모양의 솔은 철사에 고정된 강모가 있는 작은 머리가 있다. '사이솔(inter-dental brush)'이라는 용어는 꼰 철사(twisted central wire)에 필라멘트가 나선형으로 정렬된 솔에 사용된다. 필라멘트의 길이를 다양하게 하여 원통형·원추형 또는 다른 형태의 사이솔을 만들 수 있다. '인접면 잇솔(interproximal brush)' 또는 '치간 사이솔(mini-inter-dental brush)'이라고도 한다.

일부 사이솔은 손잡이를 짧게 하거나 특수하게 만든 손잡이가 있고, 이 외에도 잇솔과 유사한 손잡이가 있다. 이들 사이솔은 치아 사이에 부드럽게 삽입되도록 설계되었다.

사이솔의 적용

- **손을 잘 못 움직이는 경우** 관절 문제로 고통받는 사람들은 특히 치아를 닦을 때 이실보다 사이솔을 이용하기가 더 쉽다. 사이솔은 이실을 사용하기가 어려운 고령자에게도 좋으며, 틀니나 고정의치, 임플란트, 잇몸 사이의 공간도 깨끗이 해준다.
- **교정치료 중인 경우** 고정된 교정장치를 한 사람들에게는 일반적으로 이실이 가능하지 않지만, 얇은 사이솔를 사용하면 치아 사이 및 장치 모서리 주변의 음식물과 플라크를 제거할 수 있다.
- **치아 사이에 간격이 있는 경우** 치아 사이에 간격이 있거나 치아 표면이 고르지 않은 경우, 또는 잇몸 사이가 벌어져 있으면 틈새를 적절히 채울 수 없는 이실로 적절히 청소하기가 어려울 수 있다. 이러한 경우 사이솔은 음식 찌거기나 플라크를 제거하는 데 보다 효과적이다.
- **이실을 좋아하지 않는 경우** 이실의 느낌이 좋지 않아 이실을 사용하는 것을 편하게 느끼지 않는다면 사이솔이 더 좋은 선택일 수 있다.

사이솔 규격

사이솔 규격

사이솔의 규격은 국제표준규격(ISO) 16409로 표준화되어 있다. 사이솔 크기는 치아 사이의 작은 공간을 나타내는 0에서부터 큰 공간인 8까지의 숫자로 통과 구멍 직경을 구분한다. 이 수치가 솔이 철사를 구부리지 않고 통과하기에 충분한 2개의 치아 사이의 공간에 해당한다. 솔의 색상과 철사 직경은 제작사마다 다르지만, 국제표준규격은 분홍(0.6mm 철사), 주황(0.7), 빨강(0.9), 파랑(1.1), 노랑(1.3), 초록(1.6), 보라(1.9), 회색(2.4), 검정(2.8)이다.

사이솔은 크기가 다르기 때문에 무리하지 않고 치아 사이에 편안하게 맞는 것을 선택한다. 치아 사이의 공간에 따라 사이솔 크기를 다르게 할 수 있다. 사이솔은 여러 번 재사용할 수 있으며, 사용 후에는 일반 잇솔처럼 물로 닦아야 한다. 강모가 없어지거나 철사가 구부러지면 사이솔을 교체한다.

사이솔 규격(ISO 16409)

솔 번호	0	1	2	3	4	5	6	7	8
철사 직경(mm)	≤ 0.6	0.7-0.8	0.9-1.0	1.1-1.2	1.3-1.5	1.6-1.8	1.9-2.3	2.4-2.8	≥ 2.8

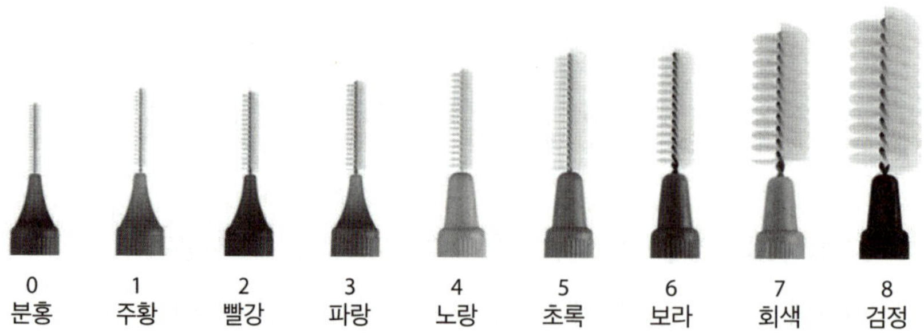

사이솔의 색상

구강세정제의 등장

구강세정제에 대한 최초의 언급은 인도의 전통의학인 아유르베다(Ayurveda)와 《중국 의학(*Chinese Medicine*)》에서 찾아볼 수 있다. 특히 치은염 치료를 위해 구강 양치를 했다는 기원전 2700년경의 보고가 있다. 그리스-로마 시대에 상류계급 사이에서 양치가 일반적으로 이루어졌고, 히포크라테스는 소금과 명반 및 식초를 혼합한 양치액을 권고했다. 1,800년 전 유대인의 탈무드(Talmud)에서는 물과 올리브 오일이 함유된 잇몸병 치료법을 제안하였다.

유럽인들이 아메리카 대륙에 오기 전에, 북미 원주민과 중남미계 문화권에서는 종종 콥티스 트리폴리아(Coptis trifolia)와 같은 식물로 만든 구강세정제를 사용했다. 아즈텍의 치과학은 그 시대 유럽의 치과학보다 더 발전했다. 아메리카 대륙의 사람들은 인후염 치료를 위해 소금물 세정제를 사용했고, 치아와 구강 궤양과 같은 문제들에 대해서는 다른 구강세정제를 사용했다.

17세기의 유명한 현미경 학자 레이우엔훅(Anton van Leeuwenhoek)은 치아에 침착된 생명체를 발견했다. 그는 먼저 델프트(Delft)에 있는 그의 집 옆 수로에서 물속에 있는 생물을 발견했다. 그는 식초 또는 브랜디를 첨가하여 샘플을 실험했으며, 이로 인해 물속에서 유기체가 즉각적으로 고정 또는 사멸한다는 것을 알게 되었다. 그다음 그는 식초 또는 브랜디가 함유된 구강세정제를 사용하여 자신과 다른 사람의 입을 헹구었지만 살아 있는 유기체가 남아 있는 것을 발견했고, 따라서 구강세정제가 플라크 유기체를 죽이기에는 적합하지 않다고 결론을 내렸다.

구강세정제 실험

1892년 독일의 자이퍼트(Richard Seifert)는 드레스덴 박물관의 창

럽자 링그너(Karl August Lingner)가 대량생산하여 판매한 구강세정제인

오돌 '오돌(Odol)'을 발명했다.

20세기 이후 구강세정제에 대한 상업적인 관심이 높아졌고, 몇 가지 새로운 제품은 구취와 싸우는 것 이외에 치아 플라크의 축적 및 치은염의 정도를 줄이는 데 효과가 있다고 주장하였다. 미국에서 구강세정제의 수는 1970년부터 15년 사이에 60여 개 증가했고, 1998년에서 2012년 사이에 100여 개 증가했다.

구강세정제

구강세정제는 구강위생을 촉진하고, 구강불편을 줄이며, 구강조직에 수분을 공급하거나 구취제거를 돕는 데 도움이 되도록 입 전체를 청소하는 액체이다. 20세기 초 구강세정제 '오돌(Odol)'의 제조사인 드레

독일위생박물관 스덴(Dresden)의 링그너는 1912년 독일위생박물관(Deutsches Hygiene Museum)을 창설한다. 그는 이곳에서 편광현미경을 사용하여 구강세정제인 오돌 1 사용 전후의 세균수를 비교하여 대중들의 관심을 끌었고, 이후 많은 오돌을 판매하여 엄청난 부를 쌓았다.

세균 덩어리인 플라크를 조절하는 기본 방법은 잇솔과 이실 및 사이솔을 사용한 물리적 제거이지만, 또 다른 방법으로 양치법이 있

클로르헥시딘 다. 양치액에 포함되어 사용되는 항생제는 클로르헥시딘(chlorhexidine)이 가장 효과적이다. 클로르헥시딘은 치아를 얼룩지게 하고 맛을 손상시키는 경향이 있어 장기간 사용이 금지되어 있다. 항생제를 포함하지 않는 구강세정제는 일반판매품(Over The Counter, OTC)으로 쉽게 구매할 수 있으나, 항생제가 포함된 구강세정제는 처방전을 통해 구입할 수 있다. 구강세정제는 화장품, 치료제 또는 이 둘의 조합으로도 판매되고 있다.

화장용 구강세정제

상업용으로 제공되는 화장용 구강세정제는 구취를 일시적으로 조절 또는 감소시키고, 입을 헹구어 입안의 박테리아를 줄이며, 쾌적하고 상쾌한 맛을 지니도록 도와준다. 일부 구강세정제에는 치아 미백을 돕는 표백제가 들어 있다. 화장용 구강세정제는 알코올이 없어도 사용할 수 있는 것도 있지만, 대부분 알코올을 18~26% 함유하고 있어 일부 알코올성 음료보다도 알코올 함량이 높다. 대부분의 화장용 구강세정제는 쾌적한 맛을 내기 위해 사카린과 같은 향료와 모공을 수축시키는 염화아연을 함유하여 조직과 조직 사이에 딱딱한 보호층을 만든다. 화장용 구강세정제

화장용 구강세정제는 구취를 제거하기보다는 입냄새를 가려주는 것으로, 이 마스킹 효과는 보통 3시간을 넘지 않는다. 구취가 지속되는 경우 구강 감염이나 당뇨병, 호흡기 감염 상태의 징후일 수 있으므로 치과의사나 의사에게 문의해야 한다. 마스킹 효과

치료용 구강세정제

치료용 구강세정제는 다양한 구강 건강상태 및 질병을 예방하거나 치료하는 데 도움이 되는 활성 성분을 함유하고 있다. 미국식품의약국(FDA)에 의해 규제되며 미국치과의사회(ADA)에서 승인한다. 치료용 구강세정제는 대개 치은염 방지, 충치 방지, 구강 내 세균 방지의 범주 중 하나에 해당된다.

- **안티 플라크/ 치은염 방지** 이 유형은 세균성 플라크를 제어하고 잇몸질환의 한 형태인 치은염을 억제한다. 이것들은 테스트를 거친 물질 중 가장 효과적인 플라크 억제제인 클로르헥시딘을 함유하고

있으며, 처방에 의해서만 이용 가능하다. 불쾌한 맛을 가지거나 쓴 뒷맛을 남길 수도 있는데, 알코올이 포함되어 있고 장기 사용 시 세균이 저항성이 생기므로 3주 이하의 단기간 사용을 권장한다. 1960년대 후반 덴마크 로열 치과대학(Royal Dental College)의 교수인 헤롤드 뢰(Harald Loe)는 클로르헥시딘 화합물이 플라크 형성을 감소시킬 수 있음을 입증했다.

해롤드 뢰

- **안티 카리에스/ 충치 방지** 구강세정제에는 불소가 포함되어 있어 치아를 강화하고 부식을 예방할 수 있다. 충치의 위험이 높거나 치열 교정을 하는 경우 치과의사는 매일 구강세정제를 사용하도록 권장한다.
- **항균 및 항생제/ 세균 방지** 이 유형의 구강세정제는 박테리아 수를 감소시키고 잇몸질환을 유발할 수 있는 박테리아 활동을 억제한다. 도포항생제 함유 세정제, 효소 세정제 및 인공타액 등은 처방에 의해 사용할 수 있다.

구강세정제의 효과

미국치과의사회를 포함한 대부분의 치과 조직은 불소용액 양치가 충치를 유발하는 박테리아를 감소시키고, 화장용 구강세정제를 사용하면 몇 시간 동안 숨을 편하게 쉴 수 있다는 데 동의한다. 또한 클로르헥시딘 세정제는 치아에 얼룩이 생기거나 치아를 변색시킬 수 있다는 점에도 동의한다.

치아우식 방지 용액이 충치유발 박테리아 감소에 효과적임은 임상적으로 입증되었지만, 이들이 플라크 제거 및 잇몸질환 감소에 효과적이지 못하다는 사실이 알려졌다. 미국치과의사회는 화장용 구강세정제가 몇 시간 동안 입냄새를 가려주는 것이라는 점을 강조한다.

또한 구강보건 전문가들은 불소 치약이 대부분의 환자에게 충분히 치아우식 방지의 역할을 한다는 점에 동의한다.

이러한 의견에도 불구하고 많은 치과의사들은 환자가 정기적 구강건강 요법의 일부로 구강세정제를 사용하도록 권장한다. 구강 양치는 일상적인 잇솔질과 이실을 보완하기 위한 것이지 대체하기 위한 것은 아니다.

구강세정제의 기타 효과로는 다음과 같은 것들이 있다.

- **구강 내 통증 완화** 통증 완화를 제공하는 세정제는 리도카인, 벤조카인, 부타민, 테트라카인, 하이드로 클로라이드, 염산 다이록닌 또는 페놀과 같은 국소마취제를 함유하고 있다. 구강 내 통증 완화
- **치아 미백** 카바마이드 퍼록사이드(carbamide peroxide) 또는 과산화수소(hydrogen peroxide)가 세정제의 유효성분 중 하나일 때, 가글액은 외인성 얼룩 감소에 기여할 수 있다. 카바마이드 퍼록사이드에 의존하는 제품은 일반적으로 10% 카바마이드 퍼록사이드를 함유하고 있으며, 집에서 사용할 수 있도록 치과의사가 처방할 수 있다. 치아 미백
- **구강건조 완화** 구강건조증(xerostomia)은 구강 점액이 줄어들어 입마름을 느끼는 증상으로, 타액 양의 심한 감소 시에도 나타난다. 타액 부족이 완충능(buffering capacity)의 저하로 인하여 충치의 위험을 증가시키기 때문에 불소 함유 구강세정제가 도움이 될 수 있다. 알코올은 구강건조 가능성이 있기 때문에 알코올이 없는 구강세정제 사용을 권장한다. 구강건조 완화

올바른 세정법

잇솔질, 이실 및 세정의 효과에는 큰 차이가 없다. 하지만 대부분의

사람들은 구강세정제를 사용하기 전에 치아를 닦고 이실을 사용하는 것을 선호한다. 치과의사들은 구강병에 대한 예방효과를 크게 하기 위해 구강 내 양치를 하기 전에 잇솔질, 이실질을 할 것을 추천한다.

구강 양치는 입술을 닫고 얼굴을 약간 앞으로 구부려 치아를 포함한 입 주위로 액체를 모아서 우물거린 후, 턱을 올리고 '아'라고 말하면서 목 부위를 양치한다. 약 30초 동안 하는데, 양치한 후 30분 동안 물로 헹구거나, 먹거나, 담배를 피우지 않는다.

구강세정제의 부작용

구강세정제는 대개 안전하지만 특정 부작용을 유발할 수도 있다. 이들은 처방전 세정제에서 발생할 가능성이 더 높지만, 일반제품에서도 발생할 수 있다. 구강세정제에 부작용이 발생한 경우 즉시 사용을 중지하고 치과의사와 상담한다. 심각한 부작용으로 즉각적인 응급치료가 필요할 수도 있다. 부작용으로는 치아 또는 치과 수복물의 얼룩, 미각의 변화, 치아의 착색, 뺨과 치아 및 잇몸의 불타는 감각, 구강 건조, 구강 및 혀 자극, 무감각 또는 통증, 얼굴이나 목 옆의 땀, 치아의 민감 등이 알려져 있다.

알코올 및 흡연은 두경부암의 위험인자로 알려져 있지만, 아직까지 알코올 함유 구강세정제와 구강암의 관련성은 알려지지 않았다.

구강세정제 금지

대부분의 상업용 구강세정제는 알코올을 함유하고 있어 아이들이 다량으로 삼켰을 때 치명적일 수 있다. 또한 불소화 나트륨 세정제를 과도하게 복용하거나 삼켰을 때 불소 독성을 유발할 수 있다. 아이들은 실수로 구강세정제를 삼킬 수 있으므로 12세 이하의 어린이는 구강세정제를 사용하지 말아야 한다. 알코올이 함유된 구강세정제의 경우 목소리에 문제가 있는 사람, 입안이 건조한 여성, 임신 중인 여성, 도자기 수복물을 가진 개인 및 어린이는 피해야 한다.

구강세정제 금지대상

추가 읽기

잇솔의 대중화

백대일 등.《임상예방치학》. 서울: 고문사, 2011.

Hirschfeld, I. *The Toothbrush: Its Use and Abuse*. Dent Items of Interest Publishing Co., 1939.

치약(세치제)의 발전

백대일 등.《임상예방치학》. 서울: 고문사, 2011.

이실과 사이솔: 잇몸병 예방

백대일 등.《임상예방치학》. 서울: 고문사, 2011.

구강세정제의 등장

백대일 등.《임상예방치학》. 서울: 고문사, 2011.

16 치주병 예방과 관리

잇몸과 잇몸병

잇몸이 팽창 및 출혈하는 증상은 박테리아에 감염된 치은염의 초기 증상이다. 이 증상을 없애기 위해 아무것도 하지 않으면 감염이 퍼져 치아를 지탱하는 턱뼈의 치조골을 파괴할 수 있으며, 결국 치아가 너무 느슨해져서 빠지게 된다. 잇몸

치주 조직은 치조골, 치주인대, 시멘트질 및 치은으로 구성된다. 치주(periodontium)란 'peri(주위)'와 'odont(치아)'의 합성어로 치아 주위 조직을 말한다. 치주염은 치아 주변의 구조물인 치주 조직이 감염된 질병이다. 치주 조직에는 잇몸, 뿌리를 덮는 백악질, 치주인대 및 치조골이 포함된다. 치주질환, 치은염의 가장 초기 단계에서 감염은 잇몸에만 영향을 미치지만, 계속 진행되면 해당 치아 및 인접 치아의 모든 치주 조직이 파괴된다. 치주 치주 조직

잇몸질환은 성인 치아 손실의 주요 원인으로, 보통 통증이 없기 때문에 잇몸질환이 있는지 알지 못할 수 있다. 치주질환은 치아에 끊 잇몸질환

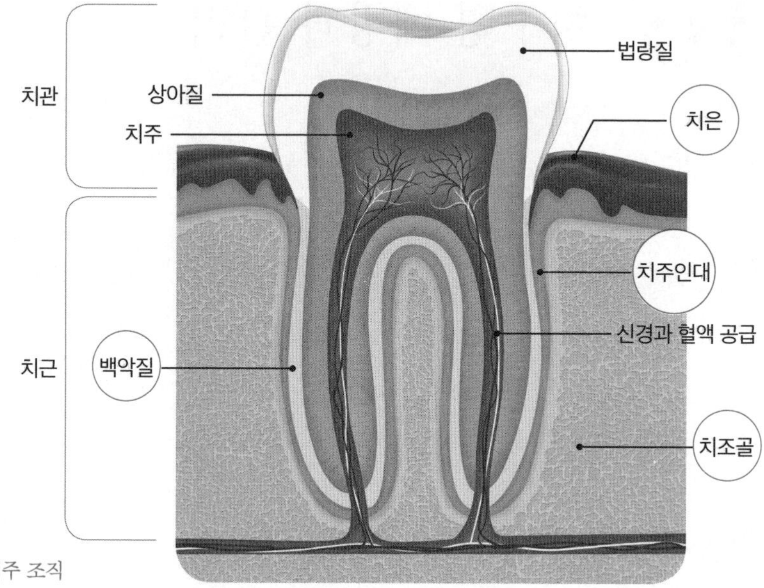

치주 조직

치면세균막

임없이 형성되는 박테리아의 점착성 필름인 치면세균막으로 인해 발생한다고 알려져 왔으나, 최근에는 치면세균막으로 인한 국소적 감염과 전신적 면역 간의 균형 파괴로 인해 치조골이 파괴되는 것으로 인식되고 있다.

치주질환

치주 세균

치주질환은 다세균·다요인 질병으로 치면세균막을 구성하는 복합적 치주 세균에 의해 시작된다. 파괴적인 치주질환은 치아 표면의 박테리아에 의한 감염, 치은 및 치은 아래 환경 및 염증 등에 의해 시작된다. 치주병의 진행은 박테리아 균주의 존재와 병원성뿐만 아니라 전신적 면역력 등의 영향을 받는다. 치주 세균의 대부분은 혐기성 균이지만 호기성 균과 그 수는 환경에 따라 달라진다. 치주 조직에서 일부인 세균종은 공생으로 기회 감염을 유발할 수 있다는 증거가 발견되어 최근 치주질환은 혼합감염으로 인식되고 있다.

수년 동안 과학자들은 치주질환의 원인을 알아내려고 노력해 왔다. 치면세균막에 있는 세균이 주요한 원인으로 받아들여지고 있으나, 잇몸 감염이 전체 건강에 어떤 영향을 미칠 수 있는지도 검토되고 있다. 잇몸질환과 다른 의학적 문제 사이에 어느 정도의 연관성이 존재하는지에 대한 다양한 결과가 제시되고 있으나, 더 많은 연구가 필요하다.

- **죽상동맥경화증 및 심장병** 잇몸질환은 죽상동맥경화증 및 심장병을 일으킬 위험이 있고, 또한 기존의 심장병을 악화시키는 것으로 알려져 있다. 죽상동맥경화증 및 심장병
- **뇌졸중** 잇몸질환은 동맥 폐쇄로 인한 뇌졸중의 위험을 증가시킬 수 있다. 뇌졸중
- **저체중아 및 조기출산** 임신 중에 잇몸질환이 있는 여성의 경우 너무 일찍 출산하는 경향이 있고, 신생아는 저체중아일 가능성이 더 높다. 저체중아 및 조기출산
- **당뇨병** 치주질환이 있는 당뇨병 환자는 건강한 잇몸을 가진 당뇨병 환자보다 혈당조절이 어려울 수 있다. 당뇨병
- **호흡기 질환** 잇몸질환과 관련된 세균은 폐 감염을 유발하거나 기존 폐 상태를 악화시킬 수 있다. 양로원과 같은 기관의 고령자에게 특히 위험한데, 입안의 박테리아가 폐에 도달하여 심한 폐렴을 일으킬 수 있다. 호흡기 질환

다음은 치주질환을 알려주는 몇 가지 경고 신호로, 이는 전신질환의 신호일 수도 있다.

- 쉽게 출혈하는 붉게 부은 잇몸
- 지속되는 구취 또는 나쁜 맛
- 흔들리는 영구 치아
- 씹을 때 통증

치은염

치은염

대부분의 아이들은 치아의 목 부분에서 치은 조직의 염증 징후가 있는 반면, 성인에서는 잇몸질환의 초기 단계가 널리 퍼져 있다. 이 상태를 '치은염'이라고 하는데, 잇몸 여백의 홍조와 붓기, 출혈이 특징이다.

치은염은 만성 및 급성 형태 모두에서 발생한다. 급성 치은염은 보통 특정 감염, 미생물 또는 외상과 관련이 있으며, 만성 치은염은 치아를 둘러싼 잇몸 조직에 부착된 박테리아 세균막인 플라크와 관련이 있다. 치은염은 치아를 둘러싼 잇몸과 뼈조직이 모두 소실되는 만성 치주염의 첫 번째 단계로 간주된다. 이러한 치은염은 잇솔질 및 이실질로 효과적으로 치유될 수 있다.

치주염

치주염

치주질환으로 뼈와 지지 조직이 파괴될 때 이를 '치주염'이라고 하며, 치아와 잇몸 사이에 주머니나 공간이 형성되는 것이 특징이다. 치주염은 많이 진행될수록 만성적 치주 파괴를 일으켜 치아가 흔들리거나 빠지게 될 수 있다. 치주염이 상당히 진행되었을 경우 잇몸이 붓고 아픈 증상을 경험할 수 있는데, 간단한 치과 처치 및 항생제 복용으로 치유될 수 있다.

성인 대다수가 치은염의 영향을 받지만, 치은염이 항상 치주병으로 발전하지는 않는다. 잇몸질환의 진행은 구강위생 및 유전적 소인을 포함하는 다수 요인에 의해 영향을 받는다. 치주질환의 조기 발견이 어려운 것은 통증을 유발하지 않으며 눈에 띄지 않게 진행될 수 있기 때문이다. 초기 단계에서 양치 시 잇몸 출혈이 유일한 징후일 수 있다. 치주염이 진행되면 출혈은 멈추지만 치조골 파괴는 증상 없이 계속될 수 있다. 치주염이 악화되고 치아가 느슨해질 정도로 치조골이 파괴되면 그때서야 증상이 나타나기도 한다. 대부분의 경우 치주염은 치료에 반응하여 염증의 진행을 멈추고 증상이 없어지기도 하지만, 치조골 파괴는 거의 돌이킬 수 없다.

공격적 치주염

치주염은 한국에서 30세 이상 성인의 약 50%에 영향을 미치고 있다고 한다. 치주염은 치아를 지지하는 조직과 뼈의 손실을 가져올 수 있으며, 그 결과 시간이 지남에 따라 치아가 흔들리게 된다. 이것이 성인에서 가장 흔한 치주염 형태이지만, 어느 연령대에서나 발생할 수 있다. 보통 천천히 악화되지만 급속하게 진행될 수도 있다.

공격적 치주염은 건강이 좋지 않은 환자에게 발생하는 치과질환의 매우 파괴적인 형태이다. 일부 치아 또는 전체 치아에서 발생할 수 있으며, 보통 조직 및 뼈의 급속한 손실을 초래한다. 공격적 치주염

현재 공격적 치주염과 전신질환의 연구가 진행 중인데, 일부 연구에서는 당뇨병이나 뇌졸중 같은 전신질환이 심각한 잇몸질환과 관련이 있을 수 있음을 보여 주었다.

치주병 관리

치주병의 원인인 세균은 치아에 형성되는 끈적끈적한 물질, 즉 치면

세균막에 부착되어 있다. 박테리아를 없애기 위해 우리 몸의 면역계 세포는 잇몸, 치주인대 또는 치조골을 손상시키는 물질을 방출한다. 이 물질들은 잇몸이 붓고 출혈하게 하여 치주질환의 가장 초기 단계인 치은염을 일으킨다. 치주염으로 인한 치조골 및 지지 조직의 손상으로 치아가 느슨해질 수 있는데, 이는 치주염이 상당히 진행되었다는 증거이다.

물-실-세-물

'물-실-세-물'을 이용해 매일 잇솔질과 이실질을 하면 치아에서 대부분의 치면세균막을 제거하는 데 도움이 된다. 그러나 잇솔질과 이실질만으로 치면세균막을 완벽하게 관리할 수 없으므로, 치과의사 또는 치과위생사의 도움을 받아 잇솔이나 이실이 닿기 힘든 곳의 치면세균막을 관리할 수 있다. 대부분의 사람들은 1년에 한 번 이상 치과에 가야 하지만, 잇몸질환이 있는 경우 더 자주 방문해야 한다.

건강 이닥기: 물-실-세-물

이닥기는 '물실세물'로…

- 물: 먼저 물로 이를 닦습니다.
- 실: 이실 또는 사이솔로 치아 사이를 닦습니다.
- 세: 세치제(치약)를 콩알만큼 사용해서 이를 닦습니다.
- 물: 다시 물로 이를 닦습니다.

구강관리을 잘 하고 정기적으로 치과를 방문하면 치주질환을 예방할 수 있다. 그러나 구강관리를 잘 하지 못하거나 치과 방문을 건너뛰면 치아에 치면세균막이 남게 되고, 결국 치면세균막이 잇몸 아래로 퍼진다. 잇몸 아래까지 잇솔이 도달할 수 없기 때문에 박테리아가 생존한다. 치면세균막을 제거하지 않으면 박테리아가 계속 증식하여 잇몸 염증이 악화될 수 있다. 잇몸 아래에 치면세균막이 모여서 굳어진 치석이 쌓이면 잇몸에 염증이 생기고, 잇몸이 부풀어 오르면 치아에서 분리된다. 이 과정은 치아와 잇몸 사이에 '주머니'를 형성하고, 박테리아는 주머니에서 빠르게 자라 추가로 잇몸 아래 치면세균막을 계속 증식시킨다. 이 경우 치료를 받지 않으면 치주인대와 치조골이 파괴되는 치주염이 발생할 수 있다.

치면세균막

치주염의 위험요인

다음과 같은 여러 원인으로 인해 치주염이 발생할 수 있다.

- **유전자** 어떤 사람들은 유전자 때문에 치주질환에 걸릴 가능성이 더 크다. 그러나 치주질환에 걸리기 쉬운 유전자를 가진 환자도 구강관리를 통해 질병을 예방하거나 통제할 수 있다. 유전자
- **흡연** 흡연은 치주질환의 위험을 증가시킨다. 흡연 양이 많거나 장기화될수록 위험이 높아진다. 치주질환이 있으면 흡연으로 인해 상태가 더욱 빠르게 악화된다. 흡연은 또한 치료된 치주염이 재발되는 주된 이유이기도 하다. 흡연자는 잇몸질환을 있으면 더 깊은 치주낭을 만들며, 병이 악화되면서 뼈를 더 많이 잃을 수도 있다. 잇몸건강에 영향을 미치는 다른 여러 요인과 달리 흡연은 개인의 통제가 중요하다. 금연은 치주질환을 억제하는 데 중요한 역할을 한다. 흡연
- **잘못 배열된 치열와 불량 보철물** 치아를 청소하기가 어려운 경우 치과의사와 상의하여 치아를 깨끗이 하는 최상의 방법을 찾는다. 예를 들어, 특별한 도구와 이실을 사용하여 보철물 주변과 잘못 배열된 과밀치 주변을 청소할 수 있다. 과밀하거나 치아 배열에 문제가 있는 경우 치열교정술을 선택할 수 있다. 이는 외모뿐만 아니라 치주염 예방에도 효과적이다. 잘못 배열된 치열와 불량 보철물
- **이갈이 습관** 이갈이 습관이 치주질환을 바로 일으키지는 않지만, 잇몸 염증이 있다면 심한 질병으로 이어질 수 있다. 이갈이 습관은 치아에 과도한 힘을 가하고 치주인대와 뼈의 파열을 가속화시킨다. 많은 경우 휴식을 취함으로써 이갈이를 멈추게 할 수 있지만, 이러한 노력이 효과가 없다면 교합 가드, 야간 가드, 또는 바이트 가드로 이갈이를 줄일 수 있다. 이갈이 습관

스트레스

- **스트레스** 스트레스는 치주질환을 악화시키고 치료하기 더 어렵게 한다. 스트레스는 몸의 면역체계를 약화시키고, 몸이 치주염을 포함하여 감염을 퇴치하는 것을 어렵게 한다.

호르몬의 변화

- **호르몬의 변화** 호르몬 수치가 변할 때마다 입안에 변화가 생길 수 있다. 사춘기와 임신은 일시적으로 잇몸질환의 위험과 증상을 악화시킬 수 있다.

의약품

- **의약품** 여러 종류의 의약품이 구강건조증을 유발할 수 있다. 여기에는 우울증과 고혈압을 위한 특정 약물이 포함된다. 타액이 충분치 않다면 치면세균막이 형성되기 쉽고, 이것은 충치와 잇몸병으로 이어질 수 있다. 이에 해당하는 의약품은 다음과 같다.
  - 발작을 조절하는 데 사용되는 페니토인(phenytoin)
  - 장기를 이식받은 사람들의 면역체계를 억제하는 데 사용되는 사이클로스포린(cyclosporine)
  - 고혈압, 흉통(협심증) 또는 심장 부정맥을 치료하는 데 사용되는 니페디펜(nifedipine) 및 기타 칼슘 채널 차단제

질병

- **질병** 특정 질병이 있는 사람은 치주질환이 발생할 위험이 더 크다. 예를 들어, 당뇨병이 있는 사람은 당뇨병이 없는 사람보다 치주염에 걸릴 확률이 높다. 치주질환 위험을 증가시키는 질병에는 류머티즘성 관절염 및 인간면역결핍바이러스(HIV) 감염과 같은 염증성 질환이 포함된다. 이 질병 중 하나가 있으면 치주질환 관리가 어려워질 수 있다. 따라서 이러한 문제를 잘 알고 있는 치과의사 또는 의사에게 구강건강 유지 방법에 대해 도움을 받아야 한다.

영양 결핍

- **영양 결핍** 영양은 건강한 잇몸과 입 외에도 면역체계를 포함하여 전반적인 건강에 중요하다. 비타민 C, D 등의 심각한 결핍은 치주염과 연관이 있다.

구강건강은 전신건강의 일부로 구강건강 없는 건강은 있을 수 없다. 건강한 치주관리 방법 중 하나는 치주건강의 상태와 위험요인을 평가하는 것이다. 이는 정기적인 치주검진이 매우 중요한 이유이기도 하다. 치주건강이 악화되는 것을 방지하는 데는 주기적으로 치주 상태를 관리하여 위험요인을 평가 및 관리하고, 증상이 있기 전 위험을 파악하는 조기 진단이 필수적이다. 정기적인 치주검진

잇몸병과 세균

치주병은 치주 주머니에 서식하는 특정 치주 병균과 관련된 염증성·파괴성 질환이다. 치주질환은 치아를 지탱하는 치주 조직의 손상을 가져와 개인의 삶의 질에 영향을 미친다. 치주질환은 영양부족, 사회적·재정적 문제 등 다요인 질환이지만, 특정 그람 음성균이 치주염의 시작과 진행에 중요한 역할을 한다.

치주병의 시작은 병원성 세균종의 집락(colony)이다. 다음 단계는 치주 조직으로의 병원성 박테리아 침입, 박테리아의 숙주 세포와의 상호 작용이며, 이는 직·간접적으로 치주 조직의 분해를 일으켜 조직 파괴를 초래한다. 세균종

1998년 소크란스키(Sigmund Socransky)는 치주염의 시작과 진행에 관여하는 세균종을 분류했다. 그는 색으로 여러 그룹의 박테리아들을 분류했는데, 이는 세균의 병원성 및 치주염 정도에 따라 치면세균막에서의 분포에 근거한 것이었다. 그중 빨간색 집단은 치주염이 가장 심한 세균 그룹으로 포사이시아(*T. forsythia*), 진지발리스(*P. gingivalis*), 덴티콜라(*T. denticola*)가 이에 해당된다. 소크란스키

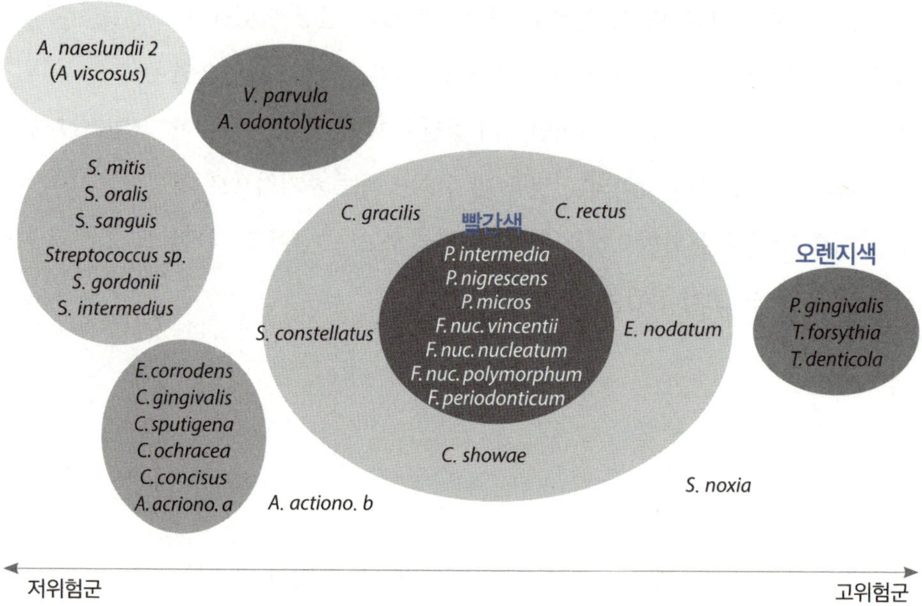

소크란스키의 치주 세균 분류

출처: Socransky(1998).

빨간색 집단

빨간색 집단의 종은 포켓 깊이와 밀접한 관계를 보였다. 모든 종을 가지고 있지 않은 사이트는 평균 포켓 깊이가 가장 낮았으며, 3개를 모두 보유한 사이트는 가장 깊게 나타났다. 빨간색 집단은 치주 진단에서 가장 의미있는 세균 집단으로 임상 변수와 밀접한 관계를 보였다.

오렌지색 집단

오렌지색 집단은 렉투스(*C. rectus*), 뉴클레아툼(*F. nucleatum*), 미크로스(*P. micros*), 인터미디아(*P. intermedia*) 등으로, 이 집단은 빨간색 집단과 밀접하게 관련되어 나타났다. 오렌지색 집단의 모든 종도 증가하는 포켓 깊이와 유의한 관련성을 보였다. 한편 전신 투여된 메트로니다졸(metronidazole)을 포함하는 치료는 이들 종의 수준을 감소시키고 치주 상태를 개선시켰다.

세균 연구법

그동안 세균에 관한 연구는 배양법이나 면역학적 방법 등을 이용하여 이루어졌는데, 이들 방법은 종종 어렵거나 비경제적이고 민감도가 낮으며 간혹 불가능하여, 특히 스피로헤타 같은 세균은 몇 종을 제외하고는 치주염과 관련된 연구가 극히 미미하였다. 구강 스피로헤타인 덴티콜라(*T. denticola*)는 치주염에서 많이 관찰되며, 치주염 치료 후 예후를 판단하는 근거로 이용할 수 있다는 보고도 있다.

차세대 시퀀싱(Next Generation Sequencing, NGS) 접근법은 16S rRNA를 사용하여 복잡한 표본 또는 전사체에서 대량 세균을 DNA 단편으로 고도로 신속하게 분석한다. 치주 미생물에 관한 차세대 시퀀싱 연구에 따르면, 최근까지 인식되었던 구강 미생물이 600종을 넘어 약 1,000종 이상 존재하고, 미생물들은 이전에 생각했던 것보다 더 다양성과 이질성을 가지고 있음을 알 수 있었다. 또한 일부 차세대 시퀀싱 연구에서는 빨간색 클러스터에 속하지 않는 몇 가지 새로운 치주병 세균을 반복적으로 제안했다.

차세대 시퀀싱

치주병 세균의 조건

소크란스키와 하파제(Haffajee)가 제안한 기준에 따르면, 치주 미생물이 잠재적 치주병 세균으로 간주되는 다섯 가지 조건으로 ① 질병의 정도에 따라 그 수가 증가하고, ② 치료와 치유를 통해 그 수가 감소하거나 제거되어야 하며, ③ 치주 조직을 파괴할 수 있어야 하고, ④ 실험동물 모델에서 이 원인으로 치주병이 발생되어야 하며, ⑤ 치주염를 일으키는 것으로 알려진 병독성 인자를 생산해야 한다는 내용이 있다.

치주병 세균 조건

이 조건들을 충족한 세균들은 진지발리스(*P. gingivalis*), 덴티콜라(*T.*

denticola), 포사이시아(*T. forsythia*), 악티노마이세템코미탄스(*A. actinomycetemcomitans*), 뉴클레아툼(*F. nucleatum*), 인터메디아(*P. intermedia*), 렉투수(*C. rectus*), 미구로스(*P. migros*), 코로덴스(*E. corrodens*) 등으로 추정된다

치주염 시작의 필수 요인

필요 요인

치주병 세균의 존재는 현재 충분 요인이 아닌 필요 요인으로 간주된다. 치주염의 시작을 위한 필수 요인은 ① 전신건강 악화와 면역력 저하, ② 치주병 세균의 존재, ③ 유익한 세균의 부재 등이다.

현재 유익한 미생물의 역할에 대하여 집중적으로 논의되고 있다. 대항적(antagonistic) 유익 세균은 상호작용을 통해 병원성 종을 억제한다. 일례로, 생귀스(*S. sanguis*)는 수소를 생산하고, 수소의 직접 또는 숙주 효소의 과산화물 증폭은 악티노마이세텀코미탄스(*A. actinomycetemcomitans*)를 죽일 수 있다고 보고되었다.

병원성 잠재력

- **병원성 잠재력** 치주 병원성 잠재력을 실현하기 위해 세균종은 치은하방(subgingival) 영역을 장악해야 한다. 그래야 직접적으로 독성 요소인 효소 및 독소를, 또한 간접적으로 항원 및 활성제를 생산하여 치주 조직을 손상하는 파괴적 염증반응을 일으킨다. 박테리아의 독성 역량은 세포 접착을 위한 스트렙틴(streptin), 핌브리에(fimbriae) 및 소포(vesicle) 등 특정 요인의 생산에 달려 있다. 치주 조직에 직접적인 손상을 주는 요인들은 프로테아제(protease), 미생물에 의해 생성된 인산 분해효소, 지방 및 유기산, 그리고 이뮤노글로불린(immunoglobulins, IgG와 A), 콘드로이틴 설파타제(chondroitin sulfatase) 및 독성 등이다. 특히 독성은 내독소, 류코톡신(leukotoxin), 박테리아 세포단백질(mucopeptides), 황화수소(H_2S) 같은 신진대사의 최종 생성물,

염증반응

암모니아, 인돌 등과 관계가 있다. 세균막 내 박테리아 효소 활동 검사인 바나(BANA) 가수분해 검사는 단백질 분해 활성으로 이루어진다. 진지발리스, 덴티콜라, 포사이시아는 이 검사에 양성이다.

- **이동성** 이동성은 특정 치주염의 필수 독성 요소이다. 박테리아는 상피를 침범할 수 있고, 스피로케츠(*spirochetes*)는 결합 조직에 침입한다. 이들은 ① 상피에 침입하고(진지발리스(*P. gingivalis*), 포사이시아(*T. forsythia*), 악티노마이세템코미탄스(*A. actinomycetemcomitans*), 뉴클레아툼(*F. nucleatum*), 인터메디아(*P. intermedia*)), ② 콜라겐 I형과 IV형의 기저막에 침범하며(진지발리스(*P. gingivalis*), 뉴클레아툼(*F. nucleatum*)), ③ 결합 조직의 깊은 층으로 침입한다(스피로케츠(*spirochetes*), 셀레노모나스(*selenomonas*), 캄프로박터(*campylobacter*) 등).

이동성 / 필수독성 요소

- **혐기성 및 저산소성** 치면세균막의 세균은 그람 양성균에 비해 상대적으로 그람 음성균이 세균막 형성 과정에서 지배적이다. 초기 단계 세균막에 모인 연쇄구균(*streptococci*)과 방선균(*actinomycetes*)은 산소를 소비하여 세균막 환경의 산소 포텐셜을 감소시키고 혐기성 종의 성장을 촉진한다. 따라서 성숙한 플라크를 지배하는 병원성 박테리아는 혐기성 및 저산소성이다.

혐기성 및 저산소성

그람 음성균

세균의 상호관계

세균의 상호관계

성숙한 세균막에서는 세균의 상호관계가 나타나고, 이는 세균 및 전체 세균막의 독성에 영향을 줄 수 있다. 이 양상은 양성과 음성으로 대별되는데, 양성은 공생(symbiosis)으로 상호주의(mutualism), 상승작용(symergism), 공존(commensalism)의 3개 유형이다. 상호주의 박테리아 종(*P. gingivalis*와 *T. denticola*, *T. forsythia*와 *F. nucleatum*)들은 상호 공존하며, 상승작용 병원성 종(*P. gingivalis*와 *F. nucleatum*)의 병적 파괴력은 개별들

치주질환 관련 세균

치은염	*Actinomyces, Streptococcus species*
치주염	*P. gingivalis, T. forsythia, P. intermedia, C. rectus, E. corrodens, F. nucleatum, A. actinomycetemcomitans, P. micros, T. denticola, Eubacterium* spp.
임플란트염	*P. gingivalis, P. intermedia, C. rectus*

의 합계보다 강하다. 공생은 세균과의 상호작용으로 두 종(*P. gingivalis*와 *C. rectus*) 중 하나가 주로 나타나다. 세균 간의 음성적인 상호작용은 길항작용(antagonism: *S. sanguis* 및 *A. actinomycetemcomitans*)과 경쟁관계(competative relation: *P. gingivalis*와 Grampositive *A. viscosus, A. naeslundii, A. israelii, S. mutans, S. mitis*)이다.

많은 실험연구를 통해 치주염의 발생과 진행이 추가 플라크 축적보다는 세균막의 미생물 조성 변화와 관련될 수 있다는 점을 알 수 있다. 사람들은 장시간 안정된 치은 병소를 지니고 있지만 일부만이 치주염으로 이행되는데, 이는 치면세균막 내 박테리아 조성이 치주염 세균으로 변한 것으로 추정된다.

면역과 잇몸병

치은염과 치주염

면역반응

치은염과 치주염은 변연 치은에서의 바이오필름 형성 후에 나타나는 면역반응에 의한 것이다. 치은염에는 선천면역이, 치주염으로의 진행에는 적응면역이 크게 기여한다.

선천면역

선천면역 계통은 계통발생학적으로 적응면역 계통보다 먼저 출현했으며, 모든 다세포 동물에서 나타난다. 이는 세균이 체내에 들어오는 '감염'에 대한 초기 면역을 담당한다. 신체는 외부 감염의 위협을 받으면 수초 내에 반응할 수 있는데, 감염 미생물에 즉각 반응할 수 있는 세포 및 분자들이 그 역할을 담당하고 있다. 주로 감염에 대한 장벽 역할을 하는 상피와 순환계통 및 조직의 세포들과 일부 혈장 단백질로 이루어진다. 여기에 속하는 세포로는 중성구, 단핵구(큰 포식세포), 가지세포(수지상 세포) 등이 있다. 이들 세포 표면에는 다양한 수용기들이 있으며, 그에 따라 침입자들에 대해 반응하고 이용할 전달 통로가 결정된다. 선천면역

선천면역 세포들의 주된 역할 중 하나는 활성화된 후 분비하는 다양한 분자들에 의하여 결정된다. 선천면역 세포들은 침입자들이 들어온 위치로 이동하여 도착 즉시 공격할 준비를 갖춘다. 대다수의 선천면역 세포들은 감염원을 해치울 수 있는 다양한 효소나 항세균 펩티드, 활성산소를 지니고 있다. 이들은 숙주에도 상당히 해를 미칠 수 있기 때문에 개개 세포의 세포 자멸자나 항산화 물질, 항염 물질에 의해서 조절되어야 한다. 이런 감염에 대응하는 신체의 면역적 변화를 '염증'이라고 하는데, 인간의 선천면역력은 일반적 감염을 초기 염증상태로 대응하여 건강을 회복하는 데 충분하다. 염증

적응면역(획득면역)

선천면역으로 감염이 해결이 되지 않으면 이를 해결하기 위해 적응면역이 필요하다. 적응면역은 항원의 자극에 따라 일어나는 숙주 방어의 유형으로 미생물 침입자에 적응했다는 것을 의미한다. 적응면 적응면역

특이면역 / 획득면역

역은 '특이면역' 또는 '획득면역'이라고도 불린다. 선천면역 이후에 나타나는 적응면역은 감염원인 항원에 특이한 항체를 생산하는 T 림프구 및 B 림프구의 활동으로 시작된다. 아울러 선천면역 세포들이 만드는 여러 분자들이 적응면역의 종류와 강도, 기간 등을 조절한다. 적응면역 계통의 주된 세포는 T 림프구의 T 세포와 B 림프구의 B 세포인데, T세포가 세포매개면역, B 세포가 체액면역에 작용한다. T 림프구와 B 림프구는 기능적으로 다양하게 분화할 수 있다.

세포매개면역 / 체액면역

면역과 치주질환

사이토카인 / MMP

파지(Page) 등은 치주질환의 진행은 치주병 세균의 존재, 높은 수준의 염증 전구 사이토카인, 기질파괴효소(Matrix MetalloProteinase, MMP) 및 프로스토그란딘(PGE2), 낮은 수준의 인터루킨(IL-10) 등 여러 요인들이 복합적으로 작용하면서 일어난다고 주장하였다. 이들은 사이토카인의 균형에 의해 조직 파괴가 일어날 것인지 혹은 항상성이 유지될 것인지 결정된다고 하였다.

구강 세균총과 선천면역

선천면역

치아 주위 조직을 비롯한 인체의 여러 부위에는 매우 다양한 세균들로 구성된 세균총이 존재하고, 이러한 세균총은 조직과 직접 접촉해 매우 긴밀한 관계를 유지하고 있다. 인간은 오랜 기간 동안 미생물과 끊임없이 접촉함으로써 병원성 숙주로서 역할을 하였고, 그 결과 거의 모든 인간의 세포들은 미생물의 침입에 대하여 반응을 보이게 되었다. 즉 국소적 방어기전을 작동하고 면역계의 특정 세포들을 모집하여 활성화시킴으로써 신체를 병원성 미생물들의 위협으로부터 방어하게 되었다. 특히 1차 면역의 중요한 요소인 선천성 면역

반응(innate response) 체계가 세균총 접촉에 가장 큰 영향을 받았을 것으로 보인다.

이러한 숙주의 선천성 면역반응의 진화 중심에는 세포 표면 수용체로서 세균의 세포벽 성분으로부터 세균 유전자에 이르는 여러 세균 구성체인 리간드(patterned microbial ligand)들을 인식하는 톨라이크 세포수용체(Toll-Like cell surface Receptor, TLR)가 있다. 병원성 미생물의 독특한 분자 형태를 구별할 수 있는 이 수용체의 협력적 특성을 통하여 선천성 면역세포들은 여러 종류의 병원성 미생물들을 초기 감염 수준에서 식별할 수 있다. 대식 백혈구와 사이토카인은 구강 감염에서 중요한 역할을 하는 선천면역 요소로 잘 알려져 있다. 특히 염증 전구 사이토카인들은 뼈의 흡수와 같은 조직 파괴를 활성화한다. TLR

지질다당(lipopolysaccharide, LPS)은 그람 음성 세균 세포벽 성분으로 여러 선천성 숙주 방어 단백질이 인식하는 중요한 구조로 독성이 있어, 숙주가 이를 통해 세균 감염을 감지하게 한다. LPS는 많은 병원성 세균에 존재하는 구조로 인체의 세포벽 구조와 달라 숙주 방어 단백질이 안전하게 반응하는 것이 가능하기 때문에 이상적인 표적이다. 그러나 서로 다른 세균종들 간의 LPS는 구조적인 차이가 크기 때문에 이는 숙주 반응에 큰 영향을 줄 수 있다. 성인 치주염에 있어서는 진지발리스(*P. gingivalis*)의 LPS 독소가 중요한 역할을 하는 것으로 알려져 있다. 진지발리스 독소는 아주 예외적인 숙주 반응을 일으킨다. 인간 단핵구 세포는 이 독소에 대한 반응으로 여러 가지 염증성 매개물질을 분비하지만, 혈관 내피 세포는 이에 반응을 보이지 않는다. LPS 단핵구

치주염과 획득면역

병원체와 숙주 면역반응의 상호작용은 복합적 과정으로, 치주낭 치주낭

내에서 서식하면서 치주 조직을 침입하는 병원균들의 공격에 대응하는 획득면역 반응(acquired immune response)에 의해 긴밀하게 조절되고 있다. 치주질환이 치면세균막 내 세균에 대한 염증성 반응이라는 것은 일반적으로 인정되고 있다. 그러나 치주질환의 진행 결과는 감염에 대한 환자의 선천적 면역력에 의해 결정된다. 즉 치주염의 치조골 파괴력은 염증반응의 양상에 달려 있다.

획득면역

세균 부산물들은 치은 상피와 반응하여 치주세포에서 부착 분자(adhesion molecule)와 염증전 사이토카인 등을 생산한다. 이들에 영향을 받은 상피 기저부의 혈관들은 투과성이 증가하고 부착 분자를 발현하며, 화학 유인 물질(chemoattractant)이 치은 조직으로 백혈구를 유도한다. 특히 호중구(neutrophil)는 치은의 접합 상피(junctional epithelium)를 통해 이동하여 치은열구(gingival crevice) 내로 나온다. 그러나 계속되는 세균의 존재는 결체조직 내에서 주로 림프구(T 세포)와 대식세포의 염증반응을 일으킨다. 이러게 염증반응으로 인한 면역세포의 증가는 결체조직의 손실, 치주인대 및 뼈의 흡수와 같은 치주 조직 파괴에 기여하게 된다.

염증반응

치주질환에 취약한 사람은 이러한 면역반응에도 불구하고 미생물의 도전을 억제시키지 못하여 염증반응의 성질이 B 세포나 혈장세포(plasma cell) 면역으로 변화하게 된다. 이는 보호 항체(protective antibody)를 생산하여 감염의 억제를 시도하지만, 결국 비보호적 항체를 생산하여 치주 결체조직을 파괴하고 나아가 치조골을 파괴한다. 치주 상피세포, 내피세포 및 섬유아세포들은 세균, LPS 독성, 인터루킨 등 염증 사이토카인과 같은 인자에 반응하여 치주 조직 파괴에 참여한다. 섬유아세포는 정상적으로는 몇 가지 콜라겐을 생산하지만, 치주염에서는 콜라겐의 발현이 억제되고 기질파괴효소(MMP)가 활성화되

보호 항체

콜라겐

기질파괴효소

어 세포 기질이 파괴됨으로써 염증성 세포가 증가될 수 있게 한다.

노화와 면역계통의 변화

노화에 따라 면역계통 전반에 걸쳐 변화가 나타나며, 이는 선천면역과 적응면역 모두 영향을 받는다.

선천면역에 있어서는 작용하는 모든 세포들이 그 기능이나 구성에 변화가 발생한다. 건강한 상태의 노화에서도 중성구와 단핵구, 세포 독성 모두에 변화가 나타난다. 면역반응이 숙주에 해를 끼치지 않을 수 있도록 하는 조절기능이 떨어지며, 지속적으로 염증성 분자들이 생산되고 그에 따라 조직손상이 나타난다. 비감염 상태에서도 세포가 계속 활성화되어 있으면 면역반응이 지속되는 악순환이 지속된다. 특정한 감염으로 이에 따른 반응이 필요할 시기에도 더 이상 제대로 대처하지 못하고 비특이적 염증반응만 강화될 수 있어 부적절한 반응이 증가한다.

적응면역은 흉선의 기능 감소에 따라 T 세포의 구성에 차이가 나타난다. 새로운 감염에 보다 취약해지며, 백신의 효과와 감염원에 대한 기억도 떨어진다. 다양한 선천면역 및 적응면역의 변화에 따라 약한 만성염증 반응이 지속적으로 나타나고, 새로운 감염이나 암과 같은 내인성 조직손상에 대한 적절한 반응력이 감소하며, 그 결과 과거에 획득한 면역력도 감소하게 된다. 흉선의 기능 감소

노화에 따른 치주 조직의 변화

노화에 따라 치주 조직에서도 다양한 변화가 나타난다. 상피가 얇아지고 각화층도 감소한다. 면역세포뿐 아니라 섬유아세포 등의 수도 줄어들고, 그에 따라 콜라겐 등의 단백질 합성도 줄어든다. 치주인

대 세포와 골아세포의 수도 줄어들어 치주 조직의 재생도 힘들어진다. 노화만으로 건강한 고령자에게 중증의 치주염이 발생하지는 않으나, 앞에서 언급한 다양한 변화를 통해 골소실이 증가할 수 있다. 따라서 치주 조직의 유지 및 관리에 보다 주의를 기울여야 하며, 치료 시 일반적인 경우보다 치유가 쉽지 않다는 점을 염두에 두어야 한다.

숙주 면역성의 변화

과거에는 노년층에서 나타나는 치주질환도 염증의 축적으로 여겨 노화 자체에 의한 변화를 고려하지 않았다. 그러나 현재는 연령 증가에 따른 숙주 면역성의 변화가 노년층의 면역기능과 염증반응에 영향을 주며, 그에 따라 치주염이 발생하거나 더 심해질 수 있다는 점이 논의되고 있다.

잇몸병 관리

치주질환 진행

치주질환의 진행 과정

입안에서 치면세균막은 어떻게 확인할 수 있을까? 원칙적으로 세균막의 제거는 치과의사가 행하는 치주질환 치료의 전부라고 해도 과언이 아니다. 치면세균막은 치아와 비슷한 색깔을 가지고 있어 맨눈으로는 감별하기 어렵기 때문에 착색제나 빛을 사용하여 그 존재를 확인한다. 치면세균막은 화학적으로는 매우 안정된 피막으로, 세정제는 어느 정도 두께의 치면세균막에는 거의 작용을 하지 못하므로 잇솔질이나 이실질 등 기계적 방법으로 이 피막을 깨뜨려야 제거된다.

치석

치면세균막이 제거되지 않으면 단단하게 되어 치석(calculus)이 된다. 치면세균막이 치은 표면에 부착되어 잇몸에 염증이 생겨 치은염이 된다. 치은염이 생기면 이를 닦을 때 잇몸에서 피가 나고, 심해지면 잇몸이 부으며 잇몸과 치아의 부착 부분이 떨어지게 된다. 치아와 잇몸 사이 틈이 점점 깊어지면 치주낭(gingival pocket)이라는 주머니가 생기는데, 치주낭은 병적 세균이 서식하기 좋은 장소로 일반인들은 세균성 치면세균막을 제거하기 어렵다. 치주낭 안에는 사람 피의 혈장과 비슷한 풍부한 단백질이 있어 산소를 싫어하는 혐기성 세균이 잘 증식한다.

치주낭

치주낭이 깊어지면 염증과 혐기성 세균이 증식하는데, 이 세균이 생성하는 독성 물질로 인해 치주인대가 파괴되고 치조골도 파괴되어 치주염이 된다. 이러한 과정이 반복적으로 진행되어 치주낭은 인접 조직으로 확산하여 깊어지고 세균이 증가되어 치주염이 더욱 심해진다. 치아를 싸고 있는 치조골이 계속 파괴되면 치아는 흔들리다가 결국 빠지게 된다.

치주질환의 자가진단

치주질환 자가진단

치주염은 전형적인 만성질환으로 상당한 시간을 거쳐 서서히 진행되며, 자각증상이 미약하여 질환 초기에 발견하기 어렵다. 그러나 주의를 하면 조기에도 발견할 수 있는데, 치주질환이 의심되는 열 가지 증상은 다음과 같다.

열 가지 증상

1. 잇솔질이나 이실질 할 때 잇몸에서 피가 나거나 피가 일주일 이상 묻어 나온다.
2. 입안에서 냄새가 나고 텁텁한 느낌이 있다.
3. 찬 것을 비롯한 특정 음식 섭취 시 치아가 매우 시리다.
4. 잇몸이 아프거나 간지럽거나 둔한 압박통을 느낀다.
5. 치아와 잇몸 사이에 고름 같은 노란 부착물들이 보인다.

6. 잇몸이 자주 붓는다.
7. 잇몸이 내려앉아 있고 치아가 전에 비해 길게 보인다.
8. 치아 사이에 없었던 틈이 생긴다.
9. 딱딱한 음식을 씹을 때 아파서 씹기 불편하다.
10. 치아가 흔들린다.

이러한 증상을 느낀다면 이미 치주질환이 생긴 것이다. 따라서 치과에서 잇몸 상태에 대한 검사 및 방사선 사진 검사를 하고, 치과의사에게 잇몸이 파괴된 정도를 확인한 후 치료를 받아야 한다.

치주질환의 치료

치면세균막

치주질환의 치료에는 원인 제거가 가장 중요하다. 입속에는 여러 세균들이 살고 있으며 이들이 치면세균막을 이루게 된다. 치면세균막은 치아 주위에서 하얗거나 노란 침착물로 보이는데, 이것은 세균 덩어리로 치주질환의 주 원인이다. 치면세균막이 석회화되어 돌처럼 딱딱해진 것이 치석이다. 잇몸이 붓고 피가 나며 치아가 흔들리고 아픈 것은 치면세균막(플라크)과 치석으로 인한 치주 염증의 결과로 우리 몸이 이 염증에 반응한 것이다.

스케일링

치주질환으로 치과에 내원했을 때 치과의사가 가장 먼저 하는 일은 스케일링(치석제거술)을 통한 원인 세균의 제거이다. 스케일링은 치주질환의 원인인 치면세균막과 치석을 제거하는 치료이다.

스케일링으로 제거되지 않는 치면세균막이나 치석을 제거하려면 잇몸 소파술이라는 간단한 잇몸수술을 해야 한다. 치조골이 심하게 흡수된 경우에도 잇몸수술을 하는데, 이때 뼈를 이식하기도 한다. 이식하는 골의 종류는 환자 자신의 골(자가골)을 사용할 수도 있고, 다른 동물의 뼈에게 가져온 이종골이나 인공적 합성골 등을 사용할 수도 있다. 그러나 잇몸수술의 가장 큰 목적은 치주질환의 원인인 세균 제거 및 세균 증식 방지에 있다.

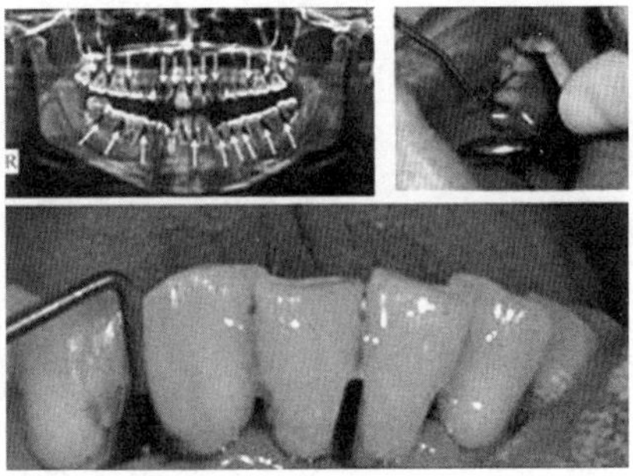

치주질환 진단법(X선 촬영, 직접 확인 및 치주낭 깊이 측정)
자료: 저자 제공.

치과에서 이루어지는 치주질환 치료는 환자가 치주 조직 관리를 잘 할 수 있는 환경을 만들어 주는 것이다. 무엇보다 환자가 올바른 잇솔질과 이실질을 통해 평소에 치면세균막 관리를 잘 하도록 해야 한다. 치면세균막 관리는 치주 진료의 가장 기본으로, 치주질환을 환자 스스로 예방할 수 있는 유일하고 가장 경제적인 방법이다.

특히 치주질환 환자의 경우 치아와 치아 사이에 있는 치면세균막의 제거가 보통의 잇솔질과 이실질로는 불가능하기 때문에 치간잇솔(사이솔)이 필요하다. 따라서 치주환자는 양치질 시 항상 꼼꼼하고 정확한 잇솔질, 이실질과 함께 치간잇솔을 사용해야 한다. 치주질환의 치료는 "환자 스스로 치면세균막 관리를 완성하도록 하는 것"이라고 할 수 있다.

- **잇솔** 잇솔은 구강 내 모든 부위에 도달해 효과적으로 치면세균막을 제거할 수 있어야 한다. 한국인 남성에게 적합한 잇솔 규격은 2줄이 앞니 2개에 들어갈 수 있는 크기인 6칸인 206호 잇솔로 손잡이는 반듯한 것이다. 여성에게는 205호 잇솔이, 어린이에게는 204호 잇솔이 추천된다.
- **이실** 이실은 치아 사이의 치면세균막을 제거해 주는 아주 유용한 도구이다. 이실을 45cm 정도 자른 후 양손의 가운뎃손가락에 두세

번 감고 엄지와 검지로 이실을 팽팽하게 당겨 치아 사이에 넣고 치아 옆으로 밀어넣은 후, 위아래로 움직이며 플라크를 제거한다.(386-387쪽 '이실 사용법' 참고)

치간잇솔

- **치간잇솔(사이솔)** 잇솔로 닦여지지 않는 큰 치아 사이 공간이 있는 인접 치면의 치면세균막을 관리하기 위하여 사용한다. 손잡이부와 강모부로 되어 있는 치간잇솔을 꺾어서 강모가 손잡이로부터 직각을 이루게 하고, 안정감을 위하여 치아와 턱 또는 뺨에 새끼손가락으로 고정한 뒤, 치간잇솔을 치아 사이에 수직으로 삽입하여 앞뒤로 닦는다.
- **구강세정제** 치과에서는 치주질환의 원인균에 대해 항균성이 있는 클로르헥시딘(chlorhexidine)을 추천한다. 이것은 잇솔질을 대신하여 사용하는 것이 아니라 정확한 잇솔질과 함께 보조적으로 사용한다. 클로르헥시딘을 1주일 이상 사용하면 구강세균이 저항성을 갖게 되므로 1주 사용 후 1주는 사용하지 않아야 한다. 즉 1개월에 2주만 사용한다.

심한 치주염

잇몸치료로 치아를 살릴 수 없는 경우에도 남은 치아를 위해 잇몸치료는 꼭 받아야 한다. 치아가 발거된 부분에 치아를 해넣는 방법은 발거된 치아의 수, 인접 치아의 건강도, 잔존 치조골의 양과 질 등에 따라 달라지는데, 크게는 고정성 보철, 가철성 틀니, 인공치아 식립(임플란트) 등이 있다.

김씨(Kim's) 법: 물-실-세-물

김씨(Kim's) 법: 물-실-세-물

좋은 잇솔질 방법으로 '김씨(Kim's) 법: 물-실-세-물'을 소개한다.

- **물** 우선 잇솔질을 물로만 한다.
- **실** 이실질과 사이솔질을 한다.
- **세** 잇솔 끝에 치약을 콩알만큼 묻혀서 전체 치아와 잇몸에 바르듯 닦는다.
- **물** 마지막으로 잇솔질을 물로만 한다.

입안 가장 후방 부위의 치아에서부터 부드러운 잇솔의 머리를 2개의 치아를 덮게 씹는 면과 평행하게 놓은 후, 솔을 치아와 치아 사이로 넣는다. 그 상태에서 잇솔에 힘을 주어 진동 압력으로 솔이 치아와 치아 사이에 들어가게 한다. 이때 혀로 솔이 입안으로 들어와 있음을 느껴야 한다. 그리고 잇솔을 씹는 면으로 회전시킨다. 이를 반복하여 전체 치아를 닦는다. 이렇게 하면 치주염을 예방하고 치주건강을 증진시킬 수 있다.

치주염의 조기진단

현재 세계적 표준 치주염 진단법은 치과의사가 직접 환자의 치주 출혈을 확인하거나 치주탐침으로 치주낭을 찔러서 치주 조직의 파괴 정도로 진단하는 방법이다. 치주탐침

치과의사들은 길고 가느다란 바늘(치주탐침)로 염증 주머니(치주낭) 깊이를 측정하는 방법으로 임상검사를 시행하지만, 환자의 정신적·신체적 고통과 통증이 발생하고 바늘이 염증을 확산시킬 수 있다는 단점이 있다.

치주질환 추가검사 방법은 치과의사가 환자의 치주 조직에 대해 방사선 영상 분석을 하는 방법으로, 이미 치조골이 파괴된 치주염만 진단할 수 있다. 치과의사의 육안 진료는 객관성이 부족하며, 심하게

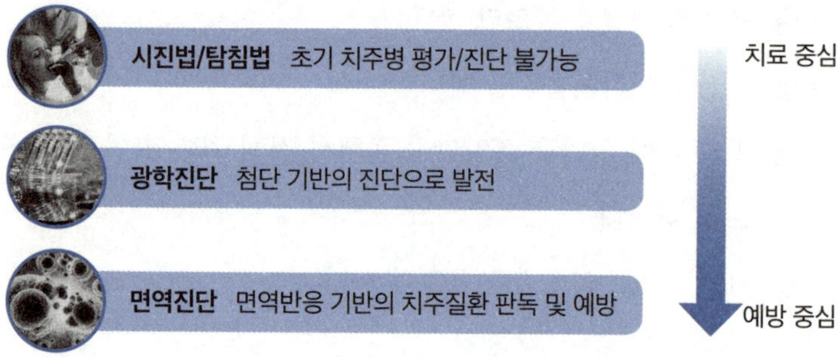

치과학 패러다임의 변화 및 치주질환의 조기진단
출처: 저자 작성.

염증이 생기거나 환자의 심한 통증을 통해 치주염 진단의 문제를 해결할 수 있는 것이 현실적인 한계이다.

이와 같은 경험적 진단법으로는 질환의 예후 및 위험도 예측이 어렵고, 질환의 조기 감지 및 판단이 불가능하다.

타액

치은열구액

치주질환의 예방을 위해서는 증상이 있기 전에 치주염의 위험을 조기에 평가하여 관리하는 방법이 필요하다. 자가진단법으로는 타액(침)을 이용하는 방법이 있는데, 자가 평가 시 치주염 위험이 발견되면 치과에서 치은열구액(Gingival Crevicular Fluid, GCF)으로 정밀 평가하여 치주염 위험을 관리하는 방법이 검토되고 있다.

치은열구액의 중요성

치주 조직의 결합 조직에는 많은 혈관이 분포하여 치주 감염 시 혈액의 분자 및 세포 구성요소가 치아 주위 조직으로 이동하는 것을 촉진한다. 치아와 잇몸 사이의 틈인 잇몸열구는 치은열구액에 목욕하듯이 잠겨 있다. 치은열구액은 대부분 혈액의 유출액으로 면역반응의 모든 핵심 분자인 보체 성분과 항체, 세포인 호중구 및 형질 세포 등을 함유하고 있다.

치은열구액은 치은에서 채취할 수 있는 염증성 유출액으로, 이 액체의 생화학적 분석은 치주질환에서 숙주반응을 평가하는 비침습적 수단이 될 수 있다. 치주질환의 진행 과정은 열구액의 성분에 의해 측정되거나 평가될 수 있다. 박테리아, 효소, 박테리아 분해산물, 결합조직 분해산물, 숙주 매개체 효소, 염증 매개체, 세포 외 기질 단백질 등은 치주염의 경우 정상보다 더 높은 수준으로 검출될 수 있다.

치은열구액은 또한 국소/전신적으로 유래된 바이오마커를 포함하는 시료로서 분석 가치가 크다. 치주질환의 분석에 있어 타액보다 더 큰 연관성을 가지고 치주 조직의 염증, 면역반응을 지시하는 분자, 세포를 검출할 수 있다. 치은열구액 바이오마커

치은열구액은 치주 조직의 염증현상을 반영하는 염증성 유출액이기 때문에 치은열구액 마커들로 치주염 진행을 예측하거나 진단할 수 있다. 아미타제(Armitage) 등은 65개의 치은열구액 마커들을 ① 신체가 생산한 효소와 억제자, ② 염증 매개물질과 신체반응 변경자, ③ 세포 파괴로 인한 생산 물질 등 세 집단으로 분류하였다. 이 중 신체가 생산한 효소와 억제자가 가장 유력한 마커로 예상된다.

타액의 중요성

치주염은 치주 감염과 신체 면역 간의 균형 파괴로 발생하기 때문에, 타액은 국소적·전신적으로 유래된 다양한 바이오마커를 포함하는 시료로서 가치가 크다. 단백질은 치주염 판별력이 우수하여 유전자 발현이나 미생물의 발현보다 치주염 예후 평가에 타당하다. 타액은 혈액 및 치은열구액의 혼합물로 진단능력이 우수하며 수집이 용이하고 간편하여 자가 치주염 진단에 아주 유용하다. 타액 바이오마커

치주염과 타액 생체표지자

진단용 바이오마커

타액은 침샘에서 분비되며 구강건강 유지에 중요한 역할을 한다. 타액은 비침습적이며 수집이 용이하여 쉽게 접근할 수 있는데, 치은열구액처럼 국지적으로 생산된 미생물 및 숙주반응 매개체를 포함하고 있다. 타액은 치주염을 검사하고 치료에 대한 반응을 평가하는 데 유용하다. 따라서 치주염의 잠재적 진단용 바이오마커로 타액 내 신체가 생산한 단백질을 이용한다.

MMP

호중구는 치주병 세균에 대한 숙주방어에 중요한 세포로 호중구 과립은 가수분해와 중성효소를 함유하고 있다. 락토페린(lactoferrin), 기질파괴 효소(Matrix Metallo-Proteinase, MMP) 등은 호중구의 과립에 저장된다. 라이소자임(lysozyme)과 락토페린 같은 호중구 단백질은 치주염에서 증가한다.

치주 위험요인 관리법

치주건강 유지

치주건강 유지(Periodontal Maintenance, PM)는 미국치주과학학회에서 발간한《치주과학 용어집》에서 "치주 환자가 구강건강을 유지할 수 있도록 돕기 위해 일정한 간격으로 수행된 절차"로 정의된다. 여기에는 의과 및 치과 기록, 방사선 사진 검토, 외과 및 구강 연조직·경조직 검사, 치주 평가, 세균 군집 제거, 치석 제거, 환자의 치면세균막 관리 능력에 대한 검토 등이 포함된다. 이 모든 과정은 치주건강 관리 및 치주질환 치료의 일환이며, 이를 종합하여 주기적 치주관리기간이 설정된다. 정기적 치주관리는 치주질환을 예방하고 치주건강을 유지시켜 치아손실을 줄인다.

주기적 치주관리 기간

OHI

악셀손(Axelsson) 등은 구강위생지표(Oral Hygiene Index, OHI) 연구 이후 치석제거술을 일 년에 4회 시행할 것을 추천하였다. 그러나 경험적으로 치과의사들은 치주관리주기를 6개월로 정하고 있다. 사이함(Sheiham)은 치주관리주기 6개월에 대해 의문을 가졌는데, 그는 임상 부착 소실(clinical attachment loss)의 위험이 고정되어 있지 않으므로 치주 유지·관리를 위한 연 2회 치과 방문은 절대적인 것은 아니며, 이는 개인에 따라 다르다고 하였다.

치주염 위험이 높은 환자를 확인하기 위해서는 치주염 위험 기반 모델의 활용이 중요하다. 파제(Page) 등은 치주위험 계산법(Periodontal Risk Calculator, PRC)을 소개하였는데, 이는 수식에 기반하여 다양한 위험에 상대적 가중치를 할당하고 계산하여 개인의 치주염 발생 가능성을 평가한 것이다. 랑(Lang)과 토네티(Tonetti)는 다른 도구인 치주위험 평가(Periodontal Risk Assessment, PRA)를 제안하였다. 이는 각 개인의 알려진 위험요소와 지표를 사용하여 치과의사가 관리주기를 결정하도록 한 것이다. 이 방법들은 기존의 경험적 밥법보다 환자중심적 관리주기를 제시한다.

치주염 위험

관리주기

치주건강 유지를 위한 관리주기에는 다양한 의견이 있으나, 최근 치주염 위험요인 관리법에서는 3~6개월, 6~9개월, 9~18개월 등을 위험요인의 정도에 따라 선택하고 있다.

치주염 위험요인 관리법

치주염은 치면세균막 및 치석에서 발견되는 세균에 의해 발생하며, 이들은 주로 그람 음성균으로 추정되는 병원균으로 확인된다. 치주질환은 치은 출혈 및 부종으로 시작되는 치은염과 치주인대와 치조골의 파괴를 나타내는 치주염을 말한다.

치주염에 걸릴 위험이 높은 요인은 심혈관 질환 등 전신질환의 위험요인과 유사하다. 치주염 및 전신질환에 의해 공유되는 요인 및

치주염과 전신질환의 위험요인

위험요인	치주염	심혈관 질환	뇌졸중	암
흡연	○	○	○	○
음주	○	○	○	○
비만	○	○	○	○
고혈당	○	○	○	○
운동	○	○	○	○
지질이상	○	○	○	
고혈압	○	○	○	

치주염 위험요인 관리법

위험요인(15개)	치은 출혈, 치아 흔들림, 치은 붓기, 치주 통증, 흡연, 과음, 비만, 당뇨, 고혈압, 심장질환, 고지혈증, 유전 요인, 사이솔 사용 안 함, 잇솔질 3회 미만, 운동 안 함
저위험(0-2개) / 중위험(2-4개) / 고위험(5개 이상)	

주기적 치과진료 흐름도

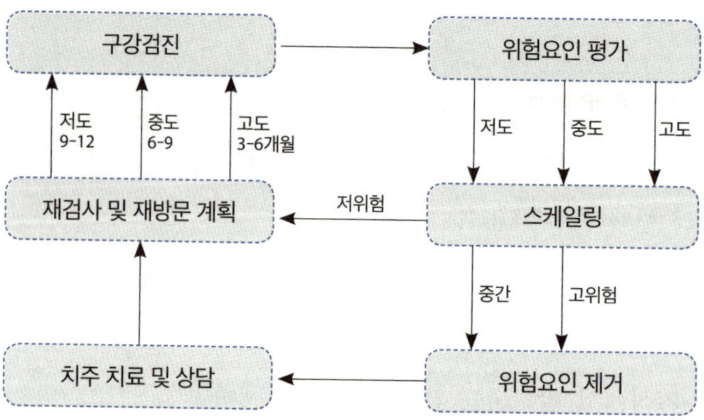

치주염 위험도에 따른 치주건강관리

지표에는 흡연, 스트레스, 노화, 인종, 민족, 성별 등이 있다. 치주염과 심혈관 질환, 비만 및 골다공증에 의해 공유되는 유전적 요인이 존재할 가능성이 있으나, 아직 확정적 근거를 제공하는 연구는 이루어지지 않았다.

치주질환 예방법

금연	
전신건강	• 당뇨, 비만, 고혈압, 고지혈증, 골다공증 등 관리 • 운동, 체중조절
스트레스 제거	
잇솔질 등 치면세균막 제거	
스케일링 및 정기적 치과 방문	
좋은 식이습관	• 항산화제(채소, 과일, 어패류 등) 복용 • 비타민 D, 칼슘 섭취

치주염 위험요인 관리법을 살펴보면, 위험요인의 정도에 따라 치주질환 위험을 저도·중도·고도의 3단계로 평가하고, 관리주기는 고도에서 3~6개월, 중도에서 6~9개월, 저도에서 9~12개월로 한다. 일반적으로 전신요인 관련 위험요인을 변화시키는 것은 용이하지 않으나, 치은 출혈이나 부종 등 치은염 관련 요인은 치석 제거나 잇솔질 등을 통한 치면세균막 관리로 변화시킬 수 있고, 흡연과 음주 및 비만 등은 적극적인 노력으로 제거해야 한다.

추가 읽기

잇몸과 잇몸병

Han DH, Kim MS, Shin HS, Park KP, and Kim HD. "Association Between Periodontitis and Salivary Nitric Oxide Metabolites Among Community Elderly Koreans." *J Periodontol.* Jun 2013; 84(6): 776-784.

Han DH, Shin HS, Paek D, and Kim HD. "Gingival Crevicular Fluid Levels of Matrix Metalloproteinases Cross-sectionally Related to Periodontitis and Metabolic Syndrome in Community Koreans." *J Clin Periodontol.* Dec 2012; 39(12): 1125-1131.

Kumar, G. S. and S. N. Bhaskar. *Orban's Oral Histology and Embryology*. New Delhi: Elsevier, 2012. Print.

잇몸병과 세균

대한구강생물학회 옮김. 《치의학을 위한 미생물학》. 서울: 법문사, 2004.

Socransky, S., A. Haffajee, M. Cugini, C. Smith, and R. L. Kent. "Microbial Complexes in Subgingival Plaque." *Journal of Clinical Periodontology*. 1998; 25: 134-144.

면역과 잇몸병

고영경. 〈노화에 따른 면역기능의 변화와 치주질환〉. 《치주신보》. March 23, 2015.

김각균. 《최신면역학입문》. 서울: 법문사, 2005.

전국치주과학교수협의회. 《치주과학》. 서울: 군자출판사, 2015.

잇몸병 관리

Armitage, G. C. "Analysis of Gingival Crevice Fluid and Risk of Progression of Periodontitis." *Periodontology* 2000, 2004; 34: 109-119.

Han DH, Shin HS, Paek D, and Kim HD. "Gingival Crevicular Fluid Levels of Matrix Metalloproteinases Cross-sectionally Related to Periodontitis and Metabolic Syndrome in Community Koreans." *J Clin Periodontol.* Dec 2012; 39(12): 1125-1131.

Kim HD, Shin MS, Kim HT, Kim MS, and Ahn YB. "Incipient Periodontitis and Salivary Molecules among Korean Adults: Association and Screening Ability." *J Clin Periodontol.* 2016; 43: 1032-1040.

17 타액 진단과 건강

타액이 진단검사 목적으로 혈청의 대안으로 등장하고 있다. 타액은 구강 내 물질뿐 아니라 혈청으로부터 유래된 생물학적 표지자를 함유하고 있으며, 전신적 질환을 진단하는 데 유용함이 밝혀졌다. 타액은 검체를 얻는 데 비침습적일 뿐 아니라, 간단한 훈련으로도 기술을 익힐 수 있으므로 환자가 가정에서 스스로 선별검사(screening test)를 할 수 있다. 타액 분석은 대중을 대상으로 선별적 접근을 하는 데 있어서도 비용-효과 면에서 유리하므로 혈액 채취가 어렵거나 협조가 불가능한 환자에서 좋은 대안이 될 수 있다.

타액 진단

선별검사

타액은 완충능이 있는데, 이는 주로 산(acid)에 대한 것으로 염기(alkali)에 대한 완충능도 존재한다. 타액의 산에 대한 완충능으로 인해 세균이 생성한 산에 의한 치아 경조직 질환인 충치나 세균이 생성하지 않은 산에 의해 치아 경조직이 파괴되는 치아부식증을 조절 또는 예방할 수 있다. 또한 타액은 세균을 하나의 덩어리로 만드는 능력이 있는데, 세균이 이러한 응집에 의해 소화기관 속으로 빠르게 들어갈 수 있고 항균작용도 할 수 있다. 또한 타액 내 세균을 활용하여 구강

완충능

치아부식증

및 신체의 감염성 질환을 진단할 수 있다.

타액은 체내 수분 평형을 유지하는 역할도 한다. 하루 1L의 침을 삼키는 것으로 생체의 수분 균형이 유지되며, 또한 타액 분비량이 감소하는 당뇨나 면역질환 등을 진단할 수 있다.

인간면역결핍 바이러스

여러 연구들을 검토한 결과, 타액의 진단적 유용성이 상당히 높은 것으로 확인되었다. 간염과 인간면역결핍바이러스(HIV)와 같은 바이러스 감염증에 대한 면역반응의 관찰로 HIV 감염자, 보균자, 면역환자를 찾아낼 수 있다. 그러나 일부 표지자에서는 혈청에 비하여 타액에서는 신뢰성이 떨어지는 것으로 나타났다. 이러한 한계에도 불구하고 진단적 목적의 타액에 대한 연구와 사용은 급격히 증가하고 있다. HIV 진단검사법은 이미 상업적으로 시판되어 선별검사 및 임상에서 널리 사용되고 있다.

타액검사

타액 검사법은 많은 잠재적 장점으로 인해 침습적이고 비경제적일 뿐 아니라 소모적이면서 복잡한 방법을 대체할 수단으로 높이 평가되고 있다. 타액검사가 기존의 진단검사를 대체하기 위해서는 향후 더 많은 연구를 통하여 특정 질환의 진단 기준에 맞는 표지자의 타당성 및 재현성을 향상시키는 노력이 필요하다.

진단 검체로서 타액의 용도는 점차 증가할 것이 확실시되므로 향후 타액는 구강질환과 전신질환의 진단과 진료 시 예후에서 더 많은 역할을 하게 될 것이다. 타액 내 생체지표를 확인하고 측정하는 기술의 발달은 인터넷 기술과의 융합을 통하여 쉽게 특정 질환을 진단하는 데 사용될 수 있어, 궁극적으로 인간의 수명 연장과 삶의 질 향상에 크게 기여할 수 있다. 더불어 소아·청소년에서도 타액을 검체로 사용하여 치아우식이나 치주질환 등을 조기에 진단할 수 있다면, 정상적인 성장발달과 함께 전신이상이나 국소적 질환 등을 조기에 발견하고 부작용을 완화시킴으로써 건강한 성인으로 성장하는 데 큰 도움이 될 것이다.

타액과 혈액, 소변

정상적인 타액 분비량은 개인적인 차이는 있으나 하루 평균 0.6~1L 이다. 타액 분비량은 남녀 간에 큰 차이는 없으나, 남성보다 여성의 분비량이 약간 적은 경향이 있다. 이는 남성의 경우 타액선이 두껍기 때문이라고 생각되고 있으나, 임상적으로는 관련이 없다. 타액 분비량이 정상적이라면 항상 입속에 2~3mL의 침이 존재한다. 항상 입안에 존재하는 침은 우선 1mL는 구강 바닥에 있고, 나머지 1~2mL는 구강 점막이나 치아 표면에 분산되어 있다. 타액 분비량

진체 타액은 혼합 타액으로 타액선(침샘)에서 분비된 타액과는 조성이 다르다. 보통 대타액선인 귀밑의 침샘인 이하선, 턱밑의 침샘인 악하선, 혀밑의 침샘인 설하선에서 분비되는 침은 물과 같이 맑고 졸졸 흐른다. 그러나 입안에 통상 존재하는 침은 혼탁하다. 세균 등을 포함하여 각종 세포들을 포함하고 있기 때문이다. 대타액선 이외에도 소타액선이 있는데, 400~500개의 소타액선이 구강 점막에 산재하고 있다. 이 소타액선은 대타액선과 같이 구강건강에 중요한 역할을 한다. 파라핀을 씹어 자극하는 자극 타액은 주로 귀밑과 턱밑의 침샘에서 분비된다. 이 자극 타액에는 혀밑의 침샘과 소타액선의 타액은 거의 포함되어 있지 않다. 타액선 / 침샘

주로 타액은 귀밑 침샘에서 그 분비가 가장 많는데, 이 타액은 끈적거리지 않고 물처럼 맑다. 타액은 신체의 수분과 매우 밀접한 관

계가 있다. 땀에 의해 사람 몸 수분의 8%가 손실되면 타액의 분비가 완전히 정지한다. 충분한 타액 분비량을 유지하기 위해서는 수분을 보충해 주어야 한다. 하루에 1L의 타액을 분비하기 위해서는 적어도 하루에 수 L의 수분을 보충해 줄 필요가 있다.

건강한 사람의 전체 타액 1mL에는 7억에서 8억 개의 세균이 포함되어 있다. 타액에 함유되어 있는 세균은 그 수가 상당히 많지만, 이 세균은 인체에 위해 작용이 없다. 즉 이들은 항상 존재하는 균인 상시균이다. 이 외에 타액에는 1.5~2.0mg의 단백질과 무기질, 지질, 호르몬, 바이러스, 세균, 백혈구, 상피세포 등이 함유되어 있다. 이들 모두를 함유하고 있기 때문에 전체 타액은 혼탁하게 보인다. 눈은 정신건강의 거울이라고 하지만, 타액은 몸의 구성 성분인 각종 세포를 함유하고 있기 때문에 타액이야말로 건강의 거울이다.

타액 성분

타액 분비량

타액 평균 분비량

자극 타액의 경우 1분간의 평균 분비량은 2mL이고 남녀 간 차이는 없다. 한국인에서 자극하지 않은 경우의 비자극 타액량은 분당 0.3~0.7mL이고, 자극 타액은 분당 적어도 0.7~2.7mL이다. 파라핀을 5분간 씹었을 때 자극 타액량은 최저 3.5mL이다. 외부로부터 전혀 자극이 없는 비자극 타액의 경우 10분간 최저 3mL를 얻어야 한다.

자극 타액

비자극 타액

하루 타액 분비량의 주기는 시간에 따라 변한다. 취침 시에는 낮고, 낮에는 점점 증가하다가 오후가 되면 최고가 되고, 저녁이 되면 감소한다. 따라서 임상적으로 타액 표본은 아침 8~11시에 채취하는 것이 좋다. 1개월, 2개월 후에 반복 채취하는 경우에는 처음과 같은 시간에 채취해야 그 비교에 있어 신뢰성이 있다. 타액 분비량은 계절마다 차이가 있는데, 여름철에는 분비량이 적고 겨울철이 가장 많다.

여름에는 땀이 많이 나기 때문에 타액 분비량이 적다.

남성 타액 분비량

타액 분비량에 대한 연령의 영향은 없다. 남성의 경우 귀밑 침샘으로부터의 분비량은 85세 정도까지 거의 정상적인 수치를 유지하고, 85세 이상이 되면 저하된다. 여성의 경우 귀밑 침샘으로부터의 타액 분비 능력은 일생 동안 거의 변화하지 않고 80~85세까지 정상 수준을 유지한다. 폐경기에 일시 저하되는 경우가 있으나, 이것이 유일한 예외이다.

여성 타액 분비량

여성호르몬

여성이 폐경기에 일시적으로 분비량의 저하를 보이는 것은 타액 분비량이 어느 정도 여성호르몬의 지배를 받는다는 증거로, 에스트로겐과 프로게스테론 등과 같은 여성호르몬의 영향으로 추정된다. 타액선과 타액선 조직에는 여성호르몬의 리셉터(receptor, 수용체)가 존재한다고 보고되고 있다. 따라서 폐경기 여성에서 다른 점막 표면에서 일어나는 듯한 변화가 구강 점막에서도 일어나고, 타액 분비량 부족에 의해 구강이 건조해지는 현상이 관찰되기도 한다. 폐경기 후의 증상은 개인차가 매우 크고 구강 내 상태도 개인에 의한 편차가 크기 때문에, 여성 가운데에는 폐경기 또는 폐경 후에 심한 구강건조증으로 고생하는 사람이 있으나, 타액 분비량이 변화하지 않고 증상도 나타나지 않는 사람도 있다.

어린이 타액 분비량

어린이는 흔히 타액 분비량이 매우 많다고 생각된다. 빰 등에서도 침이 나오기 때문에 분비량이 많다고 생각되지만, 이것은 사실이 아니다. 타액선으로부터의 분비가 성숙되는 시기는 14~16세 정도로, 그 이후 완전히 성인의 타액 분비 능력을 획득한다. 따라서 임상적인 면에서 보면 8세의 어린이에게 파라핀을 씹게 하여 취득한 자극 타액은 분당 0.3mL보다, 비자극 타액은 분당 0.1mL보다도 수치가 낮다.

타액의 점액

전체 타액(whole saliva)은 각각의 타액선에서 분비되는 여러 가지 특징적인 단백질 등을 함유하고 유동성을 가지며 구성 성분이 계속적으로 변하는 구강 내 혼합 분비물이다. 기계적 자극이나 미각 자극 환경에서는 이하선으로부터 중탄산염이 풍부한 묽은 타액이 분비된다. 주요 단백질은 아밀라아제 20%, 인단백질 7%, 프롤린 부유단백질 60%이다. 인단백질과 프롤린 부유단백질은 치아 표면에서 단백질막을 구성하는 데 중요한 역할을 하며, 타액에 칼슘이 풍부하게 한다. 따라서 이하선에서 분비된 타액은 세척, 산의 중화와 치아 표면의 피막 형성에 중요한 역할을 한다. 잠을 자거나 휴식 동안에는 주로 악하선과 설하선이 활성화되어 다양한 소타액선과 함께 타액 내 점액인 뮤신(MUC5, MUC7)을 분비한다.

타액 내 점액

뮤신

뮤신 중 MUC5는 겔을 형성하는 큰 분자로, 각종 화학적·물리적 미생물에 의한 손상으로부터 구강 내 경조직과 연조직을 보호한다. 이는 점액층의 중추로서 구강 상피의 표면을 덮어 유해물질의 치아 침투를 막는 동시에, 대합치 간 마찰로 생기는 손상인 치아 교모를 감소시킨다. 반면 MUC7은 저분자 구조로 구성된 점액으로 다양한 세균과 결합능이 있어 구강 내 세균을 구강에서 제거하는 데 기여한다. 또한 HIV와 같은 바이러스 주위로 피막을 형성하여 불활성화시킴으로써 인체를 보호한다. 치아 표면에서 피막의 구성 성분인 MCU7은 뮤탄스균과 같은 구강세균이 치아 표면에서 집락을 형성하는 것을 촉진할 수 있다. 만일 타액 내에 점액이 없다면 구강 점막과 치아 표면이 감염, 염증 및 마모에 매우 취약해질 것이다.

클리어런스

항시 일정한 타액 분비량을 유지하는 것은 하루 내내 세균을 밖으로 배출하는 것으로 이것을 클리어런스(clearance)라고 한다. 결국 하루에 1L의 타액에 의해 세균을 밖으로 배출하게 된다. 1mL의 타액 중에는 7억에서 8억 개 정도의 세균이 존재하고 있다. 하루에 1L의 타액이 분비되고 그것을 삼킬 수밖에 없으므로 우리는 그만큼의 세균을 매일 먹는다. 이것은 2~3g의 무게이다. 인간은 세균으로부터 탄수화물이나 단백질을 약간 섭취한다고 할 수 있다. 타액에는 많은 세균이 포함되어 있어 부정적인 면도 있다. 세균의 몇 개 종은 병을 유발하고 바이러스도 포함되어 있다. 건강한 사람의 경우에는 타액에 항균 성분도 포함되어 있어 이 성분의 작용으로 세균의 증식을 억제한다.

클리어런스

윤활제 역할

타액은 말하고 삼키는 동작을 위한 윤활제로서 중요한 역할을 한다. 타액이 없는 상태에서는 맛을 느낄 수 없는데, 이는 타액 속으로 향기 등 여러 미각 성분이 녹아 들어가기 때문이다. 타액은 점막면과 치아 표면에 피막을 형성하여 펠리클(pellicle)이 되고, 이것이 윤활제 역할을 한다. 치아와 점막에 형성된 층도 기본적으로는 펠리클이지만, 그 조성이 치아 표면의 펠리클과는 다르다. 어느 경우라도 뮤신이 주 성분으로, 이것은 턱밑샘과 소타액선으로부터 분비되는 당단백질이다. 이 피막은 투명하고 이동성이 있으며 매우 얇은 층으로 많은 역할을 하고 있다. 주로 이, 잇몸, 점막면 등의 생체 조직을 보호하는 역할을 하며, 또한 말을 하거나 삼키는 것을 가능하게 해주는 윤활 기능도 있다.

윤활제

펠리클

타액과 세균

타액 내 세균

타액에는 많은 세균이 포함되어 있다. 사람의 입은 세균 증식에 필요한 최적의 조건이 구비되어 있어 최적의 세균 배양기라고도 할 수 있다. 온도나 습도 및 세균이 부착할 수 있는 면도 매우 많다. 입안에서 세균은 음식물이나 타액으로부터 증식에 필요한 많은 에너지를 얻을 수 있다. 따라서 타액은 구강질환이나 전신질환의 매개 역할을 할 수 있다. 임상적으로 환자의 타액에 어느 정도의 미생물 또는 진균 바이러스가 함유되어 있는지 전혀 알 수 없다. 따라서 타액을 매개로 하는 감염증에 걸리지 않기 위해서 치과의사는 장갑이나 마스크를 착용하고 진료한다.

타액 내 세균은 점막과 혓바닥, 치아 표면에 부착하는 것으로 증식할 수 있다. 구강 내 세균이 부착 가능한 면적은 치아 표면을 포함하여 약 200cm^{2}이다. 한 개의 세균이 두 개로 분열하는 데 평균적으로 약 4시간이 걸린다. 타액은 세균을 배출하기 위해 흐르고 있으며, 타액이 없다면 수일 후 입안은 세균으로 가득 차게 된다. 타액을 매일 삼키는 것으로 세균을 배출하므로 세균을 배출하기 위해서도 타액은 매우 중요하다. 숙주와 미생물 사이의 균형을 유지하기 위해 타액을 삼켜 1~4g 정도의 미생물을 배출하는 것이 중요하다. 적절한 타액 분비량은 건강을 위해 필수적이다.

NGS

구강 내 500종 이상의 배양 가능한 세균이 발견되었는데, 최근 차세대 유전자 분석법(Next Generation Sequencing, NGS)을 통해 구강 내 세균이 배양 불가능한 세균을 포함하여 수천 종 이상임이 알려졌다. 건강한 사람에서 배양 가능한 구강 내 세균은 평균 250~300종이라고 한다.

타액의 분비 기전

타액 분비 기전

타액의 분비 기전은 일반적인 체액의 분비 과정과 유사하다. 타액 분비 현상은 "자극에 대한 반응으로 거대분자, 전해질 및 체액이 한쪽 방향인 입안으로 이동하는 것"으로 정의할 수 있다. '자극'이란 타액선이 미각과 같은 외부 신호에 반응하는 신경 기전과 신경계와 타액선 분비계로 활동하는 타액선 세포에 각종 신호를 전달하는 소통 시스템을 포함한다. 세포를 통과하는 거대분자, 전해질, 체액이 한쪽 방향으로만 이동하는 이유는 체내 일반 세포와 달리 타액선 세포는 양쪽 말단이 서로 다른 기능을 수행하는 극성(polarity)이 있기 때문이다.

자극 및 타액 분비의 신경조절

맛

안면(VII)신경 / 설인(IX)신경

타액 분비를 자극하는 주된 인자는 맛이다. 맛의 구심성 입력 신호는 안면(VII)신경과 설인(IX)신경을 통하여 연수 내부에 있는 핵에 전달된다. 저작과 기타 감각인 후각·시각·생각 등으로부터 전달되는 입력 신호도 고립핵에서 통합된다. 설하선과 악하선을 지배하는 부교감신경의 원심성 경로(efferent pathway)는 악하신경절을 경유하여 안면신경으로 전달되어 악하선과 설하선에서 타액 분비를 조절한다. 이하선을 지배하는 부교감신경은 이신경절을 경유하여 설인신경으로 전달되어 이하선의 타액 분비를 조절한다. 이러한 경로들을 통해 타액선 세포 표면에서 아세틸콜린이 유리되어 타액 분비를 조절한다. 거대분자 분비는 교감신경으로부터 노르아드레날린의 분비를 통해 조절된다. 교감신경계 후신경절 경로(postganglionic pathways)는 경부신경절(cervical ganglion)로부터 전달된다. 그러나 복잡한 타액 분비 과정에서 교감신경과 부교감신경의 명확한 작용에 대한 구분은 다소 애매하다.

거대분자의 분비 기전

거대분자 분비

일반적으로 거대분자는 세포막을 통과하지 못한다. 따라서 단백질을 분비하는 세포는 세포 내에서 단백질을 합성하여 분비하는 것이 유일한 방법이다. 분비용 단백질의 합성 과정은 세포질 내에서 유전자 전사를 통해 핵으로부터 소포체로 유전 정보를 나르는 mRNA의 생산으로 시작된다. 세포질 소포체에서 합성 과정을 거쳐 만들어진 분비용 단백질은 골기체(golgi-condensing vacuole) 내에서 농축되고 분비소포 내에 저장되어 말단(도관) 쪽으로 점차 이동한다. 최종적으로는 분비자극에 대한 반응으로 분비소포가 말단부 세포막과 유합되면서 세포 외부로 방출된다. 분비 과정은 4단계(합성, 분리 및 포장, 저장, 유리)로 구분할 수 있다. 각 단계는 단백 분해효소(cAMP-dependent protein kinase A)에 의한 인산화 과정을 통해 조절된다.

분비 과정

타액의 완충능과 항균작용

타액의 복잡성은 한편으로 많은 다양한 기능이 있음을 알려준다. 타액의 주요한 기능은 구강 조직의 건강을 유지하는 것이며, 대부분을 차지하는 것은 보호 기능이다. 타액의 산도를 중성으로 유지하는 완충능 또한 중요한 기능으로 간주된다. 완충능은 타액 분비율과 밀접한 관련이 있으며, 분비율이 높아지면 중탄산염 이온의 농도 증가로 타액 완충능이 증가된다. 자극성 타액에서 탄산/중탄산염 체계(carbonic acid/bicarbonate system)가 주된 작용 기전으로 생각되고 있는데, 탄산/중탄산염 체계는 다음 식과 같다.

타액 분비율

타액 완충능

$$H^+ + HCO_3^- \leftrightarrow H_2CO_3^- \rightarrow H_2O + CO_2$$

항균작용

타액 중에는 두 종류의 항균작용을 가지는 물질이 함유되어 있다. 하나는 선천적 요인이고, 다른 하나는 후천적인 면역 글로불린이 다. 선천적 요인 중에서 가장 중요한 것은 과산화 분해효소(peroxidase), 락토페린(lactoferrn), 라이소자임(lysozyme) 세 가지이고, 면역 글로불린 가운데 가장 중요한 것은 IgA로 이는 대타액선, 소타액선 및 다형핵 백혈구(polymorphonuclear leukocyte)에서 만들어진다.

면역 글로불린

타액 분비량이 안정되어 있다면 항균작용을 갖는 요인들은 연령이 높아져도 저하되지 않는다. 대체로 81세 정도까지는 항균 요인들의 감소가 없으나, 나이가 들어감에 따라 타액 분비량이 감소한 경우에는 항균물질도 저하된다.

타액과 자가 신속진단

타액은 최근 몇 년 동안 신속검사(rapid test)를 위한 진단 매체로서 널리 보급되었다. 이는 주로 자가 신속진단을 위한 현장 진단도구(point-of-care, POC)와 병원용 진단 및 예후평가를 위한 분석진단 칩(lab-on-a chip, LOC)으로 대표된다. 질병 진단을 위한 타액 사용의 이점은 접근 용이성, 비침습성 표본 수집, 환자의 수용성 증가, 전염병 전파 위험 감소 등이 있다. 점막 투과성 물질 또는 치은열구액 등 기타 구강 표본도 신속검사 진단법에 사용될 수 있다.

신속진단

POC

LOC

타액은 치료 또는 예방 약물 개발을 위한 단백질, 전해질, 호르몬, 항체 및 DNA/RNA 등을 활용한 후보 바이오마커를 검출할 수 있는 매력적 매체이다. 특히 구강 표본은 일회성 시료 채취에 적합하며, 건강 및 질병 상태, 생리적 마커 또는 약물 동태에 대한 실시간 평가를 위해 다중 또는 연속 시료 채취가 필요할 때 더욱 그 진가가 발휘된다.

타액 진단 테스트는 HIV 및 약물 남용을 감지하기 위해 개발되었다. 질병 탐지를 위한 구강 표본을 평가하기 위해 신속한 진단 테스트 및 바이오센서 기술이 현재 개발 중인데, 이는 환자의 접근 및 신속한 건강관리를 가능하게 한다. 구강 내 표본인 타액은 혈액이나 소변 대신 지역사회 및 공중보건사업, 병원과 장기요양시설 같은 임상 현장 및 기타 장소에서 신속검사 진단 매체로 사용할 수 있다. 구강암 및 기타 전신질환의 조기 발견을 위해 비침습적 타액검사를 상업적으로 이용하려면 대규모 다기관 임상시험 및 독립적 검증 연구가 필요하다. 구강 및 전신질환의 위험이 증가한 환자를 구별하는 데 도움이 되는 타액 선별검사(screening test)는 구강건강과 전반적인 건강에 대한 대중적 이해를 가능하게 한다.

타액 선별검사

타액 평가 기술은 현재 코카인, 에탄올 및 아편제와 같은 약물 남용을 검사하는 데 사용된다. 이 기술은 디곡신, 메타돈 및 일부 항경련제와 같은 약물의 치료 모니터링에도 사용될 수 있다. 타액 진단은 또한 생물 테러 퇴치에 큰 도움이 된다. 독소에 대한 노출 범위를 결정하려면 빠르고, 민감하며, 구체적이고, 휴대 가능하며, 사용자 친화적이고, 동시에 여러 요인을 선별할 수 있는 기술이 필요하다. 타액은 현장에서 쉽게 수집할 수 있기 때문에 이러한 목적에 매우 적합하다.

약물 모니터링

단백질 및 핵산 성분과 같은 분석물은 일반적으로 혈액보다 구강액에 더 낮은 농도로 존재한다. 이 장벽을 해결하기 위해 프로테오믹스(proteomics) 분석 기술을 이용하여 분자 수준에서 후보 바이오마커를 모니터하고 식별하는 능력을 크게 향상시켰다. 이러한 기술은 인간 타액 프로테옴을 분류하고 잠재적 진단 후보 바이오마커의 가치를 높인다. 타액 진단 과학의 진보는 후보 바이오마커의 질병 양상

프로테오믹스

의 확인 및 유전적 확인으로 이어질 수 있다. 이를 통해 사용 가능한 테스트의 속도와 범위 또한 증가할 것이다. 타액 진단 응용 프로그램이 발전함에 따라 치과의사는 이 과학적 증거를 시험 및 임상에 적용할 수 있다. 대규모 보건의료 분야에서 대중들은 비용 효과적이고 비침습적인 타액 선별검사를 하고, 치과의사와 보건전문가에게 필요한 의료서비스를 의뢰함으로써 예방치과학의 범위와 영향력을 확대할 수 있다. 예방치과학

타액은 또한 코티솔, RNA와 같은 유전 물질, 효소와 항체 같은 단백질에 대한 바이오마커를 포함한 다양한 물질을 비롯하여 스테로이드 호르몬을 분석하는 데 유용하다. 타액검사는 심장병, 쿠싱병, 무배란증, HIV, 암, 기생충 및 알레르기를 비롯하여 수많은 건강상태 및 질병상태를 선별하거나 진단하는 데 사용된다. 또한 비행 전 우주비행사의 24시간 생체리듬 변화를 평가하고, 생존훈련을 받는 군인들의 호르몬 프로파일을 평가하기 위해 미국 정부에서도 사용되어 왔다. 타액 신속검사는 혈액검사 및 소변 등의 진단검사와 비교할 때 수혈, 안전성, 비침습성, 경제성, 정확성 등의 장점이 있고, 또한 여러 샘플을 쉽게 얻을 수 있기 때문에 반복적이고 시간을 경과한 생물학적 평가를 수행하는 데 특히 유용하다. 바이오마커

최근에는 타액에서 스테로이드 호르몬과 항체의 검출에 초점을 맞추고 있고, 단백질과 유전 물질 및 영양상태 표시자를 검출하기 위한 더 정교한 기술이 개발되고 있다. 현재 타액은 다른 진단법으로 가능한 것보다 훨씬 더 많은 데이터를 추출할 수 있는 생체 표본이다.

타액검사 기술 및 적용

대부분의 타액검사에 사용되는 기술은 효소면역분석법(Enzyme-Linked ELISA

PCR Immunosorbent Assay, ELISA), 중합연쇄반응(Polymerase Chain Reaction, PCR),
HRMS 고감도질량분석(High-Resolution Mass Spectrometry, HRMS), 다단백질 분석(proteomics) 또는 광섬유 기반 탐지와 같은 기술 등이다. 이러한 방법으로 코티솔 또는 분비성 이뮤노글로불린(immunoglobulin)과 같은 특정 분자를 검출할 수 있다. 이러한 유형의 검사는 일반적으로 소량의 타액을 멸균 튜브에 모아놓은 다음 멀리 있는 원격실험실에서 처리하여 분석한다. 흡수 패드를 사용하여 타액을 수집하여 화학 용액을 적용하고 색 변화를 모니터링하여 양성 또는 음성으로 판정하는
현장 신속검사 방법도 있다. 이 방법은 일반적으로 HIV 검사를 위한 현장 신속검사(Point-Of-Care, POC) 기술로 사용된다.

쿠싱증후군 및 에디슨병과 같은 부신호르몬 상태, 폐경기, 무배란 등 호르몬 상태의 변화도 타액검사를 통해 감지할 수 있다. 남성호르몬 상태의 변화, 인슐린 저항성 당뇨병 및 대사증후군과 같은 대사장애, 유방암·췌장암·구강암 등 양성 및 전이성 신생물과 바이러스성 간염, 아메바 에리스로균 및 헬리코박터 파일로리 감염 등 감염성 질환과 알레르기도 타액검사를 통해 감지할 수 있다.

HIV 구강액 테스트

HIV 구강액 테스트(OraQuick Advance® Rapid HIV-1/2 Antibody Test)는 현재 타액표본 활용 진단검사로 HIV를 탐지하기 위해 개발되어 있다.
POC 간염 바이러스 검사 도구도 POC로 개발되어 있다. 이 테스트는 표본수집을 용이하게 하며, 진료기관이 아닌 일상적 환경에서 HIV에 대
공중위생 비상사태 한 더 많은 사람들의 선별검사를 가능하게 한다. 이것은 공중위생 비상사태의 신속한 평가를 도울 수 있을 뿐만 아니라, 위험에 처한 인구 및 의학적으로 취약한 인구를 위한 진료 접근성을 향상시킬 수 있

다. 타액표본 대상 신속한 진료실 진단 테스트 및 바이오센서 기술은 질병 탐지를 위해 현재 개발 중이다.

학계는 타액표본 진단에 대한 지속적인 연구의 중요성을 인식하고 임상적으로 검증된 바이오마커의 정확한 측정을 제공하는 현장 신속검사의 개발을 환영한다. 또한 학제 간 협력을 강력히 지지하고, 증상이 있거나 무증상인 환자를 선별하기 위해 타액표본 기반 검사의 진단 및 예측력의 발전과 이들의 임상으로의 변환을 평가하기 위한 연구기금 확대를 지지하고 있다. 무증상 환자 선별

타액검사와 구강암

구강암은 조절되지 않은 세포 성장을 유도하는 많은 유전자들의 유전적 돌연변이와 발현 변화를 동반한 다단계 과정이다. 구강암의 세포질 및 분자 이질성과 구강암 발병에 잠재적으로 관여하는 많은 유전자는 인간의 생명을 건강하게 유지하는 데 중요하다. 치과진료에서 타액 샘플링은 비침습적이며 반복 가능하고 편리하며, 따라서 구강암의 효과적인 스크리닝을 위한 유망한 방법을 제공한다. 구강암

최근 구강암 검출에 유용한 네 가지 유형의 타액 RNA 바이오마커가 발견되었으나, 구강암 환자의 전체 타액에서 특이적으로 발현되는 단백질을 발견하는 데에는 시간과 노력을 필요로 한다. 더욱이 치주질환과 구강 세균을 포함하는 구강 환경 요인은 단백질 인공물을 검출할 수 있어 개인 간의 비교가 어렵다. 단백질 분석을 통한 구강암의 타액 생체 표지자에 대한 연구는 구강암에 대한 타액검사의 임상적 유용성을 보여 주었다. RNA

타액 프로테오믹스

프로테오믹스

프로테오믹스(proteomics)는 단백질 발현을 질량분석법을 사용하여 확인하는 수많은 단백질을 분석하는 방법이다. 프로테오믹스를 사용하여 전체 타액의 단백질 발현 차이를 종합적으로 조사하고, 구강암 환자와 치주 환자, 구강점막 환자 및 건강한 대상의 전체 타액과 수술 전 및 수술 후 타액 샘플 간의 단백질 발현 차이를 분석하여 구강병과 관련된 단백질을 발굴한다.

타액검사와 치주질환

치주질환은 지역사회 건강검진 시스템에서 가장 중요한 질병 중 하나이다. 침묵하는 질병이기 때문에 환자가 알게 되기 전에 조기에 발견하는 것이 좋다. 치주질환에 대한 스크리닝 검사는 임상 진단 방법과 유사하다. 현재 치주질환 스크리닝 검사는 치과의사 등 전문가만이 능숙하게 수행할 수 있다. 따라서 임신 진단 도구처럼 비전문가들도 직접 검사를 할 수 있다면 아주 좋을 것이다.

비전문가 직접 검사

치주질환에 대한 검사가 많은 국민을 대상으로 수행되는 경우 치주 건강도를 평가하는 데 상당한 시간과 노력이 필요하다. 기존의 치주질환 스크리닝 검사는 치과의사가 수행해야 하므로 시간과 노력이 필요하여 전반적인 비용 효율성을 떨어뜨리며 검사의 총 비용도 증가한다. 이러한 문제점들을 극복하기 위해 타액 분자를 이용한 시스템으로 비전문가들도 쉽게 치주병을 스크리닝하는 검사법을 현장 신속진단 도구로 개발할 수 있다.

구강진료의 변화: 외과에서 내외과로

타액은 구강 내 부드럽고 단단한 조직의 건강을 유지하는 데 중요한 역할을 한다. 타액의 보호 기능에는 중성 구강 pH의 유지, 치열의 세정 및 재석회, 삼키는 작용 및 소화 촉진, 미생물에 의한 구강 조직 보호 등이 있다. 구강건강을 유지하기 위해서는 적절한 타액이 필수적이며, 충치와 구강점막염, 그리고 곰팡이 감염 및 치주질환과 같은 여러 구강 문제에 타액이 기여할 수 있다.

타액 진단 분야는 치과의사와 보건의료 전반에 영향을 줄 수 있는 광범위하고도 새로운 분야이다. 타액 진단의 신속한 스크리닝이나 진료 시 진단 테스트의 역할은 대중에게 빠르고 정확한 건강관리 결과를 제공한다. 타액 기반 검사가 제공하는 장점은 다음과 같다. 타액검사 장점

- 일반인에 의한 자가검사
- 주삿바늘 공포의 제거
- 샘플 수집 비용 절감
- 상해의 위험 감소 등

타액 진단은 현장 진료 테스트와 실시간 질병 감시를 도입하여 치과진료를 획기적으로 바꿀 수 있으며, 치과에서 이 전망이 현실화되도록 도움을 줄 수 있다. 타액 진단을 통해 치과의사는 구강병 및 전신질환 예방에 초점을 맞추어 건강을 관리하고, 국민과 정부는 질병 치료에 사용되는 비용을 절감할 수 있다. 국민대중은 구강건강을 유지하기 위해 정기적으로 치과를 방문할 필요가 있기 때문에, 이는 치과의사에게도 좋을 것이다. 구강병 전신질환 예방

상대적으로 저렴하고 비침습적이며 간단하고 정확한 선별검사와 진단검사는 환자에게 명백한 이점을 제공한다. 하지만 전통적으로 치과진료에서 일상적으로 검토되었던 질병 진단 방법에 대한 고려사항도 있다. 중요한 점은 치과의사는 진료를 설계하는 것뿐만 아니라, 다양한 경제적 보상 문제 및 다양한 전신건강 문제와 관련하여 존재할 수 있는 다른 의료인들과의 지식 격차를 해소해야 한다는 것이다. 치아 및 구강 연조직 진료는 치과진료의 기본이 될 수 있지만, 구강표본 검사는 구강상태 검사와 함께 유방암 등 전신건강 스크리닝이나 약물 모니터링과 같은 광범위한 의학 진단을 포함할 수도 있다.

전신건강 스크리닝

질병 감시

타액 진단은 질병 감시, 스크리닝 및 탐지와 치료 결과 모니터링, 환경 노출, 치료의 부작용 모니터링 등을 가능하게 하고, 의심할 여지없이 전반적인 건강상태에 대한 구강건강의 역할을 높여준다. 또한 치과의사가 왜 전신상태에 대해 타액검사를 시행하는지 환자의 두려움을 완화시킬 수 있다. 한편 치과의사 및 기타 의료서비스 제공자는 지역사회 및 공중보건 환경, 장기요양시설, 병원 등과 같은 장소에서 신속한 선별검사 및 진단 테스트를 통해 이익을 얻는데, 이로써 학제간 환자 치료를 강화할 수 있을 것이다.

공중보건 /
장기요양시설

치과의사의 경우 매일 타액을 접하고 있으나, 구강 내 체액성 진단 검사는 일반 의사도 이용한다. 진료 시 타액 진단 검사를 효과적으로 통합하려면 환자가 기꺼이 치과의사와 의사에게 스크리닝 검사 결과를 제공해야 한다. 이렇게 하면 치과는 타액 진단 검사의 응용 프로그램에서 주요 공급자이자 선도자가 될 수 있다.

치주질환 진단

건강보험공단에 따르면, 2010년 치은염 및 치주질환으로 외래진료를 받은 사람 수가 793만 명이었다. 2013년도 국민건강보험공단 자료에 의하면, 보험급여 외래진료 다빈도 질환 순위에서 1위 급성 기관지염 다음으로 치은염 및 치주질환이 2위를 차지하고 있어 이에 대한 의료비가 급증하고 있는 추세이다.

외래진료 다빈도 질환

치은염 및 치주질환으로 외래진료를 받는 환자는 매년 꾸준히 증가하는 추세이다. 최근 우리나라 성인의 약 50%가 치주염을 앓고 있는 것으로 추정되며, 치주염으로 진단받은 사람들 중 30%는 중등도 또는 중증이었다. 충치와 마찬가지로 치주염은 치아손실을 초래할 수 있다. 플라크 내 치주병 원인균 및 이들의 생성물에 노출되었을 때, 염증 매개물질의 활성화는 치아를 지지하는 잇몸뼈와 같은 치주 조직의 파괴를 유발한다.

치주질환은 잇몸 및 주변 결합조직의 만성 염증반응으로 서서히 진행된 상태에서 갑자기 증상이 나타나는 것이 특징으로, 그대로 방치하면 여러 치아를 한번에 잃게 되는 심각한 침묵의 질병이다.

치주염

치주염은 치아를 유지해 주는 치아 주위 조직인 잇몸, 치주인대, 치조골(잇몸뼈)에서 일어나는 염증질환이다. 잇몸에 염증이 생기기 시작하면 잇몸이 붓고 피가 난다. 특히 몸이 피곤하거나 컨디션이 좋지 않을 때 통증이 나타나는데, 며칠 지나면 좋아지기 때문에 가볍게 여기는 경우가 많다. 제때 치료하지 않을 경우 이가 시리고 입냄새가 난다. 치주염이 심해지면 치아가 심하게 흔들리고 차가운 바람을 맞으면 시려서 흔히 '풍치'라고 한다. 치주염을 방치할 경우 이를 뽑아야 하는 상황에 이를 수 있다. 사람들은 보통 지속적으로 통증이 있을 때 치과에 방문하는데, 이때에는 이미 치주염이 상당히 진행되어 외과적 치과진료 이외의 대안은 없다. 이 경우 치주낭 검사와 치과 방사선 검사가 필요하다.

풍치

치주낭 검사 • **치주낭 검사** 치주질환을 진단하는 데 가장 중요하고 확실한 방법이다. 건강한 잇몸인 경우 치주낭(치아와 잇몸이 만나는 부분) 깊이가 1~3mm 정도인데, 치주질환이 진행되면 잇몸이 붓거나 잇몸뼈가 흡수되어 깊이가 더 깊어진다. 치주낭 측정기를 이용해 치아 주위 여섯 군데 잇몸 깊이를 측정해 4mm 이상인 부분이 많으면 치주염으로 진단할 수 있다.

치과 방사선 검사 • **치과 방사선 검사** 치주낭 검사와 더불어 치주질환 진단에 가장 많이 쓰이는 검사이다. 치아마다 방사선 사진을 따로 찍는 것이 정확하지만, 최근에는 모든 치아와 잇몸뼈가 한 장에 나오는 파노라마 방사선 사진을 많이 사용한다. 방사선 사진으로 잇몸뼈가 파괴된 정도와 치근의 형태, 치석, 치아우식증 등을 진단할 수 있다. 이 외에 컴퓨터단층사진(CT)은 기본적으로 뼈가 많이 상실된 경우 임플란트 등의 진료가 병행되지 않으면 필요하지 않다.

치주염 단백질 검사 • **치주염 단백질 검사** 현재 치주질환의 진단은 환자의 자각증상 외에 방사선 촬영 후 치주낭 탐침기를 이용하여 치주낭 깊이, 잇몸의 퇴축 정도를 측정하여 치주염 진행 정도를 파악하거나, 재발이 자주 되는 경우 세균 감염 정도를 분석하는 것에 의존하고 있다. 치주건강의 효과적인 관리를 위해서는 조기진단 또는 간편한 스크리닝 검사가 필요하지만, 아직은 미비한 실정이다. 치주질환 마커를 통해 초기에 치주질환을 확인할 수 있다면 이를 기초로 잇몸의 형태 및 높이, 치아의 건강상태, 주위 뼈조직의 소실 예방 등 다양한 효과를 기대할 수 있다. 치아에 염증이 유발되어 상피와 치아의 접합이 상실되면 조직파괴 단백질이 치은열구에 유리되므로 타액 및 치은열구액 조직 단백질 분석으로 초기 치주염 진단이 가능하다.

타액검사와 치주질환

치주질환의 진단 및 예후에 관련된 타액 표지자에는 염증 매개체, 효소, 면역 글로불린, 타액 이온 및 호르몬 등이 포함된다. 타액 및 치은열구액은 잠재적인 생체 표지 물질을 검출하기 위해 오랜 기간 사용되었다. 치은열구액에서 조직 파괴에 관여하는 효소인 기질 분해효소(Matrix Metallo-Proteinase, MMP)는 치주염 발생 및 진행과 연관성이 있다. MMP의 존재 또는 부재를 결정하기 위해 상업적으로 이용 가능한 간편도구인 페리오세이프(PerioSafe)가 독일에서 출시되었다.

MMP

최근에 타액 내 염증 사이토카인 등이 치주질환과 상관관계가 있는 것으로 보고되었다. 실제로 치주염은 다요인성 질병이기 때문에 치주염을 예측할 수 있는 숙주 유래 인자는 타액에서뿐만 아니라 구강 병원균에서도 분석해야 한다고 주장되고 있다. 페리오패스(MyPerioPath®)와 오랄디엔에이(OralDNA® Labs)를 사용하여 타액 내 치주 병원균을 신속히 검출할 수 있다.

타액 병원균

타액 및 치은열구액 진단 키트는 특정 질병 또는 질환에 대하여 검사 대상자의 질환에 대한 감수성(susceptibility)을 판정하는 것, 특정 질병 또는 질환을 현재 가지고 있는지 여부를 판정하는 것, 특정 질병 또는 질환에 걸린 대상자에서 질환의 단계 또는 진행상태 판별 또는 치료에 대한 반응성 결정의 예후(prognosis)를 판정하는 것과 치료 효능에 대한 정보를 제공하기 위하여 객체의 상태를 모니터링하는 테라메트릭스(therametrics)에 활용된다.

질환 감수성

치료 예후

테라메트릭스

타액 진단의 적용: 암, 치매 등

신체의 거울

타액은 구강 조직을 보호하는 것과 함께 오랫동안 환자의 건강상태를 전반적으로 반영하는 '신체의 거울'로 간주되어 왔다. 치과의사는 당뇨병 및 쇼그렌 증후군과 같은 광범위한 전신질환의 진행 단계에서 구강 증상을 만나게 된다. 따라서 치과의사들은 구강질환 진행 상태, 타액 상태 및 전신 상태와 관련된 다양한 구강 증상들을 평가하고 진료하기에 이상적이다.

질병의 조기 진단은 환자의 삶의 질에 부정적인 영향을 미칠 수 있는 합병증을 예방하는 데 중요하다. 여성에서 다섯 번째로 흔한 암인 난소암은 4단계에서 발견되면 5년 생존율이 10%이지만, 1단계에서 진단된 경우 93%이다. 정기적 검사 및 검진에도 불구하고 병적 증상이 나타나는 후기 단계까지는 질병이 잘 감지되지 않는다. 이러한 어려움을 극복하기 위해 연구자들은 질병의 근본 원인을 더 잘 이해할 수 있는 바이오마커를 이용하고 있다. 이 바이오마커에는 DNA, RNA 등 유전 물질과 개체의 현재 생리 상태를 반영하는 단백질 분자가 포함되어 있다.

유전 물질 / 단백질 분자

인간 유전학의 변화는 분자 진단에 의해 평가될 수 있다. 혈액, 뇌척수액 및 소변과 같은 환자 체액에 존재하는 핵산 및 단백질의 이상이 질병 진단을 위한 효과적인 바이오마커로 사용될 수 있다.

그러나 특정 장애 및 질병에 대한 명확한 바이오마커의 부족, 간편한 샘플 수집 방법의 부재, 정확하고 휴대 가능한 탐지 시스템의 부족은 아직 해결해야 할 과제이다. 다행히도 이러한 한계 중 일부는 타액을 분석함으로써 극복할 수 있다. 유전 물질 및 단백질과 같은 풍부한 바이오마커와 함께 용이하고 비침습적 접근성으로 인해 타액은 광범위한 잠재적 진단도구로 인식되고 있다. 최근 검사장비 및 분석기법의 급속한 발달로 기존의 진단검사 시 사용되는 검체인 혈액에 비하여 감염에 대한 위험이 적고 비침습적이며 비용-효과 면에서 유리한 타액이 건강과 질병을 관리하고 진단하는 검체로서 각광을 받고 있다.

진단액으로서 타액의 성질

타액 진단액

낭포성 섬유증의 선별도구로서 타액의 유용성과 장점이 1960년대 초에 밝혀진 바 있지만, 30년 후 혈청과 비교하여 타액의 뚜렷한 이점이 밝혀져 낭포성 섬유증 진단 가능성이 확인되었다. 혈청과 마찬가지로 타액도 항체, 성장인자, 효소, 미생물 및 이들의 생성물로 신체의 생리 기능을 반영하지만, 혈액과 비교하여 분석 대상 물질의 농도가 낮기 때문에 타액을 진단 목적으로 사용하는 것에 대한 우려가 있었다. 그러나 극도의 민감한 분자 분석 방법과 나노 테크놀로지가 있어 타액의 저농도는 더 이상 문제가 되지 않는다. 타액은 그 특성 때문에 유아·어린이·성인 및 비협조적인 환자의 여러 바이오마커를 탐지하고 모니터링할 수 있다.

혈액과 비교

낭포성 섬유증

낭포성 섬유증

백인에서 가장 많은 유전병 중 하나인 낭포성 섬유증(Cystic Fibrosis, CF)은 호흡기 합병증으로 인한 조기 사망을 초래한다. 낭포성 섬유증 막 관통 조절인자(CF Transmembrane conductance Regulator, CFTR) 돌연변이는 감염된 폐에서 발생하는 만성 염증 과정에 관여하는 것으로 의심된다. CF 환자의 타액은 칼슘과 인의 수치가 증가하여 발병률이 더 높을 수 있다. 이러한 환자들은 칼륨 및 나트륨 이온의 타액 수준이 더 높다. 또한 젊은 CF 환자의 전체 타액 샘플은 대조군에 비해 단백질, 항산화제 및 요산의 수준이 더 높다. 이러한 모든 타액 변화는 만성 산화 및 염증 과정과 관련이 있다. 현재는 타액을 검체로 사용하는 경우는 많지 않으며, DNA 검사를 통해 잠복 성향의 환자를 찾아내는 것을 더 중요하게 생각한다.

심혈관 질환

심혈관 질환

심혈관 질환은 세계 사망 1위를 차지하는 질환이다. 주요 원인인 아테롬(atherom)은 동맥벽의 지질 침착과 동맥의 점진적인 협착을 유발하는 염증에 의해 유발된다. 이 상태는 치명적인 심혈관계 합병증인 급성 심근경색(Acute Myocardiac Infarction, AMI)에서 절정에 이른다. 상당수의 심장병 환자에게는 가족력, 고혈압 및 지질 증가와 같은 위험인자가 있다. 혈청 C 반응성 단백질(C-Reactive Protein, CRP) 또한 급성 심근경색과 관련이 있다. 중요한 것은 타액 CRP 수치가 심혈관계 합병증 위험이 있는 인구집단의 혈액 샘플에서 언은 혈장 CRP 수치와 상관관계가 있다는 사실이다.

심근경색

트로포닌(troponin, cTn)은 심장세포 괴사에 반응하여 분비되는 물질로 타액에서 심근경색을 검출하는 바이오마커이다. 타액 트로포닌 수치는 심근경색으로 고통받는 환자의 혈청 수준만큼 민감한 모니터링 및 진단 도구이다. 타액검사가 심혈관 질환과 관련된 여러 가지 바이오마커를 분리하기 위해 혈액 샘플을 점차적으로 대체할 것이라는 점은 의심의 여지가 없다.

인간면역결핍바이러스

인간면역결핍바이러스

인간면역결핍바이러스(HIV)는 면역체계에 영향을 미치고 공격하는 세포의 게놈에 통합되어 있다. 2008년 이후로 캐나다에서 보고된 HIV 양성 사례 수가 약간 감소했지만, HIV 전염은 여전히 우려되고 있다. 2012년에 미국식품의약국은 구강 조직을 면봉으로 채취해 HIV를 모두 탐지할 수 있는 가정용 HIV 검사도구 오라퀵(OraQuick®)을 승인했다. 이 검사의 정확도는 혈액 샘플을 사용하는 검사실 분석과 비교하여 93.0~99.98%이다. 오라퀵의 HIV 예측률은 98.7%이지만, HIV 감염률이 높은 인구집단의 혈액 기반 표본과 비교하면 88.6%이다.

구강암

구강편평세포암은 구강암의 가장 흔한 형태이다. 구강암 사망률과 이환율을 감소시키는 열쇠는 조기 발견이다. 무증상 환자의 경우 시각 및 촉각 경구 선별검사와 자가형광, 조직반사 또는 상피세포 등 상업적으로 이용 가능한 구강암 선별검사가 구강암 사망률을 낮출 수 있는지 여부를 판단할 수 있는 증거가 충분하지 않다. 따라서 다른 침습적 검사 옵션이 필요하다. 구강편평세포암

구강암 환자의 타액에서는 특정 단백질의 타액 수준이 증가한다. 그러나 어떤 바이오마커도 초기 단계의 구강암를 정확하게 검출할 수 없으며, 선택된 바이오마커 패널만이 구강암를 확인할 수 있다. 구강암 관련 7개의 타액 RNA를 사용함으로써 81%의 예측 정확도로 구강암 검출을 위한 바이오마커로서의 잠재력을 입증했다.

혈장이나 체액에는 구강암이나 그 외 암을 진단하는 데 도움이 되는 종양 특이적 DNA가 있다. 구강암 환자의 62.5%에서 p53 유전자 위치에 DNA 변이가 관찰된다. 두경부암 환자의 경우에는 타액 내 미토콘드리아 DNA(mt DNA)의 비율이 증가한다. 두경부암 환자의 경

우 타액 내 인간상피종바이러스(Human Papilloma Virus, HPV) DNA가 발견되며, HIV나 HPV가 타액 내에서 발견되는 경우에도 구강암이나 그 외 다른 부위의 암 발생과 관련이 깊은 것으로 밝혀졌다. 타액 내 단백질을 이용해도 종양을 발견할 수 있다. 암 억제 항체(tumor suppressor protein antibody)인 p53 등이 타액 내에서 증가하게 되면 구강 악성 종양이나 다른 부위에 발생한 악성 종양을 의심해 볼 수 있다.

치매

치매

산화 스트레스는 산발성 알츠하이머 병(Alzheimer Disease, AD) 및 경증 인지손상(Mild Cognitive Impairment, MCI)이 있는 피험자의 조직 및 타액에서 확인된다. 산화 스트레스의 지표인 단백질 카르보닐의 수준이 치매 노인의 타액에서 뚜렷한 증가를 나타냈다. 타액으로 치매와 관련된 타우 단백질을 평가하여 치매를 조기에 발견할 수도 있다.

타우 단백질

자가면역 질환

자가면역 질환

쇼그렌 증후군 등 자가면역 질환은 원인불명으로 외분비계 이상이 나타난다. 여성에서 호발하고, 눈물과 타액분비 감소로 인해 각결막염과 타액분비 감소증이 나타난다. 진단적 근거는 명확하지 않으나, 타액선 실질 내에 림프구 침윤을 볼 수 있다. 휴지기 타액 분비율이 낮고, 자극 시에도 비정상적으로 낮은 분비율을 보인다. 타액 화학분석에서는 락토페린·알부민 및 인의 농도가 감소되어 있다.

그러나 발병 초기에 타액이나 혈청 성분으로 쇼그렌 증후군을 진단하는 것은 쉽지 않다. 체액 내 구성 성분의 기준에 대한 가이드라인을 정하기가 어렵기 때문이다.

위궤양

위궤양

헬리코박터

위궤양을 관리하기 위하여 타액 내 헬리코박터(*Helicobacter pylori*)균의 면역학 관련 연구기법이 개발되었는데, 타액 내 헬리코박터균의 농도가 증가되면 감염을 의심할 수 있다.

바이러스 질환

바이러스 질환

HIV와 간염 등 바이러스 감염을 타액으로 진단하는 진단용 도구가 개발되었다. DNA와 RNA를 이용하여 바이러스 감염을 확진하는 것은 아직 연구가 더 필요한 상황이지만, 항체와 같은 단백질을 이용한 분석은 이미 널리 사용되고 있다. 바이러스성 항체를 측정하는 방법으로 다양한 바이러스 진단이 가능한데, 홍역과 볼거리 등이 이에 해당된다. 바이러스성 항원을 검사하는 방법으로 간염을 진단하는 도구는 시판 중이다.

치아우식증과 산화 스트레스

치아우식증과
산화 스트레스

치아우식증과 산화 스트레스에 연관성이 존재한다는 연구는 많다. 비자극성 타액의 총단백질 수준, 총항산화능 수준(TAC), 항산화제를 측정하여 치아우식의 위험성에 대해 판단할 수 있다. 이들을 측정하는 데 있어 비자극성 타액은 이용하기에 간단하고 편리하다. 특히 TAC 수치는 시판 중인 진단용 키트로 쉽게 측정이 가능하다.

약물 모니터링

약물 모니터링

다른 체액(혈청, 오줌, 땀 등)과 마찬가지로 타액은 약물의 전신적 레벨을 반영하고 있다. 인체 내로 투여된 약물이 타액 내로 배출되기 위한 조건으로 혈청 내에 존재하는 약물 분자가 타액선을 통과해서 구강 내로 분비되어야 한다. 이 과정에는 약물의 농도 차이에 따른 수동 확산이 주요 기전으로 추정된다. 타액 내 약물 농도를 측정함으로써 환자의 정신과 약물 복용 여부에 대해 확인할 수 있으며, 항암제를 투여할 경우에도 타액을 통한 일부 약물의 모니터링은 신빙성이 있는 것으로 나타났다. 특히 알코올 농도에서는 혈청과 타액 내 농도가 매우 밀접하게 연관되어 있음이 보고되었다. 음주 후 약 20분 경과 시 타액 내 에탄올 농도는 혈액 내 에탄올 농도의 반영지수로 충분히 사용 가능하다. 이 외에 금지 약물, 약물 남용의 확인이나 법의학적인 목적으로 타액을 이용한 약물 모니터링이 가능하다.

알코올 농도

타액은행

인체 혈액은 수십 년 동안 미국식품의약국(FDA)의 엄격한 절차에 따라 인체 생물학적 샘플로 인정되고 있다. 각국의 생체은행은 전 세계 여러 전문 진단연구소 및 연구시설의 신뢰를 얻을 수 있도록 국제표준위원회의 품질 인증을 받고 있다. 소변·타액 등과 같은 다양한 다른 샘플을 수집하는 경우에도 마찬가지이다. 이 모든 자료는 기관 검토위원회(Institutional Review Board, IRB)에서 평가 및 승인된 인간 대상 프로토콜에 따라 수집된다.

IRB

대부분의 사람들은 고통스럽고 불편하며 위험한 혈액 채취보다 비침습적이며 빠르고 쉬운 타액 샘플 수집을 선호한다. 혈액 수집은 종종 DNA 품질의 황금 표준으로 간주되며, 이는 전 세계적으로 병원 및 실험실 전반에 걸쳐 일반화되어 있다. 과연 혈액을 타액으로 대체하는 것이 실제로 가능할까?

혈액은 타액에 존재하지 않을 수 있는 일부 바이오마커를 포함하고 있기 때문에, 수십 년 동안 혈액 수집이 항상 건강검진에서 필수적 방법이었다. 단백질, 항체 및 대사산물은 그러한 바이오마커의 몇 가지 예이다. 그러나 수집 목적이 엄격하게 게놈 DNA 분석을 위한 것이라면 타액도 많은 의미를 갖는다. 타액에서 추출한 DNA의 품질과 양은 혈액 기준에 부합해야 한다. 타액 DNA의 74%가 혈액과 같은 DNA 공급원인 백혈구에서 유래한다. 그러나 타액 DNA의 주요 문제점은 샘플 내 자연적으로 분해되는 효소와 박테리아가 DNA 품질을 매우 빠르게 저하시킬 수 있다는 것이다.

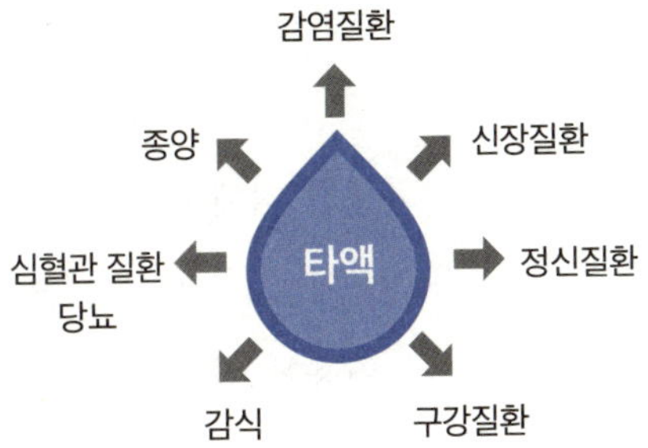

타액 진단의 활용
출처: 저자 작성.

DNA

최근 일부 상업용 수집 키트에는 타액 효소의 분해를 억제하고 박테리아 오염을 방지하여 고분자량 DNA를 보존하는 시약이 포함되어 있기 때문에 타액의 DNA를 유지하도록 설계되었다. 이 타액 샘플에서 추출한 DNA는 유전자형 결정, 마이크로 어레이 및 차세대 시퀀싱과 같은 응용 분야에서 혈액과 동등한 수준으로 DNA를 유지한다. 타액에서 추출한 DNA는 쌍을 이루는 혈액 샘플에서 추출한 것과 비슷한 품질 및 양을 나타낸다. 특히 99%를 넘는 재현성 비율은 타액이 고밀도 유전자형에 사용하기 위한 게놈 DNA의 대체 샘플로 사용될 수 있음을 입증한다.

진단기법의 급속한 발전으로 타액은 의학과 치과학 분야에서 가장 중요한 진단 샘플로서 인정받고 있다. 타액은 혈장과 비교할 때 간편하고 비침습적이며 대규모 대상 검사 시 저비용으로 이용할 수 있다. 또한 샘플 채취 시 감염의 위험이 극히 적고, 샘플 채취가 어려운 어린이나 장애인, 불안한 환자에서 유용하게 사용될 수 있다.

최근 분자생물학적 분석기법의 발달로 이전에는 분석할 수 없었던 액체 내 미량 무기물에 대한 분석이 가능해진 것을 계기로 여러 분야의 연구에서 분석 관련 기술의 활용도가 증가하고 있다. 타액을 이용한 진단 기술은 종래의 혈액을 분석하는 방법에 비하여 비침습적이고 간편하며 효율적이라는 장점이 있다. 타액은 구강암 등 구강질환의 진단뿐만 아니라 전신질환을 예방하고 조기에 진단할 목적으로 사용될 수 있다. 최근 종양학 분야에서는 체내 유전자의 명령으로 만들어진 단백질체(proteom)를 대상으로 유전자의 기능, 단백질의 기능이상 및 구조 변형 유무 등을 규명하고 질병의 과정을 추적 분석하는 다단백질 분석(proteomics)이 각종 전신질환 연구에 활용되고 있다. 따라서 타액을 보관·관리하는 타액은행은 혈액은행과 같이 구강건강과 전신건강을 증진하는 진단, 예방 및 치료도구 개발이 필수적이다.

전신건강 증진

인간 조직에 대한 모든 연구는 저장소의 생성이 기본이다. 우리는 현재 저장 기간, 은행 표본의 양, 은행 지점 또는 관련 재정적 문제와 관련하여 이러한 바이오뱅크의 수와 용량에 있어 전례없는 급증을 목격하고 있다. 또한 전자 데이터 처리 및 생물학적 물질 보존의 수렴 개발은 대규모 저장 및 첨단 인체조직 연구를 가능하게 한다. 데이터뱅크와 바이오뱅크는 제한된 양의 정보 또는 생물 표본에서 추론된 지식을 훨씬 초과하는 증거를 제공하는 귀중한 자원이다. 이들의 과학적 가치는 수백 또는 수천 명의 개인으로부터 데이터 또는 표본을 수집할 가능성에 있다. 많은 양의 데이터와 표본을 분석하면 연구 결과의 통계적 힘이 증가하고, 그로 인해 유효성이 높아진다. 바이오뱅크는 은행 데이터를 상호 연관시키고, 그러한 데이터와 생물학적 자료를 상호 연관시킬 가능성은 연구자원을 배가시키고 새로운

데이터뱅크 / 바이오뱅크

지식을 습득할 가능성을 높인다. 이러한 기술 능력은 프라이버시와 개인의 자율성에 대한 존중 또한 증가시킨다. 프라이버시

타액은행 설립 전에 반드시 해결해야 하는 의문점들로 제시된 것들에는 다음과 같은 것들이 있다.

1. 타액은행은 어떠한 분야에서 어떠한 의미가 있는가?
2. 타액은행이 제공하는 가장 큰 기회는 무엇이며, 가장 큰 장애물은 무엇인가?
3. 타액은행을 지원하기 위한 주요 역학적 영역 및 내용과 새로운 고려사항은 무엇인가?
4. 타액 기증자는 누구이고, 치과대학병원의 모든 신규 및 기존 환자가 타액을 기부하도록 권장해야 하는가? 그리고 이것을 환자들에게 어떻게 홍보할 것인가?
5. 타액은행과 관련된 윤리적 문제는 무엇인가?
6. 타액은행의 책임자 및 관리자의 역할은 무엇이고, 어떻게 구성하는가?
7. 타액은행 프로젝트의 성공 요인는 무엇인가?
8. 타액은행 관리규정 위반 시 징계의 관점과 내용 및 방법은 무엇인가?

타액 성분의 치료 및 진단 잠재력은 충치, 치주병, 쇼그렌 증후군뿐만 아니라 경구암과 저산소증 및 구강건조증에 의해 야기된 다양한 구강증상 관리에 중요한 의미를 부여한다. 숙주 유래의 타액 기능 단백질 또는 펩티드를 이용하는 치료 제제는 타액 유출량 감소 및 약물 부작용이 있는 노인 인구에게 새로운 길을 제시할 수 있다. 구강건조증 구강증상 관리

타액 생화학 및 생리학에 대한 연구는 구강 내 숙주 방어 메커니즘에 대한 이해에 크게 기여하였다. 이 분야에서 수행된 연구는 타액 성분이 가장 널리 퍼진 구강질환, 충치, 치은염 및 치주염을 조절할 수 있다는 인식을 불러일으켰다.

한편 인간 이하선과 턱밑샘 분비에만 존재하는 작은 분자량의 양이온성 단백질인 타액 히스타틴(histatin)이 원래의 히스타틴과 동등하거나 우수한 항균 활성을 갖는 기능성 도메인을 함유한다는 것이 밝혀졌다. 이 연구의 임상적인 의미는 구강 박테리아 및 곰팡이 감염 관리에서 유전자 치료법뿐만 아니라 구강 세정에 타액 항균성 펩티드를 이용할 수 있음을 시사한다. 이러한 타액 항박테리아 접근법은 충치, 치염 및 치주질환을 퇴치하는 데 중요하다.

타액은행 데이터뱅크

레이디 데이비스 연구소

캐나다에 있는 레이디 데이비스 연구소(Lady Davis Institute, LDI) 타액은행 데이터뱅크가 유일한 타액 표본 바이오뱅크이다. 이곳에는 알츠하이머 및 파킨슨병, 당뇨병, 경피증, 안면 통증, 유방암 및 미생물에 대한 바이오마커를 테스트하기 위해 2,100개 이상의 타액 샘플이 보관되어 있다.

레이디 데이비스 연구소는 맥길 대학(McGill University)의 교육병원인 몬트리올 유대인 종합병원(Jewish General Hospital, JGH)의 연구기관으로 캐나다의 주요 의료연구기관 중 하나이다. 주요 조사 분야는 암, 혈관질환, 역학, 노화질환, HIV 및 심리사회과학을 포함한다. LDI에서 이루어진 중요한 발견은 1969년 창립 이래 캐나다 퀘벡 및 전 세계 환자의 건강과 복지 증진에 기여했다.

참가자는 아침에 검진을 받은 후 소독한 원심분리관에서 음식물이나 음료를 섭취한 후 적어도 30분 후에 타액을 수집한다. 타액 산화-환원 항상성의 일시적인 변동을 최소화하기 위해 모든 샘플은 오전 9시부터 오후 12시 사이에 수집된다. 수집이 끝나면 튜브는 밀봉되어 4℃로 유지되며, 신속한 처리를 위해 실험실로 운반된다. 분석 전에 침은 4℃ 10,000rpm에서 20분간 원심 분리된다. 샘플은 연구자들의 책임하에 연구소에서 보관한다.

추가읽기

타액과 혈액, 소변

Han DH, Kim MS, Shin HS, Park KP, and Kim HD. "Association Between Periodontitis and Salivary Nitric Oxide Metabolites Among Community Elderly Koreans." *J Periodontol.* Jun 2013; 84(6): 776-784.

Shin MS, Shin HS, Ahn YB, and Kim HD. "Association Between Periodontitis and Salivary 8-hydroxydeoxyguanosine among Korean Rural Adults." *Community Dentistry and Oral Epidemiology.* Aug 2016; 44(4): 381-389.

Wong, D. et al. *Salivry Diagnostics.* New Delhi: Wiley-Blackwell, 2008.

타액과 자가 신속진단

Wong, D. et al. *Salivry Diagnostics.* New Delhi: Wiley-Blackwell, 2008.

구강진료의 변화: 외과에서 내외과로

Wong, D. et al. *Salivry Diagnostics.* New Delhi: Wiley-Blackwell, 2008.

타액 진단의 적용: 암, 치매 등

Wong, D. et al. *Salivry Diagnostics.* New Delhi: Wiley-Blackwell, 2008.

Yoo-Been Ahn, Myung-Seop Shin, Dong-Hun Han, Munkhzaya Sukhbaatar, Mi-Sun Kim, Hye-Sun Shin, and Hyun-Duck Kim. "Periodontitis is Associated with the Risk of Subclinical Atherosclerosis and Peripheral Arterial Disease in Korean Adults." *Atherosclerosis*, Volume 251, 2016: 311-318.

타액은행

Janardhanam, S. B., S. L. Zunt and M. Srinivasan. "Quality Assessment of Saliva Bank Samples." *Biopreserv Biobank.* Jun 2012; 10(3): 282-287.

18 미래의 구강보건의료

사회보장과 구강보건의료

19세기 런던의 빈민들이 오염된 식수를 사용하기 때문에 콜레라에 걸린다는 사실을 발견한 스노(John Snow)는, 식수원의 위생수준을 개선하려고 노력하기보다는 그 지역 빈민들에게 부유한 사람들이 사는 동네에서 물을 길어다 먹으라고 하였다. 현 사회학적 분석들 역시 불평등의 구조적 원인을 밝히려 하기보다는 개인적 속성의 차이를 강조하는 경향이 있다.

런던 콜레라

스노

사회계급과 건강의 정도를 계량화하는 문제와 선진 산업사회 건강 양상의 유동성에도 불구하고, 이 방면에서 이루어진 연구들을 보면 분명 어떤 새로운 양상이 나타나고 있음을 알 수 있다. 첫째, 연령군이나 연구 지역에 관계없이 상류층은 보통 치아우식 유병률이 낮다. 둘째, 유병률이나 질병의 진행 정도에 관계없이 상류층에서는 치료를 요하는 우식치아와 상실치아의 수가 적은데, 이것은 식사습관이나 자기관리라는 측면의 영향이라기보다는 치과의료서비스의 이용

사회계급과 건강

정도를 반영하는 결과이다. 셋째, 대부분의 연구 결과에 따르면 모든 연령층에서 사회경제적으로 상류에 속하는 인구집단은 치주건강에 관한 지수에서도 좋은 점수를 기록하고 있다.

치주병은 주로 개인위생의 영향을 많이 받고 치과의료서비스 이용 정도와도 다소 관련이 있는 반면, 치아우식증은 개인위생과도 관련이 있지만 주로 식사습관의 영향을 많이 받는다. 치아우식증의 이환 정도에 대한 표준화된 지수인 우식경험 영구치 지수(DMF index, 우식(D), 상실(M), 충전(F) 치아의 수)에서 각각의 요소(D, M, F)가 전체에서 차지하는 구성비율은 개인의 위생상태보다는 치과치료를 얼마나 많이 받았는지에 따라 달라진다. 중산층은 치과에 자주 가기 때문에 충전치아의 수가 많을 것이고 우식치아나 상실치아는 적을 것이다. 이러한 빈번한 치료로 인해 충전지수(F)가 정상 수준보다 높아짐으로써 전체 우식경험 영구치 지수도 과대평가되는 경향이 있다.

식사습관

부유하고 학력이 높은 사람일수록 정기적 검진이나 예방적 치과치료를 많이 받는다는 것은 잘 알려진 사실이다. 소득이 높은 사람들은 서비스 이용방식이 보다 예방적일 뿐 아니라, 규칙적인 식사와 운동, 음주와 흡연의 절제 등 건강에 이로운 행동양식을 가지고 있다. 이러한 건강에 관련된 행동양식은 이미 1960년대에 코헨(Cohen) 등에 의한 구강건강에 대한 연구에서도 확인된 바 있다. 1970년대 중반 앤더손((Anderson) 등의 연구에 의하면, 구강 증상과 관련된 치료에 국한해 보더라도 저소득층은 중산층에 비해 치과서비스를 적게 이용한다. 이러한 불균형의 문제는 일반의료서비스의 이용에 대해서도 확인된 바 있다.

행동양식

1832년 콜레라 유행, 보어 전쟁과 제1차 세계대전 등과 같은 국가적 위기상황을 겪으면서 공중보건의 문제는 비로소 정치적 문제가 되었다. 1911년까지 영국에서 의료에 대한 국가의 역할은 극빈자 대상의 최소 의료서비스 제공에 한정되어 있었다. 1911년 국민의료보험법(National Health Insurance Act)이 생긴 이후 보건의료에 대한 국가의 개입이 점차 증가하여, 1948년에 이르면 국가보건서비스(NHS)가 전반적으로 실시된다. 공중보건에 대한 국가의 역할도 천천히 확대되어 갔다. 공공적 치과의료는 학교보건서비스(School Health Service)로 시작하여 국민의료보험(NHI)을 거쳐 국가보건서비스(NHS)에서 제공하는 보다 포괄적인 서비스가 되었다. 이 과정은 치과의사들의 자발적 노력도 있었지만, 사회적 배경이 큰 역할을 했다고 할 수 있다.

국가보건서비스

유럽 대륙의 국가들에서는 일찍부터 국가가 치과의료서비스 제공과 분배 과정에 개입하고 있었다. 개입의 형태는 독일처럼 보건의료서비스에 필요한 재정을 지원하거나, 제1차 세계대전 이전의 북유럽 국가들처럼 국가가 직접 학교치과진료서비스를 제공하는 형태, 또는 제2차 세계대전 이후 동유럽 국가들처럼 모든 치과의료서비스를 국가가 제공하는 형태에 이르기까지 매우 다양하였다.

학교치과진료서비스

미국에서는 치과의사의 3분의 2가 단독개원을 하고 있다. 한 사람의 치과의사가 제공할 수 있는 서비스의 범위가 넓고, 필요한 장비가 비교적 간단하고 비싸지 않기 때문이다. 따라서 치과의사에게는 진료 시 '임상적 자율성(clinical autonomy)'에 대한 인식이 아주 강하다. 임상적 자율성과 환자-의사 사이의 특별한 관계는 의료분야에서 가장 극명하게 드러나는 두 개의 중심적인 신념체계이다.

임상적 자율성

의학이 전문직종으로 완전히 조직되기 이전인 18세기에 영국의 고객-의사 관계는 주로 고객을 중심으로 되어 있었다. 약종상은 주로 빈민층을 상대했지만, 의사는 부유한 귀족 후원자에게 봉사함으로써 그들의 호의와 기쁨의 대가로 생활을 유지하는 전속의사(attendant physician)가 주종을 이루었다. 이처럼 고객에 봉사하는 의료관계가 형성되어 있었기 때문에, 18세기 영국의 신사와 귀족들은 의사와의 관계뿐 아니라 의학의 발전과 혁신에 있어서도 막강한 영향력을 행사하였다.

의료가 개인시술 형태의 '개인주의'와 의학지식의 발전을 위해 필요한 '상호협조'를 조화할 수 있게 된 것은, 고객(환자)-의사 관계의 주도권이 의사의 후원자인 환자로부터 의사에게로 넘어간 다음의 일이었다. 산업혁명 이후 사회경제 발전으로 대중은 필요한 의료서비스를 구매할 능력을 지니게 되었고, 19세기 초반 의사중심의 의료윤리가 나타났다. 후원자인 고객에 대한 충성과 봉사보다는 직업적 연대에 대한 충성이 의사들의 이익에 부합되는 상황이 전개되자, 이제는 의사들 사이의 관계를 조정할 필요가 생겼기 때문이었다. 레베르(Paul Revere)는 미국치과의사회의 윤리강령이 일반대중에 대한 태도와 행동보다는 치과의사 상호간의 행동에 더 중점을 두고 있다고 했다.

의사중심 의료윤리

전문직업적 이상을 실현하기 위한 면허제도는 전문직업 집단의 이데올로기인 전문직업주의(professionalism)의 산물로, 이는 전문직업인의 일에 대한 신조와 가치를 규정하고 조직하는 방식의 의료철학과 밀접히 연관되어 있다. 즉 그 당시 의사들의 주요 관심사는 개인서비스 시장을 안정적으로 확보하는 것이었다. 따라서 전문가가 직접 개입해야 할 필요성이 적은 예방이라든지 집단을 대상으로 하는 공중보건은 의사들의 관심사가 아니었다.

전문직업주의

강력한 사회적 힘을 가진 집단이 자신들의 관심 영역에 대한 지적 개념을 형성하는 것이 이상할 것은 없다. 일리히(Illich)는 의료인을 가리켜 "일반을 무력화하는 전문직업인(disabling profession)"이라 혹평하고 있지만, 어떤 직업 집단이 자신의 전문지식과 기술을 발전시켜 전문적 지식체계를 만들어 가는 것은 그들 고유의 권리이자 의무라 할 수 있다. 사이햄(Sheiham) 등은 영국에서 일하는 치과의사들은 진료 태도나 치료 형태에 있어 예방적 관심이 별로 없는데, 이것은 그들의 사회계급을 반영하는 것이다라고 주장하였다.

채드윅

1842년 영국에서는 채드윅(Edwin Chadwick)이 《영국 노동자들의 위생상태(*The Sanitary Conditions of the Working Population If Great Britain*)》라는 책을 출판하였으며, 1850년 미국에서는 섀턱(Lemuel Shattuck)이 《매사추세츠 위생위원회 보고서(*Report of the Sanitary Commission of Massachusetts*)》를 발간하여 공중보건에 대한 일반인의 관심을 불러일으켰다. 1840년대에 북미 대륙에서는 전문가만이 아닌 일반인이 주체가 되어 질병의 예방과 치료를 할 것을 주장하는 톰슨주의(Thomsonianism)에 기초한 대중보건운동(Popular Health Movement)이 상당한 활동을 보였다. 1864년에 열린 미국의 전국치과의사회에서는 어린이들이 지나치게 정제된 음식과 설탕을 너무 많이 소비하고 있다는 지적이 있었다. 1911년에는 전국치과의사회 구강위생위원회(National Dental Association's Oral Hygiene Committee)의 노력으로 3,200명의 치과의사가 구강위생에 대한 회의를 개최하였다. 이러한 노력들에도 불구하고 구강건강에 대한 대중의 생각을 지배했던 것은 치료중심의 임상적 치과였고, 사회의 인적·물적 자원 소비에 지배적 영향력을 행사한 것 또한 치과치료였다. 치과의료는 개인서비스 기술을 진료실에서 개별 환자에게 전달하는 것으로, 이 방식은 19세기 이후 지금까지 달라진 바 없다.

섀턱

대중보건운동

구강위생위원회

맥킨리(McKinlay)는 보건의료 부문은 이윤이 많이 남고, 수요가 거의 무한정하며, 공급자가 고정되어 있고, 경우에 따라서는 국가가 그 이익을 보장해 주는 역할을 했기 때문에, 상업적 이윤을 추구하는 자본가에게는 매우 매력적인 투자 대상이었다는 점을 지적하였다. 보건부문 성장의 다른 이유는, 생활수준이 향상됨에 따라 '건강'을 포함한 모든 서비스와 상품에 대한 소비가 증가하는 경향이 있기 때문이었다.

역사적으로 볼 때, 국가는 전문가 집단이 폐쇄적 시장을 독점적으로 장악하는 것을 법적으로 보장해 주는 데 매우 중요한 역할을 했다. 보건의료에서 공평성 또는 의료서비스 접근도라는 문제는 중요성이 감소하기보다는 오히려 더욱 증가하고 있다. 지금까지 보건의료부문의 자원이 대중의 필요에 따라 생산·분배되기보다 부를 가진 소수에 집중된 경향이 있었지만, 이제부터는 사회구조상 소외된 계층에 집중적으로 투자해야 한다는 주장이 있다.

소외계층

미국에서 이러한 불공평의 문제가 치과의료 부문에서 가장 두드러진다는 점은 매우 흥미로운 사실이다. 미국에서 빈곤층과 상류층 간 일반의료 이용도의 차이는 저소득 계층의 재정적 부담을 덜어주려는 노력으로 인해 상당히 감소한 반면, 치과의료에서는 그와 같은 노력이 없었을 뿐 아니라 빈곤층과 상류층의 치과의료 이용도 차이가 과거 어느 때보다 커져 있는 상태이다.

특히 지역 간 치과의료 인력이 불균등하게 분포되어 있는 것은 미국이나 영국이나 마찬가지이다. 이미 50년전 기스(Gies)는 미국의 상황에 대해 보고하면서 흑인과 농촌인구에서 적절한 치과의료서비스가 제공되고 있지 못하다고 지적한 바 있는데, 그와 같은 상황은 지금까지도 지속되고 있다. 전문직업인의 분포는 자유경쟁의 원리가 적용되는 자본주의적 서비스 시장의 구조와 연관되어 있고, 따라서 불평등하게 분포할 수밖에 없다는 것은 당연한 일이다.

진료 역진 법칙

하트(Tudor Hart)는 진료서비스를 가장 많이 필요로 하는 자가 가장 적은 서비스를 받는 현상을 '진료 역진 법칙(inverse care law)'으로 명명하였다. 치과의료를 포함한 의료 불균형을 개선하려면, 정부는 합리적 진료전달체계 정비와 보험정책 및 공중구강보건사업 등에 보다 적극적으로 노력해야 할 것이다. 의료 불균형

유전체와 구강건강

유전자란?

유전자는 유전의 기본적인 기능 단위로 디옥시리보 핵산(DeoxyriboNucleic Acis, DNA)으로 구성되어 있다. 일부 유전자는 단백질 분자를 만드는 지침으로 사용된다. 그러나 많은 유전자는 단백질을 암호화하지 않는다. 인간의 유전자는 수백 개의 DNA 염기에서 200만 개 이상의 염기까지 크기가 다양하다. 인간 게놈 프로젝트(Human Genome Project, HGP)는 인간이 2만에서 2만 5천 개의 유전자를 가지고 있다고 추정했다. 유전자 인간 게놈 프로젝트

모든 사람은 부모에게서 물려받은 각 유전자의 사본 두 장을 가지고 있다. 대부분의 유전자는 모든 사람에게 동일하지만, 전체의 1% 미만인 소수의 유전자는 사람마다 약간 다르다. 대립 유전자는 DNA 염기의 순서가 약간 다른 동일한 유전자의 형태이다. 이러한 작은 차이가 각 개인의 독특한 신체적 특징을 나타낸다. 22개의 쌍 염색체는 크기에 따라 번호가 매겨지며, 나머지 두 염색체 X와 Y는 성 염색체이다. 쌍으로 배열한 인간 염색체의 그림을 핵형이라 부른다.

과학자들은 유전자에 고유한 이름을 부여하여 유전자를 추적한다. 유전자에는 유전자 이름을 축약한 문자 또는 숫자의 짧은 조합으로 기호가 할당된다. 예를 들어 낭포성 섬유증과 연관된 염색체 7번 유전자를 낭포성 섬유증 막 관통 조절인자라고 하며 CFTR로 부른다.

멘델

멘델 멘델(Gregor Johann Mendel)은 처음으로 유전학의 수학적 토대를 확립한 인물로, 사후에 현대 유전자 과학의 창시자로 인정받았다. 그는 1856~1863년 수행된 완두 실험으로 현재 '멘델의 법칙'으로 불리는 유전 법칙을 확립하여 유전의 원리가 세대를 통해 이어짐을 규명했다.

유전 법칙

멘델은 식물 높이, 깍지 모양과 색, 씨앗 모양과 색, 꽃 위치와 색 등 완두의 일곱 가지 특성을 연구했다. 씨앗 색을 예로 들자면, 멘델은 황색 완두콩과 녹색 완두콩을 교배시키면 그들의 자손은 항상 황색 종자를 생산한다는 것을 보여 주었다. 그러나 다음 세대에는 녹색 완두콩과 황색 완두콩이 1 대 3의 비율로 다시 나타났다. 이러한 현상을 설명하기 위해 멘델은 특정 형질과 관련하여 '열성'과 '우성'이라는 용어를 만들었다. 앞의 예에서는 첫 번째 세대에서 사라진 것처럼 보이는 녹색이 열성이며 황색이 우성이다. 그는 1866년에 〈식물의 잡종에 관한 연구〉라는 논문을 출간하여 보이지 않는 '요인'인 유전체로 생물체의 특성을 예측할 수 있게 하였다.

특정 형질

멘델의 연구는 20세기가 될 때까지 30년 이상 빛을 보지 못하였다. 20세기에 이르러 여러 연구자들은 현대의 유전학 시대를 선도한 멘델의 여러 실험을 재현하여 입증했다.

멘델의 재발견

약 40명의 과학자들이 멘델의 강의를 들었지만, 아무도 그의 연구를 이해하지 못하였다. 이후 멘델은 그 시대의 유명한 생물학자 중 한 명인 내게리(Carl Naegeli)와 서신을 교환하였으나, 내게리도 멘델의 발견에 의미를 두지 않았다. 멘델은 자신의 연구에 대해 때로는 의문을 품기도 했지만 자신의 연구를 확신하여 "내 시대가 올 것"이라고 말

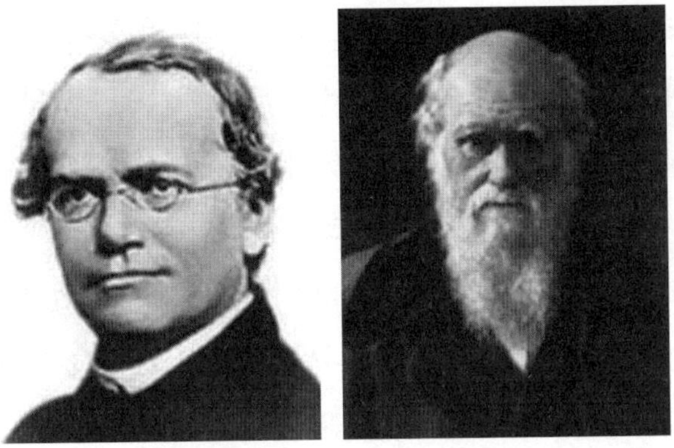

멘델(왼쪽)과 다윈(오른쪽)
출처: 위키미디어

했다고 한다. 멘델은 평생 동안 부모의 특성을 평균화한 혼합 상속을 통해 모든 특성이 다음 세대로 넘어간다는 생각을 유지했다. 《종의 기원》에서 진화론을 주창한 다윈(Charles Darwin)은 판게네시스(pangenesis) 이론을 통해 상속을 설명하려 했으나 결국 실패했다. 멘델의 아이디어의 중요성이 실현된 것은 20세기 초반이었다.

혼합 상속

다윈

1900년까지 상속을 혼합하기보다는 불연속 상속의 성공적인 이론을 찾는 것을 목표로 한 드 브리스(Hugo de Vries)와 코렌스(Carl Correns)의 연구로 멘델의 연구와 유전 법칙을 재발견하게 되었다. 드 브리스의 경우에는 나중에 멘델의 법칙에 관심을 잃었지만, 다른 생물학자들은 현대 유전학을 과학으로 확립하기 시작했다.

멘델의 법칙은 신속하게 복제되었으며, 유전자 결합도 신속하게 이루어졌다. 많은 생물학자들은 이 이론에 접근했는데, 가장 두드러진 것은 피어슨(Karl Pearson)과 웰던(W. F. R. Weldon)의 연구였다. 이 연구는 표현형 변형을 통계적으로 분석한 것이었다. 이 연구를 가장 강하게 반대한 베이트슨(William Bateson)은 '유전자', '대립형질', '유전학' 등의 용어를 정립하였으나, 멘델의 이론에 반대하여 '규율'을 제시했다. 멘델 이론에 찬성하는 연구자와 반대하는 연구자 사이의 이러한

피어슨

베이트슨

논쟁은 20세기 초반에 활발하였다. 피어슨 등 수학자들은 통계적·수학적으로 풀이하면서 생물학적 이해를 확률적으로 해석해야 한다고 주장했다. 당시 유전학은 유전이 본질적으로 생물학적 과정이기는 하지만, 유전자의 역할은 아직 이해되지 못했다. 1918년 초에 통계학자 피셔(Ronald Fisher)가 수행한 작업에 의해 생물학적·통계학적 접근법이 결합되었다. 1930년대와 1940년대에 다윈의 자연선택 이론과 멘델 유전학의 결합은 진화생물학의 현대적인 통합을 가져왔다.

피셔

진화생물학

멘델의 역설

1936년에 멘델의 실험을 재구성한 유명한 통계학자이자 인구유전학자인 피셔는 손자(second filial) 세대의 결과를 분석하고, 열성에 대한 우성의 비율이 녹색 완두콩 대 황색 완두콩과 둥근 완두콩 대 주름 완두콩의 비율로 예상되는 3 대 1의 비율에 가깝다고 보고하였다. 피셔는 멘델의 '실험'이 멘델의 기대와 밀접하게 일치하도록 위조된 것이라고 주장했다. 피셔의 분석은 오늘날까지 미해결된 '멘델의 역설'을 야기했다. 많은 작가들이 패러독스를 해결하려고 시도했다. 즉 피셔는 멘델의 결과가 확증 편견(confirmation bias)이라고 주장했으나, 2008년 하틀(Daniel L. Hartl)와 페어뱅크 (Daniel J. Fairbanks)는 이를 반박하였다.

핵산 이중나선

분자생물학에서 이중나선이라는 용어는 데옥시리보 핵산(Deoxyribo-Nucleic Acid, DNA)과 같은 핵산의 이중가닥 분자에 의해 형성된 구조를 의미한다. 핵산 복합체의 이중나선형 구조(double helix)는 2차 구조로 발생하여 3차 구조를 결정하는 기본 구성 요소이다. 이 용어

핵산 이중나선

는 1968년 더블 헬릭스(double helix)를 발견한 왓슨(James Watson)에 의해 대중적으로 알려지게 되었다.

DNA 구조의 이중나선 모델은 1953년 왓슨과 크릭(Francis Crick)에 의해 《네이처(*Nature*)》 지에 처음 발표되었다. 1952년 로잘린드 프랭클린(Rosalind Franklin)의 '사진 51(photograph 51)'이라고 명명된 DNA 모델은 3가닥의 DNA였다. DNA 구조가 이중나선 구조라는 사실은 20세기의 가장 중요한 과학적 발견의 하나로 인정하는 염기 쌍의 기전을 밝혀냈다. 이 염기 쌍이 바로 유전 정보로 살아 있는 생물체에 저장되고 복사되어 후대로 이어지는 중심인 것이다. 크릭(Crick)과 윌킨스(Wilkins), 왓슨(Watson)은 이 발견으로 1962년 노벨 생리의학상을 받았다. 획기적인 X선 회절 데이터로 DNA 구조를 공식화한 프랭클린은 1958년 사망하여 노벨상을 받지 못했다. 킹스 칼리지 런던(King's College London)에서 프랭클린은 윌킨스가 처음 제안한 X선 결정학(X-ray crystallography)을 사용하여 DNA 이미지를 얻었고, 이 프랭클린의 이미지를 통해 왓슨과 크릭은 유명한 이중나선 모델을 만들었다.

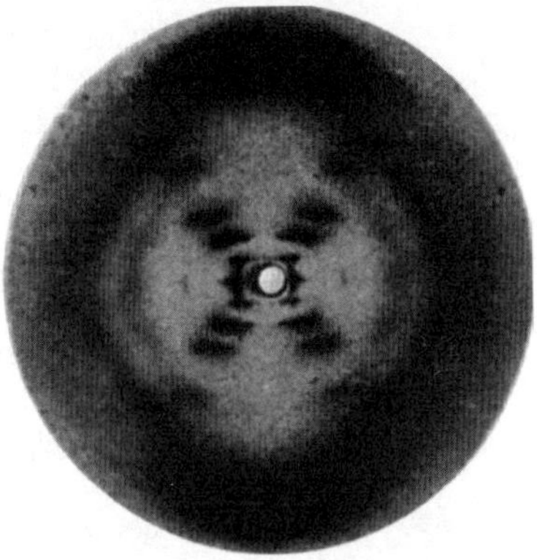
《네이처》 지에 나온 이중나선 모델
'사진 51(photograph 51)'

X선 결정학

이 연구와 관련된 과학자들은 다음과 같다.

로잘린드 프랭클린

로잘린드 프랭클린

4명의 DNA 연구원 중 로잘린드 프랭클린만 화학을 전공했다. 그녀는 모든 소년·소녀들이 개인 적성을 개발하도록 교육하는 저명한 런던 은행가 가문에서 태어나 케임브리지 대학의 여성 대학 중 하나인 뉴햄 칼리지(Newnham College)를 다녔다. 1941년 제2차 세계대전 중에 학위를 받았으며, 케임브리지 대학에서 노벨상 수상자인 로날드

노리시(Ronald Norrish)의 지도 아래 공부했다. 그녀는 전쟁에 기여하기 위해 영국석탄사용연구연합(British Coal Utilization Research Association)에서 일했는데, 거기서 석탄과 흑연의 성질에 대한 근본적인 조사를 수행했다. 그녀는 케임브리지로 잠시 돌아와서 이 일을 바탕으로 한 논문을 발표하고 물리화학 분야에서 박사학위를 받았다. 전쟁 후 프랑스 친구를 통해 그녀는 파리의 화학연구소(Chimiques de l' Etat Laboratoire Centrale des Service)에서 일했으며, 거기에서 X선 결정학 기술을 공부하여 빠르게 이 분야에서 권위자가 되었다. 그녀는 1951년 영국의 킹스 칼리지 런던(King's College London)으로 돌아와 DNA 작업을 위해 X선 결정학 실험을 한 단계 발전시키는 임무를 맡았다.

X선 결정학 기술

모리스 윌킨스

모리스 윌킨스

뉴질랜드 태생이지만 케임브리지에서 교육받은 물리학자인 모리스 윌킨스(Maurice Wilkins)는 킹스 칼리지(King's College)에서 근무하였다. 신임 박사로서 그는 제2차 세계대전 중 레이더용 음극선관 스크린 개선 작업을 수행한 다음, 미국에서 원자폭탄을 만드는 맨해튼 프로젝트(Manhattan project)에 동참했다. 많은 다른 핵물리학자들과 마찬가지로 원자폭탄에 대해 환멸을 느낀 그는 케임브리지 대학에서 스승인 란달(John T. Randall)의 지도로 생물물리학으로 전공을 바꾸었다. 란달이 로잘린드 프랭클린을 선택한 것은 X선 결정학 기술로 DNA를 연구하는 윌킨스의 아이디어였다. 그러나 윌킨스와 프랭클린 간의 사이는 좋지 않았다.

제임스 왓슨

제임스 왓슨

제임스 왓슨(James Watson)은 시카고 대학교에서 학사학위, 인디애나 대학교에서 박사학위를 받은 후, 유전학에 관심을 갖게 되어 유전학과 동물학 학위를 받았다. 그는 1969년 루리아(Salvador E. Luria)가 노벨 생리의학상을 수상한 주제를 재현하기 위해 박테리오파지 바이러스에 대해 인디애나주 루리아 연구실에서 일했다. 왓슨은 박사학위를 받기 위해 덴마크로 가서 연구를 계속했고 그곳에서 화학에 대해 공부했다. 1951년 봄, 왓슨은 나폴리의 동물학 학회에서 윌킨스가 발표한 DNA의 분자구조와 그의 최근 X선 결정학적 DNA 사진을 본 후 X선 결정학에 매료되어 곧 몇 가지 중요한 X선 결정학 프로젝트를 수행 중인 캐번디시 실험실(Cavendish laboratory)로 이사했다.

프랜시스 크릭

런던 대학(University of London)에서 물리학 학사학위를 취득한 프랜시스 크릭(Francis Crick)은 제2차 세계대전 중 레이더 및 광산 개발에 일조했다. 크릭은 왓슨이 도착했을 때 헤모글로빈의 X선 결정학에 대한 논문을 작성하여 DNA 작업을 위해 동료를 모집하려고 했다. 포링(Pauling)이 분자모델 작업에 성공한 것에 영감을 받은 크릭과 왓슨은 여러 모델의 DNA를 신속하게 조합하여 모든 증거를 수집하였고, 프랭클린의 허가 없이 그녀의 우수한 X선 사진에 접근하여 이것이 그 중 가장 정확한 해결책임을 제시하였다. 왓슨과 크릭, 윌킨스, 프랭클린 등 4명의 과학자는 동일한 문제에 관심을 갖고 DNA 구조를 발표했다.

프랜시스 크릭

발표 이후

발표 이후 그들은 서로 다른 방향으로 움직였다. 프랭클린은 런던의 버크벡 칼리지(Birkbeck College)로 갔는데, 그녀의 실험실은 킹스 칼지지보다 훨씬 더 좋은 환경이었다. 암으로 인해 사망하기 전, 그녀는 실험실의 상징인 담배 모자이크 바이러스의 구조에 대한 X선 결정학적 분석으로 주요한 공헌을 했다. 그녀는 이후 실험실을 케임브리지로 옮겨 폴리오 바이러스에 대한 중요한 연구를 수행했다.

담배 모자이크 바이러스

윌킨스는 살아 있는 세포에 화학 합성과 X선 결정기술을 적용하여 신경세포막 및 리보핵산(RNA)의 구조적 결정 연구를 발전시킨 공로로 킹스 칼리지에서 승진하였다.

RNA 구조

왓슨은 1958년 하버드 대학의 조교수로 임용되어 부교수 및 교수를 지냈고, 1976년까지 하버드에 소속되어 있었다. 1968년 그는 뉴욕 롱아일랜드의 정량생물학으로 유명한 콜드 스프링 하버 연구소(Cold Spring Harbor Laboratory, CSHL)로 갔다. 1968년 이후 이 연구소는 분자생물학 연구의 중심지로서 새로운 장을 열었다. 1988~1992년 그는 국립보건원(National Institutes of Health, NIH)에서 인간 유전체 연구센터(National Genome Research)를 이끌었고, 그 후 CSHL로 돌아와 2007년 은퇴했다. 그는 유전체가 특허되는 것을 반대하였고, 개인 맞춤의학에 사용할 것을 주장하였다. 그는 논문보다는 유전학 관련 주요한 책을 저술한 자유주의자였다.

개인 맞춤의학

유전학 책

크릭은 케임브리지에서 장기간 재임하는 동안 유전자 암호 해석에 많은 공헌을 했다. 그는 브레너(Sydney Brenner)와 함께 단일 DNA 가닥의 3개의 인접한 염기 각 그룹이 하나의 특정 아미노산을 암호화한다는 것을 입증했다. 또한 그는 '전령 RNA(mRNA)'의 존재를 정확하게 가정했다.

mRNA

맞춤치료

휴먼 게놈 프로젝트의 완성으로 사람의 유전자 개수가 알려졌고, 이

제 각 유전자들의 기능을 규명하는 작업과 각 유전자와 질병과의 관계를 밝히는 작업이 진행되고 있다. 인간에서 유전체 변이인 단일염기 다형성(Single Nucleotide Polymorphism, SNP) 연구의 결과는 질병에 대한 감수성과 치료에 대한 감수성, 약제에 대한 감수성 정도가 사람마다 다르고, 이는 개개인의 유전적 소인에 연관되어 있음을 규명하였고, 나아가 유전형에 따른 맞춤치료의 필요성이 대두되었다. 유전자 변이가 자손에게 전달되어 나타나는 유전성 질환뿐만 아니라, 유전자 변이는 없지만 후천으로 의해 발생하는 질환, 평상시에는 문제가 없지만 특수한 상황에서 질병의 감수성 증가, 질병 상황에서 치료에 대한 반응성 변화 등은 향후 유전체 맞춤치료를 위해 필수적으로 진행되어야 할 연구들이다.

단일염기 다형성

맞춤치료

조건부 유전자 변위를 이용한 연구

유전자에 대한 조건부 유전자 변위 마우스 모델을 악안면 발육에 적용하여 악관절 발생 및 악관절염에서 이들 유전자의 역할에 대한 연구를 수행하고 있다. 또한 치아 이동 시 나타나는 생물학적 반응에 대한 주변 조직과의 연관성에 대해서도 유전자 변위를 이용하여 연구하고 있다.

조건부 유전자 변위

유전자 적중법을 이용한 동물모델의 제작 및 기능유전학 연구

인간 유전자 연구가 완성된 이후 각 유전자의 기능유전학(functional genetics)에 대한 필요성과 관심이 집중되고 있으며, 이러한 연구에는 동물모델을 이용한 연구가 필수적이다. 따라서 유전자 적중법(gene targeting)을 통하여 기능 저하 유전자 변형 생쥐(knock-out/knock-in mouse)를 비롯한 다양한 형질전환 동물모델(transgenic animal model)을 제작하여 특

유전자 적중법

정 유전자의 기능을 밝히는 연구를 하고 있으며, 특히 두개악안면 기형 및 치과 유전질환과 관련된 유전자의 기능을 분석하고 이들 질환의 발병기전을 연구하고 있다.

유전질환의 병리·생리 연구

뼈에 표현형을 나타내는 유전질환의 원인 유전자로 알려진 유전자의 돌연변이가 어떻게 표현형을 발현하는지 그 병리·생리적 기전을 알아보기 위해 조골세포 또는 줄기세포에 돌연변이 유전자의 과발현 또는 유전자의 결손을 유도하고 조골세포 분화, 줄기세포 분화능에 미치는 영향을 파악하며, 분자 수준에서 유전자의 기능 및 돌연변이체의 작용기전을 연구하고 있다.

한국인의 치주염 유전체

치주염의 병인학에서 추정된 역할에 기초하여 다양한 후보 유전자가 선택되었고, 치주염 위험과의 관련을 알아보기 위해 후보 단일염기

SNP

다형성(Single Nucleotide Polymorphism, SNP)이 조사되었다. 이 후보 SNP 연구는 종종 작은 표본 크기로 수행되어 이들 유전자에서 위험 유전자의 존재에 대한 확실한 증거를 제공할 수 없었다. 게놈 차원의 SNP 연관성 테스트는 위험한 변종의 식별을 위한 편견 없는 접근법을 제공하므로, 유전적 요인과 치주염 사이의 연관성을 밝히기 위해서는

GWAS

게놈 전체 연관 연구(Genome Wide Association Study, GWAS)가 필요하다.

2015년까지 서양인과 일본인에서 만성 치주염에 대한 4개의 GWAS가 보고되었는데, 여기에서 치주건강과 질병에 대한 유전자와 후보 유전자로 30개 이상의 유전자를 제안했다. 위험 유전체는 특정 환경이나 특정 대립 유전자의 특정 조합과 같은 특정 상황에서만 효

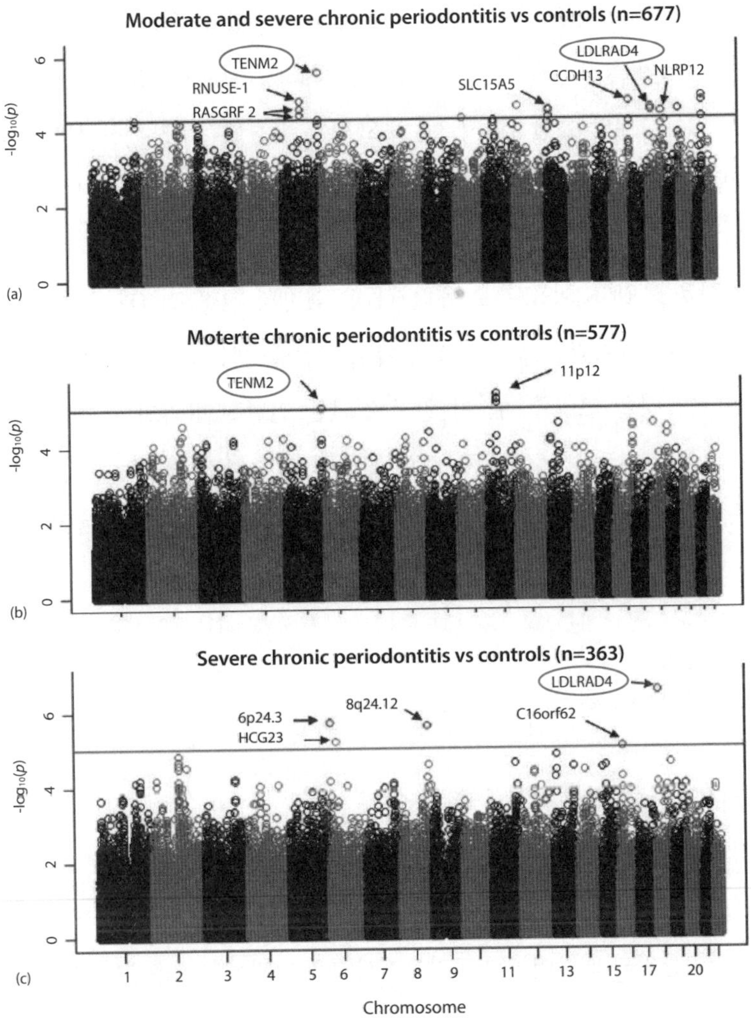

한국인 치주염 관련 유전체
자료: 저자 제공(*Journal of Clinical Periodontology* 2015; 42(8): 703-710).

과를 발휘한다. 한국인은 서양인들과 다른 환경에서 살며 다른 유전적 배경을 가지고 있기 때문에 서양인들에서 확인된 것보다 다른 변종이 적합할 수 있다.

한국의 GWAS에서는 파노라마 방사선 사진을 이용한 치조골 손실로 정의된 치주염과 관련된 유전자를 탐색했다. 이 연구에서는 게놈 전체의 중요성을 가진 SNP를 발견하지 못했지만, 암시적 연관성이 있는 2개의 유전자에서 3개의 SNP를 발견했다. 그중 하나의 SNP인 TENM2의 rs4242220은 치주염의 감소 경향을 보였고, 나머지 2개의 SNP인 LDLRAD4의 rs12969041 및 rs2027756은 치주염 위험의 경향을 보였다. 이들 후보 유전자들은 인간의 지질 조절과 관련이 있는 유전자들이었다. 한국인에서 이상 지질혈증이 치주염의 위험을 높인다는 것을 고려할 때, 이 연구 결과는 연관된 유전자의 치주염에 대한 메커니즘을 설명할 수 있으나, 이를 확증하기 위해서는 다른 한국인 집단을 대상으로 한 추가적 연구로 그 결과를 재현해야 한다.

구강보건행정

구강보건행정기관 체계 구성

각국의 행정인력은 나라마다 다양한 형태로 전문가들이 투입된다. 말레이시아의 경우, 50여 명의 치과의사가 정부 중앙부처에서 근무하며 행정이론가와 더불어 국가구강보건사업을 기획하고 통괄한다. 2019년 현재 대한민국 정부 조직체계를 보면, 구강보건사업을 실시할 전담부서가 다시 부활하고 있다. 보건복지부 내 구강보건과라는 단독의 구강 관련 전담부서는 치과계의 오랜 숙원으로서 적은 예산과 예산 대비 많은 민간자원의 지원으로 다양한 구강보건사업을 전개하여 국민 구강보건행정을 이끌었으나, 결국 폐쇄되어 다른 부서와 통합되었다.

구강보건행정

치과계는 치과의사 3만여 명, 치과위생사 5만여 명, 치과기공사 3만여 명, 그리고 치과의료를 담당하는 각종 인력만도 조무사를 포함하여 2만여 명이 넘는 거대한 전문 직업군임에도 불구하고 여전히 타 전담 업무영역과 공존하고 있다. 더욱이 외국인 환자 유치 및 진료는 타 부처에 구강보건업무가 나뉘어져 운영하고 있었다.

중앙부처의 구강보건업무 전담부서가 이제 다시 개설되었으나, 광역자치단체나 기초자치단체 지역은 아직까지 구강보건사업 전담 부서가 없다. 이제 광역자치단체나 기초자치단체 지역은 구강보건 전담부서를 설립할 필요가 있고, 학계와 더불어 여기에서 일할 전문인력을 양성할 필요가 있다.

구강보건행정조직

일반적으로 구강보건행정조직은 구강보건행정 목적달성 과정에 참여하는 인력이 협동적으로 활동하도록 체계적으로 결합한 구조여야 한다. 세계 대부분의 나라에서 쉽게 찾아볼 수 있는 구강보건행정조직은 규모에 따라 중앙-지방-지역의 3단계로 구성된다.

구강보건 전문인력

구강보건 전문행정을 수행하려면 직제편성과 동시에 전문인력이 배치되어야 한다. 최근 의료계 각 직종별로 전문성이 있는 인력배양이 가속화되는 상황에서 현실적으로 정책에 이바지하고 활동할 수 있는 상당수의 구강보건 전문인력의 양성이 필요하다.

구강보건 전문인력이 부족한 경우, 북부 유럽에서는 의료인의 준공무원화를 통한 공중구강보건사업을 전개하고 있으며, 또한 그 상부에는 구강보건 전문가가 배치되어 의료인으로서 준공무원의 활동영역과 방향을 제시하는 매우 효율적인 운용체계를 갖고 있다. 싱가포르·말레이시아에서는 치과의사나 치과위생사를 국가행정업무에 동참시킴으로써 그들의 전문성을 활용하고 있으며, 행정 전문가들은 이들의 의료적 역량을 원활하게 운용하고 배치함으로써 국민의 의료 필요 사항을 적재적소에서 해결하고 있다.

이들 의료전문가와 행정전문가의 융합된 국가정책은 매우 효율적인 복합체로서 전문가의 지속적인 업무유지를 통해 경험과 실무를 유지할 수 있으며, 행정전문가의 변화를 최소화함으로써 안정적인 운용이 가능하다.

중앙보건행정조직

중앙보건행정조직은 광역자치단체와 기초자치단체를 통괄하며 지휘 감독하는 부처이다. 2019년 현재 보건복지부 중앙부처 행정조직도를 보면, 건강정책국 산하에 구강정책과를 배치하였다. 한국의 의료 전문인력 전담부처로서는 전문성이 매우 결여된 조직체계로, 구강보건국으로 승격하여 그 산하에 구강보건정책과·구강산업과·구강보건증진과 등으로 구분하여 3과를 운영할 필요가 있다. 그 업무는 다음과 같다.

구강보건국

구강보건국(예시)

- **구강보건정책과** 국가통계를 관할하며, 전문인력의 공급과 수요 예측, 치과의료 전달체계, 보험제도와 의료수요 관련 전반적인 정책 업무를 수행한다.
- **구강산업과** 치과진료 관련 업무, 해외 환자 유치, 치과의료 기자재, 구강보건 진단용품 등 치과의료 산업분야 전반을 관할한다.
- **구강보건증진과** 공중구강보건사업, 응급의료체계, 장애인 치

과진료, 저소득 및 의료 사각지대 발굴 등 공공의료정책 현장 업무, 타 직종 간 협업 등을 수행한다.

광역자치단체 구강보건행정조직

구강보건과는 광역지방자치단체 내부의 보건행정조직으로서 시·도에 존재하며, 중앙보건행정조직과 일선 보건행정조직인 보건소를 연결하는 중간 관리업무를 담당한다. 구강보건과

2019년 현재 서울특별시 직제를 보면, 보건의료정책관 하부에 구강보건과를 확인할 수 없다. 중앙부처와 기초단체를 연계할 수 있는 조직체계상 구강보건과는 전문 전담부서로서 반드시 필요하며, 인구 천만 명의 대도시에서는 구강보건과 산하에 구강보건정책팀, 구강산업팀, 구강건강증진팀이 필요하다.

국립치학연구소

우리나라 국민의 구강건강 증진을 위한 체계적인 조사 및 연수를 수행할 국가중앙연구소로 국립치학연구소를 설립한다. 이 연구소는 발전적·지속적 연구를 위한 국립타액은행을 운영하고, 우식증·치주염 등 구강병 관련 구강건강 코호트를 구축하여 추적하며, 한국인 구강병 유전체 연구체계 및 구강세균 데이터베이스 등을 구축하여 운영한다.

국가 구강건강 증진: 치주염 예방 중심으로

국내에서는 Health Plan 2020에서 제시되었듯이 예방중심의 만성병 관리, 즉 구강질병과 연관된 통합적인 관리가 필요하다. 예방적 구강병 정책에서 소외되었지만 정부 정책상 기본계획에 필요한 요소가 치주질환이다. 치주염 관리는 국민적 지출과 고통이 큰 영역이지만

예방으로 효과적인 결과를 얻을 수 있다. 치주질환은 치아의 발거요소 가운데 가중 큰 원인임에도 불구하고 정책적으로 많은 소외를 받은 것이 사실이다. 지역사회에서 철저한 정책과 교육으로 얼마든지 예방이 가능한 만성질환이 바로 치주질환이므로, 국가는 국민이 만성 구강병으로부터 벗어날 수 있도록 예방과 관리 정책을 수립 및 수행해야 한다.

구강보건의 사회과학적 접근

구강병의 정도, 진료 능력과 시설의 규모, 진료 수요의 사회적 분포, 법률적 규제 등이 치과의료에 대해 경제적·사회적 또는 정치적 영향을 끼치는 것은 사실이다. 이런 영향을 수용하여 그것을 진료행위에 반영시키는 집단은 치과의사들이다. 치과의료체계가 공중의 이익을 얼마나 수용하는가는 공중의 이익이 전문직의 집단 이익에 어느 정도 부합되는지에 따라서 결정된다. 즉 지역적인 자원편중 현상을 바로잡으려 한다거나, 진료 내용을 심사한다거나, 임상적 재량권을 규제하거나 단독 개업의의 활동상 자유를 침해하는 조치에 대해서는 반발이 심할 수밖에 없다.

현대 치과학은 식습관, 식품산업, 치과 전문직의 부상, 그리고 진료전달체계의 영향을 받는다. 치과학에 대한 사회적 분석을 통해 무엇을 얻을 수 있으며, 정책 개입은 어떤 방향으로 이루어져야 할까? 치과학에 대한 사회과학적 분석에 중요한 주제는 다음과 같이 세 가지로 나누어 살펴볼 수 있다.

첫째는, 지역사회의 구강건강 수준에 영향을 미치는 문화적 요인과 비문화적 요인을 구별해 내는 것이다. 분석의 대상이 구강건강 수준 자체인지, 아니면 구강진료 실태나 식습관, 치과진료 이용도, 치료 유형인지에 따라 집중적으로 고려해야 할 사회적 요인은 다음 두 범주로 나눌 수 있다.

- **문화적 요인** 개인이 체득하여 실행에 옮김으로써 자신의 건강관리나 전문의료서비스의 이용방식에 영향을 미치는 가치관, 신념, 태도 등의 요인 문화적 요인
- **비문화적 요인** 사람의 행위에 영향을 미치는 경제적·물질적·육체적 요인으로, 가치관이나 신념 등 문화적 요인이 실제 실행으로 전화하는 정도 및 처음 문화적 요인이 형성되는 데 필요한 조건 비문화적 요인

둘째는, 사회적 분석이 가능한 두 가지 차원을 구별하는 것이다. 하나는 개인 차원에서 이루어지는 것으로 신념, 행위, 경제적 능력 등 개인적 속성에 대한 분석이며, 다른 하나는 인구집단, 조직, 제도, 문화형태 등 집단적 차원의 분석이다. 개인 차원 집단적 차원

셋째는, 주요 양대 구강병인 치아우식증과 치주병에 관한 대처 방안이 아주 대조적이라는 점이다. 즉 두 질병에 대한 분석 유형이나 개입 전략에는 현저한 차이가 있다. 두 질병의 원인에 대해 우리가 알고 있는 바에 의하면, 제도적 차원의 정책적 접근이 필요한 질병은 치주병보다 우식증 쪽이라 할 수 있다. 상대적으로 자기관리가 중요한 치주병의 경우와는 대조적으로 우식증 발생에는 식습관의 비중이 매우 높기 때문에 제도적 차원의 개입이 보다 중요하다.

식습관에 있어서는 개인의 식생활 유형을 바꾸는 것만 강조했을

뿐, 식품산업에 대한 국가정책을 바꾸는 것은 도외시해 왔다. 반면 불소화에 있어서는 개인 소비자보다는 상수도수 불소화와 같이 집단적 차원의 정책이라는 시각이 일반적이었다.

구강관리 면에서 보면, 양대 구강병인 치아우식증과 치주병 모두 제도적 차원의 전략이 유효하다. 두 질병 모두 공급자의 서비스가 중요하기 때문에, 진료전달체계나 구강보건교육의 개선 등 집단적 차원에서 얼마든지 접근이 가능하다. 진료전달체계와 구강보건교육의 개선을 통해 치과진료에 쉽게 접근할 수 있도록 하고, 동시에 시술자의 치료방침도 예방처치에 보다 중점을 두게 할 수 있다. 개원의의 자발적인 참여 유도나 집단적 차원의 강제에 의해 경제적 제재를 가한다면 예방중심의 치과시술을 유도할 수 있다. 치주병에는 자기관리가 중요하다는 사실로 미루어 볼 때, 개인적 건강행위를 강조하는 것은 자연스러운 일이다.

진료전달체계 / 구강보건교육

예방중심

치아우식증에 대한 치료방법은 대부분 수복과 충전에 국한되어 있지만, 치주병에 대한 처치의 방향은 예방과 유지·관리라는 보다 폭넓은 관점을 가지고 있음이 주목할 만하다. 이와 같은 변화는 제도적 차원에서 수행될 때 비로소 가능해지며, 다음과 같은 변화도 필요하다.

- **구강보건교육의 변화** 문제가 있을 때마다 치과를 찾아가서 치료한다.
- **보조인력의 적극적 활용** 예방사업 추진을 주저하거나 인적 자원에 대해 불충분한 보수를 지급하는 등의 수준을 벗어나, 예방사업에 숙달된 보조인력을 채용함으로써 치과의사의 생산성을 높이는 방향으로 근본적인 전환을 꾀한다.

- **진료내용의 변화** 고가의 또는 특별히 정해진 치료는 가능한 한 규제하고 평소의 유지·관리 방식을 권장하는 유인체계를 채택한다. 크넛슨(Knutson)은 몇 가지 의문의 여지가 있는 술식은 포괄적인 제3자 지불체계인 건강보험에서 배제되어야 한다고 보았다.
- **치과기자재 산업의 변화** 자가 신속진단 도구(POC) 등 구강관리용품 생산에 필요한 적절한 기술개발을 장려하고 정교한 보철수복치료를 유도하는 경향을 줄인다.

남북통일과 치과학

남한과 북한은 분단 이후 통일에 대해 각자의 입장에서 계속 노력해왔다. 남북통일은 우리 민족에 있어 당위적 과제이며 언제가는 꼭 이루어져야 할 숙제이다. 통일에 대한 전망과 방향은 장기적으로 일관성 있게 진행되어야 하며, 모든 분야가 그 방향에 따라 남북한 상호교류하는 과정을 통해 이질적 요소를 줄여야 한다. 특히 보건 분야는 민족의 생명을 다루는 분야이므로 서로의 공존을 위하여 협력해야 한다.

남북통일

이질적 요소

남북의 상황은 남한 정부의 성향과 북한의 대응에 따라 많은 변화가 있어 왔다. 그러나 1990년 이후 보건의료 관련 분야에서는 남한은 지원을, 북한은 수용을 하는 입장이 계속되어 왔다. 최근 남한의 대북지원 상황은 침체 국면을 맞고 있으며, 현재는 유엔 산하 국제기구와 국내 민간단체를 통해 우회적인 대북지원만이 진행되고 있다.

대북지원 및 협력은 정치·군사적 환경 여건에 비교적 큰 영향을 받지 않는 영역이다. 남한은 대북 보건의료 지원, 협력 채널의 다양화와 전문화에 대한 대비가 필요하며, 이를 통해 대북 보건의료 지원의 확대와 북한과의 보건의료 분야 개발협력을 넓힐 수 있다. 북한은 김정은 시대 들어 정비·개선 과정을 거치는 보건의료 전달체계와 조직체계를 활용하여 보건의료체계 질적 수준에 내실화를 기하고, 이를 통해 남한 및 국제사회와의 대북 보건의료 협력과 연구개발에 적극적으로 나서는 대응이 요구된다.

북한은 1990년 중반 이후 계속된 경제상황 악화로 보건의료체계가 사실상 제 기능을 다하지 못하고 있다. 특히 보건의료시설 및 보건의료용품 생산은 사실상 붕괴 직전으로 북한주민 진료에 적절히 대응하기 어려운 상황이다. 하지만 북한의 보건의료인력은 일차 보건의료 수요에 대응할 의료지식을 확보하였고, 보건의료인력도 충분히 양성되었다. 통일 후 남북 보건의료 수준의 차이가 적을수록 남한의 대북 경제적 지원 부담이 적어지므로 남북 의료수준 격차를 줄이기 위한 노력을 해야 한다. 이를 위해 남한 주도의 의료협력체계를 구축하여 남북한 치과학술을 교류하고 북한 의료인력에게 선진 치과학을 전파할 수 있도록 북한 치과의료 인력을 남한 의료기관에 연수 교육시키는 방안이 필요하다. 특히 통일 후 치과의사를 포함한 북한 구강보건 전문인력에 대한 체계적인 훈련을 계획함으로써 통일에 대한 준비방안을 마련할 수 있다.

남북한 치과학술 교류

독일 통합 사례에서 배운 것처럼, 남북이 공동으로 사용할 보건의료체계를 구축하기 위하여 상호 교류를 촉진하고 남북 보건의료체계에 대해 치밀한 논의가 진행되어야 한다. 이를 위해 남북 구강보건의료에 대한 정보교류 및 민간교류를 촉진할 수 있도록 법적·제도적 장치를 조속히 마련할 필요가 있다.

상호 교류

남북통합 치과의료

남북한의 장점을 살려 남북한 구강보건의료 분야 협력방안에 대해 다음과 같이 생각해 볼 수 있다.

첫째, 남북한이 공동 참여하는 '구강보건의료 협력발전위원회'를 구성·운영한다. 남한의 시장경제 원칙을 따르는 민간주도 치료의학은 공중보건에 대한 계획과 배려가 부족하므로, 현재 북한에서 시행하고 있는 공공의료정책의 장점인 예방에 비중을 두는 제도를 거울삼아 우리 정부는 국민구강건강의 향상과 질병예방을 위하여 구강보건의료 분야에 대해 보다 적극적으로 개입하여 국민건강증진사업과 질병예방사업을 개발·발전시켜 나가고, 북한은 남한의 선진 구강보건의료기술 정보를 공유할 수 있도록 해야 할 것이다. 남한에서도 북한의 1차 보건의료 개념을 도입하여 보건소의 주민건강관리 기능을 강화하는 방안이 논의될 수 있을 것이고, 이러한 계획은 예방중심으로 조직한 북한의 체제를 참조하여 운영할 수 있을 것이다

탈북 구강보건의료 인력

둘째, 현재 자유를 택해 남한으로 넘어온 탈북 구강보건의료인력을 적극 활용하는 방안이다. 남한에는 수십 명의 탈북 구강보건의료인력이 있으나, 현행 제도와 법령상 자격과 경험이 인정되지 않아 그 능력이 사장되고 있다. 수준 높은 교육을 받은 남한의 구강보건의료인력과 북한의 포괄적인 중급 구강보건인력(중등보건일꾼)의 원활한 역할분담을 위하여 남한의 전문화되고 세분화된 치과의사 인력을 활용하여 북한 치과의사들에게 치학정보기술을 전수하여 북한 주민들에게 수준 높은 의료서비스를 제공하고, 남한은 의료혜택이 부족한 지역 등에 탈북 구강보건의료인력을 배치하는 방안을 고려해 볼 수 있다. 남한의 경우 이제 여성 치과의사 인력 배출이 늘어 공중보건의사가 줄어들 것이므로, 이러한 공백을 메꿔줄 대체인력 확보도 장기

적으로 검토될 수 있다.

대체의학

셋째, 현대 서양의학으로 치료가 어려운 만성질환에 대해 유럽과 북미에서는 대체의학의 비중을 높여가고 있다. 북한에서는 고려의학을 국가정책적으로 육성하여 연구가 매우 활발하고 또한 남한의 한방 분야도 강점이 크므로 한의학 분야와 치의학의 결합이 필요할 것이다. 남북한 각각 축적된 한의학 지식과 경험을 보완하여 구강보건 대체의학으로 사용할 수 있다.

예방치학

넷째, 예방치학의 성과를 높이기 위한 공동연구를 진행한다. 북한은 예방치학 차원에서 국민 전체를 대상으로 학교교육을 통해서 구강보건교육과 체력단련 및 기타 국민건강 증진을 위한 다양한 방법을 진행해 왔다. 반면 남한에서는 개인들의 자유활동에 맡겨온 만큼, 북한의 장점인 구강보건교육체계를 확대하여 적용할 준비를 해야 한다.

결론적으로 남한의 치료중심의 민간주도 자유의료체계는 존속하되, 북한에서 보는 바와 같이 정부 차원의 국민에 대한 구강보건교육 및 구강건강 증진에 대한 시스템도 발전적으로 응용할 필요가 있다. 이를 위해 우선 인력과 조직력이 우수한 남한의 민간전문 직능단체인 치과의사협회 등이 중심이 되어 남북 구강보건의료인력의 전문성을 강화하기 위한 교육을 마련하여 북한과의 구강보건의료 격차를 줄이는 노력이 필요하다.

구강보건 분야의 대북 의료지원활동

최근 치과의사의 대북 의료지원활동은 주로 기독교계 선교활동을 통해 이루어지고 있다. 1998년 9월 23일부터 26일까지 4일간 정부의 지원하에 재단법인 한민족복지재단(기독교단체)의 일원으로서 라진-선봉

경제특구를 방문했던 한 치과의사는 북측의 거부로 주민에 대한 직접적인 진료를 하지는 못했으나 스케일링 기법을 전수해 주고 여러 종류의 장비들을 전달하며 계속적인 지원을 약속하고 돌아왔다.

치과의사로서 또 한 사람의 방문자가 있었는데, 그는 1998년 9월경 소망교회 소속으로 평양을 방문하여 구강병원 설립에 관한 사항을 협의하고 돌아왔다. 치과의료기기 한 질을 구입하여 평양 제3 인민병원에 보내주고 필요한 약품과 소모품들을 지원하고 있는 선교단체도 있다.

건강사회를 위한 치과의사회

한편 건강사회를 위한 치과의사회 및 건강사회를 위한 보건의료단체 대표자회의에서는 북한 어린이 의약품 지원본부를 발족시키고 보건의료인 대북 지원활동 및 상당량의 어린이 의약품 지원사업을 진행하고 있다. 앞으로 이러한 대북 구강보건의료 지원사업은 더욱더 활기를 띠며 증가할 것으로 예상된다.

남북한 구강보건의료제도 비교

남북한 구강보건의료제도

남북한 분단의 역사만큼 두 사회의 격차는 매우 크다. 자본주의와 사회주의로 대별되는 체제의 차이는 남북한 구강보건의료제도에도 그대로 반영되어 있다.

건강보험

국영의료제도

남한의 의료보장제도가 건강보험을 대표적 의료보장제도로 채택하고 있는 데 반하여, 북한은 국영의료제도의 단일체계를 구축하고 있다. 이러한 차이는 진료 재원조달에 있어 보험료와 조세로 대별되는 차이를 갖게 한다. 민간의료자본에 의한 시장공급 주도 체계인 남한에서는 보수지불제도로서 진료행위별 수가제를 채택함으로써 예방보다는 치료중심적인 서비스 특성을 보이는 반면, 완전한 국가공급체계인 북한은 모든 구강보건의료인력을 고용하며 보수지불제도로서 봉급제를 채택하고 있다.

구강보건의료제도 구강보건의료제도는 전체 보건의료제도에 따라 좌우되지만 몇 가지 점에서는 일반 보건의료제도와 차이가 있다. 남한의 경우 첫째, 기관 간 기능분담의 미비로 거의 모든 치과진료기관이 1차 진료를 수행하고 있을 정도로 진료전달체계가 부재하며 효율적인 인력배치를 저해하고 있다. 둘째, 보철 등 고비용 구강진료서비스 항목이 의료보험 요양급여 항목에서 제외되어 국민의 구강진료서비스 이용을 저해하고 있다. 셋째, 정부의 구강보건에 대한 인식과 의지가 결여되어 공중구강보건사업이 미미하다. 급격히 상승하고 있는 치과 병·의원 이용률에도 불구하고 불충분한 공중구강보건사업은 국민의 구강건강이 향상되지 못하는 원인이 된다.

공중구강보건사업

이에 비해 북한의 경우 첫째, 구강진료 수준이 전반적으로 낙후되어 있고, 둘째, 구강의사의 수가 적어 일부 지역의 1차 구강진료를 보철사가 담당하고 있다.

보철사

남북공동 구강보건의료제도

남북한 보건의료제도는 남과 북이 60년이 넘게 서로 다른 이질적인 보건의료 문화 속에 발전하여 온 만큼 서로 다른 면들이 많다. 따라서 이질성을 줄여가는 방향으로 의료체계를 장기간에 걸쳐 변화시켜 통일 과정 및 통일 후 남북한 주민들의 의료서비스 이용에 불편함을 최소화하도록 하는 체계로 만들어야 한다. 독일의 경우 통일 초기에 동독인들이 동독의 의료 수준이 낮다고 생각하여 서독인 소유 의료기관으로 몰려 이것이 동서독 의료통합의 장애물이 되었다. 통일 독일의 문제를 재현하지 않으려면 남북한 의료인력의 수준 차이를 최소화하여 남북 구강보건의료서비스의 형평성을 갖추는 것이 필요하다.

남한의 구강보건의료제도는 민간주도가 대부분이고 구강보건의료 전달체계의 1, 2, 3차 단계화가 실시되고 있지만, 지역화 개념은 유명무실하며 1차 구강보건의료가 취약하고 기관별로 기능분담이 제대로 이루어지지 않고 있다. 반면 북한은 국영의료로 제도적으로는 단계화와 지역화가 이루어지고 있으며, 1차 의료중심의 예방치학적 방침이 제도적으로 실시되고 있으나, 의약품의 절대부족으로 인하여 제대로 된 치과진료가 충분하게 이루어지지 못하는 형편이다.

이러한 남북 구강보건의료체계의 한계를 극복하기 위해서 남북한 중간모형을 개발하는 방안이 필요하며, 북한의 민영화와 남한의 공공성 강화가 제시되고 있다.

남북한 중간모형
민영화
공공성 강화

보건전문가들은 보건의료의 통일에 있어 제일 중요한 것은 '남북 의료인의 상호 신뢰성'을 높이는 것이고, 이를 위하여 남한의 경제력을 발판으로 북한이 새롭게 도약할 수 있는 기반 마련을 위해 지속적으로 협력하는 것이라고 주장한다. 따라서 구강보건의료의 남북통일이 단순히 한반도 국경을 없애는 문제가 아니라 국제화·세계화의 하나의 모형이 될 수 있도록 되어야 한다. 분단국에서 통일국가로 이행한 전례가 되는 독일과 예멘, 베트남에서 보는 바와 같이, 통합 과정의 부작용을 최소화하기 위해서는 상대방 체제에 대한 깊은 이해와 협력이 전제되어야 함은 두말할 여지가 없다. 따라서 우리는 통합 대상인 북한식 사회주의 체제의 통치 이데올로기와 체제적 특성 등을 잘 파악하고 있어야 하며, 통합 과정에서 북한 주민들을 자본주의적으로 사회화할 수 있는 방안도 마련해야 할 것이다.

상호 신뢰성

21세기 새로운 국제질서 모델로 등장한 한반도의 통일국가는 분단과 갈등을 극복한 화해와 상생의 표상이 되어야 한다. 이때 북한주민의 구강보건의료 이용 패턴은 어떻게 변할 것인가, 북한주민의 구강보건의료 소비동향이 어떻게 변화될 것인가, 북한 구강보건의료인력의 남한으로의 진출을 어떻게 도울 것인가 등 종합적인 해결방안이 요청된다. 북한은 남한과는 달리 전력사정의 악화, 서방국가와의 교류제한 등으로 서양의학의 교류가 부족하여 북한식으로 발전시키는 한방 분야에 많은 관심과 인력을 집중시켰다. 따라서 남한에서는 남한과 북한의 축적된 한의학 발전을 위한 지속적·체계적 관리가 필요하고, 구강보건의료에 한의학을 접합하는 양한방 접합 구강보건의료의 개발도 필요하다.

양한방 접합 구강보건의료

남북 구강보건의료 통일의 실마리를 풀어가는 장기적 방안을 위해서는 남북 구강보건인력 간 상호 교류를 위한 관계 설정이 요구된다. 남한의 구강보건의료 분야가 북한보다는 외형적으로 앞서가고 있지만, 남한사회의 발전 과정에 나타난 구조적 불균형과 북한사회가 가지고 있는 체제내적 비효율성 및 빈곤의 평등이라는 모순을 극복하기 위해 구강보건의료 자원 생산을 극대화하고 더불어 사는 상생하는 구강보건의료 공동체를 펼쳐나갈 수 있도록 남한 및 북한의 장단점에 대한 상호 이해를 토대로 남북 구강보건의료시스템을 구축해 가는 방안이 모색되어야 한다.

통합구강보건의료의 문제점

남북구강보건의료 통합 과정에서 예상되는 문제점 및 해결방안

통일 과정에서 예상되는 문제점은 첫째, 남북의 구강보건의료 교육의 질적 차이 및 의료수준의 차이가 초기에 문제될 수 있다. 즉 북한의 치과의사(의사), 준의사, 부의사 등 다양한 의사 자격과 경험을 어떻게 인정해 줄 것인지 남북한 간의 공감대 확보가 어려울 수 있다. 둘째, 북한 구강보건의료의 경직성과 지나친 관료제, 관련 인력의 임금수준, 사회주의에 길들여진 구강보건의료인력의 노동생산성과 북한의 의약품 공급 부족이 예상된다. 셋째, 북한주민이 남한 의료기관으로 집중되어 북한의 구강보건의료 기반이 붕괴될 수 있다.

이러한 문제점에 대한 해결방안으로 다음과 같은 노력들이 필요할 것으로 보인다. 남북한 구강보건의료의 상호 교류를 토대로 국제기구 활동을 일원화하여 운영하는 방안이 마련되어야 하고, 남북한 구강보건의료인력의 국제적 조화를 위한 국제훈련 과정에 함께 참여하여 서로의 입장을 이해하고 장단점을 분석하여 최적의 모델을 구축할 수 있도록 협력해야 한다. 또한 상호 의약품 수급 정보교류가 필요하고, 전통의학인 북한의 고려의학과 남한의 한의학에 대한 상호 교류 및 한의학과 치의학의 접합도 활발히 진행되어야 한다. 장기간에 걸친 원활한 소통이 가능하다면 구강보건의료인력의 질적 차이와 의약품 공급 부족 등은 서서히 해결될 수 있을 것이다.

구강보건의료인력의 조화

이 밖에 남북 구강보건의료교육 통합 및 의료인력에 대한 자격 및 경험 인정 문제 등은 면허제도를 통하여 국가면허시험에 합격한 자에게만 부여하는 면허제도로 개선하고, 준의사·부의사를 남한 의료기사 수준으로 자격을 통합하는 것도 하나의 방안이다. 남한의 치과대학 및 치과의사회 등이 중심이 되어 북한의 보건의료인력 교육을 강화시키는 것이 추천된다. 남북통일이 진행되는 기간에는 북한 보건성과 남한 보건복지부의 역할을 분담하는 방안과 중앙행정기관과 지방행정기관 간의 개별적 역할분담 방안도 있다.

남북 구강보건의료 교육 통합

한편 의약품 등의 원활한 공급유지를 위해 남북 간 생산과 판매의 협력을 강화하는 방안도 모색되어야 한다. 북한 지역으로 남한 생산품을 직접 판매하는 방안도 논의되어야 하고, 남북한 공동투자를 유도하는 방안도 모색되어 안정적인 남북 간 의약품 공급체계가 구축되어야 한다.

남북 의약품 공급체계

교육통합 및 협력방안

교육통합 및 협력방안

치의학 교육은 과학기술을 인간에게 적용하여 실천하는 분야이기 때문에 이념적인 대립이나 이질성이 상대적으로 적으며, 민족의 삶과 정신을 건전하게 유지하려는 구강보건의료를 위한 인도주의적 측면이 인식된다면 구강보건의료인력 양성을 위한 교육통합은 원활히 달성될 것이다.

그러나 남북한 치의학 교육의 차이가 엄연히 존재하고 있어 많은 난관이 예상된다. 이는 첫째, 교육연한이 다르고, 둘째, 서비스 대상이 되는 주민들의 구강건강 수준이 매우 상이하며, 동일한 교육과목이라도 중점 교육방침이 다르기 때문이다.

협력협약

남북한 상호 구강보건의료정책에 대한 이해를 높이고 통일 이후 상호 인력활용 방안을 논의하고자, 이에 대한 적극적이고 능동적인 서비스 강화를 위해 협력협약을 체결하여 정치성이 배제된 구강보건의료인력의 교류를 증대시켜야 한다. 선례로, 동서독은 상호 인접해 있는 동서독 간 의학정보 교류가 보건증진에 도움이 된다고 판단하여 1974년 동서독 간 '보건분야에 대한 독일연방공화국 정부와 독일민주공화국 정부 간의 협정'을 체결한 바 있다. 우리나라도 협약을 토대로 보건의료인력의 정보 공유를 위한 남북 전문가 심포지엄을 개최하고 수시로 질병 정보를 교류하여 한민족의 건강한 삶이 보장될 수 있도록 남북한 모두 노력해야 한다.

남북한이 단순한 지역의 통합이 아니라 한민족의 완전한 융합을 위해서는 남북주민의 인적 교류가 활성화되어야 하며, 아울러 북한 구강보건의료인력의 수동적 진료태도도 적극적인 자기개발과 서비스 향상을 유도하도록 인센티브를 제공하여 자본주의식 보건의료 시장경제에 빠른 시일 내 적응할 수 있도록 도와주어야 할 것이다.

통합 정책

남북 구강보건 통합을 위한 정책은 여러 연구 중 문옥륜의 연구 자료를 기초로 하여 남북통합에 대한 점진적 방안을 검토하였다. 통합 정책

점진적 통합 방안이란, 동서독 합의에 의한 독일 통합 과정에서 대두된 안정적 흡수통합 사례를 우리 남북한 통합방식에 접목한 것이다. 즉 남북 교류협력 확대기, 남북 연합기, 남북 통일기의 3단계로 상정된 통합방안으로, '남북 연합기'라는 중간 과정을 거쳐 점진적으로 통합이 진행된다. 이는 1994년 8월 15일 49주년 광복절 기념 대통령 경축사에서 제기한 '민족공동체 통일방안'과 같은 3단계 과정, 즉 화해 협력 단계(1민족 2국가 2체제), 남북 연합 단계(1민족 2국가 2체제), 통일 완성 단계(1민족 1국가 1체제)로 남북한 공존공영의 평화적 접근 과정을 거쳐 완성되는 것을 말한다. 점진적 통합

남북한 주민들은 단일민족으로 구성된 만큼 '민족 이익'과 '국가 이익'이 일치된다. 따라서 민족의 이익 극대화 방향으로 통일하는 문제에 대해 남북이 일치되므로 미래 강한 한국의 방향으로 통합방안이 논의되어야 한다. 통합의 기본 방향은 다음과 같다. 통합의 기본 방향

첫째, 국민의 건강권 보장과 사회정의 실현에 토대를 두고 통일 한국의 의료보장제도와 구강보건의료체제를 확립해 나아가는 데 주안점을 둔다. 건강권 보장

둘째, 민주주의 및 시장경제체제 토대하에서 정치·경제·사회 제도적인 대전제하에서 구강보건의료 분야의 통합을 추진하여야 한다.

셋째, 구강보건의료의 공익성을 감안하여 정부의 역할이 증대되도록 한다. 즉 구강보건의료 부문의 재원조달, 의료공급, 각종 규제, 정보제공, 정책결정 및 긴급구호 기능 등과 관련하여 지금의 남한보다 정부의 역할이 커져야 한다.

남북 교류협력 확대기

• **남북 교류협력 확대기** 우리의 현주소는 바로 교류협력을 확대하는 단계이다. 구강보건의료 분야의 인적·물적 교류 확대를 통하여 다른 면과 같은 면을 서로 이해하는 것이 첫 단계가 될 것이다.

인적 교류는 구강보건의료 전문가와 관련 분야 학자들의 상호 방문을 필두로 하여, 각종 구강보건의료인력의 상호 교환으로 이어져야 할 것이다. 구강보건의료 분야가 비교적 정치적인 요소에 덜 좌우되는 인도주의적 영역이라는 점에서 상호 교류의 우선순위가 높다. 인적 교류와 함께 의약품 및 의료장비가 남북의 주요 교역대상 품목이다. 북한은 의약품 및 의료장비가 현저히 부족하지만 남한은 상대적으로 풍부하므로 주요 교역대상이 될 수 있다. 이는 인도주의적인 차원에서도 매우 바람직하다.

구강보건의료인력의 교류나 의약품, 의료시설 및 장비 등의 교류는 남북한 치과의료 기술상의 격차를 경감시키는 데 기여하며, 이러한 접근은 종국적으로 남북 간 이질감의 극복에도 도움이 된다. 따라서 치과의료 기술 격차의 점진적인 해소를 위하여 민간의료단체의 역할을 적극 활용할 필요가 있다.

이 단계는 인적·물적 교류를 통하여 남북한 구강보건의료 실태에 대해 정확히 파악하며, 상호 이해의 폭을 확대시키고 상호 협력할 수 있는 영역을 찾는 시기로, 남북통일의 보건의료 기반을 형성하는 데 기여할 것이다.

남북 연합기

• **남북 연합기** 북한에서 점차 확대되어 가고 있는 사유재산제 실시로 인해서 완전한 국영의료제도가 이미 불가능한 상태에 접어들었으므로, 북한의 치과의료도 시장경제체제하에서 적응력을 배양시켜 나가도록 유도한다. 사회주의 경제발전에 한계를 느낀 북한은

2002년 7월 1일부터 일부 사유재산을 인정하여 경쟁을 촉진·유도하였고, 이에 자본주의 특징인 소유권 및 재산권 형성 등이 북한에서도 발생하여 장마당 등 사경제 활성화가 진행되고 있다.

시장경제를 바탕으로 한 민간주도형 의료체계를 유지하면서 사회보험 방식을 구축하고 있는 남한의 의료제도와 계획경제하에서 사회주의적 보건의료체계를 유지해 온 북한의 의료제도 간에 상호 접점을 찾는 것은 쉽지 않다. 북한의 국영의료제도에서 민영화할 수 있는 부문은 민영화하는 방향으로 나아가게 하고, 남한의 민간주도형 자본주의 의료제도에서 치과의료의 공익성을 제고하면 양자 간의 이질성은 훨씬 줄어들게 된다. 예를 들어 북한에서는 자유개원제도를 확립하도록 유도하고, 남한에서는 정부의 역할이 더욱 커지도록 치과의료제도를 개편한다. 민간주도형

남북한 구강보건의료 분야를 통합하는 것은 체제 간 이데올로기를 극복하고 통일한국에서 살아갈 전체 국민의 구강건강권을 보장하며 의료정의를 실천하는 것이다. 그러므로 통일한국의 현실에 알맞는 치과의료 보장 수준과 구강보건의료체계를 수립하는 것이 통합의 궁극적 목표가 되어야 한다. 이 과정에서 남북의 구강보건의료는 차이를 줄여 서로 유사한 모습으로 변화하며, 이러한 목표를 달성하기 위해서는 남북의 지속적인 협의와 합의가 진행되어야 한다.

- **남북 통일기** 남북 통일국가가 마련한 법령, 제도, 인력양성을 위한 교육과정 및 재원조달과 치과의료보상체계 등 구강보건의료체계 통합모형을 완성하는 단계이다. 남북통합에 따른 부작용과 문제점이 최소화되고, 나아가 남북 통일국에 적합한 구강보건의료제도가 남북 통일기

실시되며, 이는 세계적 구강보건의료의 모형이 된다.

남북한 구강보건의료 전달체계

남한 구강보건의료 전달체계

남한의 구강보건의료 전달체계에 대한 자료는 많은 자료가 공개되어 있으나, 북한의 구강보건의료 전달체계에 대한 자료는 구하기 힘들어 많은 부분을 보건의료단체 대표자회의 자료('건강사회로 가는 길')를 검토하였다.

보건의료서비스는 여러 과정을 통하여 다양한 형태로 국민들에게 전달된다. 이러한 전달체계는 건강증진, 예방, 치료, 재활, 의료관리서비스 등 서비스 형태별로 구분되기도 하고, 제공되는 서비스의 복잡성 정도 또는 진료의 빈도 및 난이도에 따라 1차·2차·3차 진료체계로 나뉘기도 한다.

남한의 의료전달체계는 치료서비스에 편중되고 예방서비스의 제공은 잘 되지 않고 있으며, 의료공급의 지역적 불균형, 진료기관 간 기능분담의 불명확, 양한방 의료의 분리 등 복잡한 문제들이 상존하고 있다.

이에 비해 북한의 경우 의료자원의 국유화를 토대로 고도로 조직화되어 있는 의료전달체계를 구축하고 있다. 이에 따라 보건의료시설의 지역 간 분포가 비교적 균형적으로 이루어져 있고, 의사담당구역제를 중심으로 위생방역 조직체계가 잘 짜여져 예방과 치료 사업을 동시에 시행해 나가고 있으며, 한의학과 서양의학을 통합하여 운용하고 있다.

남한의 의료전달체계는 진료기관별로 1차·2차·3차의 환자의뢰제도 형식을 갖추고 있지만, 실제 운영에 있어서는 제 역할을 하지 못하고 있다. 이러한 제도적 미완과 함께 국민의 대형병원 선호 경향은 진료기관 간 기능분담을 어렵게 한다.

북한의 의료전달체계는 4차로 분류되어 있으나, 4차 진료기관은 사실상 희귀질병 등에 대한 치료나 연구 목적의 기관이므로 주민 진료에 있어서는 리 단위 병원과 진료소의 1차 진료기관과 시·군 단위 병원의 2차 진료기관, 도 단위 병원 및 중앙병원의 3차 진료기관 등 3단계로 분류되며, 간염과 결핵에 관해서는 전담 요양소 및 병원이 2차 및 3차 진료기관에 설립되어 있다.

북한 구강보건의료 전달체계

구강보건의료 전달체계가 무의미한 남한과 달리 북한 구강보건의료 전달체계의 경우 주민들은 구강진료를 위해 1차 진료기관인 진료소에서 보철사나 구강의사를 거쳐 2차 진료기관인 시·군 병원에서 구강의사로부터 본격적인 진료를 받게 되며, 어느 정도 전문성을 요하는 진료와 보철 및 큰 수술은 3차 진료기관인 도 단위 병원이나 중앙병원에서 받게 되어 구강보건 자원을 효율적으로 활용하고 있다는 장점이 있다. 그러나 북한의 구강보건의료 전달체계가 이론적인 측면에서는 조직적이고 합리적이지만, 실제로 그렇게 볼 수 없는 정황이 여러 곳에서 발견된다. 따라서 통합의료 전달체계는 전체 의료전달체계 및 구강보건 실정에 따라 2단계 또는 3단계로 마련될 것으로 전망된다.

구강보건의료 재원조달체계

구강보건의료 재원조달체계

남북한 의료는 재원조달에 있어서도 큰 차이를 나타내고 있다. 남한의 경우 공중보건과 관련된 재원은 국가나 지방자치단체에서 부담하고, 진료서비스의 재원은 건강보험, 의료보호, 산재보험 등으로 다원화되어 있다. 북한은 조세에 기반한 무상치료제를 도입함으로써 사회서비스의 하나로 통합적인 접근을 보여 준다. 즉 의료 재원은 남

건강보험

조세

보험료 본인부담

한의 경우 조세와 지방세, 보험 가입자의 보험료와 기타 본인부담으로 조달되고, 북한의 경우 조세로 조달된다.

남한에서 공중구강보건에 대한 국가의 책임과 부담은 그 규모에 있어 크지 않다. 보건복지부 전체 예산 중 구강보건사업 예산은 약 0.04%에 해당한다. 그러나 2000년 이후 구강보건사업에 투여되는 예산은 과거에 비해서는 늘어나고 있으며, 향후 지속적으로 증가될 전망이다.

남한의 구강진료 급여 범위를 살펴보면, 예방진료와 치아보철, 고가의 의료장비에 대해서는 보험재정상의 문제로 비급여로 남아 있다. 남한의 건강보험은 본인부담률이 56.8%에 이를 정도로 높다.

북한은 공중위생활동을 적극적으로 전개하고 있는 것으로 알려져 있으나, 공중구강보건활동은 타 일반 공중위생활동에 미치지 못하고 있고 구강보건교육도 별 성과를 보이지 않고 있는 것으로 추정된다. 북한은 1960년 2월 최고인민회의에서 채택한 보건사업 강화에 관한 결정에 의거, 무상치료제를 본격적으로 실시해 오고 있는데, 그 주요 내용을 보면 치료비, 수술비를 비롯해 입원비, 요양비, 건강검진비, 예방접종비, 분만비, 불구자를 위한 교정기구비, 보철비 등 의료경비의 일체를 국가부담으로 치료받도록 하고 있다. 그러나 실질적으로는 일반국민에게 치아보철 등 진료서비스가 원만히 이루어지고 있지 못한 실정이다.

따라서 통합구강보건의료 재원은 남한의 건강보험을 중심으로 구강진료 재정을 충당하고, 크게 확대될 공중보건사업 등의 재정은 조세로 운영할 것으로 전망된다.

구강보건의료 조직체계

구강보건의료 조직체계

남한의 경우 다원주의적 사회구성에 맞추어 정부부문과 민간부문이 혼합된 체계를 갖고 있다. 중앙정부 조직으로 보건복지부의 행정체계와 행정부의 통제를 받는 지방의 시·군·구 보건소 등 공공진료기관이 있다. 그러나 보건복지부는 공중보건사업 실행에 있어 행정조직이 2019년 재건되어 어려움을 겪고 있으며, 구강보건의료서비스 조직의 민간의존이 높아 효과적인 공중보건사업을 실시하지 못하고 있다. 또한 구강보건사업의 실제적 집행조직인 지방구강보건 행정조직이 부재한 상태여서 한계가 있다. 남한 보건의료 조직체계의 민간부문은 크게 개인 개업의와 병원 형태의 조직으로 구성되는데, 민간부문 주도의 보건의료체계는 진료의 질을 보장하는 면은 있으나 예방과 치료를 결합하는 통합적인 보건의료체계의 모형으로 볼 수 없다.

지방구강보건 행정조직

예방과 치료 결합

북한의 구강보건 조직은 행정 조직은 물론이고 서비스 조직도 정부 조직이다. 이에 따라 예방·치료 등 모든 보건의료서비스를 포괄하여 보건의료 업무가 중앙정부에 의해 기획되고, 지방 또는 일선 의료기관에 의해 분산적으로 집행되며, 당과 각급 행정조직에 의하여 이중적으로 통제되는 체제이다. 북한의 구강보건은 중앙의 보건성에서 맡고 있으며, 지방의 도 인민위 보건국, 군 인민위 보건과에서 사업을 시행하고, 구강보건에 전문가인 구강의사가 배치되어 있다. 그러나 구강보건에 대한 전담부서가 없다는 문제점이 있다.

따라서 통합 구강보건의료 조직은 공공적 성격의 정부부문과 구강진료 중심의 민간부문이 균형있게 결합된 혼합 구강보건의료 조직이 될 것으로 전망된다.

정부부문

민간부문

구강보건의료 자원

구강보건의료 자원

구강보건의료 자원은 인적 자원과 물적 자원, 지식 자원으로 구분된다. 인적 자원의 종류에는 보건의료서비스를 직접 생산하는 인력과 간접적으로 보건의료서비스 생산을 지원하는 인력으로 구분된다. 인적 자원은 그 종류와 수, 질 및 분포의 문제로 귀결된다. 물적 자원 중에서 가장 대표적인 것은 의료시설과 장비, 병상, 의약품 및 소모품 등이다. 지식 자원에는 구강보건의료지식, 치과의료기술 및 관리기술 등이 있다.

구강보건의료인력

구강보건의료인력

구강보건의료인력에 있어 남북한에 차이가 있다. 남한의 치과의사는 북한의 구강의사이다. 남한의 보조인력이 다양한 것에 비해 북한의 보조인력은 덜 분화되어 있는데, 구강진료에서 보조인력으로 남한에 존재하는 치과위생사와 치과기공사는 북한에 존재하지 않으며, 북한의 보철사에 대응하는 남한의 인력 또한 존재하지 않는다.

남한은 치과의사와 보조인력의 역할이 확연히 구분되어 있는 데 비해, 북한은 구강의사와 보철사의 역할 구분이 덜 명확하다. 보철사는 부족한 구강의사를 대신하여 농어촌 진료소에서는 1차 진료를 하고, 병원 구강과에서는 진료를 보조하는 역할을 한다. 구강과에 보철기공과가 존재한다.

남한의 치과의사는 85%가 민간 개원을 하고 있으나, 도시지역에 편중되어 있다는 문제점이 있다. 북한의 구강의사는 지역별로 배분된 2차·3차 진료기관인 병원급에서 봉급제로 활동하고 있고, 구강의사가 없는 1차 구강진료기관인 리 단위 진료소에는 보철사가 배치되어 있다.

치과의사 인력의 수에 있어 남한의 치과의사는 2017년 기준 약 25,000명으로, 1년에 약 700명이 배출된다. 북한은 보철사 양성 정도를 정확히 파악할 수는 없으나 구강의사와 비슷한 수로 2000년경 기준 약 2,000명 정도이고, 1년에 40~60명 정도가 배출되는데, 3분의 2가량이 여성이다.

치과의사 수

인력양성에 있어 남한 치과의사는 예과 2년 또는 4년제 대학 졸업 후 본과 4년의 치과대학을 졸업하고 국가시험에 합격해야 면허가 주어진다. 그 외에 보건복지부 장관이 인정하는 외국의 대학을 졸업하고 외국의 치과의사 면허를 받은 자도 예비시험 합격 후 국가시험에 응시할 자격이 주어진다. 북한 구강학부의 총 수업연한은 예비과 1년과 학부 5년 및 임상실습 6개월로 총 6년 6개월이다. 남한에서는 졸업 후 전공의 수련을 위한 3~4년 과정이 개설되어 있으며, 10개 과목의 전문치의제가 시행되고 있다. 북한에서는 1~6급의 급수시험를 통해 구강의사의 계속적인 질적 향상을 꾀하고 있다. 남한의 대학원 과정이 석사 2년, 박사 2년 내지 3년인 데 반해, 북한의 학위는 남한의 석사인 준박사, 박사로 되어 있다. 준박사는 3년 6개월의 근무와 학위논문 평가 인정이 필요하고, 박사학위의 연한 규정은 없다.

치과의사 면허

따라서 통합 구강보건인력은 구강보건의료 수요를 예측하여 체계적으로 확보해야 한다. 특히 구강보건인력을 치과의사, 치과기공사, 치과위생사, 진료보조원 등으로 양성하며, 교육기간도 치과의사 6년(예과 2년, 본과 4년), 치과기공사 3년, 치과위생사 3년, 진료보조원 1년으로, 치과전문의 과정은 수련의 3년, 치학자 육성은 석·박사 통합 3년으로 시행될 것으로 전망된다.

구강보건의료 수요

구강보건의료시설

남한 구강보건의료 시설

남한의 구강보건의료시설은 일반 보건의료시설에 비하여 치과병원은 상대적으로 소수이고 의원급이 대부분이다. 남한 구강보건의료시설의 대부분을 차지하는 민간 치과의원은 보조인력 2인에 1인의 치과의사로 구성된 개인 개업으로 2000년경 기준 약 8,000개이다. 남한의 공공 구강보건의료시설을 살펴보면, 약 900개의 보건소 및 보건지소와 7개의 국립치과대학 치과병원, 서울시 장애인 치과병원 및 국립의료원, 국립재활원, 시·도 국립병원 및 어린이병원, 산재병원 등에 치과가 있다. 민간 및 공공 치과의원 및 치과병원에는 치과의사가 진료를 담당하고, 그중 약 20%인 400명가량의 치과전문의가 진료를 한다.

북한 의료기관

북한의 의료기관은 크게 4종으로 도 의학대학병원, 군 인민병원, 리 인민병원 및 진료소로 분류된다. 이 중 도 의학대학병원과 시·군 인민병원에는 구강과가 개설되어 구강의사가 배치되어 있다. 이 외에 적십자병원, 결핵병원, 운송부병원, 사회안전부병원, 방직병원, 동의종합병원, 건설자병원, 육·해·공군병원 등의 중앙병원과 산업지역의 산업병원, 특수질병을 담당하는 결핵병원, 간염병원과 희귀질병을 담당하는 적십자병원 및 김만유병원, 평양산원, 제1병원, 제2병원, 구강예방원 등에 구강의사가 배치되어 있다. 구강의사가 배치되지 못하는 리 인민병원과 진료소에는 보철사를 두고 있다.

평양에는 평양의학대학의 구강학부 부속 구강병원인 평양구강병원이 있어 구강진료를 담당하고 있으며, 예방구강진료를 전담하는 평양시 구강예방원이 설치·운영되어 있다. 구강예방원은 연구기관으로서 예방치과 분야의 연구를 전담한다. 1983년 개원한 함경남도 구강예방원의 경우 5,000m^2 대지에 150개 병실로 구성되어 보조진단실,

수술실, 입원실과 약국을 갖추고 있다고 한다.

구강예방원은 일반환자를 진료하는 곳은 아니며, 중앙기관급 일꾼을 위주로 치료를 한다. 평양시 구강예방원은 시에서 관할하지 않고 보건부 직속으로 중앙에서 관리한다. 이 구강예방원에서 학생임상실습이 이루어지며, 평양의대 구강학부 교수가 지도와 운영을 맡고 있다. 구강예방원

남한의 경우 고가 특수의료장비 도입이 급격한 증가 추세이며, 이를 효과적으로 규제할 장치가 구비되어 있지 않아 장차 큰 사회적 문제가 될 것으로 보인다. 구강진료 분야에 있어서도 의료장비의 수입이 비보험 진료와 함께 증가하고 있다. 북한의 치과의료 분야에서는 구강재료 전문의료기구 공장, 구강종합치료기 전문의료기구 공장이 건설되어 의료기구를 생산한다고 한다. 그러나 북한의 소위 자동화된 구강종합치료기의 수준은 선전용 책자의 공장 내부시설 사진을 보면 고속 터빈이 부착되지 않은 벨트 부착형 저속 모터 수준으로 매우 낙후되어 있음을 알 수 있다. 일부 의료장비의 경우 수입도 이루어지고 있는 것으로 보인다. 지방 병원에서는 북한 의료기 공장에서 생산한 제품을 사용한다. 구강진료 재료인 아말감과 치과용 부착제는 제약공장에서 제조한다고 한다. 구강진료 의료장비

따라서 통합 구강보건의료시설은 남북의 장점을 살려서 민간부문은 남한의 방식으로, 공공부문은 북한의 구강예방원과 남한의 공공구강보건의료시설 및 국립치학연구소 등을 결합한 방식으로 구성될 전망이다. 국립치학연구소

지식 자원

지식 자원

남한의 치의학 지식은 세계적 수준으로, 연구와 진료장비 및 재

료 등 거의 모든 의료분야에서 최첨단이다.

북한의 치과진료 기술과 치과치료 수준은 낙후되어 있다고 볼 수 있다. 전치부 계속가공의치(브리지)의 지대치를 순측 부위가 노출된 치관으로 수복하고 있으며, 북한에서 치료받은 보철물을 통해 특히 보철기술 수준이 낙후된 것을 알 수 있다. 1998년에 라진-선봉 경제특구를 방북했던 치과의사의 증언과 사진자료를 볼 때, 선봉군 인민병원 구강분원에서는 하이스피드 핸드피스를 갖추고 있지 않고 주조금관도 제작하지 못하고 있음을 알 수 있다. 금관은 무봉관이라고 해서 교합면 모양을 따로 압착해 내고, 치아 장축면에 밴드를 두른 후 두 조각을 납착하여 제작하고 있다. 가철성 의치의 경우 금속 프레임은 제작하지 못하고 의치용 레진만 플라스크에서 중합하고 있다.

예방적 진료

그러나 예방적 진료와 공중구강보건 분야는 사회주의 국가로서 상당히 신경 써서 추진하고 노력한 사례들이 발견되고 있다. 구강예방원의 설립 운영이 그 좋은 예라 할 수 있겠다. 남한 TV 방송에서 방영된 북한의 실상에 관한 TV 프로그램 내용에서도 나타난 바와 같이 구강보건에 대한 계몽 내용과 수준이 상당하며, 또한 초등학생을 대상으로 불소용액 양치사업을 실시하고 불소이온 도입기를 이용하여 불소를 국소 도포하는 장면을 볼 수 있으며, 매년 초등학생 및 중학생은 1년에 2회씩 주기적으로 구강검진을 받게 한다고 보도하고 있다.

북한에서 수년 전에 발간된 치과간호원 교육 교과서 내용 중에는 구강병 예방진료 보조에 초음파나 전기자극을 이용한 구강물리요법을 쓰거나 이온 도입 불소국소도포법을 소개한 점 등을 미루어 임상예방진료가 상당히 발전되어 있음을 알 수 있다.

북한의 치의학에는 한의학인 동의학이 도입되어 있다는 점이 특징이다. 교과서나 문헌을 보면, 치통에 대한 소염이나 국소마취 시 침술을 응용하고, 민간요법을 활용하여 땅강아지와 소금을 볶아서 치통 완화에 사용하며, 송진과 설탕을 섞어 볶아서 소염제로 응용하는 등 비과학적인 부분이 다소 발견되고 있다. 또한 북한에서 발행된《치주병의 림상》이라는 책을 보면 치의학의 임상에 한의학적인 접근을 많이 시도하고 있다.

따라서 통합 구강보건의료 지식 자원은 남한의 발전된 치의학 지식을 토대로 북한의 한의학적 접근을 수용하여 체계화함으로써 세계적 구강보건학으로 발전될 수 있을 것으로 보인다.

한의학적 접근

구강보건의료제도의 통합

남북한 통합 구강보건의료제도는 양자의 장단점을 파악하여 단점을 극복하고 장점을 살려야 할 것이다. 남한의 민간부문에서 볼 수 있는 효율성과 북한이 가지고 있는 형평성 및 예방적 진료를 살리면 좋을 것이다. 구강진료 지식과 장비 등으로 볼 때 남한의 장점을 북한에 공급하는 것이 현실적일 수 있다.

통합된 구강보건의료제도의 특수성은 구강질환의 특성을 고려해야 한다. 구강질환은 첫째, 범발성 질환으로 누구에게나 널리 발생하고, 둘째, 구강병은 만성 경로를 밟는 경우가 많아 질병의 진행속도가 서서히 진행되어 초기에는 거의 본인이 느끼지 못해 치료 시기를 놓치는 경우가 많으며, 셋째, 누진적 질환으로 질병의 후유증은 계속 쌓여가고, 치료하지 않으면 저절로 회복되는 일이 없으며, 치료해도 반드시 그 흔적을 남기게 된다. 넷째, 양대 구강병은 면역되지 않는 질환으로 치료를 받았다 하더라도 발병 위험에서 벗어날 수 없으며, 다섯째, 구강병은 예방 가능한 질환으로 노력과 경비를 투자한 만큼 구강병을 생기지 않도록 하거나 덜 생기게 할 수 있다. 이러한 구강질환의 특성은 구강보건에 있어 전 연령에 대한 계속적이고 포괄적인 의료서비스 제공의 필요성과 함께 공중구강보건의 중요성을 알려준다.

예방중심 / 포괄 구강보건진료

따라서 통합 구강보건의료제도는 예방중심의 포괄 구강보건진료를 제공할 수 있는 체계이어야 한다. 즉 구강병 예방에 초점을 맞추어 전 국민의 구강병 진료 필요를 낮추고, 양질의 구강진료를 조기치료를 통하여 제공하며, 민간과 공공의 역할을 상호 보완할 수 있는 구강진료체계를 통일 과정에 따라 서서히 구축해 가는 과정이 필요하다. 특히 학문적 교류를 통하여 양질의 치과의사와 구강보건인력을 양성하는 과정이 통합 전 필요할 것으로 보인다.

추가읽기

사회보장과 구강보건의료

Chadwick, Edwin. "Report on the Sanitary Condition of the Labouring Population of Great Britain. A Supplementary Report on the Results of a Special Inquiry into the Practice of Internment in Towns." 1843. London: Printed by R. Clowes & Sons, for Her Majesty's Stationery Office. Retrieved 8 November 2009. Full Text at Internet Archive.(archive.org)

Flinn, M. W. and Edwin Chadwick. "Report on the Sanitary Condition of the Labouring Population of Great Britain 1842." Edinburgh: Edinburgh University Press, 1965. Print.

Gies, William J. *Dental Education in the United States and Canada: A Report to the Carnegie Foundation for the Advancement of Teaching.* New York: Carnegie Foundation for the Advancement of Teaching, 1926.

Illich, I. "Disabling Professions." in I. Illich et al. (eds.). *Disabling Professions.* London: Marion Boyars, 1977.

유전체와 구강건강

Hong KW, Shin MS, Ahn YB, Lee HJ, and Kim HD. "Genomewide Association Study on Chronic Periodontitis in Korean Population: Results from the Yangpyeong Health Cohort." *Journal of Clinical Periodontology.* Aug 2015; 42(8): 703-710.

Michalowicz, B. S. et al. "Periodontal Findings in Adult Twins." *J Periodontol.* 1991; 62(5): 293-299.

Watson, J. D. and F. H. C. Crick. "A Structure for Deoxyribose Nucleic Acid." *Nature* 171, 1953: 737-738.

구강보건행정

김종배 등. 《공중구강보건학》. 서울: 고문사, 2009.

구강보건의 사회과학적 접근

한국건강증진개발원. 〈국민건강증진종합계획(Health Plan 2020) 평가보고서〉. 2018.

남북통일과 치과학

맹호영. 〈남북한 보건의료체계 비교분석을 통한 통합방안 연구〉. 국방대학원 석사학위 논문, 2005.

문옥륜. 《북한의 의료제도 운영》. 아주남북한보건의료연구소, 2001.

손명세·이용갑·박종연. 《통일독일의보건의료체계 변화》. 아주남북보건의료연구소, 1999.

송희완. 《남북한 의료 제도의 비교연구》. 고신대학교 의학대학원, 2002.

황상익. 《북한 보건의료의 특성과 현실》. 서울의대 의사학교실, 2000.

나오기

이 책이 완성되기까지 몇 해의 세월이 흘렀다. 그러나 인간과 사회, 그리고 인간사회가 만들어 온 역사적 맥락에서 치의학을 바라보는 인문사회치의학에 대한 관심은 오래전 대학에 입학하면서부터였다. 20~30대에 사회 격동기를 무사히 넘기고, 30대 중반부터 미루었던 공중구강보건학을 공부하여, 40대 중반에 직업으로서 학문을 하는 교수가 되었다. 참으로 세월은 빨리도 흘러 어느덧 60이란 나이를 훌쩍 넘겨 정년을 얼마 남기지 않게 되자, 그동안 틈틈이 강의하던 '인문사회치의학'에 대한 소개서라도 집필해야 한다는 의무감이 생겼다. 2년 전 정부 연구비를 받아 그동안 슬라이드로만 가지고 있던 내용에 대하여 본격적으로 저술하기 시작하였고, 일정에 맞추어 이제 부족하나마 책을 출간하게 되었다.

많은 부끄러움이 있으나 필요성이 부끄럼보다 크다고 생각하여 《가이타이신쇼》를 출간한 스기타 겐바쿠의 마음으로, 인간과 사회와 함께하는 치의학이라는 큰 발걸음을 위하여 이 책을 발표한다. 본격적 인문치학자가 아닌 공중구강보건학자가 평상시 느끼던 내용들을 정리하였으므로 이 책에는 많은 오류가 포함되어 있을 수 있다. 언젠가 인문치학자가 이를 비판하고 오류를 수정할 것으로 기대한다.

초고에서 출판에 이르기까지 많은 수고를 해준 서울대학교출판문화원의 관계자 여러분께 마음 깊은 고마움을 느낀다. 항상 곁에서 응원과 지지 및 비판을 보내주고 있는 동지이자 벗인 아내와 아이들, 어머님을 비롯한 가족, 많은 벗들, 은사님 및 동료들, 그리고 이 책의 독자들에게 부족한 이 책을 사랑으로 실어보낸다.

2020년 봄

연건동 연구실에서 김현덕

참고문헌

고영경. 〈노화에 따른 면역기능의 변화와 치주질환〉. 《치주신보》. March 23, 2015.
공중구강보건교재개발위원회. 《공중구강보건학》. 고문사, 2016.
기창덕. 《한국치과의학사》. 민족문화문고간행회, 1987.
김광수 외. 《구강내과학》. 고문사, 2018.
김병옥 외. 《치주학》. 대한나래, 2012.
김영균 외. 《자가치아골이식술》. 참윤퍼블리싱, 2011.
김종배 외. 《공중구강보건학》. 고문사, 2009.
김현덕. 〈유해물질보건편람: 염산, 염화수소, 황산〉. 노동부, 2005.
김현덕. 〈화학물질 취급근로자에 대한 구강보건관리 사업방안 개발연구〉. 산업안전보건연구원, 2008.
대한구강생물학회 옮김. 《치의학을 위한 미생물학》. 법문사, 2004.
대한구강악안면외과학회. 《구강악안면외과학 교과서》. 의치학사, 2013.
대한소아치과학회. 《소아·청소년치과학》. 덴탈위즈덤, 2014.
대한영상치과학교수협의회. 《영상치과학》. 나래, 2015.
대한치과보존학회. 《치과보존학: 치아보존수복학》. 신흥인터내셔날, 2015.
대한한의사협회. 《한의학 정보》. n.p. n.d. Web. March 29, 2009.
데카르트 저. 이현복 역. 《방법서설: 정신지도규칙(*Discours de la méthode*)》. 문예출판사, 1997.
루이 파스퇴르 저. 김학현 역. 《자연발생설 비판》. 서해문집, 1998.
맹호영. 〈남북한 보건의료체계 비교분석을 통한 통합방안 연구〉. 국방대학원 석사학위논문, 2005.
문옥륜. 〈대한의사협회 제30차 학술대회 발표자료(남북의료체계의 통합)〉. 2002.
문옥륜. 《북한의 의료제도 운영》. 아주남북한보건의료연구소, 2001.
문옥륜 외. 《남북한 사회보장 및 보건의료제도 통합방안》. 한국보건사회연구원, 1993.
백대일 외. 《임상예방치학》. 고문사, 2011.
변종화. 《북한의 보건의료실태와 남북한 보건의료 비교연구》. 국토통일원, 1989.
성강경. 〈한의학과 서양의학의 의학용어 차이〉. 《원대신문》, June 09, 2013. Web.
손명세, 이용갑, 박종연. 《통일독일의보건의료체계 변화》. 아주남북보건의료연구소, 1999.
송희완. 《남북한 의료제도의 비교연구》. 고신대학교 의학대학원, 2002.
스포츠 치과학 교재 편찬위원회. 《스포츠 치과학》. 명문출판사, 2018.
신승철. 《세계의 치과여행》. 군자출판사, 1994.
심준성 외. 《치과보철학》. 의학교육, 2015.

이종찬.《서양의학의 두 얼굴》. 한울, 1992.
이한수.《한국치학사》. 서울대학교출판부, 1988.
임창윤 외.《필수구강병리학》. 참윤, 2003.
장대익.《(쿤&포퍼) 과학에는 뭔가 특별한 것이 있다》. 김영사, 2008.
전국고정성치과보철교수협의회.《고정성 치과보철학》. 덴탈위즈덤, 2014.
전국치과대학 치과학전문대학원 치과교정학 교수협의회.《치과교정학》. 지성출판사·대한나래출판사, 2014.
전국치주과학교수협의회.《치주과학》. 군자출판사, 2015.
존 그리빈 저. 강윤재 외 역.《과학: 사람이 알아야 할 모든 것》. 들녘, 2004.
치과학박물관 도록 편찬위원회.《한국 근현대 치과학의 역사박물학》. 몸과 마음, 2003.
피터 데이비스 저. 사회치의학연구회 역.《사회와 치의학》. 한울, 1994.
한국건강증진개발원. 〈국민건강증진종합계획(Health Plan 2020) 평가보고서〉. 2018.
한국세계선교협의회 http://www.kwma.org/2000/199903/199903-05.html
한국치과재료학교수협의회.《치과재료학》. 군자, 2015.
황상익.《북한 보건의료의 특성과 현실》. 서울대학교 의과대학 의사학교실, 2000.
황상익.《재미있는 의학의 역사》. 동지, 1991.
황상익. 〈"히포크라테스 틀렸다" 사람 몸 갈라 병 원인 찾아〉.《한겨레24》. Nov. 25, 2005. Web.
杉田玄白 저. 김성수 역.《해체신서》. 한길사, 2014.
杉田玄白 저. 이종찬 역.《난학의 세계사: 중화적 세계를 넘어 일본이 유럽과 열대에서 접속하다》. 알마, 2014.

Addy, M. and S. Edmunds. "Effectiveness of Methods of Teaching Dental Health to 9-10 Year Old Schoolchildren in the United Kingdom." *Community Dentistry and Oral Epidermiology* 5. 1977.
Ainamo, J. "Awareness of the Presence of Dental Caries and Gingival Inflammation in Young Adult Males." *Acta Odontologica Scandinavica* 30. 1972.
Amar, S. and X. Han. "The Impact of Periodontal Infection on Systemic Diseases." *Med Sci Monit*. 2003; 9(12): RA291-299.
Armitage, G. C. "Analysis of Gingival Crevice Fluid and Risk of Progression of Periodontitis." *Periodontology 2000*. 2004; 34: 109-119.
Asgis, Alfred J. *Clinical Oral Medicine: An Outline of Case Recording, Oral Diagnosis and Treatment: A Text-Workbook for Students and Practitioners*. New York: New York University, College of Dentistry, Department of Oral Surgery, 1953. Print.
Axelsson, P. et al. "The Effect of Various Plaque Control Meaures on Gingvitis and Caries in Schoolchildren." *Community Dentistry and Oral Epidemiology* 4. 1976.
Bacon, Francis and Thomas Fowler. *Bacon's Novum Organum*. Oxford: The Clarendon Press, 1894. Print.

Bagramian, R. A. et al. "Diet Patterns and Dental Caries in Third Grade United States Children." *Community Dentistry and Oral Epidemiology* 2. 1974.

Beal, J. F. and T. B. Dowell. "Edentulousness and Attendance Patterns in England and Wales, 1968-1977." *British Dental Journal* 143. 1977.

Becker, M. H. and L. Maiman. "Sociobehaviroal Determinants of Compliance with Health and Medical Care Recommendations." *Medical Care* 13. 1975.

Bell, D. *The End of Ideology: On the Exhaustion of Political Ideas in the Fiftis*, 2nd edn. New York: FreePress, 1965.

Berdmore, Thomas. *A Treatise on the Disorders and Deformities of the Teeth and Gums.* Dublin: Printed by John Exshaw, 1769. Print.

Bibby, B. G. "Do We Tell the Truth About Preventing Caries?" *Journal of Dentistry of Children* 33. 1966 - "The Cariogenicity of Snack Foods and Confections." *Journal of the American Dental Association* 90. 1975.

Bibby B. G. "The Use of Fluorine in the Prevention of Dental Caries. II. Effect of Sodium Fluoride Applications." *Journal of the American Dental Association.* 1944; 31: 317-321.

Black, G. V. *A Work on Special Dental Pathology. 518 Illustrations.* London: Medico-Dental Pub. Co., 1915. Print.

Black, G. V. *An Investigation of the Physical Characters of the Human Teeth in Relation to Their Diseases, and to Practical Dental Operations, Together with the Physical Characters of Filling-Materials.* Philadelphia, 1895. Internet resource.

Black, G. V. *Descriptive Anatomy of the Human Teeth (Classic Reprint).* Place of Publication not Identified: Forgotten Books, 2015. Print.

Black, G. V. *Operative Dentistry.* London: Medico-Dental Pub. Co., 1955. Print.

Blaxter, M. "Social Class and Health Inequalities" in C. O. Carter and J. Peel (eds), *Equalities and Inequalities in Health.* London: Academic Press, 1976.

Bremer, M. D. K. *The Story of Dentistry. From the Dawn of Civilization to the Present. With Special Emphasis on the American Scene.* New York: Dental Items of Interest Publishing Company, 1954.

Breslow, L. "A Quantitative Approach to the WHO Definition of Health: Physical, Mental and Social Well-bing." *International Journal of Epidemiology* 1. 1972.

Burt, B. A. "The Administration of Public Dental Treatment Programmes." in G. L. Slack and B. A. Burt (eds), *Dental Public Health: An Introduction to Community Dentistry.* Bristol: John Wright and Sons, 1974 - "Influences for Change in the Dental Health Status of Populations: An Histroical Perspective." *Journal of Public Health Dentistry* 38. 1978.

Camalier, C. Willard. *100 Years of Dental Progress in the Nation's Capital.* Washington, 1966.

Campbell, M. "An Outline of Dental History." *BR DENT J.* 1970; 129: 526.

Carlos, James P. "The Prevention of Dental Caries: Ten Years Later." *JADA* 104. Feb. 1982; 193-197.

Castells, M. "The Service Economy and Postindustrial Society: A Sociological Critique." *International Journal of Health Services* 6. 1976.

Churchill, H. V. "Occurrence of Fluorides in Some Waters of the United Stated." *Industrial and Engineering Chemistry* 23. Sep. 1931; 996-998.

Cochrane, A. L. *Effectiveness and Efficiency: Random Reflections on the Health Service.* London: Nuffield Provincial Hospitals Trust, 1972.

Cohen, L. K. and J. D. Jago. "Toward the Formulation of Sociodental Indicators." *International Journal of Health Services* 6. 1976.

Cohen, L. K. "Dentistry and the Behavioral/Social Sciences: An Historical Overview." *Journal of Behavioral Medicine* 4, no. 3. 1981; 247-375.

Cole, R. B. and L. K. Cohen. "Dental Manpower: Estimating Resources and Requirements." *Milbank Memorial Fund Quarterly* 49. 1971.

Copernicus, Nicolaus. *De Revolutionibus Orbium Coelestium: Facsimile Reprint of the First Ed. of 1543.* New York: Johnson Reprint Corp, 1965. Print.

Crookshank, Edgar M. *Manual of Bacteriology.* London: Lewis, 1890.

Dale, Barry G. et al. *Esthetic Dentistry: A Clinical Approach to Techniques and Materials.* Philadelphia: Lea & Febiger, 1993 - 신동훈 역. 《심미치과학》. 국제치의학출판사, 1994.

De Stefano, T. M. "Stomatology Revisited: The Solution for Professional Dentistry in American Society." *Journal of the American College of Dentists* 42. 1975.

Dean, H. Trendley and Elias Elvove. "Chronic Endemic Dental Fluorosis." *Journal of the American Medical Association* 107. Oct. 17, 1936; 1269-1272.

Dean, H. Trendley, et al. "Domestic Water and Dental Caries, Including Certain Epidemiological Aspects of Oral L. Acidophilus." *Public Health Reports (1896-1970)* vol. 54, no. 21, 1939; 862-888.

Dean, H. Trendley, Francis A. Arnold Jr., Philip Jay, and John W. Knutson. "Studies on Mass Control of Dental Caries through Fluoridation of the public Water Supply." *PHR* 65. Oct. 27, 1950; 1403-1408.

Donnison, J. M. "The Battle for Midwife Registration: A Case-Study in Medical and Feminist Politics." *Social History of Medicine Bulletin* 14. 1974.

Doran, D. Zinner, James M. Jablon, Ana P. Aran, and Milton S. Saslaw. "Experimental Caries Induced in Animals by Streptococci of Human Origin." *Proceedings of the Society for Experimental Biology and Medicine. Society for Experimental Biology and Medicine.* New York, 1965; 118: 766-770.

Douglas, B. L. "The "Free-Choice" and "Docor-Patient" Myths." *New York State Dental*

Journal 37. 1971.

Dunning, James Morse. *Principles of Dental Public Health*. Harvard University Press, 1986.

Eager, J. M. *Denti di Chiaie (Chiaie Teeth)*. Public Health Rept.(U.S.) 1901; 16: 2576.

Elliott, P. *The Sociology of the Professions*. Lodon: Macmillian, 1972 - "Professional Ideology and Social Situation." *Sociological Review* 21. 1973.

Englander, H. R. and P. H. Keyes. "Failure to Induce Dental Caries in Hamsters by Transfer of Plaque and Carious Debris from Humans." *J Dent Res*. 1964; 43: 626.

Evaluation of the National Institute of Dental Research National Caries Program. 3 vols. Washington: U. S. Dept. of Health, Education and Welfare, Nov. 1979.

Evaluation of the NIDR Periodontal Research Activity: Report of the Ad Hoc Scientific Evaluation Panel to the Director National Institute of Dental Research. NIDR, April 1976.

Fauchard, Pierre. *Le Chirurgien Dentiste*. Paris, 1728. Print.

Feldstein, P. J. *Health Associations and the Demand for Legislation: The Political Economy of Health*. Ballinger: Cambridge Mass, 1977.

Field, Marilyn J. *Dental Education at the Crossroads: Challenges and Change*. Washington, D. C: National Academy Press, 1999. Internet resource.

Fitch, Samuel S. *Remarks on the Importance of the Teeth, on Their Diseases and Modes of Cure: With Directions for Forming Regular and Beautiful Sets of Teeth, and for the Preservation of Their Health and Beauty*. Philadelphia: J. Harding, 1830. Print.

Fitzgerald, R. J. "Brief History of Streptococcus Mutans." *Streptococcus Mutans and Dental Caries*. DHEW Publication No. (NIH) 74-186, 1972.

Fitzgerald, R. J. and P. H. Keyes. "Demonstration of the Etiologic Role of Streptococci in Experimental Caries in the Hamster." *JADA* 61. July 1960; 9-19.

Fitzgerald, R. J. and P. H. Keyes. "Ecologic Factors in Dental Caries. The Fate of Antibiotic-resistant Cariogenic Streptococci in Hamsters." *American Journal of Pathology* vol. 42, 6. 1963; 759-772.

Flinn, M. W. and Edwin Chadwick. "Report on the Sanitary Condition of the Labouring Population of Great Britain 1842." Edinburgh: Edinburgh University Press, 1965. Print.

Fox, R. C. "The Medicalization and Demedicalization of American Society." *Daedalus*. 1977; 9-22.

Frankenberg, R. "Functionalism and After? Theory and Developments in Social Science Applied to the Health Field." *International Journal of Health Services* 4. 1974.

Galen, Ian Johnston, and G. H. R. Horsley. *Method of Medicine*. Cambridge, Mass: Harvard University Press, 2015. Internet resource.

Garcia, J. and R. Z. Juarez. "Utilization of Dental Health Services by Chicanos and Anglos." *Journal of Health and Social Behavior* 16. 1975.

Giddon, D. B. "The Mouth and the Quality of Life." *New York Journal of Dentistry* 48. 1978.

Gies, William J. "Dental Education in the United States and Canada." A Report to the Carnegie Foundation for the Advancement of Teaching. New York: Carnegie Foundation for the Advancement of Teaching, 1926.

Gill, D. G. "The British National Health Service: Professional Determinants of Administrative Structure." *Int. J. Hlth. Serv.* 1, 342. 1971.

Goldberg, H. J. V. "Interaction of Nutritional Factors in Oral Hygiene and Oral Health." in H. J. B. Goldberg and L. W. Ripa (eds), *Oral Hygiene and Oral Health.* Charles C. Thomas, Springfield III, 1977.

Goldberg, H. J. V. and H. A. Hagin. "Socialized Dentistry in Great Britain: An Historical Perspective." *Bulletin of the History of Dentistry* 23. 1975.

Gordon, J. S. "Holistic Medicine: Toward a New Medical Model." *The Journal of Clinical Psychiatry* 42. 1981; 114-119.

Gustafsson, B. E. et al. "The Vipeholm Dental Caries Study. The Effect of Different Levels of Carbohydrate Intake on Caries Activity in 436 Individuals Observed for 5 Years." *Acta Odontologica Scandinavica* 11. 1954.

Han D. H., Kim M. S., Shin H. S., Park K. P., and Kim H. D. "Association Between Periodontitis and Salivary Nitric Oxide Metabolites Among Community Elderly Koreans." *J Periodontol.* June 2013; 84(6): 776-784.

Han D. H., Shin H. S., Paek D., and Kim H. D. "Gingival Crevicular Fluid Levels of Matrix Metalloproteinases Cross-sectionally Related to Periodontitis and Metabolic Syndrome in Community Koreans." *J Clin Periodontol.* Dec. 2012; 39(12): 1125-1131.

Hankin, R. A. "The Cost of Providing Restorative Dentistry in an Alternative Delivery Mode." *Journal of Public Health Dentistry* 37. 1977.

Hargreaves, J. A. "Changes in Diet and Dental Health of Children Living in the Scottish Island of Lewis." *Caries Research* 6. 1972.

Harris, R. *Dental Science in a New Age: A History of the National Institute of Dental Research.* Rockville: Montrose Press, 1989.

Harris, R. "The Biology of the Children of Hopewood House, Bowral, New South Wales: VI. The Pattern of Dental Caries Experience." *Aust Dent J.* 1967; 12(3): 220-227.

Hart, Juliab Tudor. "The Inverse Care Law." *The Lancet.* Volume 297, Issue 7696, 1971; 405-412.

Harvey, William. "On the Motion of the Heart and Blood in Animals: A New Edition of William Harvey's Exercitatio Anatomica De Motu Cordis Et Sanguinis in Animalibus." 2016. Internet resource.

Heifetz, S. B. et al. "Prevalence of Dental Caries in White and Black Children in Nelson

County, Virginia, a Rural Southern Community." *Journal of Public Health Dentistry* 36. 1976.

Hirschfeld, I. *The Toothbrush: Its Use and Abuse.* Dent Items of Interest Publishing Co. 1939.

Hochbaum, G., I. Rosenstock, and S. Kegels. *Health Belief Model.* United States Public Health Service, 1952.

Holloway, P. J. "The Success of Restorative Dentistry?" *Int Dent J.* 1975; 25(1): 26-30.

Holloway, S. et al. "Medical Education in England, 1830-1858: A Sociological Analysis." *History* 49. 1964.

Holm, A. "Oral Health in 5-year-old Swedish Children." *Community Dentistry and Oral Epidemiology.* 1975; 3: 184-189.

Hong K. W., Shin M. S., Ahn Y. B., Lee H. J., and Kim H. D. "Genomewide Association Study on Chronic Periodontitis in Korean Population: Results from the Yangpyeong Health Cohort." *Journal of Clinical Periodontology.* Aug. 2015; 42(8): 703-710.

Hooke, Robert. *Micrographia or, Some Physiological Descriptions of Minute Bodies Made by Magnifying Glasses.* New York: Cosmo Classics, 2007. Print.

Horowitz, A. M. et al. "Effects of Supervised Daily Dental Plaque Removal by Children: II. 24 Months' Results." *Journal of Public Health Dentistry* 37. 1977.

Hunter, John. "*Natural History of the Human Teeth: Explaining Their Structure, Use, Formation, Growth, and ... Diseases.*" Place of Publication not Identified: Forgotten Books, 2016. Print.

Illich, I. "Disabling Professions." in I. Illich et al.(eds), *Disabling Professions.* London: Marion Boyars, 1977.

Irwin, James R. "Galen on the Temperaments." *The Journal of General Psychology.* 1947; 36(1): 45-64.

Jackson, D. "An Epidemiological Study of Dental Caries Prevalence in Adults." *Archives of Oral Biology* 6. 1961.

Janardhanam S. B., S. L. Zunt, and M. Srinivasan. "Quality Assessment of Saliva Bank Samples." *Biopreserv Biobank.* June 2012; 10(3): 282-287.

Jeffcott, George F. *United States Army Dental Service in World War II.* Washington: Office of the Surgeon General, Dept. of the Army, 1955.

Jordan, H. V. Jr, Robert J. Fitzgerald and H. R. Stanley. "Plaque Formation and Periodontal Pathology in Gnotobiotic Rats Infected with an Oral Actinomycete." *American Journal of Pathology* 47. Dec. 1965; 1157-1167.

Joyce, James. *Ulysses.* London: Bodley Head, 1969. Print.

Katz, R. V. "Relationships Between Eight Orthodontic Indices and an Oral Self-Image Satisfaction Scale." *American Journal of Orthodontics* 73. 1978.

Kegeles, S. S. "Why and How People use Dental Services." *Int Dent J.* 1974; 24(3): 347-

351.

Keyes, Paul H. "Dental Caries in Syrian Hamster. VIII. Introduction of Rampant Caries Activity in Albino and golden Animals." *Journal of Dental Research*. May-June 1959; 38: 525.

Kim F. M., C. Hayes, P. L. Williams, G. M. Whitford, K. J. Joshipura, R. N. Hoover, C. W. Douglass and the National Osteosarcoma Etiology Group. "An Assessment of Bone Fluoride and Osteosarcoma." *J Dent Res*. Oct 2011; 90(10): 1171-1176.

Kim H. D., M. Sukhbaatar, Shin M. S., Ahn Y. B., and Yoo W. S. "Validation of Periodontitis Screening Model Using Sociodemographic Systemic and Molecular Information in a Korean Population." *J Periodontol*. Dec. 2014; 85(12): 1676.

Kim H. D., Shin M. S., Kim H. T., Kim M. S., and Ahn Y. B. "Incipient Periodontitis and Salivary Molecules among Korean Adults: Association and Screening Ability." *J Clin Periodontol*. 2016; 43: 1032.

Kitasato, S. "The Bacillus of Bubonic Plague." *Lancet*. 1894; 2: 428-430.

Knutson, J. W. "Controlling the Cost of Dental Health Care Insurance." *American Journal of Public Health* 69. 1979.

Knutson, J. W. "Studies on Dental Caries. IV. Tooth Mortality in Elementary School Children." PHR Reprint No. 1021. June 1938.

Koch, Charles R. E. et al. "History of Dental Surgery: History of the Development of Dentistry, Operative Dentistry, Prosthetic Dentistry, Orthodontia, Oral Surgery, Dental Literature, Dental Journalism, Dental Education and Dental Colleges, 1." National Art Publishing Company, 1910.

Koch, Robert. "Die Aetiologie Der Tuberculose: Nach Einem in Der Physiologischen Gesellschaft Zu Berlin Am 24. März Cr. Gehalten Vortrage." *Berliner Klinische Wochenschrift* 19.15. 1882. Print.

Krasner, D. "Stress as a Distal Etiological Factor in Dental Disease." *J Prev Dent*. 1978; 5(6): 24-27.

Kreshover, Seymour J. "1. Craniofacial Anomalies: Past, present, and Future Priorities for Development and Molecular Biology." Extracellular Matrix Influences on Gene Expression, 3-7. New York: Academic Press, 1975.

Kuhn T. S. *The Structure of Scientific Revolutions*. Chicago: University of Chicago Press, 1962.

Kumar, G. S. and S. N. Bhaskar. *Orban's Oral Histology and Embryology*. New Delhi: Elsevier, 2012. Print.

Kumar, K. "Industrialism and Post-Industrialism: Reflections on a Putative Transition." *Sociological Review* 24. 1976.

Lang, N. P. et al. "Tooth brushing Frequency as it Relates to Plaque Development and Gingival Health." *Journal of Periodontology* 44. 1973.

Leavitt, F. "The Health Belief Model and Utilization of Ambulatory Care Services." *Social Science and Medicine* 13A. 1979.

Lee J. H., Shin Y. J., and Kim H. D. "Association of Toothbrushing and Proximal Cleaning with Periodontal Health among Korean Adults: Results from Korea National Health and Nutrition Examination Survey in year 2010 and 2012." *J Clin Periodontol.* 2018; 45: 322-335.

Leverett, D. H. "A Critical Examination of the Barriers to the Receipt of Dental Care." *Journal of Public Health Dentistry* 35. 1975.

Lindhe, J. et al. "Effect of Proper Oral Hygiene on Gingivitis and Dental Caries in Swedish School Children." *Community Dentistry and Oral Epidemiology* 3. 1975.

Löe, Harald A. "Progress in Improving Dental Health: A Discussion." *Journal of Public Health Dentistry* 38. 1978.

Löe, Harald A. "Scientific Revolutions in Dentistry." *Journal of Dental Research 58*. Nov. 1979; 2164-2168.

MacCormac, William, George H. Makins, H. B. Donkin, and R. W. Parker. *Transactions of the International Medical Congress: Seventh Session Held in London*. August 2nd to 9th, 1881. Internet resource.

Mandel, I. D. "Effectiveness of Biomedical and Biosocial Research on Improving Oral Health." *Journal of Public Health Dentistry* 38. 1978.

Mandel, Irwin. "The Role of Saliva in Maintaining Oral Homeostasis." NIDR 1986 Seymour J. Kreshover Lecture.

Marsh, P. D. and M. Martin. *Oral Microbiology*. 5th ed. London, UK: Churchill Livingstone Elsevier. 2009.

Marthaler, T. M. "Epidemiological and Clinical Dental Findings in Relation to Intake of Carbohydrate." *Caries Research* 1. 1967.

Marthaler, T. M. et al. "Caries-Preventive salt Fluoridation." *Caries Research* 12 (Suppl. 1). 1978.

McClure, Frank J. *Water Fluoridation: The Search and the Victory*. Bethesda: NIDR, 1970.

McCollum, E. V., N. Simmonds, J. E. Becker, and R. W. Bunting. "Effect of Additions of Fluorine to Diet of Rrat on Quality of Teeth." *J Biol Chem*. 1925; 63: 553-562.

Mckay, Frederick S. and Mottled Enamel. "The Prevention of Its Further Production Through a Change of the Water Supply at Oakley, IDA." *JADA* 1933; 20(7): 1137-1149.

McKeown, T. *The Role of Medicine: Dream, Mirage or Nemesis?* London: Nuffield Provincial Hospitals Trust, 1976.

Mckinlay, J. B. "Some Approaches and Problems in the Study of the Use of Services-an Overview." *Journal of Health and Social Behavior* 13. 1972.

Michalowicz, B. S., et al. "Periodontal Findings in Adult Twins." *J Periodontol.* 1991; 62(5): 293-299.

Miller, W. D. "Presence of Bacterial Plaques on the Surface of Teeth and their Significance." *Dental Cosmos.* 1902; 44: 425-446.

Murtomaa, H. and J. Ainamo. "Conceptions of Finnish People About Their Periodontal Situation." *Community Dentistry and Oral Epidemiology* 5. 1977.

National Caries Program Evaluation Project. Evaluation of the National Institute of Dental Research National Caries Program. [Bethesda, MD] U. S. Dept. of Health, Education, and Welfare, Public Health Service, National Institutes of Health, 1980.

National Institute of Dental and Craniofacial Research(NIDCR), NIH, Last reviewed on July 26, 2018. https://www.nih.gov/about-nih/what-we-do/nih-almanac/national-institute-dental-craniofacial-research-nidcr

National Institute of Dental Research. Challenge for the Eighties. Institute of Dental Research Long-Range Research Plan: FY 1985-1989. NIH Publication no. 85-860, Dec. 1983.

Navarro, V. "The Political Economy of Medical Care: An Explanation of the Composition, Nature and Functions of the Present Health Sector in the United States." *International Journal of Health Services* 5. 1975.

Newbrun, E. and G. Frostell. "Sugar Restriction and Substitution for Caries Prevention." *Caries Research* 12. 1978.

Nikias, M. K. et al. "Comparisons of Poverty and Non poverty Groups on Dental Status, Needs and Practices." *Journal of Public Health Dentistry* 35. 1975.

Nippert, R. P. et al. "Preliminary Results of the WHO International Study on: "Dental Manpower Systems in Relation to Oral Health Status" - Evaluation of Dental Care in the Hannover Area." *Methods Inf Med Suppl.* 1978; 11: 371-392.

O'Mullane, D. M. and M. E. Robinson. "The Distribution of Dentists and the Uptake of Dental Treatment by School children in England." *Community Dentistry and Oral Epidemiology* 5. 1977.

O'Shea, R. M. and A. E. Fusillo. "The Dentist's Role and Patients' Expectations." *HSM-Hhealth reports* vol. 86, 10. 1971; 915-922.

Pallasch, T. J. and M. J. Wahl. "Focal Infection: New Age or Ancient History?" *Endodontic Topics.* 2003; 4: 32-45.

Parmly, Levi Spear. *A Practical Guide to the Management of the Teeth Comprising Discovery of the Origin of Caries on Decay of the Teeth.* Philadelphia: Collins and Croft, 1819.

Pratt, L. "How Do Patients Learn About Disease?" *Social Problems* 4. 1956.

Price, Weston A. *Dental Infections: Being a Contribution to the Pathology of Dental Infections, Focal Infections, and the Degenerative Diseases.* Cleveland: The Penton Publishing Company, 1923. Print.

Prinz, Herman. "An Historical Review of the Evolution of the Therapeutic Concept." *Dental Cosmos.* 1930; 62(3): 31-41.

Rajala, A. et al. "Utilization of Dental Care in a Finnish Industrial Population." *Community Dentistry and Oral Epidemiology* 6. 1978.

Ramirez, A. et al. "Use of Simulated Expression in Teaching Community Dentistry." *Journal of Dental Education* 31. 1967.

Renaud, M. "On the Structural Constraints to State Intervention in Health." *International Journal of Health Services* 4. 1975; 559-572.

Richards, N. D. and Lois K. Cohen. *Social Sciences and Dentistry: A Critical Bibliography.* London: Quintessence Publ, 1971. Print.

Rodriguez, F. E. "Studies in the Specific Bacteriology of Dental Caries." *Military Dental Journal* 5. Dec. 1922; 199-214.

Roemer, M. I. "Social Security for Medical Care: Is it Justified in Developing Countries?" *International Journal of Health Services* 1. 1971.

Rogers, William E. *The National Caries Program: The First Ten Years.* NIDR, 1981.

Rosen, H. M. et al. "Capitation in Dentistry: A Quasi- Experimental Evaluation." *Medical Care* 15. 1977.

Rosenthal, G. and D. M. Fox. "A Right to What?: Toward Adequate Minimum Standards for Personal Health Services." *Milbank Memorial Fund Quarterly (Health and Society)* 56. 1978.

Russell, A. L. "Some Epidemiological Characteristics of Periodontal Disease in a Series of Urban Populations." *Journal of Periodontology* 28. Oct. 1957; 286-293.

Sachse, Melchior. *Artzneybuch, Köstlich Fur Mancherley Kranckheit Des Gantzen Leibs, Innerlich Und Eusserlich, Vom Heupt An, Bis Auff Die Füsse.* Erffurdt: Sachse, 1546. Print.

Scheinin, A., K. Pienihäkkinen, J. Tiekso, J. Bánóczy, J. Szöke, I. Esztári, P. Zimmermann, and E. Hadas. "Collaborative WHO Xylitol Field Studies in Hungary. VII. Two-year Caries Incidence in 976 Iinstitutionalized Children." *Acta Odontol Scand.* Dec. 1985; 43(6): 381-387.

Segall, A. "Sociocultural Variation in Sick Role Behavioral Expectations." *Social Science and Medicine* 10. 1976.

Shattuck, Lemuel. *Report of the Sanitary Commission of Massachusetts, 1850.* Cambridge: Harvard University Press, 1948. Print.

Sheiham, A. "The Prevalence and Severity of Periodontal Disease in British Populations." *British Dental Journal* 126. 1969.

Sheridan, Patricia. "Tooth Enamel Gene Identified by rDNA Technology." *JADA* 110. March 1985; 384.

Shiga, K. "Ueber den Erreger der Dysenterie in Japan." *Vorläufige Mitteilung. Zentralbl Bakteriol Microbiol Hyg.* 1898; 23: 599-600.

Shin M. S., Shin H. S., Ahn Y. B., and Kim H. D. "Association between Periodontitis and Salivary 8-Hydroxydeoxyguanosine among Korean Rural Adults." *Community Dentistry and Oral Epidemiology*. Aug. 2016; 44(4): 381-389.

Shklar, G. and F. A. Carranza. "The Historical Background of Periodontology." In M. G. Newman, H. H. Takei, and F. A. Carrana, editors: *Carranza's Clinical Periodontology*, 9th Edition. Philadelphia: W. B. Saunders Company, 2002.

Sissman, Isaac. *75 Years of Dentistry - University of Pittsburgh: A History of the School of Dental Medicine*. University of Pittsburgh, 1971.

Smith, M. C., E. M. Lantz and H. V. Smith. "The Cause of Mottled Enamel." *Science*. Sep. 1931; 74(1914): 244.

Snow, John. "On the Mode of Communication of Cholera." *Edinburgh Medical Journal* vol. 1, 7. 1856; 668-670.

Socransky, S., A. Haffajee, M. Cugini, C. Smith, and R. L. Kent. "Microbial Complexes in Subgingival Plaque." *Journal of Clinical Periodontology*. 1998; 25: 134-144.

Stamm, J. W. "An Oerview of Dental Care Delivery Systems in Canada." *International Dental Journal* 28. 1978.

Stephan R. M. "Intro-oral Hydrogen-ion Concentrations Associated with Dental Caries Activity. *J Dent Res*. 1944; 23: 257-266.

Taylor, D. G. et al. "A Social Indicator of access to Medical Care." *Journal of Health and Social Behavior* 16. 1975.

The Coming of Post-Industrial Society. *A Venture in Social Forecasting*. New York: Basic Books, 1973.

"The First Fifty-Year History of the International Association for Dental Research." Chicago: University of Chicago Printing Dept., 1973.

Vesalius, Andreas and William F. Richardson. *On the Fabric of the Human Body. Book I.* San Francisco: Norman Pub., 1998. Print.

Vesalius, Andreas and William F. Richardson. *On the Fabric of the Human Body: A Translation of De Humani Corporis Fabrica Libri Septem. Book V.* San Francisco: Norman, 2007. Print.

Vesalius, Andreas, Daniel H. Garrison, and Malcolm H. Hast. *De Humani Corporis Fabrica: On the Fabric of the Human Body*. Evanston, IL: Dept. of Classics, Northwestern University, 2003. Internet resource.

Vesalius, Andreas, William F. Richardson, and John B. Carman. *On the Fabric of the Human Body. Book II.* San Francisco: Norman Pub., 1999. Print.

Vesalius, Andreas, William F. Richardson, and John B. Carman. *On the Fabric of the Human Body: A Translation of De Humana Corporis Fabrica Libri Septem. Book III,*

IV. San Anselmo, CA: Norman Pub., 2002. Print.

Vesalius, Andreas, William F. Richardson, and John B. Carman. *On the Fabric of the Human Body: A Translation of De Humani Corporis Fabrica Libri Septem. Book VI, VII*. Novato, Calif: Norman Pub., 2009. Print.

Virchow, Rudolf and Frank Chance. *Cellular Pathology: As Based Upon Physiological and Pathological Histology, Twenty Lectures Delivered in the Pathological Institute of Berlin During the Months of February, March and April, 1858*. New York: R. M. De Witt, 1860. Internet resource.

Virchow, Rudolf. *The Freedom of Science in the Modern State: A Discourse Delivered at the Third General Meeting of the 50th Conference of the German Association of Naturalists and Physicians at Munich, on the 22nd of September, 1877. with a New Pref. by the Author. Translated from the German, with the Author's Sanction*. London: Murray, 1878. Print.

Ward, Howard L. "The Development of Dental Curriculum." *Journal of the American College of Dentists*. April 1972; 106-113.

Watson, J. D. and F. H. C. Crick. "A Structure for Deoxyribose Nucleic Acid." *Nature* 171. 1953; 737-738.

Wells, Horace. *Essay on Teeth: Comprising a Brief Description of Their Formation, Diseases, and Proper Treatment ... (Classic Reprint)*. Place of Publication not Identified: Forgotten Books, 2017. Print.

Wilding, G. V. and P. Wilding. "Social Values, Social Class and Social Policy." *Social and Economic Administration* 6. 1972.

Williams, Ralph Chester. *The United States Public Health Service, 1798-1950*. Commissioned Officers Association of the United States Public Health Service, 1951.

Willoughby, D. Miller. *The Micro-Organisms of the Human Mouth*. Unaltered Reprint of the Original Work by Willoughby D. Miller (1853-1907) Published in 1890 in Philadelphia with an Introductory Essay by Klaus G. Konig (Nijmegen). S. Karger: Basel, 1973.

Wong, D. et al. *Salivry Diagnostics*. New Delhi: Wiley-Balckwell, 2008.

Yoo-Been Ahn, Myung-Seop Shin, Dong-Hun Han, Munkhzaya Sukhbaatar, Mi-Sun Kim, Hye-Sun Shin, and Hyun-Duck Kim. "Periodontitis is Associated with the Risk of Subclinical Atherosclerosis and Peripheral Arterial Disease in Korean Adults." *Atherosclerosis* 251. 2016.

Young, W. O. and D. F. Striffler. *The Dentist, His Practice and His Community* 2nd edn. Philadelphia: W. B. Saunders, 1969.

Zola, I. K. "Culture and Symptoms: An Analysis of Patients Presenting Symptoms." *American Sociological Review* 31. 1966.

그림출처

16 https://commons.wikimedia.org/wiki/File:The_Tooth-Puller,_by_Jan_Steen.jpg

18 (좌) http://en.wikipedia.org/wiki/Image: Pierre- FAUCHARD.JPG

(우) https://gallica.bnf.fr/ark:/12148/bpt6k106170j/f3.highres

19 (좌) http://www.historyofdentistry.net/images/historyofdentistry/picture-of-instruments-by-pierre-fauchard-small.jpg

(우) http://www.historyofdentistry.net/images/historyofdentistry/picture-of-dental-needle-nose-pliers-designed-by-fauchard-small.jpg

22 (좌) https://upload.wikimedia.org/wikipedia/commons/thumb/a/a3/John_Hunter_by_John_Jackson.jpg/220px-John_Hunter_by_John_Jackson.jpg

(우) https://books.google.co.kr/books?id=8fw1AQAAMAAJ&hl=ko&source=gbs_similarbooks

34 https://upload.wikimedia.org/wikipedia/commons/thumb/4/48/NationalDentistryMuseum.JPG/250px-NationalDentistryMuseum.JPG

54 https://commons.wikimedia.org/wiki/File:Ptolemaicsystem-small.png

57 https://commons.wikimedia.org/wiki/File:De_Revolutionibus_manuscript_p9b.jpg

73 (좌) https://commons.wikimedia.org/wiki/File:Vesalius_Fabrica_portrait.jpg

(우) https://commons.wikimedia.org/wiki/File:Vesalius_Fabrica_fronticepiece.jpg

75 https://commons.wikimedia.org/wiki/File:Vesalius_Fabrica_p184.jpg

76 (상) https://commons.wikimedia.org/wiki/File:Vesalius_609c.png

(하) https://commons.wikimedia.org/wiki/File:Vesalius_Fabrica_p372.jpg

77 https://commons.wikimedia.org/wiki/File:Vesalius_Fabrica_p163.jpg

78 https://commons.wikimedia.org/wiki/File:Fourth_muscle_man,_by_Vesalius._Wellcome_L0001647.jpg

79 https://commons.wikimedia.org/wiki/File:De_humani_corporis_fabrica_(26).jpg

80 https://commons.wikimedia.org/wiki/File:De_humani_corporis_fabrica_(25).jpg

83 https://commons.wikimedia.org/wiki/File:Leeuwenhoek_Microscope.png

84 https://commons.wikimedia.org/wiki/File:RobertHookeMicrographia1665.jpg

90 https://commons.wikimedia.org/wiki/File:William_Harvey_2.jpg

91 https://commons.wikimedia.org/wiki/File:William_Harvey_(1578-1657)_Venenbild.jpg

94 https://upload.wikimedia.org/wikipedia/commons/thumb/a/a4/Rangakukoto-hajime-1869.jpg/360px-Rangakukoto-hajime-1869.jpg

100 https://commons.wikimedia.org/wiki/File:Louis_Pasteur.jpg
101 https://commons.wikimedia.org/wiki/File:Louis_Pasteur_Experiment.svg
104 https://commons.wikimedia.org/wiki/File:RobertKoch_cropped.jpg
105 https://commons.wikimedia.org/wiki/File:Bacillus_anthracis_Gram.jpg
108 https://commons.wikimedia.org/wiki/File:Statue_of_Robert_Koch_in_Berlin.jpg
109 https://commons.wikimedia.org/wiki/File:Rudolf_Virchow_NLM3.jpg
112 https://commons.wikimedia.org/wiki/File:Virchow-cell.jpg
121 https://commons.wikimedia.org/wiki/File:Kitasato_Shibasaburo.jpg
124 https://commons.wikimedia.org/wiki/File:Kiyoshi_Shiga.jpg
132 https://commons.wikimedia.org/wiki/File:Willoughby_D._Miller,_The_Dental_cosmos_(1907).jpg
136 https://commons.wikimedia.org/wiki/File:SC-miller-memorial.jpg
143 https://commons.wikimedia.org/wiki/File:Greene_Vardiman_Black.jpg
146 http://www.jefpat.org/images/CuratorsChoiceImages/Year%202012/Oct2012/vul-canite%20dentures.jpg
150 https://commons.wikimedia.org/wiki/File:Wells_Horace.jpg
154 https://commons.wikimedia.org/wiki/File:Drill_long.jpg
158 https://i.imgur.com/mJIdV26.jpg
214 http://wongaksa.or.kr/g4/data/cheditor4/1512/f716f0dc7fbb9df41e37ff11e85826f1_20151219 215307_rqfdcvlt.jpg
215 https://commons.wikimedia.org/wiki/File:12meridians8extra_CVGV.svg
224 (좌) https://commons.wikimedia.org/wiki/File:Lavater1792.jpg
(우) https://commons.wikimedia.org/wiki/File:Humorism.svg
229 https://commons.wikimedia.org/wiki/File:Snow-cholera-map-1.jpg
240 https://commons.wikimedia.org/wiki/File:The_Health_Belief_Model.pdf
473 (좌) https://commons.wikimedia.org/wiki/File:Gregor_Mendel_2.jpg
(우) https://commons.wikimedia.org/wiki/File:Charles_Robert_Darwin_by_John_Collier.jpg

찾아보기

ㅇ

ㅈ

ㅎ